协和护考

全国护理学初级（师）资格考试
刷题宝库

主　编　丁淑贞　沈　桐

微信扫描小程序二维码，
赠送历年真题试卷及解析

中国协和医科大学出版社
北　京

图书在版编目（CIP）数据

全国护理学初级（师）资格考试刷题宝库 / 丁淑贞，沈桐主编. -- 北京 ：中国协和医科大学出版社，2024. 10. --（协和护考）. -- ISBN 978-7-5679-2520-5

Ⅰ. R47-44

中国国家版本馆 CIP 数据核字第 20244LJ778 号

主　　编	丁淑贞　沈　桐
策划编辑	张秋艳
责任编辑	张秋艳
封面设计	邱晓俐
责任校对	张　麓
责任印制	黄艳霞
出版发行	**中国协和医科大学出版社**
	（北京市东城区东单三条 9 号　邮编 100730　电话 010-65260431）
网　　址	www. pumcp. com
印　　刷	小森印刷（北京）有限公司
开　　本	850mm×1168mm　　1/16
印　　张	35. 75
字　　数	1170 千字
版　　次	2024 年 10 月第 1 版
印　　次	2024 年 10 月第 1 次印刷
定　　价	125. 00 元

编者名单

主　编　丁淑贞　沈　桐

副主编　马丽梅　苏丽梅　潘冬梅　宫　颖

编　者　（按姓氏笔画排序）

丁淑贞　于蕾均　马丽梅　王　霞

王月虹　王丽莹　王建荣　冯　红

孙井梅　苏丽梅　李　丹　李世博

李艳艳　吴雅楠　沈　桐　陈　瑜

宫　颖　高筱琪　蔡　玮　潘冬梅

前　言

全国卫生专业技术资格考试——护理学初级（师）资格考试实行全国统一组织、统一考试时间、统一考试大纲、统一考试命题、统一合格标准的考试制度，原则上每年进行一次。通过考试取得的资格代表了相应级别技术职务要求的水平与能力，作为单位聘任相应技术职务的必要依据。

护理学初级（师）资格考试具有点多、面广、题量大、分值小的特点。靠着押题、扣题式的复习方法难以达到通过考试的目的。相反，全面、系统的“笨”办法会显得更加有效。但是，对于考生来说，这种全面、系统的“笨”办法又有许多难题：一方面，很多考生的时间是零散的，精力难以集中；另一方面，考生的学习耐力也是有限的，长篇大论的内容往往使考生读过以后还不知所云。考生面对品种众多的复习资料也是目不暇接，无从选择。这些都说明了无论是各专业从事教学工作的教师，还是处于学习中的学生，在实际的教学及学习过程中，都迫切需要一套实用性强、有针对性、能够突出考试重点和难点的教学辅导材料，以提高教学效果、增强学习效率、提高考试成绩。

本书作者深入研究考试规律，以最新的护理学初级（师）资格考试大纲为依据，以最新版的护理学初级（师）资格考试指定教材为主线，以历年考题及常考习题为重点进行编写，并对题目给出解析，解析内容言简意赅，重点突出，便于考生掌握。

此外，2024 年开始新增了中医护理学的内容，请注意复习。

在本书编写过程中，我们反复斟酌，精益求精，编写人员的全部心血都凝聚于全书中！尽管力臻完善，但难免有疏漏与不足之处，恳请各位考生和同仁批评指正。如有关于本书内容及考试的相关问题，请扫描下方二维码，会有专属微信客服解答。

编　者

2024 年 8 月

前言

目　录

第一部分 基础护理学

第一章 绪 论

第一节 现代护理的诞生、发展与南丁格尔的贡献

一、A1 型题

1. 国际红十字会设立南丁格尔奖章，作为各国优秀护士的最高荣誉奖，其颁发的频率是
   A. 每年 1 次
   B. 每 2 年 1 次
   C. 每 3 年 1 次
   D. 每 4 年 1 次
   E. 每 5 年 1 次
2. 下列哪种医学模式能够使护理从“以疾病为中心”转向为“以患者为中心”
   A. 生物医学模式
   B. 心理-社会医学模式
   C. 整体医学模式
   D. 生物-心理-社会医学模式
   E. 生物-心理医学模式
3. 世界上第一所正式护士学校创建于
   A. 1854 年，意大利
   B. 1860 年，英国
   C. 1888 年，中国
   D. 1920 年，德国
   E. 1921 年，法国
4. 世界卫生组织的战略目标是 2000 年
   A. 人人享有健康
   B. 人人享有公费医疗
   C. 人人享有卫生保健
   D. 人人享有更好的营养
   E. 人人享有更好的医疗

二、A2 型题

患者，男性，40 岁。车祸伤及双腿，入院后医生立即给予伤口处理、骨折固定。护士给予吸氧，建立静脉通路。测量生命体征，配合医生实施救护。实施系统的整体护理，这属于现代护理发展阶段中的
   A. 以“人”为中心阶段
   B. 以医生为中心阶段
   C. 以患者为中心阶段
   D. 以人的健康为中心阶段
   E. 以疾病为中心的阶段

三、B 型题

（1~3 题共用备选答案）
   A. 家庭护理
   B. 宗教护理
   C. 医院护理
   D. 近代护理
   E. 现代护理
1. 古代的护理模式是
2. 中世纪末的护理模式是
3. 20 世纪的护理模式是

参考答案及解析

【参考答案】

一、A1 型题

1. B　2. D　3. B　4. C

二、A2 型题

C

三、B 型题

1~3. A、C、E

【解析】

扫码查看
相关内容

第二节　中国护理学发展

一、A1 型题

1. 近代护理形成的时间为
   A. 17 世纪中叶
   B. 18 世纪初
   C. 18 世纪中叶
   D. 19 世纪中叶
   E. 20 世纪初
2. 中华护理学会成立于
   A. 1835 年
   B. 1888 年
   C. 1909 年
   D. 1936 年
   E. 1964 年

二、A3/A4 型题

（1~2 题共用题干）

中国护理学的发展经历了近代护理和现代护理的发展过程，护理这一职业被人们日益重视，护理管理也日益走向法制化。

1. 我国国家领导人非常尊重护理事业，曾两次为护士题词的是
   A. 周恩来
   B. 毛泽东
   C. 刘少奇
   D. 邓小平
   E. 朱德
2. 现代护理管理工作开始走向法制化轨道，首次举行全国范围的护士执业考试是在
   A. 1993 年 6 月
   B. 1994 年 5 月
   C. 1995 年 6 月
   D. 1996 年 8 月
   E. 1997 年 10 月

参考答案及解析

【参考答案】

一、A1 型题

1. D　2. C

二、A3/A4 型题

1. B　2. C

【解析】

扫码查看
相关内容

第三节　护理学的任务、范畴及护理工作方式

一、A1 型题

1. 护理学中对“护理”概念的理解正确的是
   A. 护理实践是以经验为基础的活动
   B. 护理工作的中心内容是随时间推移而变化
   C. 护理是有目的、有组织的被动性活动
   D. 护士和患者的关系是管理与服从的关系
   E. 护理服务的对象是患病的人
2. 医院内的临床护理工作主要包括基础护理和
   A. 护理科研
   B. 社区护理
   C. 护理管理
   D. 专科护理
   E. 护理教育
3. 下列对护理人员的重要职责的总结，更为具体的是
   A. 做好患者的基础护理
   B. 促进健康、预防疾病、恢复健康、减轻痛苦
   C. 做好患者的功能锻炼
   D. 做好患者的心理护理
   E. 做好患者的病情观察与护理
4. 按照护理工作内容进行分工，各司其职、互不干扰的护理工作方式属于
   A. 个案护理
   B. 综合护理

C. 功能制护理
D. 小组护理
E. 责任制护理

5. 融合了责任制护理及小组护理的优点的护理是
A. 个案护理
B. 功能制护理
C. 小组护理
D. 责任制护理
E. 综合护理

6. 护士需要帮助人群解决与健康相关的问题，以下不确切的是
A. 减轻痛苦
B. 恢复健康
C. 保护人类
D. 促进健康
E. 预防疾病

二、A2 型题

1. 患者，男性，30 岁。为因失血性休克需要紧急抢救的患者，最适宜的工作方式是
A. 个案护理
B. 功能制护理
C. 小组护理
D. 责任制护理
E. 综合护理

2. 护士小张，本周负责全病区患者的生活护理，属于
A. 个案护理
B. 功能制护理
C. 整体护理
D. 责任制护理
E. 综合护理

三、A3/A4 型题

（1~2 题共用备选答案）
A. 个案护理
B. 功能制护理
C. 小组护理
D. 责任制护理
E. 整体护理

1. 对患者实施 8 小时在岗，24 小时负护理工作方式属于

2. 以护理程序为核心，将护理程序系统化，在护理哲理、护士的职责与评价、标准化的护理计划、患者教育计划、出院计划、各种护理表格的填写、护理质量的控制等方面都以护理程序为框架的护理是

参考答案及解析

【参考答案】

一、A1 型题

1. B　2. D　3. B　4. C　5. E　6. C

二、A2 型题

1. A　2. B

三、A3/A4 型题

1. D　2. E

【解析】

扫码查看
相关内容

第四节　护 士 素 质

A1 型题

1. 慎独修养属于护士素质中的
A. 心理素质
B. 体态素质
C. 专业素质
D. 科学文化素质
E. 思想道德素质

2. 护士的心理素质不包括
A. 稳定的情绪
B. 良好的忍耐力
C. 较强的适应能力
D. 较强的实践能力
E. 高度的同情心

3. 护士的思想道德素质不包括
A. 热爱护理事业
B. 自爱、自尊、自强、自律
C. 有较高的慎独修养

D. 忠于职守，救死扶伤
E. 心理健康，情绪稳定

4. 保持乐观、开朗、稳定的情绪，宽容豁达的胸怀，建立良好的人际关系，属于对护士（　）方面的要求
A. 思想素质
B. 文化素质
C. 专业素质
D. 心理素质
E. 体态素质

5. 护士应具备的专业素质不包括
A. 系统完整的专业理论知识
B. 有较强的实践技能
C. 具有敏锐的观察能力和分析能力
D. 有开展护理教育和护理研究的能力
E. 勇于钻研业务

6. 有关护士的仪态素质叙述错误的是
A. 护士的仪表能代表高尚的医德
B. 护士的举止端庄稳重
C. 养成个人的和集体的卫生习惯
D. 护士的仪表应该文雅大方
E. 护士待人热情真诚

参考答案及解析

【参考答案】

A1 型题

1. E　2. D　3. E　4. D　5. E　6. A

【解析】

扫码查看
相关内容

第二章　护理学的基本概念

第一节　人

一、A1 型题

1. 护理学基本概念的核心是
   A. 人
   B. 环境
   C. 护理
   D. 健康
   E. 患者
2. 关于人的基本需要的叙述，不正确的是
   A. 祈祷、烧香拜佛属于宗教性需要
   B. 呼吸、排泄、睡眠属于生理性需要
   C. 朋友交往属于社会性需要
   D. 表达自身所体验的喜、怒、哀、乐属于情感性需要
   E. 学习、探究事物真相属于知识性需要
3. 应首先给予满足的是
   A. 社会性需要
   B. 精神性需要
   C. 生理性需要
   D. 知识性需要
   E. 情感性需要
4. 护理学的 4 个基本概念指的是
   A. 预防、治疗、护理、环境
   B. 患者、健康、社会、护理
   C. 人、环境、健康、预防
   D. 患者、预防、治疗、护理
   E. 人、环境、健康、护理
5. 下列不属于自我概念的成分的是
   A. 身体心像
   B. 性格
   C. 角色表现
   D. 自我特征
   E. 自尊
6. 下列关于人与护理的叙述，不确切的是
   A. 人是一个开放系统
   B. 人是生理、心理、社会、精神、文化的统一整体
   C. 护理中的人包括个人、家庭、社区和社会 4 个层面
   D. 护理的最终目标是提高整个人类社会的健康水平
   E. 护理的主要功能是帮助个体的人维持机体各系统或各器官功能的协调平衡
7. 下列关于人的成长与发展的说法，错误的是
   A. 成长与发展是按照一定的顺序进行的
   B. 个体心理的发展是没有规律可循的
   C. 每个人都要经历大致相同的发展阶段
   D. 每个发展时期都有一定的发展任务
   E. 婴幼儿期的发展影响个体的气质和生活方式

二、B 型题

（1~2 题共用备选答案）
   A. 生理性需要
   B. 社会性需要
   C. 情感性需要
   D. 精神性需要
   E. 知识性需要
1. 患者入院后，护士为其讲解疾病发生的诱因及饮食要求。这是满足患者
2. 护士为患者介绍同病室的病友，并鼓励其与病友交谈，使其关系融洽。这是满足患者

参考答案及解析

【参考答案】

一、A1 型题

1. A　2. A　3. C　4. E　5. B　6. E　7. B

二、B 型题

1~2. E、B

【解析】

扫码查看
相关内容

第二节 健 康

一、A1 型题

1. 最佳健康模式的提出者是
   A. 罗伊（Roy）
   B. 邓恩（Dunn）
   C. 韩德森（Henderson）
   D. 奥兰多（Orlando）
   E. 奥瑞姆（Orem）
2. 下列有关“健康”的描述，正确的是
   A. 健康就是各器官功能正常
   B. 健康就是无躯体疾病或不适
   C. 健康就是个体能正确地评价自己
   D. 健康就是有完好的生理、心理和社会适应能力
   E. 健康与疾病是对立的，不能相互转化

二、B 型题

（1~3 题共用备选答案）
   A. 自然环境因素
   B. 社会因素
   C. 遗传因素
   D. 生活方式
   E. 卫生保健设施因素
1. 空气污染属于影响健康的
2. 讲卫生属于影响健康的
3. 文化教育因素属于影响健康的

参考答案及解析

【参考答案】

一、A1 型题

1. B 2. D

二、B 型题

1. A 2. D 3. B

【解析】

扫码查看
相关内容

第三节 环 境

一、A1 型题

1. 需要考虑舒适和安全 2 个主要因素的环境是
   A. 人文环境
   B. 社会环境
   C. 外环境
   D. 治疗性环境
   E. 医院物理环境
2. 导致人体产生耳鸣、血压升高的噪声值超过
   A. 50 分贝
   B. 60 分贝
   C. 70 分贝
   D. 80 分贝
   E. 90 分贝
3. 对人类健康保障起决定作用的因素是优良的
   A. 生理环境
   B. 心理环境
   C. 自然环境
   D. 社会环境
   E. 治疗性环境
4. 关于环境与护理的叙述，不正确的是
   A. 人的内环境是指机体各器官功能与调节机制的运转状态
   B. 人的内环境相对稳定，一般不会随外界环境的变化而变化
   C. 社会环境是人们为了满足物质和精神文化生活的需要而创设的环境
   D. 治疗性环境是适合患者恢复身心健康的环境
   E. 舒适和安全是创设治疗性环境要考虑的主要因素
5. 下列属于内环境的是
   A. 物理环境

B. 生理环境
C. 自然环境
D. 治疗性环境
E. 社会环境

6. 病室最适宜的温度与湿度分别为
A. 15~17℃，30%~40%
B. 16~18℃，40%~50%
C. 18~22℃，50%~60%
D. 20~22℃，50%~60%
E. 22~24℃，50%~60%

7. 下列不是社会环境中危害健康的因素的是
A. 人际关系紧张
B. 医疗保健体系不完善
C. 病房内温、湿度不适宜
D. 文化教育的落后
E. 缺乏科学管理

二、A2 型题

患者，女，30 岁。产后 3 个月，因疾病住院，由于治疗的原因，医生建议暂停母乳喂养。引起该患者不舒适的社会因素是
A. 自责
B. 乳房胀痛
C. 环境陌生
D. 角色改变
E. 焦虑

三、A3/A4 型题

（1~2 题共用题干）

患者，男性，62 岁。因腿部外伤入院 1 周，所在病室靠近建筑工地，昼夜机器轰鸣。患者主诉眩晕、恶心、失眠。

1. 该患者出现以上症状可能是因为
A. 室内温度过高
B. 室内空气污浊
C. 长期噪声影响
D. 室内采光不佳
E. 室内湿度过低

2. 护士应采取的措施是
A. 经常开窗通风
B. 调节室内温度
C. 降低室内采光
D. 帮助患者更换病室
E. 室内摆满鲜花

（3~6 题共用题干）

为给患者提供一个适合其恢复身心健康的环境，要考虑到环境的舒适性及安全性，其中舒适感首先来自医院良好的物理环境。

3. 治疗性环境要求的适宜温度是
A. 24~25℃
B. 23~25℃
C. 21~24℃
D. 18~22℃
E. 16~22℃

4. 治疗性环境要求的适宜湿度是
A. 55%~65%
B. 50%~60%
C. 45%~50%
D. 40%~50%
E. 35%~45%

5. 一般病房为达到空气置换的目的需要每日通风至少
A. 60 分钟
B. 50 分钟
C. 45 分钟
D. 30 分钟
E. 20 分钟

6. 病房内病床之间的距离不得少于
A. 1.0m
B. 1.5m
C. 1.6m
D. 1.8m
E. 2.0m

四、B 型题

（1~2 题共用备选答案）
A. 食欲缺乏
B. 肌肉紧张
C. 潮湿、气闷
D. 头痛、失眠
E. 口干、咽痛

1. 病室内湿度过低易引起患者
2. 病室内湿度过高易引起患者

（3~5 题共用备选答案）
A. 烦躁、头晕、倦怠
B. 口干舌燥、咽痛、烦渴
C. 尿液排出增加
D. 多汗、面色潮红
E. 肌肉紧张、受凉

3. 病室通风不良、空气污浊时患者可出现
4. 病室的相对湿度为 30%时，患者可出现
5. 病室内温度过低时，患者可出现

参考答案及解析

【参考答案】

一、A1 型题

1. D 2. E 3. D 4. B 5. B 6. C 7. C

二、A2 型题

C

三、A3/A4 型题

1. C 2. D 3. D 4. B 5. D 6. A

四、B 型题

1. E 2. C 3. A 4. B 5. E

【解析】

扫码查看
相关内容

第四节 护　理

A1 型题

1. 护理的核心和永恒的主题是
   A. 管理
   B. 教育
   C. 计划
   D. 协调
   E. 照顾
2. 基础护理的基本医德要求是
   A. 热情周到，提供服务
   B. 积极主动，善于学习
   C. 勇于开拓，不断进取
   D. 准确及时，执行医嘱
   E. 遵章守纪，严于律己
3. 南丁格尔指出“护理使千差万别的患者都能达到治疗康复的最佳身心状态，这本身就是一项最精致的艺术”，其理论思想是
   A. 护理是助人的活动
   B. 护理是科学和艺术的结合
   C. 照顾是护理的核心和永恒的主题
   D. 护理是一门专业，一门技术
   E. 护理是一个过程，其方法是护理程序
4. 对整体护理的正确理解是
   A. 服务对象是生病的人
   B. 贯穿于人生命的全过程
   C. 为患者提供健康促进服务
   D. 为患者提供全面帮助和照顾
   E. 把患者看作统一的功能整体
5. 整体护理的宗旨是
   A. 为患者提供服务
   B. 以工作目标为中心
   C. 帮助患者恢复健康
   D. 帮助健康的人保持健康
   E. 以护理对象为中心

参考答案及解析

【参考答案】

A1 型题

1. E 2. D 3. B 4.B 5.E

【解析】

扫码查看
相关内容

第三章　护理学相关理论

第一节　系　统　论

一、A1 型题

1. 按人类对系统是否施加影响，可将系统分为
   A. 输出系统和输入系统
   B. 实体系统和概念系统
   C. 自然系统和人为系统
   D. 动态系统和静态系统
   E. 开放系统和闭合系统
2. 护理程序的理论框架是
   A. 罗伊（Roy）的适应理论
   B. 沟通理论
   C. 一般系统论
   D. 基本需要层次论
   E. 应激与适应理论
3. 护理程序的步骤排列顺序，正确的是
   A. 评估、诊断、计划、实施、评价
   B. 评价、诊断、计划、实施、评估
   C. 评估、实施、计划、诊断、评价
   D. 评估、计划、诊断、实施、评价
   E. 评估、诊断、计划、评价、实施
4. 下列关于系统论的叙述，正确的是
   A. 系统各组成部分互不相关
   B. 人是自然系统中的次系统
   C. 系统论是护理学的唯一理论依据
   D. 次系统与超系统是 2 个绝对的概念
   E. 开放系统与环境的作用是通过输出和输入过程完成的
5. 系统的基本属性不包括
   A. 整体性
   B. 相关性
   C. 动态性
   D. 独立性
   E. 目的性
6. 下列不属于系统的相关性的是
   A. 系统的各要素的变化都会影响整体功能的发挥
   B. 系统各要素之间相互联系、相互制约
   C. 各要素与整体系统间也是相互联系和影响的
   D. 系统的层次间存在着支配与服从的关系
   E. 任何一个要素的变化都会引起整体系统功能的相应变化
7. 下列关于系统论在护理学中的应用，错误的是
   A. 促进整体护理思想的形成
   B. 组成护理程序的理论框架
   C. 作为护理理论或模式发展的框架
   D. 系统论不能用来直接指导护理实践
   E. 为护理管理者提供理论支持
8. 下列构成护理程序理论框架的是
   A. 人类基本需要层次论
   B. 系统论
   C. 成长与发展理论
   D. 适应模式
   E. 保健系统模式
9. 下列系统中，属于人造系统的是
   A. 质量控制系统
   B. 人体系统
   C. 教育系统
   D. 生态系统
   E. 医疗系统

二、A3/A4 型题

（1~3 题共用题干）

患者，男，25 岁。心肌炎患者，入院后护士运用护理程序的方法，对患者实施整体护理。

1. 运用护理程序的过程中，需要引入的相关理论中，最基础的理论是
   A. 系统论
   B. 需要论
   C. 适应论
   D. 自理论
   E. 信息交流论
2. 在交谈中，护士得知患者担心健康状况而出现焦虑、恐惧，此压力源属于
   A. 物理性
   B. 生理性
   C. 社会性
   D. 心理性

E. 文化性

3. 护士对患者宣传疾病的预防和康复知识，以解除压力源，此时护士的角色是

A. 维护者

B. 教育者

C. 咨询者

D. 管理者

E. 计划者

参考答案及解析

【参考答案】

一、A1 型题

1. C 2. C 3. A 4. B 5. D 6. D 7. D 8. B 9. A

二、A3/A4 型题

1. A 2. D 3. B

【解析】

扫码查看
相关内容

第二节 成长与发展理论

一、A1 型题

1. 艾瑞克森认为个体解决自我认同与角色紊乱危机的主要时期是

A. 成年早期

B. 成年期

C. 婴儿期

D. 青春期

E. 老年期

2. 弗洛伊德认为其心理活动是一切意识活动的基础的是

A. 意识

B. 前意识

C. 潜意识

D. 自我

E. 超我

3. 被誉为“现代心理学之父”的是

A. 贝塔朗菲

B. 弗洛伊德

C. 艾瑞克森

D. 皮亚杰

E. 马斯洛

4. 按皮亚杰的观点，以自我为中心，单方面考虑问题的儿童处于

A. 感觉运动期

B. 前运思期

C. 具体运思期

D. 形式运思期

E. 运思期

5. 根据弗洛伊德的人格发展理论，通过吸吮、吞咽、咀嚼等活动获得快乐和安全感的阶段是

A. 口欲期

B. 肛门期

C. 性蕾期

D. 潜伏期

E. 生殖期

6. 根据弗洛伊德的人格发展理论，对于处于潜伏期的患儿，护士需要注意的护理措施是

A. 提供患儿自己做决定的机会

B. 为患儿提供各种活动的机会

C. 鼓励对性别的认同

D. 对患儿进行大小便训练

E. 注意满足患儿口部的欲望，提供安慰奶嘴等

7. 根据弗洛伊德的意识层次理论，个体无法感知到的心理活动部分称为

A. 意识

B. 潜意识

C. 前意识

D. 无意识

E. 下意识

8. 根据弗洛伊德的人格结构理论，构成潜意识欲望的根源，受快乐原则支配的人格是

A. 本我

B. 自我

C. 超我

D. 忘我

E. 无我

9. 艾瑞克森的学说被称为
A. 人格发展学说
B. 意识发展学说
C. 系统心理发展学说
D. 人类心理发展学说
E. 心理社会发展学说

10. 艾瑞克森理论在护理实践中运用的意义是
A. 促进患者心理及生理的满足
B. 协助患者解决相应发展阶段的心理社会危机
C. 广泛应用于对儿童的教育
D. 协助患者形成健全人格
E. 帮助患者认知的发展

11. 根据艾瑞克森的心理社会发展学说，需要解决“亲密-孤独”这一发展危机的时期是
A. 婴儿期
B. 幼儿期
C. 青春期
D. 青年期
E. 成年期

12. 艾瑞克森认为，个体解决自我认同与角色紊乱危机的主要时期是
A. 学龄期
B. 青春期
C. 成人早期
D. 成人期
E. 老年期

13. 下列关于艾瑞克森的心理社会发展学说的说法，错误的是
A. 各个发展阶段可以相互重叠，甚至顺序颠倒
B. 人的一生可分为 8 个心理社会阶段
C. 每个阶段有需要完成的发展任务
D. 每个阶段有需要解决的发展危机
E. 人的发展包括生物、心理、社会 3 个方面的变化过程

14. 下列是皮亚杰认知发展阶段学说在护理实践中的应用意义的是
A. 帮助儿童适应周围环境的能力
B. 培养了儿童的逻辑思维能力
C. 培养了儿童观察事物的能力
D. 培养儿童的判断及推测能力
E. 提高护理工作者与儿童的沟通能力，增加了亲和力

15. 根据艾瑞克森的心理社会发展学说，幼儿期的发展任务是
A. 与照顾者建立信任关系
B. 学会自控而不失自尊，能与人共处
C. 获得主动感，体验目标实现
D. 获得勤奋感
E. 建立自我认同感

16. 下列关于皮亚杰的认知发展学说的说法，错误的是
A. 认知发展各个阶段是独立的
B. 认知发展各个阶段顺序固定
C. 与年龄有一定关系
D. 每个人通过各个阶段的速度有所不同
E. 认知发展是有序、连续的过程

17. 根据皮亚杰的认知发展学说，个体经历的最后一个认知发展阶段为
A. 感觉运动期
B. 前运思期
C. 具体运思期
D. 形式运思期
E. 运思期

二、A2 型题

1. 患儿，男，7 岁。在学校的历次考试中均不及格，常受伙伴的嘲笑和家长的责骂，按照艾瑞克森学说，长此以往患儿将出现的负性社会心理发展结果是
A. 鄙视他人
B. 攻击他人
C. 纵容自己
D. 自卑失望退缩
E. 过于依从别人

2. 内科病房收治一男性酒精中毒的患者，该患者有酗酒的不良习惯，根据弗洛伊德的性心理发展理论，则下列判断中，他的问题可能源自于
A. 口欲期
B. 肛门期
C. 性蕾期
D. 潜伏期
E. 生殖器

三、A3/A4 型题

（1~3 题共用题干）

患儿，男，5 岁。因患麻疹收入传染病医院，经治疗后病情好转，但仍因没有小朋友一起玩而闷闷不乐。

1. 此时患儿未满足的基本需要是
A. 生理的需要
B. 安全的需要

C. 爱与归属的需要
D. 尊重的需要
E. 自我实现的需要

2. 根据艾瑞克森的心理社会发展学说，此年龄段患儿主要解决的危机是
A. 信任对不信任
B. 自主对羞愧
C. 勤奋对自卑
D. 主动对内疚
E. 自我认同对角色紊乱

3. 如患儿危机解决不良，可能出现的人格障碍是
A. 对他人不信任，退缩
B. 缺乏自信、消极、过于限制自己的活动
C. 自私、纵容自己、缺乏责任心
D. 角色紊乱、缺乏生活目标、甚至堕落
E. 缺乏人际交往能力、逃避责任

（4~5 题共用题干）

患者，女，5 岁。往常生活中更喜欢让父亲陪自己玩，在父母有争执时也总站在父亲一边，特别偏爱自己的父亲。

4. 按照弗洛伊德的人格发展理论，此阶段应是
A. 性蕾期
B. 潜伏期
C. 口欲期
D. 肛门期
E. 生殖期

5. 该阶段的特点是
A. 原欲集中在口部
B. 原欲集中在生殖器
C. 精力主要放在智力活动上
D. 精力转向建立异性关系上
E. 原欲集中在肛门

参考答案及解析

【参考答案】

一、A1 型题

1. D　2. C　3. B　4. B　5. A　6. B　7. B　8. A　9. E　10. B　11. D　12. B　13. A　14. E　15. B　16. A　17. D

二、A2 型题

1. D　2. A

三、A3/A4 型题

1. C　2. D　3. B　4~5. A、B

【解析】

扫码查看
相关内容

第三节　基本需要层次论

一、A1 型题

1. 马斯洛提出的人类基本需要层次理论不包括
A. 生理的需要
B. 知识的需要
C. 安全的需要
D. 尊重的需要
E. 自我实现的需要

2. 根据马斯洛的理论，对人类基本需要各层次间关系的理解，正确的是
A. 需要层次上移后满足需要的差异性很小
B. 不同层次的需要会出现重叠甚至颠倒
C. 所有需要都必须立即和持续地给予满足
D. 不同层次的需要的位置是固定不变的
E. 各需要层次有其独立性，不会相互影响

3. 根据人类需要层次，对各层次间关系的理解，不正确的是
A. 先满足低层次需要，再考虑较高层次需要
B. 不同层次需要不会重叠出现
C. 各需要层次间可相互影响
D. 个体的基本需要满足的程度和健康状况成正比
E. 个体满足生理需要的方式类似

4. 患者出于安全的需要，最希望的是
A. 由有知识、负责任的护士照顾
B. 了解有关用药方面的知识
C. 家属能够经常来院陪伴
D. 尽量不要用药物治疗
E. 获得一个安静的休养环境

5. 下列选项中，不属于需要层次论在护理中应用意义的是

A. 能更好地领悟和理解患者的言行
B. 识别服务对象未满足的需求
C. 预测患者尚未表达的需求
D. 系统地收集和评估患者的基本资料
E. 能帮助护理人员了解健康人格形成过程中的心理需求

6. 指导护士评估患者健康状况，预见患者需要的理论是
A. 学习理论
B. 信息交流理论
C. 人的基本需要层次理论
D. 人、环境、健康与护理的理论
E. 疾病系统论

7. 根据马斯洛的基本需要层次论的规律，叙述不正确的是
A. 这些需要是人类普遍存在的
B. 一个层次的需要被满足之后，更高一层次的需要才出现
C. 所有需要都必须立即和持续地给予满足
D. 各种需要的意义是因人而异的
E. 层次越高的需要，满足的方式越有差异

二、A2 型题

1. 患者，女性，55 岁。诊断为胆石症，拟于次日在硬膜外麻醉下行胆囊切除手术。目前患者病情稳定，术前准备工作已做好，但其仍焦虑不安、忧郁。这是因为未能满足患者的
A. 生理的需要
B. 安全的需要
C. 爱与归属的需要
D. 尊重的需要
E. 自我实现的需要

2. 患者，男性，15 岁。因车祸急诊入院，经抢救后患者生命体征较为稳定，但伤口疼痛难忍，因没有家属陪伴较为思念家人。此时应优先解决患者的
A. 生理的需要
B. 安全的需要
C. 爱与归属的需要
D. 尊重的需要
E. 自我实现的需要

3. 患者，男性，16 岁。以“急性阑尾炎”入院，急性痛苦面容，压痛、反跳痛明显，护士应首先给予满足的是
A. 生理的需要
B. 安全的需要
C. 尊重的需要
D. 爱与归属的需要
E. 自我实现的需要

4. 患者，女性，50 岁。面部烧伤，恢复期，面部留有瘢痕，患者常有自卑感，不愿见人。护士应特别注意满足患者需要的层次是
A. 生理的需要
B. 安全的需要
C. 爱与归属的需要
D. 尊重的需要
E. 自我实现的需要

5. 患者，女性，30 岁，优秀舞蹈演员。一次车祸造成下肢骨折入院治疗。经诊治患者病情稳定，但情绪低落，很少与人交往。护士发现患者经常望着自己的腿暗自流泪。该患者目前无法满足的需要是
A. 生理的需要
B. 尊重的需要
C. 自我实现的需要
D. 爱与归属的需要
E. 安全的需要

6. 患者，女性，77 岁。患脑梗死，左侧肢体活动不便，饮食及睡眠均良好。根据马斯洛需要层次论，首先应满足患者的需要是
A. 爱与归属的需要
B. 安全的需要
C. 生理的需要
D. 尊重的需要
E. 自我实现的需要

7. 患者，男性，56 岁。直肠癌术后，肛门切除，腹部置假肛造瘘口。患者术后身体恢复良好，但不愿见人，不与人交流，此时护士应注意满足患者的
A. 生理的需要
B. 安全的需求
C. 爱与归属的需要
D. 尊重的需要
E. 自我实现的需要

三、A3/A4 型题

（1~3 题共用题干）

患者，男性，50 岁。2 小时前因突感胸闷，胸骨后疼痛就诊，心电图显示有急性前壁心肌缺血症状，入院治疗。护理体检：神志清，查体合作，心率 108 次/分，律齐。

1. 患者在住院过程中，床边摆满了亲朋好友送来的鲜花，使他得到了
A. 生理的需要

B. 安全的需要
C. 爱与归属的需要
D. 尊重的需要
E. 自我实现的需要

2. 患者目前需要满足的需要是
A. 生理的需要
B. 安全的需要
C. 爱与归属的需要
D. 尊重的需要
E. 自我实现的需要

3. 责任护士将患者安置在离治疗室距离较近的床位，告诉其生命体征正常，一切都在检测之中，请患者安心休息，这是为了满足患者的
A. 生理的需要
B. 安全的需要
C. 爱与归属的需要
D. 尊重的需要
E. 自我实现的需要

（4~6题共用题干）

马斯洛需要层次论分为生理的需要、安全的需要、爱与归属的需要、尊敬与被尊敬的需要、自我实现的需要。

4. 下列选项中，属于爱与归属的需要的是
A. 自尊
B. 被集体接纳
C. 休息
D. 实现自己的理想
E. 避免恐惧

5. 下列选项中，属于尊重的需要的是
A. 自尊
B. 良好的人际关系
C. 食物
D. 被别人爱
E. 良好的经济收入

6. 下列选项中，属于自我实现的需要的是
A. 被人尊重
B. 充足的食品
C. 被爱
D. 良好的心情
E. 实现自己的愿望

四、B型题

（1~3题共用备选答案）
A. 生理的需要
B. 安全的需要
C. 爱与归属的需要
D. 尊重的需要
E. 自我实现的需要

1. 护士与患者家属交流，鼓励家属多到医院陪伴患者，是为了满足患者的
2. 在胃镜检查前，护士向患者讲解检查的过程及指导患者配合，是为了满足患者的
3. 护士为化学治疗后脱发的患者戴假发，是为了满足患者的

参考答案及解析

【参考答案】

一、A1型题
1. B 2. B 3. B 4. B 5. E 6. C 7. C

二、A2型题
1. B 2. A 3. A 4. D 5. C 6. B 7. C

三、A3/A4型题
1. C 2. A 3. B 4. B 5. A 6. E

四、B型题
1. C 2. B 3. D

【解析】

扫码查看
相关内容

第四节 压力理论

一、A1型题

1. 根据塞利的压力理论，当机体肌肉紧张度增加提示进入压力反应中的
A. 预警期
B. 警告期

C. 抵抗期
D. 持续期
E. 衰竭期

2. 符合压力反应警告期的临床表现是
A. 肌紧张度增加
B. 心率减慢
C. 血压下降
D. 呼吸减慢
E. 血糖减低

3. 在压力理论中，“不祥的预感”属于
A. 生理性压力源
B. 心理性压力源
C. 社会性压力源
D. 物理性压力源
E. 文化性压力源

4. 在护理实践中应用压力理论，下列叙述错误的是
A. 护士应该评估和识别威胁患者的压力源
B. 护士应教给患者缓解紧张、焦虑的方法
C. 护士应教给患者恰当的应对方式
D. 护士应对患者的各种应对方式给予鼓励和肯定
E. 护士应全面考虑各个方面给患者带来的压力

5. “疲劳、疼痛”属于
A. 生理性的压力源
B. 化学性的压力源
C. 社会性的压力源
D. 物理性的压力源
E. 心理性的压力源

二、A2 型题

1. 患者，女性，48 岁。因“胸闷、活动后气短”入院。医生建议做运动平板试验，患者表现为反复咨询、有莫名的不祥预感。其压力源主要为
A. 化学性
B. 社会性
C. 物理性
D. 心理性
E. 文化性

2. 患者，男性，21 岁。出国后很不适应，从出国第 1 日就出现胃部不适、食欲缺乏，但进行胃镜检查正常。造成该患者出现身体症状的压力源属于
A. 生理性
B. 物理性
C. 心理性
D. 社会性
E. 文化性

参考答案及解析

【参考答案】

一、A1 型题

1. B 2. A 3. B 4. D 5. A

二、A2 型题

1. D 2. E

【解析】

扫码查看
相关内容

第五节 角色理论

一、A1 型题

1. 护士为长期卧床的患者做背部按摩，此时护士的角色是
A. 健康教育者
B. 健康照顾者
C. 协调者
D. 管理者
E. 维护者

2. 下列关于角色的概念与特征的叙述，错误的是
A. 多种角色普遍存在
B. 角色行为是由个体完成的
C. 角色之间是相互依存的
D. 个体的角色是稳定不变的
E. 角色是人们在现实生活中的社会位置及相应的权利、义务和行为规范

3. 下列关于角色理论在护理学中的应用的叙述，错误的是

A. 认识护士及其角色伙伴的权利、义务、行为规范
B. 可以扩展和明确护士的角色范畴
C. 预测和发现患者在角色适应过程中的问题
D. 寻求缓解角色适应问题的对策
E. 患者对陷入疾病状态是有责任的，需承担相应角色义务

二、A2 型题

1. 患者，女性，16 岁。急性阑尾炎住院治疗，临近中考，因担心住院影响复习和考试，忧心忡忡，不能安心休养，不利于身体康复。目前影响该患者角色适应的主要因素是
A. 角色行为紊乱
B. 角色行为消退
C. 角色行为冲突
D. 角色行为强化
E. 角色行为缺如
2. 患者，女性，65 岁。患过敏性哮喘，经积极治疗后痊愈，但该患者仍不肯出院，事事需要护士帮助，这种角色适应不良的情况属于
A. 角色行为冲突
B. 角色行为强化
C. 角色行为缺如
D. 角色行为异常
E. 角色行为消退
3. 患者，男性，42 岁。因肺炎住院。治疗后病情有所好转，但这时他的妻子意外骨折，他立即出院去照顾妻子和孩子。他的这种行为是
A. 角色行为冲突
B. 角色行为缺如
C. 角色行为强化
D. 角色行为消退
E. 角色行为改变

三、B 型题

（1~3 题共用备选答案）
A. 在现实生活中的社会位置及相应的权利、义务和行为规范
B. 没有进入患者角色，不承认自己是患者，不能很好地配合医疗和护理
C. 患者与其患病前的各种角色发生心理冲突而引起行为的不协调
D. 安于患者角色，对自我能力表示怀疑，产生退缩和依赖心理
E. 适应患者角色后，由于某种原因，又重新承担起本应免除的社会角色的责任
1. 角色行为强化指
2. 角色行为缺如指
3. 角色行为冲突指

（4~6 题共用备选答案）
A. 患者角色行为缺如
B. 患者角色行为冲突
C. 患者角色行为强化
D. 患者角色行为消退
E. 患者角色行为适应
4. 患者经过治疗后，恢复了社会生活能力，但表现出依赖性增强，安于患者角色，属于
5. 患者没有进入患者角色，不承认自己是患者，属于
6. 现在的患者角色与健康时承担的角色行为不协调，属于

参考答案及解析

【参考答案】

一、A1 型题

1. B 2. D 3. E

二、A2 型题

1. C 2. B 3. D

三、B 型题

1. D 2. B 3. C 4. C 5. A 6. B

【解析】

扫码查看
相关内容

第四章　护 理 理 论

第一节　纽曼健康系统模式

一、A1 型题

1. 纽曼健康系统模式认为护士协助患者进行康复锻炼是属于
   A. 四级预防
   B. 初级预防
   C. 一级预防
   D. 三级预防
   E. 二级预防
2. 当怀疑或发现压力源存在而尚未发生压力反应时，应采取的预防级别是
   A. 一级预防
   B. 二级预防
   C. 三级预防
   D. 四级预防
   E. 五级预防
3. 符合纽曼对一级预防阐述的是
   A. 采取早期诊断、治疗和护理措施
   B. 预防压力源侵犯或减少侵犯的可能性，加强机体正常防御
   C. 帮助患者预防并发症
   D. 帮助患者进行康复锻炼
   E. 采取预防措施使其在受到侵犯后恢复平衡
4. 下列选项中，纽曼压力理论中的三级预防是指
   A. 为减轻和消除压力反应而采取的干预
   B. 为及时治疗增强抵抗线而采取的干预
   C. 巩固弹性防线和正常防线所采用的干预
   D. 为能彻底康复减少后遗症而采取的干预
   E. 压力源存在而反应尚未发生时采取的干预
5. 按照纽曼的观点，早期治疗应在
   A. 各阶段预防中完成
   B. 初级预防中完成
   C. 二级预防中完成
   D. 三级预防中完成
   E. 初级和三级预防中完成

二、A2 型题

患者，女性，51 岁。脑血管意外，经过治疗后病情稳定，但仍遗留下肢运动障碍，行走不便，护士给予下肢功能康复锻炼。根据纽曼健康系统模式，此护理干预属于
   A. 初级预防
   B. 一级预防
   C. 二级预防
   D. 三级预防
   E. 四级预防

三、A3/A4 型题

（1~4 题共用题干）

纽曼是美国一位杰出的护理理论家、精神卫生护理领域的开创者，于 20 世纪 60 年代以后逐步发展并完善了其健康系统模式。

1. 下列选项中，纽曼健康系统模式的核心部分是
   A. 正常防线
   B. 弹性防线
   C. 基本结构
   D. 抵抗线
   E. 压力源
2. 对纽曼健康系统模式中正常防线的叙述，正确的是
   A. 位于最外层
   B. 不可伸缩
   C. 正常防线的强弱没有个体差异
   D. 变化速度非常快
   E. 若压力源侵犯到正常防线，个体可表现出稳定性降低和疾病
3. 纽曼健康系统模式指出当个体遇到压力源时，首先被激活的是
   A. 基本结构
   B. 弹性防线
   C. 抵抗线
   D. 正常防线
   E. 能量源
4. 纽曼理论中人际间的压力源通常只来自于
   A. 2 个或多个个体间的压力
   B. 上下级关系
   C. 夫妻关系
   D. 师生关系

E. 护患关系

四、B 型题

（1~2 题共用备选答案）

A. 初级预防

B. 一级预防

C. 二级预防

D. 三级预防

E. 四级预防

1. 按纽曼健康系统模式，当怀疑或发现压力源确实存在而压力反应尚未发生时，应采取的预防措施是

2. 按纽曼健康系统模式，护士发现护理对象已出现疾病的症状和体征，应采取的预防措施是

参考答案及解析

【参考答案】

一、A1 型题

1. D　2. A　3. B　4. D　5. C

二、A2 型题

D

三、A3/A4 型题

1. C　2. E　3. B　4. A

四、B 型题

1. B　2. C

【解析】

扫码查看

相关内容

第二节　奥瑞姆自理理论

一、A1 型题

1. 应用奥瑞姆自理理论护理患者时，护理系统的选择取决于

A. 患者的自理能力

B. 患者的自理需求

C. 病房护士的人员构成

D. 患者病情

E. 医生医嘱

2. 对奥瑞姆提出的 3 种护理补偿系统的理解，正确的是

A. 当患者自理能力完全丧失时，应用支持-教育系统

B. 部分补偿系统应用于患者自理能力丧失时

C. 3 种补偿系统中只有支持教育-系统需要患者参与自理活动

D. 全补偿系统要求患者参与自理活动

E. 支持-教育系统是患者有能力学习自理方法，但必须在护士帮助下完成

3. 在奥瑞姆自理理论中，对护理学基本概念的阐述，不正确的是

A. 护理是一种服务和助人的方式

B. 护理是克服自理缺陷发展的活动

C. 环境是人以外的所有因素，社会希望人能自我管理

D. 人是有能力通过学习行为来达到自我照顾需要的

E. 健康是指人的生理和心理两方面的完好状态

4. 提出自我照顾模式的学者是

A. 纽曼

B. 马斯洛

C. 佩普劳

D. 奥瑞姆

E. 席尔

5. 在奥瑞姆自理理论中，对于护理学基本概念的阐述错误的是

A. 环境是人以外的所有因素

B. 护理是预防及处理自理缺陷的服务

C. 人是有能力通过学习行为来达到自我照顾的

D. 自我帮助和帮助他人都是有价值的

E. 健康是指人的生理和心理两方面的完好状态

6. 下列选项中，奥瑞姆自理理论中关于护理系统结构阐述了

A. 个体什么时候需要护理

B. 个体为维持自身的生命、健康所着手并采取的一系列活动

C. 个体发生疾病、遭受创伤及特殊病理变化时所产生的护理需求系统

D. 护士根据患者的自理需要和自理能力的不同而分别采取 3 种不同的护理系统
E. 一个人不能或不完全能进行连续有效的自我护理时，就需要护理照顾的护理系统

7. 代偿患者自护方面的不足属于奥瑞姆护理系统结构的
A. 部分补偿护理系统中的护士活动
B. 全补偿护理系统中的患者活动
C. 部分补偿护理系统中的患者活动
D. 支持-教育系统中的患者活动
E. 支持-教育系统中的护士活动

二、A2 型题

1. 患者，女性，52 岁。因饮食量增加但体重减轻，多次检查空腹血糖均≥8.5mmol/L，按糖尿病进行治疗，病情好转，准备近日出院。护士对其进行血糖仪使用方法的指导，属于奥伦自理理论的
A. 全补偿护理系统
B. 全代偿护理系统
C. 部分补偿护理系统
D. 部分代偿护理系统
E. 支持-教育系统

2. 患者，女性，75 岁。脑血管意外，意识不清，长期卧床。根据奥瑞姆的自护模式，护士提供的护理应属于
A. 全补偿系统
B. 部分补偿系统
C. 支持系统
D. 教育系统
E. 辅助系统

三、A3/A4 型题

（1~2 题共用题干）

患者，男性，37 岁。胃大部切除手术后 7 日，有一定的自理能力。

1. 按照奥瑞姆自理理论，护士可给予
A. 基本护理系统
B. 全补偿护理系统
C. 支持教育系统
D. 部分补偿护理系统
E. 健康教育系统

2. 护士在实施护理过程中，对奥瑞姆自理理论观点体会，不妥的是
A. 其基本精神是研究人的自理需要
B. 自理是人本能的行为
C. 护理是帮助患者克服影响实现自理能力的阻力
D. 护理技术包括人际交往与对机体进行调整的技术
E. 护理活动随着一个人的健康状况而适当改变

四、B 型题

（1~2 题共用备选答案）
A. 全补偿系统
B. 部分补偿系统
C. 支持-教育系统
D. 预防系统
E. 帮助系统

1. 根据奥瑞姆自理理论，对糖尿病患者进行护理时应采用
2. 根据奥瑞姆自理理论，对昏迷患者进行护理时应采用
3. 根据奥瑞姆自理理论，对剖宫产术后第 3 日患者的护理应使用

（4~5 题共用备选答案）
A. 摄入空气、水、食物
B. 维持独处和社会交往的平衡
C. 应对失去亲人的情况
D. 患病后作出相应的生活方式改变
E. 预防对健康有危害的因素

4. 根据奥瑞姆自理理论的内容，属于健康偏离时的自理需求的是
5. 根据奥瑞姆自理理论的内容，属于发展性的自理需求的是

参考答案及解析

【参考答案】

一、A1 型题

1. A 2. E 3. E 4. D 5. E 6. D 7. A

二、A2 型题

1. E 2. A

三、A3/A4 型题

1. D 2. B

四、B 型题

1. C 2. A 3. B 4. D 5. C

【解析】

扫码查看
相关内容

第三节 罗伊适应模式

A1 型题

1. 关于“应激适应”特性的叙述，不正确的是
A. 适应是有限度的
B. 适应效果与时间有关
C. 适应性机制都是有益的
D. 适应的目的是最大限度地维持机体内稳态
E. 适应是一个涉及多个层面的全身性的反应过程

2. 适应模式的提出者是
A. 奥瑞姆
B. 席尔
C. 纽曼
D. 佩普劳
E. 罗伊

3. 罗伊适应模式中对“人”的阐述不正确的是
A. 人是一个适应系统
B. 包括个体、家庭、群体、社区人群
C. 人不断调整自己去适应变化的环境
D. 人体的生理调节器和认知调节器构成了适应的过程
E. 人的适应性反应体现在生理功能和角色功能保持平衡状态

4. 有关罗伊适应模式的描述正确的是
A. 健康是一种完整的适应状态
B. 人在适应环境变化时无须付出能量
C. 人是一个适应系统，只具有生物属性
D. 护理的目标是促进人在生理功能上的适应
E. 人是通过生理调节维持身体平衡而达到适应

5. 根据罗伊的适应模式，下列属于二级评估内容的是
A. 个体的生理功能
B. 个体的角色功能
C. 个体的应对机制
D. 个体面对的刺激
E. 个体的自我概念

6. 按照罗伊的适应模式，外科患者手术后的疼痛为
A. 相关刺激
B. 主要刺激
C. 重要刺激
D. 固有刺激
E. 条件刺激

参考答案及解析

【参考答案】

A1 型题

1. C 2. E 3. E 4. A 5. D 6. B

【解析】

扫码查看
相关内容

第四节 佩普劳人际关系模式

一、A1 型题

1. 强调护患关系在护理中作用的理论是
   A. 保健系统模式
   B. 自理模式
   C. 适应模式
   D. 佩普劳人际关系模式
   E. 人类基本需要层次论
2. 患者可以根据需要和利益得到所有可能的服务属于佩普劳人际关系模式的
   A. 认识期
   B. 认知期
   C. 确认期
   D. 解决期
   E. 开拓期
3. 患者可根据需要和利益得到所有可能的服务属于佩普劳人际关系模式的
   A. 认识期
   B. 指导期
   C. 确认期
   D. 开拓期
   E. 解决期
4. 强调护患关系在护理中作用的理论是
   A. 健康系统模式
   B. 自理理论
   C. 适应模式
   D. 人际关系模式
   E. 人类基本需要层次论
5. 佩普劳认为在认识期中起重要作用的是
   A. 预先形成的经验
   B. 患者的期望
   C. 以往的护理经验
   D. 共同的信仰
   E. 护患在分析情况时的共同合作
6. 佩普劳护患关系的形成过程不包括
   A. 认识期
   B. 指导期
   C. 确认期
   D. 开拓期
   E. 解决期
7. 下列对于佩普劳人际关系模式的叙述，错误的是
   A. 确认期是确定适当的专业帮助的时期
   B. 开拓期是引导患者发挥自己的潜在力量
   C. 在整个过程中，各阶段依次出现，不可重叠
   D. 处于解决期的患者躯体上已经基本康复，心理上也表现良好的情绪
   E. 模式的重点是患者或护理对象和护士之间的人际关系的形成与终止过程

二、A2 型题

1. 患者，女性，66 岁。因“消化性溃疡”入院，自护患认识后，每当患者遇到一些自己不能理解的治疗护理问题，完全依赖护士给予帮助。按照佩普劳人际关系模式理论。她与护士的关系处于
   A. 发展期
   B. 开拓期
   C. 认识期
   D. 确认期
   E. 解决期
2. 患者，男性，45 岁。2 型糖尿病，多食、多饮、多尿、消瘦。护士通过收集资料了解到该患者存在知识缺乏的情况，并为其制订了护理计划，此时护士与患者处于护患关系发展时期的
   A. 熟悉期
   B. 工作期
   C. 开拓期
   D. 解决期
   E. 结束期

三、A3/A4 型题

（1~2 题共用题干）

佩普劳人际关系模式是美国护理学家佩普劳创立的，其重点是患者或护理对象和护士之间的人际关系的形成与终止过程。

1. 下列选项中，佩普劳人际关系模式的核心思想是
   A. 人际间关系
   B. 人与环境的关系
   C. 人是一个整体的系统
   D. 人是适应的过程
   E. 增进互相理解
2. 佩普劳将人际关系分为 4 个连续阶段是
   A. 认识期、确认期、开拓期、解决期
   B. 认识期、确认期、互动期、独立期
   C. 认识期、合作期、接受期、结束期
   D. 陌生期、确认期、依赖期、解决期
   E. 陌生期、选择期、开拓期、解决期

（3~4 题共用题干）

患者，男，28 岁。急性肾炎，入院后护士了解了患者的基本情况，现正在向其介绍医院的规章制度和病区环境。

3. 按照佩普劳人际关系模式，此时护患关系处于
   A. 开拓期
   B. 确认期
   C. 巩固期
   D. 解决期
   E. 认识期

4. 患者此期的特点是
   A. 完全依赖护士
   B. 与护士相互依赖
   C. 参与自我照顾
   D. 与护士相互认识
   E. 具备独立处理问题的能力

参考答案及解析

【参考答案】

一、A1 型题

1. D　2. E　3. D　4. D　5. E　6. B　7. C

二、A2 型题

1. D　2. C

三、A3/A4 型题

1. A　2. A　3~4. E、D

【解析】

扫码查看
相关内容

第五章 医疗服务体系

第一节 医 院

一、A1 型题

1. 按照我国对医院的分级管理制度，三级医院的最主要任务是
   A. 教学
   B. 科研
   C. 预防
   D. 指导
   E. 医疗
2. 医院分级管理标准中，医院分级的依据中不包括
   A. 地理位置
   B. 设施条件
   C. 管理水平
   D. 任务和功能
   E. 技术管理水平
3. 关于医院的任务，错误的是
   A. 指导基层和计划生育的技术工作
   B. 保证教学和科研任务的完成
   C. 以医疗为中心
   D. 做好扩大预防
   E. 以科研为主
4. 下列属于一级医院的是
   A. 全国、省、市直属的市级大医院
   B. 一般市、县医院及省辖市的区级医院
   C. 农村乡、镇卫生院和城市街道医院
   D. 诊治专科疾病而设置的医院
   E. 医学院的附属医院
5. 下列选项中，对于医院种类叙述错误的是
   A. 按所有制将医院分为全民所有制、集体所有制、个体所有制
   B. 按特定任务分为军队医院、企业医院及医学院附属医院
   C. 按收治患者总数的多少将医院划分为三级、十等
   D. 按收治患者范围分为综合医院和专科医院
   E. 按经营目的分为非营利性医院、营利性医院

二、A2 型题

患者，男性，30 岁。井下矿工。近日感胸闷、气短、呼吸困难，胸部 X 线检查怀疑硅沉着病。该患者诊治的最佳医院是
A. 专家医院
B. 综合医院
C. 一级医院
D. 职业病医院
E. 全民所有制医院

参考答案及解析

【参考答案】

一、A1 型题

1. E　2. A　3. E　4. C　5. C

二、A2 型题

D

【解析】

扫码查看
相关内容

第二节 社区卫生服务

一、A1 型题

1. 以下关于社区卫生服务的原则的说法，错误的是
   A. 以为人民服务为原则
   B. 以经济效益为首位
   C. 坚持量力而行

D. 以社区人群需求为导向
E. 坚持执行结构调整政策

2. 社区卫生服务的组织者与管理者组成人员是
A. 社区工作者
B. 基层医院医务人员
C. 全科医生和社区护士
D. 取得医师、护士执业许可的专业人员
E. 计划生育技术服务者

3. 下列关于社区的叙述，最正确的是
A. 社区是指一定地域内具有相同特征的人群的共同体
B. 社区是指一定地域以及在此地域上生活的人、物
C. 社区是指一定地域内具有不同特征的人群的共同体
D. 社区是指不同地域内具有相同特征的人群的共同体
E. 社区是指一定地域，不包括在此地域上生活的人、物

二、A2 型题

1. 某社区卫生服务站，负责社区内居民的预防、保健、医疗、康复和健康教育及计划生育，这属于社区护理的
A. 广泛性
B. 综合性
C. 连续性
D. 实用性
E. 整体性

2. 患者，男，80 岁。独居，患有糖尿病，活动不便，每日需要注射胰岛素，社区护士每日前去老人家中完成治疗。这种活动属于
A. 社区卫生服务
B. 残疾人服务
C. 社会救助服务
D. 便民社会服务
E. 精神卫生服务

参考答案及解析

【参考答案】

一、A1 型题

1. B 2. C 3. A

二、A2 型题

1. B 2. A

【解析】

扫码查看
相关内容

第三节 卫生服务策略

A1 型题

1. “健康新视野”提出，未来工作方向的侧重点是
A. 生命的培育
B. 生命的保护
C. 健康的保护
D. 晚年的生活质量
E. 从疾病转向健康促进方面

2. 下列不属于初级卫生保健 8 项内容的是
A. 计划生育
B. 急危重症的治疗
C. 主要传染病的预防接种
D. 改善食品供应和合理营养
E. 预防和控制地方病

3. 初级卫生保健的承担者是
A. 社区卫生工作者
B. 综合性医院的医生
C. 卫生行政部门
D. 医学院的附属医院
E. 综合性医院的医生和护士

4.《阿拉木图宣言》中指出，初级卫生保健工作的 4 个方面分别是
A. 合理治疗、预防疾病、增进健康、促进康复
B. 预防疾病、减轻痛苦、增进健康、促进康复
C. 促进健康、预防保健、合理治疗、社区康复
D. 促进健康、预防疾病、合理用药、心理指导

E. 控制疾病、合理治疗、保护生命、心理指导

参考答案及解析

【参考答案】

A1 型题

1. E　2. B　3. A　4. C

【解析】

扫码查看
相关内容

第六章　沟　　通

第一节　护士与患者的关系

一、A1 型题

在建立护患关系初期，护患关系发展的主要任务是
A. 对患者收集资料
B. 确定患者的健康问题
C. 为患者制订护理计划
D. 与患者建立信任关系
E. 为患者解决健康问题

二、A2 型题

1. 患者，男性，72 岁。双侧膝关节置换术后第 2 日，神志清楚，护士指导其进行股四头肌功能锻炼，患者能主动配合。此种护患关系模式是
A. 共同参与型
B. 主动-主动型
C. 指导-合作型
D. 主动-被动型
E. 指导-分工型

2. 患者，男，38 岁。二尖瓣置换术后第四天，各项生命体征正常，神志清醒，语词清晰，情绪平稳。应采用的护患关系基本模式是
A. 主动-被动型模式
B. 指导-合作型模式
C. 指导-被动型模式
D. 被动-主动型模式
E. 共同参与型模式

三、B 型题

（1~2 题共用备选答案）
A. 指导-合作型模式
B. 主动-被动型模式
C. 帮助-被帮助型模式
D. 管理-被管理型模式
E. 共同参与型模式
1. 对于一位受过良好教育的糖尿病患者，属于
2. 对于一位神志清醒的心肌梗死患者，属于

参考答案及解析

【参考答案】

一、A1 型题

D

二、A2 型题

1. C　2. B

三、B 型题

1. E　2. A

【解析】

扫码查看
相关内容

第二节　护士与患者的沟通

一、A1 型题

1. 在进行沟通时，影响沟通并使对方产生不信任感的行为是
A. 不时评论对方所谈的内容
B. 言语简单明确
C. 双眼注视对方
D. 倾听应特别注意对方的“弦外音”
E. 全神贯注地倾听

2. 患者因患有乳腺癌感到悲伤，护士安慰患者时所采取的合适距离为
A. 个人距离
B. 亲密距离
C. 社会距离

D. 公众距离
E. 社交距离

3. 属于沟通基本层次中的最高层次是
A. 一般性沟通
B. 事务性沟通
C. 分享性沟通
D. 共鸣性沟通
E. 情感性沟通

4. 人际沟通的 2 种形式是
A. 语言性沟通和非语言性沟通
B. 口头沟通和书面沟通
C. 书面沟通和非语言性沟通
D. 口头沟通和非语言性沟通
E. 语言性沟通和书面沟通

5. 属于语言性交流的是
A. 手势
B. 沉默
C. 倾诉
D. 面部表情
E. 专业性皮肤接触

6. 可以促进护患有效沟通的行为是
A. 恰当地重复患者关键的话语
B. 对患者进行诱导性提问
C. 急于陈述自己的观点和看法
D. 患者担心疾病预后时，应立即作出保证
E. 当患者叙述过多时及时打断叙述

7. 沟通技巧中可以给对方提供思考和调适机会的是
A. 提问
B. 倾听
C. 沉默
D. 微笑
E. 抚摸

8. 护士小王在病房内做疾病知识宣教，与患者进行交谈时所采用的空间距离为
A. 公众距离
B. 个人距离
C. 社会距离
D. 亲密距离
E. 公务距离

9. 下列关于通过交谈收集资料的方法，错误的是
A. 让患者畅所欲言，切忌打断话题
B. 告知交谈的目的及所须的时间
C. 注意倾听，及时给患者反馈
D. 选择适宜的交谈环境
E. 依交谈提纲收集资料

10. 在倾听技巧中不可取的是
A. 全神贯注
B. 集中精神
C. 双方保持一定的距离
D. 双方坐同一高度
E. 保持目光持续性接触

二、A2 型题

1. 患者，男性，56 岁。鼻咽癌，进行放射治疗。护士询问患者“你对放射治疗有什么想法?”这一提问属于
A. 闭合性提问
B. 非指导性提问
C. 客观性提问
D. 间接提问
E. 开放式提问

2. 患者，女性，83 岁，听力障碍，护士在与其沟通过程中错误的是
A. 患者无反应时不可着急
B. 在患者未看到你时大声与其打招呼
C. 听完后要核实
D. 可用手势和面部表情加强信息传递
E. 倾听时身体位置与患者保持同一高度

3. 患者，男性，66 岁。糖尿病，不会讲普通话。护士在与其交流时应特别注意使用的沟通技巧是
A. 参与
B. 沉默
C. 提问
D. 倾听
E. 核对

4. 小陈是患者严某的责任护士，但第 1 次交谈就失败，请分析造成其失败的原因是
A. 表情沉着、从容
B. 在患者吃晚饭前进行交谈
C. 热情介绍自己
D. 选择一个安静环境进行交谈
E. 仪表大方、整洁

5. 患者，男性，56 岁。因鼻咽癌进行放疗。护士询问患者“你对放射治疗有什么想法?”这一问题属于
A. 客观问题
B. 间接问题
C. 开放式问题
D. 封闭式问题
E. 非指导性问题

6. 患者，女性，25 岁。未婚，宫内妊娠 11 周入院行流产术。护士在收集资料时可促进有效沟通的措

施是
A. 在大病房内进行提问，不必回避任何人
B. 告诉患者自己对婚前性行为的看法
C. 当患者谈话离题时立即打断患者
D. 选择在没有其他人员的房间内进行交流
E. 用亲密距离进行交流

7. 患者，女性，83 岁。肿瘤晚期，全身极度衰竭，意识有时模糊。为安慰患者，护士与其交流时应使用的距离是
A. 亲密距离
B. 社会距离
C. 个人距离
D. 工作距离
E. 公众距离

8. 患者，男性，81 岁。因心力衰竭入院。目前吸氧、药物治疗。患者听力略有下降，牙齿完全脱落，语言清晰度下降。与患者沟通时不适当的做法是
A. 将患者关键的话予以复述
B. 护士对自己的话语适当地重复
C. 尽量用开放式问题进行提问
D. 注意目光交流
E. 运用手势、触摸给患者反馈

三、A3/A4 型题

（1~3 题共用题干）

患者，女性，52 岁。因上腹部疼痛，剧烈难忍，以“急性肾绞痛”急诊入院。责任护士向患者询问病史，准备书写病历。

1. 此时影响有效沟通的因素中，属于个人因素的是
A. 患者的疼痛
B. 沟通距离
C. 人际关系
D. 同室患者
E. 医生的诊断

2. 此时的护患沟通大多为
A. 一般性沟通
B. 事务性沟通
C. 分享性沟通
D. 共鸣性沟通
E. 情感性沟通

3. 此时为不增加患者的痛苦应该
A. 尽量缩短交谈时间
B. 提供宣泄情感的机会
C. 运用非语言沟通技巧
D. 使用幽默技巧
E. 严格按既定的提纲进行谈话

四、B 型题

（1~2 题共用备选答案）
A. 亲密距离
B. 个人距离
C. 工作距离
D. 公众距离
E. 社会距离

1. 护士为患者进行静脉穿刺时应使用的距离是
2. 护士为患者进行操作前解释时应使用的距离是

（3~4 题共用备选答案）
A. 沉默
B. 参与
C. 倾听
D. 核对
E. 反应

3. 护士在与患者交流时，询问“您刚才说您每天起床时头晕，是吗?”，是应用沟通技巧的
4. 护士在与患者交流时，注意力集中、耐心，不随便打断患者的谈话，是应用沟通技巧的

参考答案及解析

【参考答案】

一、A1 型题

1. A　2. B　3. D　4. A　5. C　6. A　7. C　8. B　9. A　10. E

二、A2 型题

1. E　2. B　3. E　4. B　5. C　6. D　7. A　8. C

三、A3/A4 型题

1. A　2. B　3. A

四、B 型题

1. A　2. B　3. D　4. C

【解析】

扫码查看
相关内容

第七章　护士工作与法律

第一节　医疗卫生法规

A1 型题

1. 制定医疗卫生法规的基本原则不包括
   A. 公平原则，合理分配卫生资源
   B. 预防为主原则，防止疾病的发生和流行
   C. 卫生保护原则，承认健康是一项基本人权
   D. 在制定卫生法规时，个人健康利益高于社会健康利益
   E. 患者自主原则，患者有自己决定和处理卫生法所赋予的患者权利
2. 医疗卫生法是我国法律体系的重要组成部分，是由国家制定或认可的，并由国家（　）的医疗卫生方面行为规范的总和
   A. 提供
   B. 积极推广
   C. 参考实施
   D. 决定实施
   E. 强制力保证实施
3. 下列对于医疗卫生法的描述错误的是
   A. 医疗卫生法是我国法律体系重要的组成部分
   B. 是由各地区卫生机构强制执行的医疗卫生方面规范
   C. 包括由国家立法机关颁布的规范性文件、草案性文件
   D. 其基本原则包含卫生保护、健康为主、公平原则、保障社会健康原则和患者自主原则
   E. 医疗卫生法规的核心是人文精神

参考答案及解析

【参考答案】

A1 型题

1. D　2. E　3. B

【解析】

扫码查看
相关内容

第二节　护理立法

A1 型题

1. 世界上第 1 部护理法创建于
   A. 1919 年，英国
   B. 1933 年，中国
   C. 1940 年，德国
   D. 1953 年，美国
   E. 1962 年，法国
2. 护理立法的意义正确的是
   A. 促进护理管理法制化，提高护理质量
   B. 促进护理教育及护理学科的发展
   C. 保证护理人员具有良好的护理道德
   D. 有利于维护服务对象的正当权利
   E. 以上全是

参考答案及解析

【参考答案】

A1 型题

1. A 2. E

【解析】

扫码查看

相关内容

第三节 护理工作中的法律问题

一、A1 型题

1. 护士为患者行导尿术时未用屏风遮挡，导致患者不满而投诉。护士的行为应视为
   A. 侵权
   B. 过失犯罪
   C. 故意犯罪
   D. 亵渎罪
   E. 疏忽大意
2. 护理人员在未取得执业证书期间可以独立做的临床护理工作是
   A. 与患者沟通观察病情
   B. 静脉穿刺
   C. 肌内注射
   D. 过敏试验
   E. 给患者服药
3. 护士执业注册后才能独立从事护理工作，每次注册的有效期限为
   A. 注册后 2 年内有效
   B. 注册后 3 年内有效
   C. 注册后 4 年内有效
   D. 注册后 5 年内有效
   E. 注册后 6 年内有效
4. 某护士在执行医嘱时，发现主治医生的处方有问题，该护士正确的做法是
   A. 继续执行医嘱
   B. 立刻告诉护士长
   C. 立刻告诉主治医生
   D. 立刻告诉患者
   E. 立刻告诉患者家属
5. 下列执行医嘱的行为属于违法行为的是
   A. 紧急抢救时，执行口头医嘱
   B. 常规情况下，不执行电话医嘱
   C. 发现医嘱有错误时，对其进行修改
   D. 发现医嘱有错误时，拒绝执行，并向医生提出质疑
   E. 患者对医嘱提出质疑时，对医嘱的准确性进行核实
6. 执行医嘱时正确的是
   A. 一般情况下可执行口头医嘱
   B. 医嘱需要经医生签字方为有效
   C. 医嘱需要隔日仔细核对 1 次
   D. 需要下一班执行的医嘱书面注明即可
   E. 各种通知单次日早晨集中送有关科室
7. 护士未与患者及家属沟通，为患者施行了导尿术。该护士的行为被认为是
   A. 合法行为
   B. 疏忽大意
   C. 渎职行为
   D. 犯罪行为
   E. 侵权行为
8. 口头医嘱的正确处理方式是
   A. 抢救完毕，应在 6 小时内请医师补写医嘱
   B. 任何情况均执行口头医嘱
   C. 对错误的口头医嘱不可有疑议
   D. 任何时候只执行书面医嘱
   E. 抢救时，护士不需复述便可执行口头医嘱

二、A2 型题

1. 护士给孩子使用热水袋时发生烫伤。根据我国法律，这属于
   A. 侵权
   B. 失职
   C. 过失犯罪
   D. 直接故意犯罪
   E. 间接故意犯罪

2. 张护士在为患者进行注射时，因自信药物不会出错而未进行严格的查对，导致将错误的药物注入患者体内，造成患者死亡，属于
   A. 执行医嘱不严格
   B. 过失犯罪
   C. 违法行为
   D. 侵权行为
   E. 违反护理常规
3. 赵护士因家中有事，未对危重患者进行床旁交接班，此行为属于
   A. 不严格查对制度
   B. 违反值班制度
   C. 违反操作规程
   D. 违反交接班制度
   E. 执行医嘱不严格

三、A3/A4 型题

（1~2 题共用题干）

某护生在带教老师的监督下进行静脉输液，因未严格查对床号、姓名，错将 20 床青霉素输入 21 床，导致 21 床患者发生过敏性休克而死亡。

1. 请问应追究谁的责任
   A. 护生本人
   B. 带教老师
   C. 实习医院
   D. 护生和带教老师都需要负责
   E. 护生和带教老师都无须负责
2. 该事件属于
   A. 一级医疗事故
   B. 二级医疗事故
   C. 三级医疗事故
   D. 四级医疗事故
   E. 五级医疗事故

（3~4 题共用题干）

张护士在参与抢救失血性休克的患者时需要电话联系上级主管医师，之后在执行电话医嘱时应注意。

3. 这时需要
   A. 听到医嘱后直接执行
   B. 简单复述一次
   C. 重复一次，确认无误后执行
   D. 盲目执行
   E. 迅速执行自己听到的医嘱
4. 抢救结束后
   A. 护士记录抢救时情况即可
   B. 护士记录抢救时间、所用药物
   C. 收拾抢救现场
   D. 安置患者后记录抢救过程
   E. 及时记录医嘱的各项内容，并督促医师及时补上书面医嘱及药物

四、B 型题

（1~2 题共用备选答案）

A. 侵权行为
B. 疏忽大意罪
C. 渎职罪
D. 犯罪
E. 不属于侵权

1. 一位需要做胃大部切除术的患者，因病情需要需禁饮食及持续胃肠减压，此行为属于
2. 患者在胃肠减压期间感到恶心、心悸，患者家属询问值班护士小张，张护士对患者的主诉未重视，引起了家属的不满。此行为属于

参考答案及解析

【参考答案】

一、A1 型题

1. A 2. A 3. D 4. C 5. C 6. B 7. E 8. A

二、A2 型题

1. C 2. B 3. D

三、A3/A4 型题

1. D 2. A 3. C 4. E

四、B 型题

1. E 2. A

【解析】

扫码查看
相关内容

第四节 医疗事故与处理

一、A1 型题

1. 导致医疗事故的因素不包括
   A. 患者因素
   B. 社会因素
   C. 环境和时间因素
   D. 医疗物品、器械等因素
   E. 医疗设备因素
2. 医疗文件具有法律效应，因抢救患者未能及时书写的，应在抢救结束后据实补记，补记的时限是
   A. 2 小时内
   B. 4 小时内
   C. 6 小时内
   D. 8 小时内
   E. 10 小时内
3. 医疗事故的构成要件不包括
   A. 主体是医疗机构及其医务人员
   B. 行为具有违法性
   C. 过失造成患者人身损害
   D. 过失行为与后果之间存在因果关系
   E. 患者对诊疗过程有疑义
4. 我国《医疗事故处理条例》开始施行的时间为
   A. 2002 年 9 月 1 日
   B. 2003 年 1 月 1 日
   C. 2006 年 9 月 1 日
   D. 2004 年 5 月 1 日
   E. 2005 年 9 月 1 日
5. 发生重大医疗事故的部门应在多长时间内上报其卫生行政部门
   A. 6 小时
   B. 12 小时
   C. 24 小时
   D. 48 小时
   E. 2 周
6. 医务人员在医疗活动中发生或发现医疗事故后，应当
   A. 立即安抚患者家属平息事件
   B. 立即逐级上报
   C. 装作不知道
   D. 欺瞒患者家属
   E. 只报告医院主管部门，和患者家属协商解决
7. 医疗事故的善后工作中，家属应及时处理尸体，尸体存放的时间不得超过
   A. 4 日
   B. 5 日
   C. 7 日
   D. 10 日
   E. 14 日
8. 根据国务院 2002 年 9 月 1 日起施行的《医疗事故处理条例》的规定，不属于医疗事故的情况是
   A. 医护人员在护理中违反诊疗护理规范造成患者人身损害后果
   B. 医疗过程中病员及其家属不配合诊疗导致不良后果
   C. 医务人员因技术过失造成的医疗技术事故
   D. 医务人员缺乏经验在诊疗中违反规章造成患者一般性功能障碍
   E. 药房等非临床科室过失导致的患者损害

二、A2 型题

患者，男性，43 岁。右下腹阵痛难忍 2 小时。经检查诊断为急性阑尾炎，急诊行阑尾切除术。手术顺利，术后 7 日，发现伤口有淡黄色液体渗出。手术医师告知此系缝合切口的羊肠线不为人体组织吸收所致，在临床中较为少见。经过近 1 个月的继续治疗，患者痊愈出院。根据《医疗事故处理条例》规定，该患者经 1 个月后才得以痊愈。这一客观后果，应当属于
   A. 二级医疗事故
   B. 三级医疗事故
   C. 四级医疗事故
   D. 因不可抗力而造成的不良后果
   E. 因患者体质特殊而发生的医疗事故

三、A3/A4 型题

（1～2 题共用题干）

门诊护士黄某在未认真核对、询问的情况下为未做过皮肤试验的患者注射了大剂量青霉素，导致患者在注射后立即出现过敏反应，虽然抢救及时但患者死亡。

1. 护士黄某的行为属于
   A. 一级医疗事故
   B. 二级医疗事故
   C. 三级医疗事故
   D. 四级医疗事故
   E. 医疗差错

2. 患者家属要求做尸体解剖，尸检进行的时间应该在患者死亡后
A. 12 小时
B. 24 小时
C. 48 小时
D. 1 周
E. 1 个月

参考答案及解析

【参考答案】

一、A1 型题

1. B 2. C 3. E 4. A 5. B 6. B 7. E 8. B

二、A2 型题

D

三、A3/A4 型题

1. A 2. C

【解析】

扫码查看
相关内容

第八章　护理程序

第一节　概　　述

A1 型题

1. 属于护理程序中计划阶段的内容是
   A. 评价患者反应
   B. 分析资料
   C. 确定护理目标
   D. 确定护理诊断
   E. 实施护理措施
2. 下列关于护理程序概念的叙述，正确的是
   A. 护理程序是一种护理活动的循环过程
   B. 护理程序是一种护理工作的分工类型
   C. 护理程序是一种护理工作的简化形式
   D. 护理程序是一种技术操作的程序
   E. 护理程序是一种系统地解决护理问题的方法
3. 下列关于护理程序特性的叙述，错误的是
   A. 具有动态、循环、持续变化的特点
   B. 鼓励患者参与其中，促进建立良好护患关系
   C. 以系统论、基本需要层次论作为科学理论依据
   D. 具有组织性和计划性
   E. 仅涉及生物学、心理学学科知识和技能
4. 下列选项中，护理程序的理论框架是
   A. 沟通理论
   B. 一般系统论
   C. 基本需要层次论
   D. 应激理论
   E. 适应理论

参考答案及解析

【参考答案】

A1 型题

1. C　2. E　3. E　4. B

【解析】

扫码查看
相关内容

第二节　护理评估

一、A1 型题

1. 和患者正式交谈的主要特点是
   A. 谈话环境安静
   B. 谈话主题明确
   C. 交谈气氛轻松、自然
   D. 语句表达随意、开放
   E. 交流信息可靠、随机
2. 属于社会状况评估的是
   A. 青霉素过敏史
   B. 姓名、性别、年龄
   C. 民族、职业、入院方式
   D. 入院前性格外向，善于交流
   E. 经济状况良好，家庭关系和谐
3. 进行护理评估时，资料的来源不包括
   A. 患者
   B. 病历
   C. 患者家属
   D. 其他医务人员
   E. 护士的主观判断
4. 对一位成年患者，可忽略的健康资料是
   A. 既往患病史
   B. 免疫接种史
   C. 过敏史

D. 家族病史
E. 婚育史

5. 观察患者从何时开始
A. 来院挂号时
B. 入院1日内
C. 写护理病历时
D. 做护理体检时
E. 接触患者时

6. 下列属于主观资料的是
A. 头晕
B. 肌张力3级
C. 膝关节红肿、压痛
D. 血压122/80mmHg
E. 骶尾部皮肤破损1cm×2cm

7. 提供病史最可靠的是
A. 患者家属
B. 转诊资料
C. 单位同事
D. 患者自己
E. 单位领导

8. 下列关于对于患者主观资料的记录，正确的是
A. 患者希望得到良好的关心和照顾
B. 家属希望能为患者提供良好的治疗药物
C. 家属说："只要有利于康复，所有治疗建议我们都愿意考虑。"
D. 患者说："记忆力差，阅读书籍时常常读了后10行，忘了前10行。"
E. 查体后患者感到精神好，疼痛消失

9. 在收集患者异常气味的信息时取得资料的方法是
A. 视觉观察
B. 触觉观察
C. 听觉观察
D. 嗅觉观察
E. 味觉观察

二、A2型题

1. 患者，男性，25岁。因发热、咳嗽、呼吸困难入院，患者神志清楚。在收集资料的过程中属于主要来源的是
A. 文献资料
B. 心理医生
C. 患者家属
D. 患者本人
E. 主治医生

2. 患者，女性，30岁。因上呼吸道感染就医。在下列采集的资料中，属于客观资料的是
A. 感到头痛、乏力2日
B. 咽部充血，体温38.1℃
C. 感到恶心
D. 不易入睡
E. 自觉咽痛

参考答案及解析

【参考答案】

一、A1型题

1. B　2. E　3. E　4. B　5. E　6. A　7. D　8. D　9. D

二、A2型题

1. D　2. B

【解析】

扫码查看
相关内容

第三节　护理诊断

一、A1型题

下列关于护理诊断的说法中，错误的是
A. 护理诊断一般数目较多
B. 护理诊断是有护士下达的
C. 护理诊断的预期结果是护士负责
D. 护理诊断会随着患者病情变化而发生变化
E. 护理诊断侧重对疾病病因、病理生理变化作出判断

二、A2型题

患儿，女，2岁。肺炎入院。体温39.1℃，脉搏

98 次/分，呼吸 30 次/分，咳嗽，有痰不易咳出，颜面潮红。其中一项护理诊断为体温过高，请选出主要的诊断依据是

A. 皮肤发红、触之有热感
B. 体温高于正常范围
C. 呼吸、心率均加快
D. 痰液不能排出
E. 不能出汗

三、B 型题

（1~2 题共用备选答案）

A. 有关个人对生活环境反应的判断
B. 有关个人对医疗技术反应的判断
C. 个人、家庭、社会对健康问题反应的判断
D. 对个人身体病理生理变化的判断
E. 有关个人对生命照顾反应的判断

1. 护理诊断阐述的对象是
2. 医疗诊断阐述的对象是

（3~5 题共用备选答案）

A. 医疗诊断
B. “有……的危险”的护理诊断
C. 问题式护理诊断
D. 现存的护理诊断
E. 健康的护理诊断

3. 多采用 PSE 形式叙述的护理诊断是
4. 多采用 P 形式叙述的护理诊断是
5. 多采用 PE 形式叙述的护理诊断是

参考答案及解析

【参考答案】

一、A1 型题

E

二、A2 型题

B

三、B 型题

1. C　2. D　3. D　4. E　5. B

【解析】

扫码查看
相关内容

第四节　护理计划

一、A1 型题

1. 护理计划主要是依据（　　）制订的
   A. 检验报告
   B. 既往病史
   C. 医疗诊断
   D. 护理查体
   E. 护理诊断
2. 关于护理诊断排列顺序的叙述，正确的是
   A. 一个患者首优的护理诊断只能有一个
   B. 护士可参照马斯洛的需要层次论对护理诊断进行排列
   C. 首优护理诊断解决之后再解决中优问题
   D. 现存的护理诊断应排在“有……危险”的护理诊断之前
   E. 对于某个患者来说，护理诊断的先后次序常常是固定不变的
3. 属于护理程序中计划阶段的内容是
   A. 分析资料
   B. 确定护理诊断
   C. 确定预期目标
   D. 实施护理措施
   E. 评价患者反应
4. 将多个护理诊断排列优先顺序时，次优问题是
   A. 威胁患者生命，须立即解决的问题
   B. 生命体征发生了不可逆变化的问题
   C. 不直接威胁生命，但导致身体上不健康的问题
   D. 在护理的过程中，可稍后解决的问题
   E. 不威胁患者生命，但影响患者情绪变化的问题

二、A2 型题

患者，男性，57 岁。因心肌梗死入院。主管护士评估后确定其有以下健康问题。应优先解决的问题是

A. 舒适改变：心前区疼痛
B. 营养失调：低于机体需要量

C. 活动无耐力
D. 气体交换受损
E. 知识缺乏

三、A3/A4 型题

（1~2 题共用题干）

患者，男，60 岁。心绞痛史 5 年，未规律用药。2 小时前劳累时出现心前区压榨性疼痛，伴濒死感，舌下含化硝酸甘油，疼痛未缓解，诊断为急性心肌梗死。给予吸氧，重症监护，绝对卧床休息等措施，3 小时后病情稳定。

1. 此时首要的护理诊断是
A. 疼痛
B. 恐惧
C. 知识缺乏
D. 自理缺陷
E. 活动无耐力

2. 确定该护理诊断的主要依据是
A. 有濒死感
B. 心肌缺血缺氧
C. 未规律用药
D. 绝对卧床休息
E. 心前区压榨性疼痛

参考答案及解析

【参考答案】

一、A1 型题

1. E　2. B　3. C　4. D

二、A2 型题

D

三、A3/A4 型题

1. A　2. E

【解析】

扫码查看
相关内容

第五节　实　　施

B 型题

（1~3 题共用备选答案）

A. 护理问题
B. 相关因素
C. 护理诊断
D. 护理措施
E. 结果

1. PIO 护理记录方式中 P 代表
2. PIO 护理记录方式中 I 代表
3. PIO 护理记录方式中 O 代表

参考答案及解析

【参考答案】

B 型题

1~3. A、D、E

【解析】

扫码查看
相关内容

第六节 评 价

A1 型题

属于长期医嘱的是
A. 血常规
B. 体温过高
C. 氧气吸入，prn
D. 地西泮 5mg，sos
E. 地高辛 0.25mg，qd

参考答案及解析

【参考答案】
A1 型题
E

【解析】

扫码查看
相关内容

第九章　舒适、休息、睡眠与活动

第一节　舒　　适

一、A1 型题

1. 自我满足的主观感觉是指
   A. 休息
   B. 安详
   C. 睡眠
   D. 放松
   E. 舒适
2. 被动卧位见于以下哪类患者
   A. 哮喘
   B. 瘫痪
   C. 肺气肿
   D. 下肢水肿
   E. 肺淤血
3. 腹腔有炎症的患者采取的体位是
   A. 端坐位
   B. 俯卧位
   C. 侧卧位
   D. 中凹卧位
   E. 半坐卧位
4. 患者自己无能力变换体位，卧于他人安置的体位是
   A. 主动卧位
   B. 被动卧位
   C. 被迫卧位
   D. 稳定卧位
   E. 自动卧位
5. 关于舒适和不舒适的叙述，不正确的是
   A. 舒适是自我满足的主观感受
   B. 最高水平的舒适是一种健康状态
   C. 影响舒适的因素包括身体、心理和社会 3 方面
   D. 疼痛会给患者带来严重的不舒适
   E. 舒适和不舒适没有严格的分界线
6. 影响舒适的身体方面的因素不包括
   A. 焦虑
   B. 体位不当
   C. 活动受限
   D. 身体不洁
   E. 机体不适
7. 胰、胆管造影检查时应采取的体位是
   A. 俯卧位
   B. 头低足高位
   C. 头高足低位
   D. 左侧卧位
   E. 仰卧屈膝位
8. 下列不是舒适的正常表现的一项是
   A. 没有疼痛
   B. 没有焦虑
   C. 没有忧愁
   D. 轻松自在
   E. 十分欣快
9. 下列选项中，“身体支撑面小，重心高的卧位”属于
   A. 被迫卧位
   B. 被动卧位
   C. 主动卧位
   D. 不稳定性卧位
   E. 稳定性卧位
10. 急性左心衰竭的患者采取的最佳体位是
   A. 仰卧位
   B. 俯卧位
   C. 侧卧位
   D. 半坐卧位
   E. 端坐位
11. 下列选项中不适合侧卧位的是
   A. 胃镜检查
   B. 肛门检查
   C. 灌肠
   D. 休克患者
   E. 预防压疮时
12. 心肺疾病引起的呼吸困难采取半坐卧位的原因
   A. 有利于逐渐向站立过渡
   B. 方便医生检查
   C. 使渗液流入盆腔，使炎症局限
   D. 有利于气道通畅，改善缺氧症状
   E. 使膈肌位置下降，胸腔容积扩大，使呼吸困难得到改善

二、A2 型题

1. 患者，男性，诊断“脑出血”，患者口腔有异味，护士应选择的含漱液是
   A. 碳酸氢钠
   B. 醋酸
   C. 硼酸溶液
   D. 生理盐水
   E. 复方硼砂含漱液
2. 孕妇，28 岁。妊娠 35 周，胎膜早破 12 小时收入院。产科检查：枕左横（LOT），未入盆，胎心率 140 次/分。对该孕妇护理措施错误的是
   A. 绝对卧床休息
   B. 取半坐卧位
   C. 密切观察生命体征变化
   D. 保持外阴清洁
   E. 按医嘱给予抗生素
3. 患者，男性，27 岁。近 2 年经常出现低热，近来感到气促，间断咳脓痰。胸部 X 线片示纵隔移向右侧，脓腔造影，咳出蓝色痰液。为改善呼吸功能应建议此患者采取
   A. 左侧卧位
   B. 平卧位
   C. 右侧卧位
   D. 半坐卧位
   E. 头低足高位
4. 患者，女性，32 岁。过马路时不慎被汽车撞击，右下肢开放性骨折，因失血过多发生休克。入院后应采取的体位是
   A. 头高足低位
   B. 头低足高位
   C. 中凹卧位
   D. 去枕仰卧位
   E. 俯卧位
5. 患者，女性，28 岁。妊娠 30 周，胎位是臀先露，可用于纠正胎位的卧位是
   A. 屈膝仰卧位
   B. 截石位
   C. 膝胸卧位
   D. 头高足低位
   E. 头低足高位
6. 患者，女性。闻到某种花粉气味后，突然出现呼吸急促、大汗淋漓、心率加快。护士应立即让患者采取的卧位是
   A. 半坐卧位
   B. 侧卧位
   C. 去枕仰卧位
   D. 俯卧位
   E. 端坐卧位

三、A3/A4 型题

（1~2 题共用题干）

患者，男性，30 岁。急性阑尾炎合并穿孔，硬膜外麻醉下行阑尾切除术，术后护士送患者回病房。

1. 次日患者体温 39℃，主诉切口疼痛难忍，患者应采取的体位是
   A. 半坐卧位
   B. 中凹卧位
   C. 端坐位
   D. 侧卧位
   E. 去枕仰卧位
2. 向患者解释采取此种体位的理由是
   A. 减轻局部出血
   B. 防止炎症扩散，可减轻疼痛
   C. 增加回心血量
   D. 利于伤口愈合
   E. 预防感染

（3~4 题共用题干）

患者，女性，36 岁。甲状腺功能亢进症（简称甲亢），甲状腺显著肿大。长期服用抗甲状腺药物无效，行手术治疗。术后第 1 日患者情绪稳定，生命体征平稳。

3. 此时应给患者采取的体位是
   A. 半卧位
   B. 中凹卧位
   C. 端坐位
   D. 侧卧位
   E. 去枕仰卧位
4. 采取该体位的目的是
   A. 减轻局部出血
   B. 防止头痛
   C. 增加回心血
   D. 利于伤口愈合
   E. 预防感染

（5~7 题共用题干）

患者，男性，42 岁。因车祸致开放性骨折急诊入院。查体：神志清楚，痛苦貌，面色苍白，皮肤湿冷，血压 90/60mmHg，脉搏 104 次/分。患者述疼痛难忍，要求给予镇痛药物治疗。

5. 则该患者最可能的诊断是
   A. 心功能不全
   B. 低血容量性休克
   C. 昏迷

D. 虚脱
E. 呼吸衰竭

6. 则该患者应采取的最佳体位是
A. 头高足低位
B. 半坐卧位
C. 侧卧位
D. 去枕仰卧位
E. 中凹卧位

7. 取上述体位的临床意义是
A. 防止患者身体不稳，加重损伤
B. 减轻疼痛
C. 患者舒适
D. 改善缺氧、增加回心血量
E. 便于止血

（8~9 题共用题干）

患者，男，50 岁。痛苦面容，弯腰弓背，双手按压腹部坐于候诊椅上候诊，主诉腹痛难忍。

8. 该患者的体位属于
A. 自动体位
B. 不稳定性卧位
C. 自由体位
D. 被迫卧位
E. 被动卧位

9. 该患者的首优护理诊断为
A. 舒适的改变
B. 疼痛
C. 知识缺乏
D. 有感染的危险
E. 恐惧

四、B 型题

（1~2 题共用备选答案）
A. 截石位
B. 膝胸卧位
C. 屈膝仰卧位
D. 头高足底位
E. 头低足高位

1. 乙状结肠镜检查和治疗时采取
2. 膀胱镜检查时采取

（3~4 题共用备选答案）
A. 角色行为冲突
B. 面对各种压力
C. 陌生病房环境
D. 严重噪声污染
E. 身体活动受损

3. 影响舒适的心理方面因素是
4. 影响舒适的社会方面因素是

（5~6 题共用备选答案）
A. 头高足低位
B. 去枕仰卧位
C. 半坐卧位
D. 倒卧位
E. 头低足高位

5. 脾切除术后 1 日应采取的体位是
6. 脑外伤开颅术后 1 日应采取的体位是

（7~9 题共用备选答案）
A. 半坐卧位
B. 头低足高位
C. 头高足低位
D. 仰卧位
E. 截石位

7. 孕妇胎膜早破时宜采取的卧位是
8. 颈椎骨折患者进行颅骨牵引时宜采取的卧位是
9. 会阴与肛门部位检查时宜采取的卧位是

参考答案及解析

【参考答案】

一、A1 型题

1. E　2. B　3. E　4. B　5. C　6. A　7. A　8. E　9. D　10. D　11. D　12. E

二、A2 型题

1. E　2. B　3. D　4. C　5. C　6. E

三、A3/A4 型题

1. A　2. B　3. A　4. A　5. B　6. E　7. D　8. D　9. B

四、B 型题

1. B　2. A　3. B　4. A　5. C　6. A　7. B　8. C　9. E

【解析】

扫码查看
相关内容

第二节　疼　　痛

一、A1 型题

1. 用数字评分法测评疼痛的程度，10 表示
   A. 剧烈疼痛
   B. 中度疼痛
   C. 无痛
   D. 微痛
   E. 轻度疼痛
2. 对疼痛患者通过分散注意力达到缓解疼痛和焦虑，增加患者自我控制的能力，其止痛方法属于
   A. 松弛术
   B. 催眠术
   C. 按摩术
   D. 体位疗法
   E. 心理咨询
3. 患者疼痛时的行为反应是
   A. 面色苍白或潮红
   B. 呼吸频率增加
   C. 掌心出汗
   D. 胃肠功能紊乱
   E. 皱眉、咬嘴唇
4. 患者的疼痛可能会导致多方面的反应，下列不是由疼痛引起的反应是
   A. 皱眉、哭泣、呻吟、尖叫
   B. 退缩、抑郁、愤怒、依赖
   C. 胃肠道紊乱、骨骼肌紧张、内分泌改变
   D. 血压升高、心率加快、手掌出汗、面色苍白
   E. 血钙升高、血糖升高、血钠降低、血氯降低
5. 下列选项对疼痛的因素叙，错误的是
   A. 亲人的关心可减轻疼痛
   B. 愉快的情绪可以减轻疼痛
   C. 婴幼儿对疼痛的敏感性不如成人
   D. 身体非常疲乏且睡眠不佳时对疼痛的感觉减弱
   E. 个体对疼痛的注意力会影响对疼痛的感觉程度

二、A2 型题

1. 患者，女性，24 岁。急性阑尾炎术后 2 小时，患者自述切口处疼痛难忍，护士遵循医嘱给予镇痛药，半小时后观察止痛效果，显示止痛效果有效的表现是
   A. 患者体温恢复正常
   B. 患者食欲增加
   C. 患者面色苍白转红润
   D. 患者精神状态良好
   E. 患者安然入睡
2. 患儿，5 岁。突然出现左上腹部疼痛，为了准确地对其疼痛进行评估，护士最好选用的评估工具是
   A. 面部表情疼痛评估工具
   B. 叙述式疼痛评估工具
   C. 数字式疼痛评估工具
   D. 填图式疼痛评估工具
   E. 言语式疼痛评估工具

三、A3/A4 型题

（1~2 题共用题干）

患者，男性，66 岁。突然出现胸骨后压迫性疼痛并放射到左肩和左侧小指，不能忍受，面色苍白，出冷汗，心率快，心电图可见 ST 段压低、T 波倒置，使用硝酸异山梨酯 5 分钟后疼痛缓解。

1. 对患者进行的健康指导错误的是
   A. 宜摄入低脂肪、低胆固醇食物
   B. 不宜饮浓茶，避免刺激性食物
   C. 病情缓解期可适当参加活动
   D. 食物中宜高糖、适量纤维素
   E. 宜少食多餐，不宜过饱
2. 引起患者疼痛的原因是
   A. 温度刺激
   B. 物理损伤
   C. 化学损伤
   D. 病理改变
   E. 心理因素

（3~4 共用题干）

患者，男，62 岁。因急性腹痛、恶心、呕吐 24 小时入院。患者自 24 小时前出现左下腹阵发性腹痛，恶心呕吐，呕吐量少，呈粪臭味。期间曾少量排便。发育正常，营养状态一般，表情痛苦，全身皮肤、黏膜无黄染。体温 37.2℃，心率 72 次/分，律齐，呼吸 18 次/分，血压 136/78mmHg。

3. 护士在病情观察期间重点是观察
   A. 呕吐物的量
   B. 营养状态
   C. 腹痛的程度和部位
   D. 体温变化
   E. 排便情况

4. 该患者的病情观察内容提示可能的疾病是
   A. 幽门梗阻
   B. 阑尾炎
   C. 消化道穿孔
   D. 肠梗阻
   E. 急性胃肠炎

参考答案及解析

【参考答案】

一、A1 型题

1. A　2. A　3. E　4. E　5. D

二、A2 型题

1. E　2. A

三、A3/A4 型题

1. D　2. D　3. C　4. D

【解析】

扫码查看
相关内容

第三节　休息与睡眠

一、A1 型题

1. 医院内工作人员做到“四轻”，是为了给患者
   A. 创造良好的社会环境
   B. 创造安静的环境
   C. 建立良好的护患关系
   D. 创造安全的环境
   E. 树立良好的职业形象
2. 下列用于描述一种宁静、安详、无焦虑及无拘无束状态的是
   A. 舒适
   B. 休息
   C. 吃饭
   D. 活动
   E. 放松
3. 睡眠中枢位于
   A. 大脑皮质
   B. 小脑
   C. 脑干尾端
   D. 延髓
   E. 丘脑
4. 下列关于睡眠影响因素的叙述，正确的是
   A. 睡眠时间通常与年龄成正比
   B. 过度疲劳有助于入睡
   C. 补充激素不能改善绝经期妇女的睡眠质量
   D. 大量饮酒会使睡眠变深
   E. 安眠药能够加速睡眠，但只能在短时间内增加睡眠量
5. 人正常的睡眠周期需要的平均时间是
   A. 35 分钟
   B. 45 分钟
   C. 55 分钟
   D. 60 分钟
   E. 90 分钟

二、A2 型题

1. 患者，男性，42 岁。近 2 个月持续入睡困难，夜间多梦、易醒，醒后仍觉疲倦，急躁，易激惹。正确的做法是
   A. 饮酒以促进睡眠
   B. 睡前大量剧烈活动
   C. 尽早休息，迫使自己入睡
   D. 夜间睡眠不够，白天补足
   E. 进行短时间阅读或听柔和音乐放松
2. 患者，男性，50 岁。有吸烟史，咳嗽 2 个月。咯血或痰中带血 2 周。胸部 X 线片：左肺上叶有 1.5cm×2.0cm 病灶。患者入院后入睡困难，易醒，引起该患者睡眠不佳的主要原因是
   A. 环境改变
   B. 焦虑情绪
   C. 内分泌变化
   D. 睡眠周期节律破坏
   E. 病房不能吸烟
3. 患者，男，70 岁。因呼吸功能减退，行气管切开术，进行人工呼吸，患者的病室环境应特别注意
   A. 合理采光
   B. 适当绿化
   C. 调节适宜的温、湿度
   D. 加强通风
   E. 保持安静

三、A3/A4 型题

（1~3 题共用题干）

患者，女，48 岁。3 个月前家中唯一孩子意外身亡。此后患者主诉入睡困难，易醒，睡眠质量差。并逐渐出现烦躁易怒、注意力不能集中，健忘、心悸气短、乏力等症状，工作效率下降明显。

1. 该患者可能发生了
   A. 睡眠中断
   B. 睡眠剥夺
   C. 诱发补偿
   D. 失眠
   E. 节律移位
2. 该患者出现上述症状的原因主要是
   A. 疾病因素
   B. 精神因素
   C. 药物因素
   D. 环境因素
   E. 躯体因素
3. 针对此患者，下列措施最重要的是
   A. 创造良好的睡眠环境
   B. 药物治疗
   C. 减轻心理压力
   D. 保持身体舒适
   E. 合理安排作息时间

四、B 型题

（1~2 题共用备选答案）

A. 正相睡眠第Ⅰ期
B. 正相睡眠第Ⅱ期
C. 正相睡眠第Ⅲ、Ⅳ期
D. 正相睡眠第Ⅳ期
E. 异相睡眠期

1. 遗尿常发生于睡眠周期的
2. 有利于个体精力恢复的睡眠周期是

（3~4 题共用备选答案）

A. 正相睡眠第Ⅰ期
B. 正相睡眠第Ⅱ期
C. 正相睡眠第Ⅲ期
D. 正相睡眠第Ⅳ期
E. 异相睡眠期

3. 很难唤醒，血压、心率、心排血量增加，肾上腺素大量分泌的睡眠周期是
4. 梦游常发生与睡眠周期的

参考答案及解析

【参考答案】

一、A1 型题

1. B　2. A　3. C　4. E　5. E

二、A2 型题

1. E　2. B　3. C

三、A3/A4 型题

1. D　2. B　3. C

四、B 型题

1. D　2. E　3. E　4. D

【解析】

扫码查看
相关内容

第四节　活　　动

一、A1 型题

1. 肌肉等长练习的正确描述是
   A. 因肌肉长度改变而肢体运动
   B. 伴有明显的关节运动
   C. 增加肌肉的张力而不改变肌肉的长度
   D. 增加肌肉的张力且改变肌肉的长度
   E. 等长运动又称动力运动
2. 瘫痪患者肢体可脱离床面但不能对抗阻力，其瘫痪程度是
   A. 0 级
   B. 1 级
   C. 2 级
   D. 3 级
   E. 4 级
3. 下列关于关节活动范围（ROM）练习的叙述，正

确的是

A. 尽早、频繁 ROM 练习

B. 每日坚持练习 3~5 次

C. 患者疼痛时加快操作速度

D. 每个关节每次做 20~35 次

E. 活动时比较双侧关节活动情况

二、A2 型题

1. 患者，女性，38 岁。车祸后卧床，右下肢可在床上移动位置但不能抬起，评估患者右下肢肌力为

A. 2 级

B. 3 级

C. 5 级

D. 4 级

E. 1 级

2. 患者，女性，35 岁。因丈夫车祸突然去世后，患者出现一过性活动受限，生活不能自理等。其主要原因是

A. 神经系统功能受损

B. 心理因素

C. 全身乏力

D. 生理因素

E. 严重疾病

3. 患者，男性，72 岁。1 周前早晨起床发现半身肢体瘫痪，现病情稳定准备进行康复功能训练。训练前对患者进行患肢肌力程度监测为 1 级，该肌力程度的表现是

A. 完全瘫痪，肌力完全丧失

B. 可见肌肉轻微收缩，但无肢体运动

C. 肢体可移动位置，但不能抬起

D. 肢体能抬离床面，但不能对抗阻力

E. 肢体能做对抗阻力运动，但肌力减弱

4. 患者，女性，30 岁。因乙型病毒性肝炎入传染科住院隔离治疗，限制其活动。该患者活动受限是属于

A. 焦虑造成活动无力

B. 运动系统功能受损

C. 社会因素的需要

D. 治疗措施需要

E. 疾病影响机体活动

5. 患者，女性，29 岁。因左下肢膝关节车祸伤进行手术治疗，术后 13 个月其左下肢的关节活动需要他人的帮助，也需要用器械进行。此时左下肢的机体活动能力是

A. 0 度

B. Ⅰ度

C. Ⅱ度

D. Ⅲ度

E. Ⅳ度

三、A3/A4 型题

（1~2 题共用题干）

患者，女性，60 岁。左脚踇趾外翻矫正术后半年。体检：踇关节强直，不能背跖屈，跛行。

1. 造成患者运动障碍的主要原因是

A. 疼痛

B. 心理因素

C. 关节骨骼损伤

D. 治疗措施不当

E. 运动神经功能受损

2. 对患者足趾关节首先进行的运动形式是

A. 被动运动

B. 主动运动

C. 阻力运动

D. 弹性运动

E. 协助性主动运动

参考答案及解析

【参考答案】

一、A1 型题

1. C　2. D　3. E

二、A2 型题

1. A　2. B　3. B　4. D　5. D

三、A3/A4 型题

1. C　2. A

【解析】

扫码查看

相关内容

第十章　饮食与营养

第一节　人体的营养需要

一、A1 型题

1. 构成甲状腺素的主要成分是
   A. 磷
   B. 碘
   C. 锌
   D. 铁
   E. 钙
2. 能降低毛细血管和细胞膜通透性的物质是
   A. 铁
   B. 钙
   C. 磷
   D. 硫
   E. 锌
3. 中枢神经系统活动能量的来源是
   A. 脂肪
   B. 蛋白质
   C. 糖类
   D. 脂肪和糖类
   E. 糖类和蛋白质
4. 属于脂溶性的维生素是
   A. 维生素 K
   B. 维生素 C
   C. 维生素 B_1
   D. 维生素 PP
   E. 维生素 B_6
5. 下列选项中，组成一切生命的物质基础是
   A. 水
   B. 蛋白质
   C. 维生素
   D. 葡萄糖
   E. 脂肪
6. 下列选项中不符合蛋白质生理功能的是
   A. 构成人体细胞组织
   B. 促进脂溶性维生素的吸收
   C. 构成激素的成分
   D. 维持血浆胶体渗透压
   E. 构成抗体
7. 下列选项中调节钙磷代谢的是
   A. 维生素 C
   B. B 族维生素
   C. 维生素 K
   D. 维生素 D
   E. 维生素 E

二、A2 型题

患者，女性，24 岁。长期口角糜烂，最可能缺乏的营养素是
   A. 维生素 B_1
   B. 维生素 B_2
   C. 维生素 B_6
   D. 维生素 B_{12}
   E. 维生素 PP

三、A3/A4 型题

（1~2 题共用题干）

患者，女性，19 岁。因无意中发现颈部肿大而来住院就诊。患者神志清，精神佳。查体：甲状腺Ⅰ度肿大，甲状腺激素水平在正常范围。诊断结果考虑为生理性甲状腺肿大。

1. 该患者甲状腺肿大是因为机体处于生长发育期，机体缺乏的微量元素是
   A. 钙
   B. 铁
   C. 碘
   D. 锌
   E. 磷
2. 该患者应经常食用的食物是
   A. 动物血
   B. 萝卜
   C. 茄子
   D. 豆类
   E. 紫菜

四、B 型题

（1~3 题共用备选答案）
   A. 促进血液凝固
   B. 促进钙、磷吸收

C. 促进红细胞生成
D. 保护红细胞的完整性
E. 有助于铁在胃肠道内吸收

1. 属于维生素 C 生理功能的是
2. 属于维生素 K 生理功能的是
3. 属于维生素 D 生理功能的是

参考答案及解析

【参考答案】

一、A1 型题

1. B　2. B　3. C　4. A　5. B　6. B　7. D

二、A2 型题

B

三、A3/A4 型题

1. C　2. E

四、B 型题

1. E　2. A　3. B

【解析】

扫码查看
相关内容

第二节　医 院 饮 食

一、A1 型题

1. 甲状腺 ^{131}I 摄取率测定前，应禁食的食物是
A. 瘦肉
B. 鳝鱼
C. 牛肉
D. 紫菜
E. 猪肝
2. 不属于治疗膳食的是
A. 忌碘膳食
B. 低盐膳食
C. 无盐膳食
D. 低脂膳食
E. 低蛋白质膳食
3. 忌碘饮食要求在检查治疗前禁食海带、紫菜等含碘高的食物的具体时间是
A. 3 日
B. 7 日
C. 14 日
D. 1 个月
E. 2 个月
4. 下列选项不适合高热量饮食的是
A. 甲状腺功能亢进症（简称甲亢）患者
B. 结核病患者
C. 大面积烧伤患者
D. 肝炎患者
E. 冠状动脉粥样硬化性心脏病（简称冠心病）患者
5. 适用低蛋白质饮食的患者是
A. 尿毒症
B. 肥胖症
C. 冠心病
D. 糖尿病
E. 慢性肝炎
6. 低盐饮食每日限用食盐
A. 2g
B. 5g
C. 6g
D. 9g
E. 10g
7. 低盐饮食适用于
A. 腹泻患者
B. 结核病患者
C. 脑血管病患者
D. 营养不良患者
E. 肝硬化腹水患者
8. 做粪便隐血试验前 3 日内可摄取
A. 牛奶
B. 瘦肉
C. 大量绿叶蔬菜
D. 动物血
E. 动物肝脏
9. 下列不属于基本饮食的是
A. 普通饮食
B. 软质饮食
C. 低钠饮食

D. 流质饮食
E. 半流质饮食

二、A2 型题

1. 患者，女性，40 岁。诊断为“伤寒”，拟住院 2 周，病情处于恢复期。应给予的饮食是
   A. 低糖饮食
   B. 高蛋白饮食
   C. 要素饮食
   D. 高膳食纤维饮食
   E. 少渣饮食
2. 患者，男性，36 岁。右上腹痛、腹胀、嗳气，拟做胆囊 B 超检查。检查当日第 1 次 B 超检查后，若胆囊显影良好，可进食
   A. 低蛋白餐
   B. 无脂肪餐
   C. 高蛋白餐
   D. 高脂肪餐
   E. 低脂肪餐
3. 患者，男性，15 岁。诊断为急性肾炎，为配合治疗，适宜的饮食为
   A. 高蛋白、低脂肪饮食
   B. 高蛋白、低盐饮食
   C. 低蛋白、低脂肪饮食
   D. 低蛋白、低盐饮食
   E. 低蛋白、低胆固醇饮食
4. 患者，男性，58 岁。因乏力、头晕 3 个月而来院就诊，经初步检查确诊为贫血。患者长期口服镇痛药物治疗骨性关节炎，为确定贫血的原因，拟给患者行粪便隐血试验。为了防止食物的干扰，护士嘱患者试验前 3 日可选择的食物是
   A. 绿色蔬菜
   B. 肉类
   C. 豆制品
   D. 肝脏
   E. 猪血
5. 全心衰竭患者，全身重度水肿，每日钠的摄入量应不超过
   A. 0.5g
   B. 1.5g
   C. 2g
   D. 2.5g
   E. 3g

三、B 型题

（1~2 题共用备选答案）
   A. 伤寒患者
   B. 冠心病患者
   C. 脑出血患者
   D. 尿毒症患者
   E. 肺结核患者
1. 低蛋白饮食适用于
2. 少渣饮食适用于

（3~4 题共用备选答案）
   A. 普通饮食
   B. 流质饮食
   C. 软质饮食
   D. 半流质饮食
   E. 禁食
3. 疾病恢复期患者宜采用
4. 急性消化道疾病患者宜采用

参考答案及解析

【参考答案】

一、A1 型题

1. D 2. A 3. C 4. E 5. A 6. A 7. E 8. A 9. C

二、A2 型题

1. E 2. D 3. D 4. C 5. A

三、B 型题

1. D 2. A 3. A 4. B

【解析】

扫码查看
相关内容

第三节　一般饮食护理

A1 型题

1. 可综合反映蛋白质、热能、矿物质及微量元素的摄入、利用、贮存等情况的身体评估指标是
   A. 皮褶厚度
   B. 毛发
   C. 皮肤
   D. 指甲
   E. 身高和体重
2. 患者在进食前，作为责任护士应该
   A. 认真给每位患者测体温
   B. 为患者整理床单位
   C. 鼓励患者积极进食，不要挑食
   D. 督促并协助患者漱口或口腔护理
   E. 清洗餐具，协助患者洗手
3. 对胃黏膜有刺激作用，影响食欲的药物是
   A. 盐酸赛庚啶
   B. 苯妥英钠
   C. 磺酰脲
   D. 非肠溶性红霉素
   E. 类固醇激素

参考答案及解析

【参考答案】

A1 型题

1. E　2. D　3. D

【解析】

扫码查看
相关内容

第四节　特殊饮食护理

一、A1 型题

1. 关于营养疗法中要素饮食的护理要点，下列叙述错误的是
   A. 无菌操作
   B. 滴入液温度应保持在 20～22℃
   C. 造瘘导管要保持通畅
   D. 轻度反应者可适当调整浓度、剂量、温度和注入速度
   E. 重度反应者可暂停管喂
2. 下列不符合要素饮食特点的是
   A. 含有人体所必需的各种营养素
   B. 无须消化也能被吸收
   C. 有利于纠正负氮平衡
   D. 适用于肠胃道瘘、严重烧伤患者
   E. 含一定纤维素，可促进肠蠕动
3. 昏迷患者插胃管，为了提高成功率，当胃管插至 15cm 时将患者头部托起，使下颌靠近胸骨柄，其目的是增大
   A. 食管通过膈肌弧度
   B. 环状软骨水平弧度
   C. 平气管交叉处弧度
   D. 贲门口水平处弧度
   E. 咽喉部通道的弧度
4. 为鼻饲患者灌注食物时，鼻饲液的适宜温度是
   A. 34～36℃
   B. 36～38℃
   C. 38～40℃
   D. 40～42℃
   E. 42～44℃
5. 下列关于要素饮食的叙述，不正确的是
   A. 是一种化学精制食物
   B. 由无渣小分子物质组成
   C. 容易消化
   D. 营养价值高
   E. 营养全面
6. 下列应给予管饲饮食的患者是
   A. 婴幼儿

B. 拔牙者
C. 经常呕吐者
D. 食欲缺乏者
E. 消化道肿瘤患者
7. 为患者鼻饲饮食后，再注少量温开水的目的是
A. 使患者温暖舒适
B. 便于准确记录入量
C. 防止患者呕吐
D. 防止胃液反流
E. 便于冲净胃管，避免食物积存
8. 对于应用要素饮食的患者护理错误的是
A. 使用时逐渐加量，停用时不必逐渐减量
B. 注意溶液的温度
C. 严格掌握无菌操作原则
D. 长期使用者要补充维生素、矿物质及微量元素
E. 加强巡视，出现恶心、呕吐、腹泻时应及调整浓度、剂量

二、A2 型题

1. 患者，男性，60 岁。急性胰腺炎，给予要素饮食，护士在操作中不妥的是
A. 必须新鲜配制
B. 可从造瘘处滴入
C. 可口服或鼻饲
D. 滴注前后需要温开水冲净管腔
E. 鼻饲温度应保持在 32~36℃
2. 患者，男性，64 岁。脑血栓昏迷，需要插胃管进行鼻饲饮食，插管至 15cm 时，应注意
A. 使患者头偏向一侧
B. 使患者头向后仰
C. 帮助患者张嘴
D. 使患者下颌靠近胸骨柄
E. 刺激患者做吞咽动作
3. 患者，男性，40 岁。因火灾全身重度烧伤，不能经口进食，消化功能不良，需要补充营养，医嘱给予要素饮食，采用连续滴入的方式补充，下列做法错误的是
A. 滴速从 60~80ml/h 开始，逐渐增加
B. 滴注要素饮食时，保持液体温度在55~60℃
C. 滴速最高可达 150ml/h
D. 要素饮食期间应定期检查血糖和尿糖
E. 要素饮食应保证在无菌条件下配制
4. 患者，男性，28 岁。因幽门梗阻行胃肠减压 7 日，今日遵医嘱停胃肠减压，小王护士在给患者拔除胃管，为了防止误吸。嘱患者屏气时胃管的长度为
A. 35cm
B. 30cm
C. 25cm
D. 15cm
E. 6cm
5. 患者，男性，29 岁。暴饮暴食后出现上腹正中刀割样剧痛，不能忍受，并伴有恶心、呕吐。急送入医院，诊断为急性胰腺炎，医嘱：禁食、胃肠减压，肠外营养支持。2 周后病情稳定，改为要素饮食，鼻饲提供营养。在该患者要素饮食过程中，做法正确的是
A. 从高浓度、大剂量开始
B. 溶液温度应保持在 36℃
C. 鼻饲过程中出现恶心立即停用
D. 若停用应逐渐减量
E. 长期使用时，无须监测电解质等指标

三、A3/A4 型题

（1~2 题共用题干）

患者，男性，40 岁。因车祸导致脑外伤、昏迷。为保证营养的供给，需要长期鼻饲，患者取去枕仰卧位，准备插胃管。

1. 胃管更换的时间是
A. 乳胶胃管每日更换 1 次，硅胶胃管每周更换 1 次
B. 乳胶胃管每周更换 1 次，硅胶胃管每个月更换 1 次
C. 乳胶胃管每周更换 2 次，硅胶胃管每个月更换 1 次
D. 乳胶胃管每周更换 1 次，硅胶胃管每个月更换 2 次
E. 乳胶胃管每日更换 1 次，硅胶胃管每个月更换 2 次
2. 为其插胃管至 15cm 时，应采取的护理措施是
A. 使患者头后仰便于胃管插入
B. 将病床床头摇起，使患者呈半坐卧位
C. 将患者头托起，使下颌骨靠近胸骨柄
D. 让患者取右侧卧位使插管顺利
E. 使患者头偏向护士一侧以方便胃管插入

（3~4 题共用题干）

患者，女性，73 岁。脑出血昏迷，遵医嘱行鼻饲饮食。

3. 胃管插入的长度相当于从
A. 前额发际至剑突的距离
B. 鼻尖至剑突的距离
C. 前额发际至胸骨柄的距离

D. 鼻尖至胸骨柄的距离
E. 鼻尖至耳垂的距离

4. 为提高插胃管的成功率，插管时应安置患者
A. 半坐卧位
B. 端坐卧位
C. 去枕仰卧位，头向后仰
D. 右侧卧位
E. 左侧卧位

（5~6 题共用题干）

患者，男性，76 岁。因意识障碍，门诊以脑梗死收住入院。入院查体：昏睡。48 小时后病情未见好转，护士予以留置胃管，鼻饲饮食。

5. 护士为患者准备鼻饲液的温度为
A. 40~42℃
B. 30~38℃
C. 35~37℃
D. 38~40℃
E. 42~45℃

6. 该患者目前的首优护理问题为
A. 舒适的改变
B. 急性意识障碍
C. 躯体移动障碍
D. 语言交流障碍
E. 营养失调

参考答案及解析

【参考答案】

一、A1 型题

1. B 2. E 3. E 4. C 5. C 6. E 7. E 8. A

二、A2 型题

1. E 2. D 3. B 4. D 5. D

三、A3/A4 型题

1. B 2. C 3. A 4. C 5. D 6. C

【解析】

扫码查看
相关内容

第十一章　排　泄

第一节　排尿的护理

一、A1 型题

1. 关于尿液颜色的描述，正确的是
   A. 胆红素尿呈棕红色
   B. 乳糜尿呈乳白色
   C. 肾病尿液呈黄褐色
   D. 脓尿呈酱油色
   E. 溶血反应的尿液呈红色
2. 给女性患者导尿，行第 2 次消毒时，消毒小阴唇、尿道口的顺序是
   A. 自上而下，由外→内
   B. 自上而下，内→外→内
   C. 自下而上，内→外→内
   D. 自上而下，外→内→外
   E. 自下而上，外→内→外
3. 护士为患者做膀胱冲洗时，冲洗液面与床面的距离约为
   A. 60cm
   B. 80cm
   C. 100cm
   D. 70cm
   E. 90cm
4. 采集清洁中段尿培养标本，正确的方法是
   A. 可以在使用抗菌药物前或停用抗菌药物 3 日后收集尿标本
   B. 留取标本时要严格无菌操作，清洁外阴，消毒尿道
   C. 标本留好后最好在 2 小时内做细菌培养
   D. 不能立即送检的尿标本可以放在阴凉处
   E. 做尿细菌定量培养时，可随时采集尿标本
5. 休克患者留置导尿管最主要的目的是
   A. 保持床单位清洁干燥，使患者舒适
   B. 引流尿液，促进有毒物质的排泄
   C. 收集尿标本，做细菌培养
   D. 避免尿液潴留在膀胱内
   E. 测尿量及比重，了解肾血流灌注情况
6. 以下原因引起的急性尿潴留中，属于非机械性梗阻引起的是
   A. 前列腺增生
   B. 膀胱结石
   C. 不习惯卧床排尿
   D. 尿道结石
   E. 尿道狭窄
7. 为男性患者导尿时，导尿管插入的长度应为
   A. 16～18cm
   B. 7～10cm
   C. 12～15cm
   D. 4～6cm
   E. 20～22cm
8. 长期留置导尿管的患者，出现尿液混浊、沉淀或结晶时应
   A. 经常清洁尿道口
   B. 膀胱内用药
   C. 热敷下腹部
   D. 进行膀胱冲洗
   E. 经常更换卧位
9. 为糖尿病患者留尿做尿糖定量检查，采集尿标本的方法是
   A. 留清晨第 1 次尿约 100ml
   B. 随时留尿 100ml
   C. 饭前留尿 100ml
   D. 留 24 小时尿
   E. 留中段尿 5ml
10. 做尿常规检查，应留取
    A. 清晨新鲜尿
    B. 12 小时尿
    C. 12 小时尿，检查前低蛋白饮食 1 日
    D. 24 小时尿，加入防腐剂
    E. 24 小时尿，检查前低蛋白饮食 1 日
11. 极度衰弱、膀胱高度膨胀的患者，导尿时排空膀胱会引起
    A. 尿失禁
    B. 腹部剧痛
    C. 血尿、虚脱
    D. 膀胱炎症
    E. 尿潴留加重
12. 可出现尿频、尿急、尿痛症状的是
    A. 膀胱造瘘

B. 妊娠压迫
C. 膀胱炎症
D. 膀胱结核
E. 急性肾炎
13. 肾单位的组成是
A. 肾小球和肾小囊
B. 肾小体和集合管
C. 肾小球和肾小管
D. 肾小体和肾小管
E. 皮质和髓质
14. 膀胱刺激征的表现为
A. 尿急、腰痛、尿频
B. 尿频、尿急、尿多
C. 尿频、尿多、尿痛
D. 尿急、尿痛、尿频
E. 尿多、尿急、尿痛
15. 少尿指每小时排尿量少于
A. 17ml
B. 19ml
C. 21ml
D. 23ml
E. 25ml
16. 多尿是指每昼夜尿量超过
A. 1600ml
B. 1700ml
C. 1800ml
D. 2000ml
E. 2500ml
17. 下列关于排尿的影响因素的叙述，错误的是
A. 在寒冷的环境中尿量增多
B. 饮酒、茶、咖啡后尿量增多
C. 妊娠压迫可引起尿频、尿急
D. 情绪紧张可引起尿频、尿急
E. 钠盐含量多的食物可导致尿量增多
18. 下列情况中，可以出现多尿的是
A. 发热
B. 休克
C. 尿崩症
D. 药物中毒
E. 急性肾衰竭
19. 关于解除尿潴留的护理措施，下列叙述错误的是
A. 让患者听流水声
B. 口服利尿药
C. 针刺中极、三阴交和曲骨穴
D. 热敷下腹部
E. 尽量以习惯的姿势排尿
20. 长期留置导尿管的患者，需要定期更换导尿管的主要目的是
A. 保持尿液引流通畅
B. 使患者暂时休息
C. 锻炼膀胱反射功能
D. 防止逆行感染
E. 防止导尿管老化、折断

二、A2 型题

1. 患者，女性，30 岁。在硬膜外麻醉下行腹股沟疝修补术后 4 小时。查体：耻骨上膨隆，触及囊样包块，听诊呈实音。下列处置不妥的是
A. 协助患者取适当体位
B. 听流水声
C. 温水冲洗会阴
D. 针刺三阴交穴
E. 立即行导尿术
2. 患者，女性，25 岁。妊娠 39 周，于下午 2：30 正常分娩。下午 6：40 患者主诉腹胀、腹痛。视诊：膀胱区隆起。叩诊：耻骨联合上浊音。该患者存在的健康问题是
A. 分娩后疼痛
B. 体液过多
C. 便秘
D. 尿潴留
E. 有子宫内膜感染的可能
3. 患者，女性，60 岁。腹胀、腹痛、嗳气，近日下蹲或腹部用力时，出现不由自主的排尿。对新出现症状正确的护理诊断是
A. 功能性尿失禁：与膀胱过度充盈有关
B. 功能性尿失禁：与腹压升高有关
C. 反射性尿失禁：与膀胱收缩有关
D. 完全性尿失禁：与神经传导功能减退有关
E. 压力性尿失禁：与膀胱括约肌功能减退有关
4. 患者，男性，72 岁。既往有排尿困难史多年，近日受凉感冒后下腹胀痛，不能排尿，直肠指检前列腺肥大。该患者首要的处理措施是
A. 镇痛
B. 导尿
C. 抗感染
D. 急诊前列腺切除术
E. 急诊耻骨上膀胱造瘘术
5. 患者，男性，56 岁。患尿毒症，精神萎靡。下腹无胀满，24 小时尿量为 60ml。请问患者的排尿状况属于
A. 正常

B. 无尿
C. 少尿
D. 尿潴留
E. 尿量偏少

6. 患者，女性，26 岁。近日出现尿频、尿急，排出的新鲜尿液即有氨臭味，提示为
A. 肾积水
B. 肾结石
C. 尿毒症
D. 膀胱炎
E. 糖尿病酮症酸中毒

7. 患者，女性。因尿急、尿频、尿痛 1 月余，院外行输注抗生素治疗效果差而来院就诊，入院后根据病情需要用抗生素进行膀胱冲洗，为达到最大治疗目的，护士应告知患者灌注药物后需要在膀胱内保留
A. 15 分钟
B. 20 分钟
C. 30 分钟
D. 35 分钟
E. 50 分钟

8. 患者，女性，25 岁。异位妊娠破裂大出血入院。输血时发生溶血反应，其尿液可呈
A. 酱油色
B. 洗肉水色
C. 黄褐色
D. 乳白色
E. 深黄色

9. 患者，女性，46 岁。因尿路感染行尿培养和药物敏感试验。患者神志清醒，一般情况好，护士留取尿标本的方法是
A. 导尿术
B. 留取中段尿
C. 嘱患者留晨起第 1 次尿
D. 收集 24 小时尿
E. 随机留尿 150ml

10. 患者，男性，41 岁。因出血性休克，经扩容治疗后血压和中心静脉压在正常范围内，但每小时尿量 18ml，尿比重 1.010。应提示
A. 急性呼吸衰竭
B. 急性肾衰竭
C. 血容量仍不足
D. 急性心力衰竭
E. 抗利尿激素分泌过多

11. 患者，女性。准备行子宫肌瘤切除术，术前导尿的目的是
A. 排空膀胱，避免术中损伤
B. 收集尿培养标本
C. 放出尿液，减轻患者痛苦
D. 保持会阴部清洁干燥
E. 减轻手术切口张力，利于愈合

12. 患者，男性，65 岁。因尿失禁插导尿管，为防逆行感染，正确的措施是
A. 每日更换 1 次导尿管
B. 每周检查 1 次尿常规
C. 集尿袋应高于耻骨联合
D. 每 2 日更换 1 次集尿袋
E. 每 2 日消毒 1 次尿道口

三、A3/A4 型题

（1~3 题共用题干）

患者，女性，50 岁。因阴道流血伴腹部包块 2 月余而收住院，患者神志清，精神好。给患者完善各项辅助检查后，拟行子宫肌瘤切除术。手术当日晨遵医嘱给患者术前导尿处理。

1. 为该患者导尿的目的是
A. 集尿液做细菌培养
B. 解除尿潴留
C. 测定残余尿量
D. 避免术中误伤膀胱
E. 保持会阴部清洁

2. 在插尿管时，应采取的正确卧位是
A. 右侧卧位
B. 左侧卧位
C. 屈膝仰卧位
D. 头高足低卧位
E. 截石位

3. 插导尿管前第 2 次消毒外阴的顺序是
A. 自上而下，由内向外再向内
B. 自上而下，由内向外
C. 自下而上，由内向外
D. 自下而上，再由上而下
E. 自上而下，由外向内

（4~6 题共用题干）

患者，女性，26 岁。因行子宫肌瘤切除术，术前需要留置导尿管。

4. 该患者导尿的主要目的是
A. 测量膀胱容量
B. 保持会阴部清洁、干燥
C. 收集尿液做培养
D. 排空膀胱，避免术中误伤
E. 记录尿量，观察肾功能

5. 患者由于害羞、怕痛苦、怕感染而拒绝插导尿管时，护士采取的护理措施不妥的是
   A. 耐心解释插管的目的
   B. 插管时用屏风遮挡患者
   C. 说明留置尿管的注意事项
   D. 插管时动作宜轻柔
   E. 报告医生改用其他方法
6. 为了防止逆行感染，对于留置尿管的护理，正确的是
   A. 贮尿袋位置低于耻骨联合
   B. 每日倾倒 1 次引流袋
   C. 每日更换 1 次导尿管
   D. 每日进行 1 次膀胱冲洗
   E. 每周更换 1 次引流袋

（7~8 题共用题干）

患者，男性，52 岁。高血压合并脑出血。现突然进入深度昏迷，出现高热、小便失禁等症状，准备给予留置尿管。

7. 该患者尿失禁可能属于
   A. 持续性尿失禁
   B. 充溢性尿失禁
   C. 压力性尿失禁
   D. 急迫性尿失禁
   E. 功能性尿失禁
8. 导尿操作中为固定导尿管，应向导尿管气囊注入
   A. 空气
   B. 蒸馏水
   C. 注射用水
   D. 生理盐水
   E. 无菌生理盐水

（9~10 题共用题干）

患者，男，65 岁。因胫骨骨折于下午 3 点入院，护士为其查体，发现患者下腹部膨隆，触及囊样包块，自述已 6 小时未排尿。

9. 护士在采取相关护理措施无效后，决定为患者实施导尿术，其尿管插入的长度是
   A. 14~16cm
   B. 20~22cm
   C. 12~14cm
   D. 11~12cm
   E. 18~20cm
10. 护士在进行导尿术时不正确的方法是
   A. 第一次导尿不可超过 1000ml
   B. 提起阴茎使之与腹壁呈 40°
   C. 自阴茎根部向尿道口消毒
   D. 初步消毒时，自尿道口向外向后旋转擦
   E. 每个棉球限用一次

四、B 型题

（1~2 题共用备选答案）
   A. 水
   B. 肌酐
   C. 尿素
   D. 蛋白质
   E. 钾离子
1. 血液透析是利用弥散作用，使半透膜两侧两种不同浓度及性质的溶液发生物质交换。不能通过半透膜的物质是
2. 人尿液成分中的主要物质是

（3~4 题共用备选答案）
   A. 红棕色
   B. 鲜红色
   C. 黄褐色
   D. 暗红色
   E. 酱油色
3. 含有胆红素的尿液颜色为
4. 含有血红蛋白的尿液颜色为

（5~7 题共用备选答案）
   A. 淡黄色
   B. 酱油色
   C. 黄褐色
   D. 乳白色
   E. 血尿
5. 输尿管结石时，尿液呈
6. 阻塞性黄疸患者的尿液呈
7. 丝虫病患者的尿液呈

（8~9 题共用备选答案）
   A. 持续性尿失禁
   B. 充溢性尿失禁
   C. 压力性尿失禁
   D. 反射性尿失禁
   E. 急迫性尿失禁
8. 膀胱内有尿则会不自主地流出，使膀胱内处于空虚状态，属于
9. 膀胱内有大量尿液，当充盈达到一定压力时，即可不自主溢出少量尿液，膀胱内压力降低时，排尿立即停止，但膀胱仍呈胀满状态，尿液不能排空，属于

参考答案及解析

【参考答案】

一、A1 型题

1. B 2. B 3. A 4. B 5. E 6. C 7. E 8. D 9. D 10. A 11. C 12. C 13. C 14. D 15. A 16. E 17. E 18. C 19. B 20. D

二、A2 型题

1. E 2. D 3. E 4. B 5. B 6. D 7. C 8. A 9. B 10. B 11. A 12. B

三、A3/A4 型题

1. D 2. C 3. A 4. D 5. E 6. A 7. E 8. A 9. B 10. B

四、B 型题

1. D 2. A 3. C 4. E 5. E 6. C 7. D 8~9. A、B

【解析】

扫码查看
相关内容

第二节 排便的护理

一、A1 型题

1. 排便失禁患者的护理重点是
   A. 保护臀部，防止发生皮肤破溃
   B. 给予患者高蛋白软食
   C. 认真观察患者排便时的心理反应
   D. 鼓励患者多饮水
   E. 观察记录粪便性质、颜色和量
2. 上消化道出血的典型粪便性状为
   A. 脓样
   B. 食糜样
   C. 米泔样
   D. 柏油样
   E. 白陶土样
3. 大量不保留灌肠的禁忌证是
   A. 中暑
   B. 伤寒
   C. 急腹症
   D. 习惯性便秘
   E. 结肠检查前
4. "1、2、3" 灌肠溶液的正确配置方法是
   A. 50%硫酸镁 20ml，甘油 80ml，温开水 100ml
   B. 50%硫酸镁 25ml，甘油 50ml，温开水 75ml
   C. 50%硫酸镁 30ml，甘油 60ml，温开水 90ml
   D. 50%硫酸镁 40ml，甘油 40ml，温开水 90ml
   E. 50%硫酸镁 50ml，甘油 100ml，温开水 150ml
5. 充血性心力衰竭患者禁忌的灌肠溶液是
   A. 生理盐水
   B. 甘油溶液
   C. "1、2、3" 溶液
   D. 肥皂水
   E. 液状石蜡
6. 粪便呈柏油样常见于
   A. 痢疾
   B. 上消化道出血
   C. 直肠癌
   D. 霍乱
   E. 胰腺炎
7. 米泔水样便常见于
   A. 霍乱
   B. 伤寒
   C. 肠炎
   D. 阿米巴痢疾
   E. 肝炎
8. 伤寒患者灌肠的液量及液面距肛门的距离应是
   A. 1000ml，不超过 30cm
   B. 1000ml，不超过 60cm
   C. 不超过 500ml，不超过 30cm
   D. 不超过 500ml，不超过 40cm
   E. 500ml，60cm
9. 下列关于小量不保留灌肠的叙述，正确的是
   A. 右侧卧位，双膝屈曲
   B. 小儿插管深度 4~7cm
   C. 灌入 50%硫酸镁 60ml
   D. 后注入温开水 20~30ml
   E. 保留溶液 30 分钟后排便

10. 下列不属于大量不保留灌肠适应证的是
A. 为便秘者软化、清除粪便
B. 为急腹症患者做肠道准备
C. 腹腔手术前的准备
D. 为分娩者做肠道准备
E. 为高热患者降温
11. 灌肠时压力宜低的情况为
A. 做乙状结肠镜检查前灌肠
B. 行子宫切除术前的灌肠
C. 高热患者降温灌肠
D. 10%水合氯醛灌肠
E. 做胆囊切除术前灌肠
12. 阿米巴痢疾患者保留灌肠时，采取右侧卧位的目的是
A. 药物排泄快
B. 疗效好
C. 便于操作
D. 不良反应轻
E. 患者舒适
13. 下列选项中，适合大量不保留灌肠的是
A. 心力衰竭
B. 急腹症
C. 妊娠
D. 消化道出血
E. 肠道术前准备
14. 下列关于粪便形状的叙述，错误的是
A. 正常成人粪便为成形软便
B. 便秘时粪便坚硬，呈栗子状
C. 消化不良或急性肠炎时呈稀便或水样便
D. 完全性胆道阻塞时粪便呈酱油色
E. 直肠狭窄时粪便呈扁条状或带状
15. 下列对于正常粪便的叙述，错误的是
A. 成人每日排便量100~300g
B. 柔软成形
C. 黄褐色
D. 每日有1~2次排便
E. 含大量的黏液
16. 灌肠前后分别排便一次在体温单上的记录方法是
A. 2
B. 2/E
C. 2/2E
D. 1（2/E）
E. 1（1/E）

二、A2型题

1. 患者，女性，52岁。需要肠道抗感染治疗，护士遵医嘱给其行保留灌肠，下列正确的是
A. 晚上睡觉前灌肠为宜
B. 阿米巴痢疾取左侧卧位
C. 臀部抬高20cm防止药液溢出
D. 肛管插入直肠长度20~25cm
E. 液面距离肛门高度40~60cm
2. 患者，男性，58岁。长期卧床。护士为预防其发生便秘而制订如下护理计划，其中不妥的措施是
A. 每日液体摄入量不少于2000ml
B. 排便时可抬高床头
C. 禁用油脂类食物
D. 排便时可配合做腹部按摩
E. 如需要应用泻药，应选择作用缓和的药物
3. 患者，男性，59岁。心肌梗死，经抢救病情稳定，平时饮食精细，时常便秘，为其讲解预防便秘的知识，该患者复述的内容应予纠正的是
A. 每日定时排便1次
B. 适当翻身或下床活动
C. 多食蔬菜、水果和粗粮
D. 摄入足够的水分
E. 每晚睡前使用开塞露
4. 患儿，4岁。突然发热、腹痛，腹痛位于脐周，呈持续性，伴有呕吐、腹胀、腹泻，粪便为果酱样，有腥臭味，腹部X线片可见液平面。最可能的诊断是
A. 胃穿孔
B. 肠穿孔
C. 肠套叠
D. 急性肠炎
E. 急性坏死性小肠结肠炎
5. 患者，女性，55岁。因外伤入院。患者不能控制排便，多次将粪便排在床上。对该患者的护理重点是
A. 定时开窗通风，消除不良气味
B. 保护肛周皮肤，防止压疮
C. 尊重患者，消除心理压力
D. 观察粪便性质、颜色与量
E. 保证每日摄入足量的液体
6. 患者，女性，77岁。粪便失禁。在护理该患者时，措施不妥的是
A. 观察排便规律和排便前反应
B. 定时帮助患者使用便盆排便
C. 指导患者每日做盆底肌锻炼
D. 与医生协商定时使用导泻栓剂或灌肠
E. 便后用温水清洁肛周，保持皮肤湿润
7. 患者，男性，33岁。在剖腹探查术后3日出现腹

部不适。体检：腹部膨隆，叩诊呈鼓音。此时最佳的处理方法是
A. 清洁灌肠
B. 保留灌肠
C. 大量不保留灌肠
D. 肛管排气
E. 服药导泻
8. 患者，女性，32 岁。妊娠 36 周。因“清晨排便后发现粪便表面有鲜血”来门诊就医。根据粪便颜色，该患者最可能出现的情况为
A. 患有痔疮及肛裂
B. 出现肠套叠
C. 下消化道出血
D. 上消化道出血
E. 有胆道梗阻

三、A3/A4 型题

（1~2 题共用题干）

患者，男性，肠腔高度胀气，遵医嘱行肛管排气。

1. 下列护理措施中，不正确的是
A. 取左侧卧位
B. 橡胶管留出足够长度并妥善固定
C. 保留肛管不超过 30 分钟
D. 排气不畅时，帮助患者变换体位或按摩腹部
E. 需要时，2~3 小时后再行肛管排气
2. 护士分析患者平日饮食习惯，给予健康指导，不妥的是
A. 多饮水
B. 少食豆类食物
C. 少食高糖类食物
D. 选用清淡、易消化食物
E. 少食水果、蔬菜等富含粗纤维素的饮食

（3~6 题共用题干）

患者，女性，58 岁。因便血伴腹部包块 10 日来院就诊，门诊以“结肠癌”收住院 5 日。现患者一般情况良好，定于次日行结肠癌手术。护士按术前常规给患者做术前肠道准备。

3. 为清洁肠道，预防切口感染，需要给患者行肠道灌肠，应选择
A. 大量不保留灌肠
B. 口服高渗溶液清洁肠道
C. 保留灌肠
D. 小量不保留灌肠
E. 肛管排气
4. 灌肠时应协助患者采取最佳卧位是
A. 右侧卧位
B. 左侧卧位
C. 平卧位
D. 截石位
E. 头高足低位
5. 若灌肠过程中溶液流入受阻，正确的处理是
A. 提高灌肠筒的高度
B. 降低灌肠筒的高度
C. 嘱患者屏住呼吸
D. 嘱患者快速呼吸
E. 转动肛管
6. 灌肠过程中患者有便意时，处理方法为
A. 抬高灌肠筒
B. 移动肛管
C. 立即停止灌肠
D. 降低灌肠筒的高度，同时嘱患者深呼吸
E. 嘱患者屏气

（7~8 题共用题干）

患者，男性，55 岁。持续性高热（40~41℃），中毒面容，全身不适，乏力。咽痛、咳嗽，查体：脉搏缓慢。皮肤玫瑰疹。肝脾肿大，伴有腹胀，腹痛。3 日未排便，触诊腹部较硬实且紧张。周围血象、白细胞总数低下。骨髓象中有伤寒细胞。为减轻患者腹痛、腹胀。

7. 护士遵医嘱给予灌肠，灌肠筒内液面距肛门高度及液体量正确的是
A. 液面不得高于肛门 60cm，液体量不得超过 800ml
B. 液面不得高于肛门 30cm，液体量不得超过 500ml
C. 液面不得高于肛门 20cm，液体量不得超过 400ml
D. 液面不得高于肛门 50cm，液体量不得超过 700ml
E. 液面不得高于肛门 40cm，液体量不得超过 600ml
8. 保留灌肠，注入溶液的量和溶液的温度分别是
A. <500ml，39~41℃
B. <200ml，38℃
C. <500ml，38℃
D. <200ml，32℃
E. <200ml，39~41℃

（9~11 题共用题干）

患者，男性，48 岁。肝硬化出现肝昏迷先兆，4 日未排便。

9. 该患者不宜选用的灌肠溶液是

A. 0.1%肥皂水
B. 生理盐水
C. 醋
D. 清水
E. 温水
10. 灌肠时患者应采取的体位为
A. 平卧位
B. 半卧位
C. 截石位
D. 左侧卧位
E. 右侧卧位
11. 如进行降温灌肠时，液体要保留的时间为
A. 30分钟
B. 25分钟
C. 35分钟
D. 40分钟
E. 60分钟
（12~15题共用题干）
患者，男，22岁。大便带血有脓，诊断为“慢性细菌性痢疾”。医嘱：1.0%新霉素保留灌肠。
12. 护士为该患者灌肠时，协助其取左侧卧位的目的是
A. 减轻不良反应
B. 提高药物疗效
C. 便于护士操作
D. 促进药物的排泄
E. 使患者感觉舒适
13. 肛管插入直肠的深度是
A. 15~20cm
B. 3~5cm
C. 7~10cm
D. 10~14cm
E. 25~30cm
14. 为保留药液在肠道，使药液充分吸收，下列护理措施正确的是
A. 嘱患者保留药液5~10分钟后再排便
B. 注入药液量宜多
C. 灌肠前嘱患者排便、排尿
D. 选择较粗的肛管
E. 注入药物应快速
15. 灌肠过程中，患者出现脉速、剧烈腹痛、面色苍白、大汗，护士正确的处理方法是
A. 立即拔出肛管，停止灌肠
B. 按摩腹部
C. 降低灌肠筒高度，减慢流速
D. 挤捏肛管，嘱患者忍耐片刻
E. 嘱患者张口深呼吸

四、B型题

（1~2题共用备选答案）
A. 4~6cm
B. 7~10cm
C. 12~14cm
D. 15~20cm
E. 22~24cm
1. 大量不保留灌肠肛管插入深度为
2. 保留灌肠肛管插入深度为
（3~4题共用备选答案）
A. 暗绿色
B. 暗红色
C. 无光样黑色
D. 柏油色
E. 陶土色
3. 胆道完全阻塞时，粪便呈
4. 下消化道出血时，粪便呈
（5~6题共用备选答案）
A. 蛲虫
B. 阿米巴原虫
C. 细菌性痢疾
D. 弓形虫
E. 疟疾
5. 患者睡前或清晨起床前，将透明胶带贴于肛周围处是检查
6. 需要将便器加温至接近人体的体温，排便后标本连同便盆立即送检是检查

参考答案及解析

【参考答案】

一、A1型题

1. A 2. D 3. C 4. C 5. A 6. B 7. A 8. C 9. B 10. B 11. D 12. B 13~14. E、D 15. E 16. E

二、A2型题

1. A 2. C 3. E 4. C 5. B 6. E 7. D 8. A

三、A3/A4 型题

1. C 2. E 3. A 4. B 5. E 6. D 7. B 8. B 9. A 10. D 11. A 12. B 13. A 14. C 15. A

四、B 型题

1. B 2. D 3~4. E、B 5. A 6. B

【解析】

扫码查看
相关内容

第十二章　医院感染的预防和控制

第一节　医院感染

一、A1 型题

1. 医院感染中的间接接触传播最常见的传播媒介是
   A. 饮水源
   B. 食物
   C. 医疗设备
   D. 昆虫
   E. 医护人员的手
2. 不属于医院感染的是
   A. 新生儿经胎盘获得的感染
   B. 护理“非典”患者时护士获得的感染
   C. 新生儿脐带感染
   D. 患者住院第 10 日后出现上呼吸道感染
   E. 住院患者导尿后发生尿路感染
3. 医院感染中最重要的感染源是
   A. 病原携带者
   B. 医院环境感染
   C. 已感染的患者
   D. 患者自身正常菌群
   E. 动物感染源
4. 控制医院感染的关键措施不包括
   A. 隔离传染源
   B. 保护易感人群
   C. 切断感染传播途径
   D. 加强预防性用药
   E. 定期进行消毒灭菌效果监测
5. 正常口咽部定植菌在免疫力降低的条件下，随口腔分泌物顺行吸入下呼吸道，引起下呼吸道感染，称为
   A. 二重感染
   B. 接触感染
   C. 间接感染
   D. 外源性感染
   E. 内源性感染

二、A2 型题

患者，男性，36 岁。背部大片烫伤后感染，创面脓液为绿色，有特殊的甜腥臭味，该患者感染的细菌是
   A. 金黄色葡萄球菌
   B. 溶血性链球菌
   C. 变形杆菌
   D. 铜绿假单胞菌
   E. 白念珠菌

三、B 型题

（1~2 题共用备选答案）
   A. 接触传播
   B. 空气传播
   C. 注射传播
   D. 饮食传播
   E. 生物媒介传播
1. 流行性乙型脑炎的传播途径
2. 母婴间疱疹病毒感染的传播途径是

参考答案及解析

【参考答案】

一、A1 型题

1. E　2. A　3. C　4. D　5. E

二、A2 型题

D

三、B 型题

1. E　2. A

【解析】

扫码查看
相关内容

第二节 清洁、消毒、灭菌

一、A1 型题

1. 一般伤口换药后的器械物品处理应为
   A. 先浸泡后清洗
   B. 先清洗后灭菌
   C. 先清洗后浸泡再灭菌
   D. 先灭菌后清洗再浸泡
   E. 先浸泡后清洗再灭菌
2. 使用燃烧法对无菌持物钳进行消毒灭菌需要的时间是
   A. 5 秒
   B. 10 秒
   C. 15 秒
   D. 20 秒
   E. 60 秒
3. 铜绿假单胞菌感染的患者用过的剪刀，其消毒灭菌的步骤是
   A. 清洁后用高压蒸汽灭菌
   B. 直接采取燃烧法达到灭菌
   C. 与其他器械先浸泡消毒后，再分别清洁消毒
   D. 彻底清洗后，用化学消毒剂浸泡消毒
   E. 灭菌、清洁、再灭菌
4. 杀灭肉毒芽孢需要煮沸的时间至少为
   A. 4 小时
   B. 3 小时
   C. 5 小时
   D. 1 小时
   E. 2 小时
5. 用紫外线灯消毒物品时有效距离和消毒时间分别是
   A. 25~60cm、20~30 分钟
   B. 25~60cm、10~20 分钟
   C. 25~60mm、20~30 分钟
   D. 25~60mm、10~20 分钟
   E. 25~60mm、5~10 分钟
6. 下列关于煮沸消毒法的叙述，不正确的是
   A. 煮沸消毒前先将物品刷洗干净
   B. 物品不宜放置过多，要保证各部分与水相接触
   C. 从物品放入开始计时消毒时间
   D. 水的沸点受气压影响，海拔高的地区气压低，水的沸点也低
   E. 将 1%~2% 的碳酸氢钠加入水中，除增强杀菌效果以外，还有去污渍的作用
7. 现有 95% 乙醇 500ml，要配制 70% 乙醇，需要加入灭菌蒸馏水的量是
   A. 132ml
   B. 179ml
   C. 185ml
   D. 279ml
   E. 385ml
8. 用物理或化学方法消除或杀灭除芽孢以外所有病原微生物，使之达到无菌化的过程是指
   A. 清洁
   B. 除菌
   C. 消毒
   D. 杀菌
   E. 灭菌
9. 属于Ⅲ类环境病区的是
   A. 普通保护性隔离室
   B. 供应室无菌区
   C. 重症监护室
   D. 注射室
   E. 婴儿室
10. 不宜用燃烧法消毒灭菌的物品是
    A. 污染的敷料
    B. 治疗碗
    C. 镊子
    D. 拆线剪
    E. 坐浴盆
11. 用 40% 甲醛进行汽化消毒时，需要加入的氧化剂是
    A. 乳酸钾
    B. 乳酸钠
    C. 氯化钾
    D. 氢氧化钾
    E. 高锰酸钾
12. 物理消毒灭菌法中，杀菌力强，功效最好的方法是
    A. 燃烧法
    B. 煮沸法
    C. 高压蒸汽灭菌法
    D. 日光暴晒
    E. 紫外线照射法
13. 用臭氧灭菌灯进行消毒，结束后开窗通风至少多长时间方可进入现场
    A. 3~8 分钟

B. 8~20 分钟
C. 30 分钟
D. 40 分钟
E. 60 分钟
14. 下列属于高效消毒剂的是
A. 乙醇
B. 聚维酮碘
C. 过氧乙酸
D. 氯己定
E. 苯扎溴铵
15. 下列关于高压蒸汽灭菌法，错误的是
A. 器械包不宜过大
B. 一起放置时各包裹间不宜太挤
C. 高压锅内用物不能装得太多
D. 放置时各包之间要有空隙
E. 布类用物放在搪瓷类用物之下
16. 用戊二醛浸泡金属类用物时，为了防锈，可加入
A. 0.6%亚硝酸钠
B. 0.5%亚硝酸钠
C. 0.5%碳酸氢钠
D. 2%碳酸氢钠
E. 5%碳酸氢钠
17. 采用燃烧法消毒搪瓷类容器时，加入乙醇的浓度是
A. >35%
B. >45%
C. >65%
D. >85%
E. >95%

二、A2 型题

1. 患者，男性，56 岁。因食欲缺乏，皮肤、巩膜黄染 1 周入院，肝功能检查提示急性黄疸型肝炎。若对此患者使用过的信件、票证进行消毒，应选择
A. 喷雾法
B. 熏蒸法
C. 燃烧法
D. 高压蒸汽灭菌法
E. 擦拭法
2. 患者，男性。甲型病毒性肝炎住院 20 日治愈出院，护士为其进行终末期消毒处理，不妥的做法是
A. 患者洗澡，换清洁衣裤
B. 个人用物经消毒后带出病区
C. 被服及时送洗衣房清洗
D. 室内空气可用喷雾消毒
E. 病床、桌椅用消毒液擦拭
3. 患者，男性，26 岁。腿部外伤后发展为气性坏疽，为其换药用的剪刀最佳消毒方法是
A. 75%乙醇浸泡
B. 燃烧
C. 微波消毒灭菌
D. 高压蒸汽灭菌
E. 煮沸
4. 手术室张护士对电子仪器、塑料制品等不耐热物品进行灭菌，化学灭菌法应首选
A. 戊二醛浸泡 20 分钟
B. 高压蒸汽灭菌
C. 紫外线照射
D. 含氯消毒剂浸泡
E. 环氧乙烷灭菌
5. 患儿，女，3 岁。以“疱疹性咽峡炎”收入院，责任护士为该患儿处置结束后利用流动水清除医疗用品表面的污垢、尘埃和有机物，此过程称之为
A. 灭菌
B. 漂洗
C. 洗涤
D. 清洁
E. 消毒
6. 患者，男，30 岁。因足底外伤，继而发热、惊厥，牙关紧闭呈苦笑面容入院，诊断为破伤风。该患者换下的敷料应
A. 先暴晒后清洗
B. 先清洗后暴晒
C. 先灭菌后清洗
D. 先清洗后消毒
E. 燃烧

三、A3/A4 型题

（1~3 题共用题干）

乙醇属于中效灭菌剂，能破坏细菌胞膜的通透性屏障，使细胞质凝固丧失代谢能力。但使用乙醇时要注意其浓度，浓度不同其作用不相同。

1. 用于皮肤消毒浓度为
A. 40%~60%
B. 60%~65%
C. 70%~80%
D. 75%~95%
E. 80%~95%
2. 下列选项中，用于燃烧灭菌的乙醇浓度为
A. 65%

B. 75%
C. 85%
D. 90%
E. 95%

3. 乙醇用于消毒时其浓度勿超过
A. 65%
B. 80%
C. 85%
D. 90%
E. 95%

（4~5 题共用题干）

患儿，男，3 岁。因手足口病入院，某日出现肺水肿，护士协助医生及时接上呼吸机。

4. 医院用品的危险性是指物品污染后对人体造成危害的程度。呼吸机管道属于
A. 极度危险性物品
B. 高度危险性物品
C. 中度危险性物品
D. 低度危险性物品
E. 无危险性物品

5. 呼吸机管道可采取的消毒方法是
A. 干烤
B. 日光暴晒
C. 紫外线灯管照射
D. 含氯消毒剂溶液浸泡
E. 氯己定溶液浸泡

四、B 型题

（1~2 题共用备选答案）
A. 乙醇
B. 甲醛
C. 戊二醛
D. 氯己定
E. 过氧乙酸

1. 需要现配现用的消毒剂是
2. 不能与肥皂、洗衣粉混用的消毒剂是

（3~4 题共用备选答案）
A. 层流洁净手术室
B. 急诊室
C. 产房
D. 传染病房
E. 化验室

3. 属于Ⅰ类环境的是
4. 属于Ⅱ类环境的是

（5~6 题共用备选答案）
A. 衣服
B. 压舌板
C. 口罩
D. 穿刺针
E. 被褥

5. 属于高度危险性物品的是
6. 属于中度危险性物品的是

（7~8 题共用备选答案）
A. 干烤法
B. 燃烧法
C. 日光暴晒法
D. 臭氧灭菌法
E. 微波消毒灭菌法

7. 油剂灭菌适宜的方法是
8. 食物、餐具处理适宜的方法是

参考答案及解析

【参考答案】

一、A1 型题

1. E 2. D 3. E 4. B 5. A 6. C 7. B 8. C 9. D 10. D 11. E 12. C 13. C 14. C 15. E 16. B 17. E

二、A2 型题

1. B 2. C 3. D 4. E 5. D 6. E

三、A3/A4 型题

1. C 2. E 3. B 4. C 5. D

四、B 型题

1. E 2. D 3. A 4. C 5. D 6. B 7. A 8. E

【解析】

扫码查看
相关内容

第三节　洗手与手的消毒

一、A1 型题

1. 控制医院感染最简单有效的方法是
   A. 洗手
   B. 戴手套
   C. 环境消毒
   D. 隔离传染病患者
   E. 合理使用抗生素
2. 关于手的消毒，下列叙述错误的是
   A. 接触被病原微生物污染的物品后只需要进行卫生洗手
   B. 实施插入性操作前应进行手的消毒
   C. 护理免疫力低下的新生儿前应进行手的消毒
   D. 接触血液、体液和分泌物后应进行手的消毒
   E. 接触传染病患者后应进行手的消毒

二、B 型题

（1~2 题共用备选答案）
   A. 15 秒
   B. 30 秒
   C. 1 分钟
   D. 2 分钟
   E. 3 分钟
1. 护士洗手时揉搓的时间不少于
2. 护士涂擦消毒液消毒手时的时间不少于

参考答案及解析

【参考答案】

一、A1 型题

1. A　2. A

二、B 型题

1. A　2. D

【解析】

扫码查看
相关内容

第四节　无 菌 技 术

一、A1 型题

1. 已打开过而未被污染的无菌包，其有效使用时间为
   A. 4 小时
   B. 8 小时
   C. 12 小时
   D. 16 小时
   E. 24 小时
2. 护士在执行经外周静脉穿刺的中心静脉导管（PICC）过程中发现手套破损，此时应
   A. 用胶布粘贴破损处
   B. 立即更换手套
   C. 用消毒液消毒破损处
   D. 加戴一副手套
   E. 用无菌纱布覆盖破损处
3. 关于取用无菌溶液的方法，下列叙述不正确的是
   A. 使用前应该核对溶液的名称、浓度、有效日期及溶液质量
   B. 开启瓶塞时手不可触及瓶口
   C. 冲洗瓶口时标签始终朝向掌心
   D. 倒液后消毒瓶塞时，最先消毒手接触的部位
   E. 已开启的无菌溶液瓶内的溶液，可保存 24 小时
4. 无菌持物钳的湿式保存法，消毒液应浸泡达到的深度为
   A. 持物钳轴关节
   B. 持物钳轴下 2~3cm
   C. 持物钳轴上 2~3cm
   D. 持物钳的 1/2
   E. 没过整钳
5. 使用无菌溶液时应先核对
   A. 瓶盖有无松动
   B. 瓶体有无裂痕
   C. 瓶签各项内容
   D. 溶液有无变色

E. 溶液有无絮状物
6. 使用无菌容器正确的操作是
A. 盖的内面朝下，以便放置稳妥
B. 物品取出后，未污染的物品可放回
C. 手握容器边缘，以便持物牢靠
D. 开盖 30 分钟内盖好，以防污染
E. 手指不可触及容器盖内面及边缘
7. 为防止交叉感染，具有针对性的措施是
A. 1 份无菌物品只供 1 位患者使用
B. 无菌物品应放在清洁、干燥、固定处
C. 无菌物品与非无菌物品分开存放
D. 无菌物品应定期检查有效使用期
E. 用无菌钳子夹取无菌物品
8. 无菌持物钳的正确使用方法是
A. 取放时钳端应闭合
B. 使用时保持钳端向上
C. 可夹取任何无菌物品
D. 到远处取物时应速去速回
E. 钳端可触碰搪瓷罐的内面和罐口
9. 进行无菌操作前多长时间，需要停止清扫工作
A. 15 分钟
B. 20 分钟
C. 30 分钟
D. 35 分钟
E. 50 分钟
10. 关于戴无菌手套的操作方法，下列叙述正确的是
A. 打开无菌手套袋后检查号码、灭菌日期
B. 手套袋的系带缠好后放在手套袋的内面
C. 用戴好手套的手捏住另一只手套的内面
D. 戴好手套的手保持在腰以上水平视线范围
E. 脱手套时双手分别捏住手套外面翻转脱下
11. 下列选项中，使用无菌容器时错误的方法是
A. 打开容器盖时，将盖内面向下
B. 无菌容器应每日消毒 1 次
C. 取出用物后立即将容器盖盖严
D. 手不可触及容器的内面
E. 手持无菌容器时，应托其底部
12. 无菌持物钳干燥保存法，开包后应更换的时间是
A. 3 小时
B. 4 小时
C. 8 小时
D. 7 小时
E. 2 小时

二、A2 型题

孕妇，尿潴留，护士准备为其行导尿术。下列操作不妥的是
A. 戴口罩、帽子并清洗双手
B. 关闭门窗，保护患者隐私
C. 将无菌与非无菌物品分别放置
D. 检查导尿包的名称及灭菌日期
E. 用无菌持物镊夹取棉球消毒外阴

三、A3/A4 型题

（1~3 题共用题干）

某护士在临床带教老师的指导下进行无菌技术操作，其任务是铺无菌盘及戴消毒手套。

1. 无菌包打开后，未用完的无菌物品应按原折痕包扎好，并注明开包日期及时间，有效期为
A. 4 小时
B. 8 小时
C. 12 小时
D. 24 小时
E. 48 小时
2. 铺好的无菌盘有效期不得超过
A. 4 小时
B. 8 小时
C. 12 小时
D. 24 小时
E. 48 小时
3. 戴无菌手套时，操作错误的是
A. 洗手、剪指甲、戴口罩
B. 核对手套号码、灭菌日期及包装
C. 未戴手套的手持手套的反折部分取出手套
D. 戴上手套的手持手套的内面取出手套
E. 戴好手套后，双手置于胸前

四、B 型题

（1~3 题共用备选答案）
A. 4 小时
B. 24 小时
C. 3 日
D. 7 日
E. 20 日
1. 铺好的无菌盘的有效期是
2. 无菌溶液打开未用完，消毒瓶口、瓶塞后盖好，其有效保存期是
3. 高压蒸汽灭菌后的无菌物品，其有效保存期是

（4~5 题共用备选答案）
A. 4 小时
B. 24 小时
C. 3 日

D. 7 日
E. 20 日

4. 无菌溶液打开未用完，消毒瓶口、塞后盖好，其有效保存期是

5. 高压蒸汽灭菌后的无菌物品，其有效保存期一般是

参考答案及解析

【参考答案】

一、A1 型题

1. E 2. B 3. D 4. C 5. C 6. E 7. A 8. A 9. C 10. D 11. A 12. B

二、A2 型题

E

三、A3/A4 型题

1. D 2. A 3. D

四、B 型题

1. A 2. B 3. D 4. B 5. D

【解析】

扫码查看
相关内容

第五节 隔离技术

一、A1 型题

1. 严重急性呼吸综合征（SARS）主要的传播方式是
A. 空气传播
B. 直接接触传播
C. 飞沫传播
D. 间接接触传播
E. 生物媒介传播

2. 不需要进行保护性隔离的是
A. 早产儿
B. 大面积烧伤患者
C. 肾移植术后患者
D. 白血病大剂量化疗者
E. 慢性乙型肝炎患者

3. 流行性出血热患者宜采取的隔离种类为
A. 接触隔离
B. 昆虫隔离
C. 严密隔离
D. 肠道隔离
E. 呼吸道隔离

4. 在传染区内属于清洁区的是
A. 值班室
B. 检验室
C. 消毒室
D. 病房
E. 病区走廊

5. 对获得性免疫缺陷综合征（简称艾滋病）患者应执行的隔离种类为
A. 性病隔离
B. 接触隔离
C. 严密隔离
D. 血液-体液隔离
E. 引流物-分泌物隔离

6. 护理严密隔离的传染病患者时，口罩更换时间是
A. 12 小时
B. 24 小时
C. 每次接触后更换
D. 4 小时
E. 8 小时

7. 在穿隔离衣时，消毒后清洁的手不可以接触隔离衣的
A. 领口外面
B. 领口内面
C. 外面
D. 内面
E. 衣袖内面

8. 对 SARS 患者采取的隔离属于
A. 昆虫隔离
B. 肠道隔离
C. 严密隔离
D. 血液隔离
E. 接触隔离

9. 属于清洁区的是
A. 医护办公室
B. 分诊处
C. 检验室

D. 走廊
E. 消毒间

10. 在传染病区内护士穿隔离衣的方法，正确的是
A. 穿戴工作衣帽，取下手表，卷袖于肘下，洗手
B. 穿隔离衣，其污染面应朝内对着操作者
C. 穿衣袖时双手不可触及隔离衣的外面
D. 双手在背后捏住隔离衣内外边缘对齐折叠系带
E. 穿隔离衣后双臂保持在腰以下视线范围内

11. 门诊发现传染病患者时，应立即采取的措施是
A. 转急诊室处理
B. 消毒候诊环境
C. 将患者隔离诊治
D. 安排患者提前就诊
E. 进行卫生宣教与候诊教育

12. 下列关于隔离衣使用的叙述，错误的是
A. 隔离衣须全部遮盖工作服
B. 衣领的内面为清洁面
C. 隔离衣挂在病房里时应内面向外
D. 隔离衣应每日更换一次
E. 隔离衣潮湿后应立即更换

二、A2 型题

1. 患者，男性，56 岁，因食欲缺乏，皮肤、巩膜黄染 1 周入院，肝功能检查提示急性黄疸型肝炎。根据病情将患者转至传染病院治疗，转院后对其原病床单位处理方法正确的是
A. 床垫、床褥放在日光下暴晒 2 小时
B. 污被服送洗衣，清洗
C. 搪瓷面盆用流动水冲洗
D. 床及床旁桌用清水擦净
E. 体温计用过氧乙酸浸泡消毒法处理

2. 患者，男性，28 岁。因食用了苍蝇接触过的食物，1 周后出现全身不适，体温 39~40℃，呈稽留热，脉搏 60~70 次/分，表情淡漠。病程第 2 周出现玫瑰疹。对患者采取的隔离种类是
A. 肠道隔离
B. 血液隔离
C. 保护性隔离
D. 昆虫隔离
E. 严密隔离

3. 患者，男性，24 岁。因“反复呕吐、腹泻 2 日”拟诊为“细菌性痢疾”收住入院。该患者应采取的隔离种类是
A. 消化道隔离
B. 呼吸道隔离
C. 肠道隔离
D. 保护性隔离
E. 接触隔离

4. 患者，女性，32 岁。因咳嗽、咯血 1 周，诊断为肺结核，收住入院，下列护理措施中错误的是
A. 可与另一位肺结核患者住同一病室
B. 通向外面的窗户关闭，通向走廊的窗户打开，有利于通风
C. 医护人员进入病室需要戴医用防护口罩
D. 患者口鼻分泌物须经消毒后焚烧
E. 病室内紫外线照射消毒，每日 1 次

5. 患者，女性，20 岁。发热 5 日，体温 41℃，伴神志不清，反复抽搐，瞳孔对光反射迟钝。考虑流行性乙型脑炎，应施行
A. 接触性隔离
B. 呼吸道隔离
C. 昆虫隔离
D. 保护性隔离
E. 消化道隔离

6. 护士小张穿隔离衣时，(　　) 开始手被污染
A. 扣领扣时
B. 取隔离衣时
C. 扣肩扣时
D. 扣袖扣时
E. 系腰带时

7. 患者，男性，28 岁。因食用了被苍蝇叮咬过的食物，1 周后出现全身不适，体温 38.5~40.0℃，呈稽留热，脉搏 60~70 次/分，表情淡漠。病程第 2 周出现玫瑰疹，对患者采取的隔离种类是
A. 严密隔离
B. 接触隔离
C. 昆虫隔离
D. 肠道隔离
E. 保护性隔离

三、A3/A4 型题

（1~2 题共用题干）

患者，女性，30 岁。5 日前足趾被玻璃划伤，近 2 日发热、食欲缺乏、说话受限、咀嚼困难，呈苦笑面容，急诊入院。

1. 接诊护士对患者应施行的隔离方式是
A. 严密隔离
B. 消化道隔离
C. 呼吸道隔离
D. 接触性隔离

E. 保护性隔离

2. 对患者使用过的被服，正确的处置是

A. 先消毒，后清洗

B. 先清洗，后消毒

C. 先灭菌，再清洗

D. 先清洗，再放日光下暴晒

E. 先放日光下暴晒，然后清洗

（3~4 题共用题干）

护士王某在传染科工作，在给患者治疗及护理时必须穿隔离衣，戴口罩及帽子，并按时更换。王某为住院患甲型病毒性肝炎的患者已做完治疗及护理。

3. 下列选项，王护士脱隔离衣时的正确步骤是

A. 解腰带、解袖扣、刷手、解领扣、脱去隔离衣

B. 解袖扣、刷手、解领扣、解腰带、脱去隔离衣

C. 解腰带、刷手、解领扣、解袖扣、脱去隔离衣

D. 解袖扣、解领扣、刷手、解腰带、脱去隔离衣

E. 刷手、解领扣、解腰带、解袖扣、脱去隔离衣

4. 隔离衣一般情况下更换时间是

A. 5 小时

B. 12 小时

C. 24 小时

D. 48 小时

E. 72 小时

（5~7 题共用题干）

患者马大爷，男性，68 岁。因腹痛、频繁腹泻、排黏液脓血便、里急后重 3 日入院。患者体温高达 42℃。粪便常规检查示脓细胞（++）。经初步诊断为细菌性痢疾，收住传染病区。

5. 张护士为马大爷静脉输液，该护士用过的隔离衣，清洁面应是

A. 腰以下的部分

B. 隔离衣的内面和衣领

C. 衣的肩部

D. 腰以上的部分

E. 背部

6. 赵护士去护理马大爷同屋的孙先生，恰遇马大爷的手表掉落地上，小赵想使用避污纸帮马大爷捡起手表，怎样使用避污纸才正确

A. 戴手套后拿取

B. 掀页撕取

C. 从页面抓取

D. 经他人传递

E. 用镊子夹取

7. 马大爷病愈出院，赵护士为其做终末消毒处理，下列选项错误的操作是

A. 病室用 1%过氧乙酸溶液熏蒸

B. 地面用 2000mg/L 含氯消毒剂喷洒

C. 血压计及听诊器用微波消毒法

D. 被服类消毒后送洗衣房清洗

E. 床及桌椅用 0.2%过氧乙酸溶液擦拭

四、B 型题

（1~2 题共用备选答案）

A. 接触隔离

B. 严密隔离

C. 呼吸道隔离

D. 肠道隔离

E. 保护性隔离

1. 流行性脑脊髓膜炎患者应采取

2. 白血病患者应采取

参考答案及解析

【参考答案】

一、A1 型题

1. C　2. E　3. B　4. A　5. D　6. C　7. D　8. C　9. A　10. C　11. C　12. C

二、A2 型题

1. E　2. A　3. C　4. B　5. C　6. D　7. D

三、A3/A4 型题

1. D　2. C　3. A　4. C　5. B　6. C　7. C

四、B 型题

1. C　2. E

【解析】

扫码查看
相关内容

第十三章 给　　药

第一节 给药的基本知识

一、A1 型题

1. 下列属于易燃易爆，应单独存放，远离明火的药品是
   A. 肾上腺素
   B. 氨茶碱
   C. 维生素 C
   D. 乙醇
   E. 胰岛素
2. 医嘱苯丙酸诺龙 25mg，im，biw，其中 biw 的中文译意是
   A. 每日 3 次
   B. 每日 2 次
   C. 每晚 1 次
   D. 每周 2 次
   E. 每小时 1 次
3. “饭前服用”的外文缩写
   A. iv
   B. ac
   C. pm
   D. am
   E. po
4. 给药方式吸收最快的是
   A. 口服
   B. 吸入
   C. 皮下注射
   D. 肌内注射
   E. 直肠给药
5. 不符合药物管理原则的是
   A. 按内服、外用、注射、剧毒等分类放置、保管
   B. 定期检查，如有异样，应立即停止使用
   C. 按易挥发、易氧化、易燃易爆等分类保存
   D. 药柜置于光线明亮、阳光直射处，保持整洁
   E. 患者个人特种用药单独存放，并证明床号、姓名、药物开封日期、时间
6. 应放入有色瓶或避光纸盒内，置于阴凉处保存的药物是
   A. 氨茶碱
   B. 胎盘球蛋白
   C. 甲氧氯普胺
   D. 糖衣片
   E. 乙醇
7. 容易潮解的口服药物是
   A. 酵母片
   B. 胃蛋白酶
   C. 地西泮
   D. 阿司匹林
   E. 硝酸甘油
8. 易风化潮解的药物应放在
   A. 阴凉干燥处
   B. 避光纸盒内
   C. 有色瓶中
   D. 密闭瓶中
   E. 冰箱冷藏
9. 需要避光保存的药物是
   A. 维生素 B_6
   B. 青霉素
   C. 氨茶碱
   D. 胰岛素
   E. 硝酸甘油
10. 需要加锁保管并列入交班内容的药物是
    A. 地西泮
    B. 吗啡
    C. 抗毒血清
    D. 乙醇
    E. 氨茶碱
11. 药物确定为成人剂量的最小年龄是
    A. 18 岁
    B. 16 岁
    C. 14 岁
    D. 15 岁
    E. 13 岁
12. 两种药物同时应用比单独使用时效应增强，属于
    A. 关联作用
    B. 交叉作用
    C. 累加作用
    D. 协同作用
    E. 拮抗作用

二、A2 型题

1. 患者，男性，18 岁。急性阑尾炎住院 7 日治愈出院，护士为其进行出院用药指导，应放在有色密盖瓶内的药物是
   A. 易挥发的药物
   B. 易燃烧的药物
   C. 易潮解的药物
   D. 易风化的药物
   E. 易氧化的药物
2. 患者，女性，35 岁。因糖尿病住院治疗，医嘱皮下注射普通胰岛素 8 个单位 ac，执行时间是
   A. 上午
   B. 饭后
   C. 临睡前
   D. 饭前
   E. 必要时
3. 患者，李某，患肠内阿米巴痢疾，医嘱为口服硫酸巴龙霉素 40 万~60 万 U，qid.，连服 5 日，其中“qid.”译成中文的正确含义是
   A. 每 4 小时 1 次
   B. 每 6 小时 1 次
   C. 每日 2 次
   D. 每日 3 次
   E. 每日 4 次
4. 患者，男性，36 岁。尿糖（++），血糖 11.1mmol/L；医嘱普通胰岛素 8U，中午饭前 30 分钟皮下注射。饭前的外文缩写是
   A. am
   B. pm
   C. pc
   D. ac
   E. hs

三、B 型题

（1~2 题共用备选答案）
   A. 肌内注射
   B. 吸入法
   C. 静脉注射
   D. 皮肤给药
   E. 直肠给药
1. 药物吸收最快的是
2. 药物吸收最慢的是

参考答案及解析

【参考答案】

一、A1 型题

1. D　2. D　3. B　4. B　5. D　6. A　7~8. A、D　9. C　10. B　11. C　12. D

二、A2 型题

1. E　2. D　3. E　4. D

三、B 型题

1~2. C、D

【解析】

扫码查看
相关内容

第二节　口服给药法

一、A1 型题

1. 护士在药房工作，进行配药的过程中不妥的是
   A. 根据服药本摆药
   B. 先配固体药，再配水剂
   C. 数种药液可放在同一药杯内
   D. 配完后需要重新查对一遍
   E. 查对无误后，还需要另一护士查对无误后方可发药
2. 下列哪类药物服用后需要多饮水
   A. 铁剂
   B. 止咳糖浆
   C. 助消化药
   D. 健胃药
   E. 磺胺类药
3. 服磺胺药需要多饮水的目的是
   A. 减轻服药引起的消化道症状
   B. 避免结晶析出堵塞肾小管

C. 避免头晕、头痛等中枢神经系统反应
D. 增强药物疗效
E. 避免影响造血功能

4. 在给患者服用铁剂时，下列做法正确的是
A. 服用茶水可促进其吸收
B. 服用前应常规测心率
C. 服药后不宜饮水
D. 可用饮水管吸
E. 宜饭前服用

二、A2 型题

1. 患者，男性，66 岁。慢性心功能不全。医嘱地高辛 0.25mg，qd，护士发药前应首先
A. 了解心理反应
B. 测脉率（心率）及脉律（心律）
C. 观察意识状态
D. 测量血压
E. 检查瞳孔

2. 患者，女性，36 岁。因风湿性关节炎引起关节疼痛，在服用阿司匹林时，护士嘱其餐后服用。其目的为
A. 减少对胃肠道的刺激
B. 提高药物疗效
C. 降低药物毒性
D. 减少对患者肝脏的损害
E. 避免尿少时析出结晶

3. 患者，男性，31 岁。因发热 3 日收入院。遵医嘱给予口服复方新诺明药物，责任护士在发药时向患者说明服药后多饮水。其目的是
A. 减轻患者的消化道不良反应
B. 增强药物疗效
C. 避免肾小管堵塞
D. 促进药物吸收
E. 保证药物的血药浓度

三、A3/A4 型题

（1~2 题共用题干）

患者，女性，74 岁。因心力衰竭收入院。入院查体：神志清，精神差，心率 110 次/分，呼吸 22 次/分，血压 120/75mmHg，遵医嘱给予地高辛 0.125mg，po，qd。

1. 责任护士给患者发放口服药时，下列选项错误的是
A. 患者不在病房可放在床头桌上
B. 鼻饲患者需要将药碾碎、溶解后从胃管内灌入
C. 危重患者应喂服
D. 如患者提出疑问，应虚心听取，重新核对
E. 按规定时间将药物经过核对、解释分发给患者

2. 服用地高辛时要加强病情观察，停药指征为
A. 脉率低于 60 次/分或心律不齐
B. 脉率低于 50 次/分或心律不齐
C. 脉率低于 40 次/分或心律不齐
D. 脉率低于 70 次/分或心律不齐
E. 脉率低于 80 次/分或心律不齐

参考答案及解析

【参考答案】

一、A1 型题

1. C　2. E　3. B　4. D

二、A2 型题

1. B　2. A　3. C

三、A3/A4 型题

1. A　2. A

【解析】

扫码查看
相关内容

第三节　吸入给药法

一、A1 型题

1. 氧气雾化吸入时，正确的是
A. 氧流量调节至 6~8L/min
B. 患者呼气时用手指堵住出气管
C. 药液应稀释在 10ml 以内
D. 湿化瓶内加冷开水 1/2 瓶
E. 嘱患者吸气时松开出气口

2. 关于超声雾化吸入的目的，下列叙述正确的是
A. 抑制细胞活性、改善通气

B. 减少局部血液、改善通气
C. 降低神经细胞兴奋性、改善通气
D. 刺激神经末梢、改善通气
E. 解除呼吸道痉挛、改善通气

3. 超声雾化器水槽内的水温不超过
A. 65℃
B. 70℃
C. 80℃
D. 75℃
E. 50℃

4. 超声雾化吸入法的目的不包括
A. 稀化痰液
B. 提高吸入氧浓度
C. 解除支气管痉挛
D. 减轻呼吸道的炎症
E. 湿化呼吸道

5. 超声雾化吸入法的特点是
A. 雾量恒定，方便使用
B. 雾滴细小，但不均匀
C. 气雾滴随呼吸最终可以到达段支气管
D. 气雾通过导管随患者吸气达到肺泡
E. 产生气雾温度低，治疗后不易着凉

6. 以下有关超声雾化器的特点的描述，错误的是
A. 雾滴小而均匀
B. 药液随呼吸可被吸到终末支气管及肺泡
C. 雾化液温暖、舒适
D. 雾量的大小可以调节
E. 用氧量小，节约资源

7. 有关超声雾化吸入的目的，错误的是
A. 预防感染
B. 解除痉挛
C. 解除炎症
D. 稀释痰液
E. 缓解缺氧

8. 超声雾化吸入法中，若需连续使用雾化器，中间应间隔
A. 10 分钟
B. 30 分钟
C. 40 分钟
D. 1 小时
E. 5 小时

9. 超声波雾化吸入疗效好，是因为药液的气雾可以达到
A. 叶支气管
B. 气管
C. 肺泡
D. 大支气管
E. 支气管

二、A2 型题

1. 患者，男性，67 岁。慢性支气管炎急性发作，咳嗽，咳痰，痰液黏稠，伴呼吸困难。护士遵医嘱给予超声雾化吸入疗法。护士在巡视病房时，发现雾化器水槽内温度过高，立即关闭机器并更换冷蒸馏水。说明此时超声雾化吸入器水槽内的温度已经超过了
A. 20℃
B. 30℃
C. 40℃
D. 50℃
E. 60℃

2. 患者，女性，29 岁。呼吸道感染，咳嗽、咳痰。护士为其进行雾化吸入，可选择的化痰药是
A. 布地奈德混悬液
B. 庆大霉素
C. *N*-乙酰半胱氨酸
D. 异丙托溴铵
E. 沙丁胺醇

参考答案及解析

【参考答案】

一、A1 型题

1. A 2. E 3. E 4. B 5. D 6. E 7. E 8. B 9. C

二、A2 型题

1. D 2. C

【解析】

扫码查看
相关内容

第四节　注射给药法

一、A1 型题

1. 股动脉注射拔针后局部加压时间是
   A. 1~2 分钟
   B. 3~5 分钟
   C. 5~10 分钟
   D. 10~12 分钟
   E. 12~15 分钟
2. 需要采血清标本的是
   A. 测定红细胞沉降率
   B. 测定血氨
   C. 测定血清酶
   D. 检测血氧分压
   E. 测定血尿素氮
3. 下列不符合无痛注射原则的是
   A. 患者侧卧位时上腿伸直，下腿弯曲
   B. 进针后、注射前，应抽动活塞
   C. 推注药物的速度宜慢
   D. 注射刺激性强的药物时，进针要深
   E. 多种药物同时注射时，先注射刺激性强的药物，再注射无刺激性的药物
4. 静脉注射过程中，如发现患者局部疼痛、肿胀明显，试抽无回血。可能的原因是
   A. 静脉痉挛
   B. 针刺入过深，穿破对侧血管壁
   C. 针头斜面一半在血管外
   D. 针头斜面紧贴血管内壁
   E. 针头刺入皮下
5. 静脉注射推药时，不正确的做法是
   A. 固定针栓
   B. 快速推注药液
   C. 使患者保持舒适位置
   D. 随时观察患者有无不适
   E. 再次核对所用药物
6. 下列有关无痛注射的叙述，正确是
   A. 患者注意力要集中
   B. 刺激性强的药物先注射
   C. 取侧卧位，上腿弯曲
   D. 推注药物的速度要匀而快
   E. 刺激性强的药物做深部注射
7. 下列标本采集法错误的是
   A. 尿蛋白定量测定留取 24 小时尿
   B. 尿酮体检查随时留尿
   C. 内生肌酐清除率测定前摄入低蛋白饮食3 日
   D. 血尿素氮测定取静脉血置抗凝管内
   E. 脑血管造影、下肢动脉造影等取静脉血置抗凝管内
8. 下列选项中，不属于各种注射法操作中共同点的叙述是
   A. 均需要皮肤消毒
   B. 注射前应排尽空气
   C. 掌握进针角度
   D. 注意选择注射部位
   E. 必须回抽见血
9. 下列关于对臀大肌肌内注射连线法注射部位，叙述正确的是
   A. 髂前上棘与臀裂连线的外上 1/3 处
   B. 髂嵴与臀裂连线的外上 1/3 处
   C. 髂前上棘与尾骨连线的中外 1/3 处
   D. 髂嵴与尾骨连线的中外 1/3 处
   E. 髂前上棘与尾骨连线的外上 1/3 处
10. 青霉素过敏试验观察结果的时间是
    A. 23 分钟
    B. 20 分钟
    C. 15 分钟
    D. 5 分钟
    E. 30 分钟
11. 肌内注射选用连线法划分部位时，其注射区应选择髂前上棘与尾骨 2 点连线
    A. 外上 1/3 处
    B. 外上 1/2 处
    C. 中 1/2 处
    D. 后 1/3 处
    E. 后 1/2 处
12. 新生儿接种卡介苗，正确的做法是
    A. 用聚维酮碘消毒皮肤
    B. 注射部位在上臂三角肌下缘
    C. 针尖与皮肤成 30°~40°角
    D. 刺入深度为针梗的 2/3
    E. 拔针时用于棉签按压快速拔针
13. 检查注射药物，发现下列哪种现象，药物可以使用
    A. 药物变质
    B. 药物混浊
    C. 瓶体有裂痕
    D. 甘露醇结晶，经加温结晶融化

E. 药物超过有效期

二、A2 型题

1. 患者，男性，65 岁。肺源性心脏病入院，护士为其进行静脉穿刺，进针时有回血，推药时患者疼痛明显。此时可能出现的问题是
   A. 针头未刺入血管内
   B. 针头未完全刺入血管内
   C. 针头刺破对侧血管壁
   D. 针头穿透对侧血管壁
   E. 针头滑出血管外
2. 患者，男性，25 岁。发热 1 周，体温 39.5～39.9℃，脉搏 102 次/分，呼吸 28 次/分，怀疑为败血症，需要做血培养。其目的是
   A. 测定血清酶
   B. 查找致病菌
   C. 测定非蛋白氮含量
   D. 测定电解质
   E. 测定肝功能
3. 患者，男性，65 岁。因脑梗死收入院。遵医嘱给予低分子量肝素皮下注射，为其注射时，进针角度不应超过
   A. 15°
   B. 25°
   C. 30°
   D. 45°
   E. 50°
4. 患儿，1 岁 9 个月。因支气管炎需要肌内注射青霉素，其注射部位最好选用
   A. 臀大肌
   B. 股外侧肌、臀中肌、臀小肌
   C. 上臂三角肌
   D. 前臂外侧肌
   E. 股外侧肌
5. 患儿，男，3 岁。诊断为“维生素 D 缺乏性佝偻病”，给予维生素 D 肌内注射，操作方法不符合注射原则的是
   A. 注射前排尽注射器内空气
   B. 药液临时抽取
   C. 针梗全部刺入皮肤内
   D. 推药速度宜慢
   E. 注射前应抽动活塞检查有无回血
6. 患者，男，72 岁。因肺部感染入院，医嘱予静脉输液治疗，共 3 组，分别为一组 5% 葡萄糖溶液 500ml 静脉滴注 qd，另外两组为生理盐水 100ml+注射用头孢哌酮钠舒巴坦钠 1.0g 静脉滴注 bid，由于患者血管条件较差，责任护士为了减少患者多次穿刺，将 5% 葡萄糖溶液 500ml 放在第二瓶输注，输注了 3 小时后护士直接把另一组注射用头孢哌酮钠舒巴坦钠接瓶，完成了今天的输液计划。该护士的做法主要违反了哪种给药原则
   A. 安全正确给药，准确掌握给药的时间及方法
   B. 用药期间密切观察患者的反应
   C. 给药时完成查对制度
   D. 根据医嘱给药
   E. 给药后完成三查七对

三、A3/A4 型题

（1～3 题共用题干）

患者，女性，26 岁。因停经 6 周，阴道少量出血就诊，诊断为先兆流产，需要肌内注射黄体酮。

1. 吸取药液操作不妥的是
   A. 认真查对无误
   B. 将安瓿用双手对搓
   C. 消毒安瓿颈部，折断安瓿
   D. 选择细长针头
   E. 针头斜面向下置入安瓿内面下吸
2. 注射时，患者的正确姿势是
   A. 上腿伸直，下腿弯曲
   B. 上腿弯曲，下腿伸直
   C. 双腿均伸直
   D. 双腿均弯曲
   E. 足尖分开，足跟相对
3. 正确的注射部位是
   A. 从臀裂顶点向左或向右划一水平线，从髂前上棘作一垂直线，取外上 1/4 处避开内角
   B. 髂前上棘和臀裂连线的外上 1/3 处
   C. 示指尖和中指尖分别置髂前上棘和髂嵴下缘，在髂嵴、示指、中指构成的三角形内角内
   D. 髂前上棘内侧 3 横指处，以患者自己手指宽度为标准
   E. 大腿中段外侧，膝关节以上

（4～7 题共用题干）

患者，女性，29 岁。因发热、咽痛 2 日而来院就诊。患者神志清，精神差，体温 38.9℃，扁桃体Ⅱ度肿大。入院后诊断为急性化脓性扁桃体炎，护士遵医嘱给予青霉素肌内注射。该患者青霉素过敏试验阴性。

4. 护士给患者注射时最为常用的部位是
   A. 臀小肌
   B. 股外侧肌
   C. 三角肌
   D. 臀中肌

E. 臀大肌

5. 护士遵循注射药物现配现用的原则，其意义是
   A. 防止减低药效、减少过敏反应
   B. 防止差错事故
   C. 减少毒性反应
   D. 防止药液浪费
   E. 防止出现配伍禁忌

6. 如为患者行侧卧位肌内注射，其体位准备是
   A. 双腿伸直，足跟相对
   B. 下腿弯曲，上腿伸直
   C. 双腿伸直，足尖相对
   D. 双腿弯曲、放松
   E. 上腿弯曲，下腿伸直

7. 注射部位消毒范围为
   A. 7cm
   B. 6cm
   C. 5cm
   D. 4cm
   E. 3cm

（8～9 题共用题干）

患者，男性，25 岁。支气管肺炎，医嘱青霉素 40 万单位肌内注射，注射前先行青霉素过敏试验。

8. 护士进行青霉素过敏试验时，宜选择的注射部位是
   A. 掌侧下 1/3 处
   B. 掌侧上 1/2 处
   C. 掌侧上 1/3 处
   D. 掌侧下 1/2 处
   E. 尺侧下 1/2 处

9. 青霉素过敏试验结果为阴性，护士遵医嘱给予肌内注射青霉素，宜选择的注射部位是
   A. 上臂三角肌
   B. 两侧腹壁肌内
   C. 臀大肌
   D. 臀中肌、臀小肌
   E. 股外侧肌

四、B 型题

（1～2 题共用备选答案）

A. 5°～15°
B. 15°～30°
C. 30°～40°
D. 40°～50°
E. 50°～60°

1. 一般患者静脉注射时进针角度是
2. 肥胖患者静脉注射时进针角度是

（3～5 题共用备选答案）

A. 上臂三角肌肌内注射
B. 左上臂三角肌上端外缘皮下注射
C. 左上臂三角肌下端外缘皮内注射
D. 右前臂掌侧中、下 1/3 交界处皮内注射
E. 右前臂掌侧中、上 1/3 交界处皮内注射

3. 卡介苗的接种方法是
4. 结核菌素试验的方法是
5. 乙肝疫苗的接种方法是

（6～7 题共用备选答案）

A. 5°
B. 15°～30°
C. 30°～40°
D. 50°～60°
E. 90°

6. 皮内注射法的进针角度为
7. 皮下注射法的进针角度为

参考答案及解析

【参考答案】

一、A1 型题

1. C 2. C 3. E 4. E 5. B 6. E 7. E 8. E 9. E 10. B 11. A 12. B 13. D

二、A2 型题

1. C 2. B 3. D 4. B 5. C 6. A

三、A3/A4 型题

1. D 2. A 3. C 4. E 5. A 6. B 7. C 8. A 9. C

四、B 型题

1. B 2. C 3. C 4. D 5. A 6. A 7. C

【解析】

扫码查看
相关内容

第五节　药物过敏试验

一、A1 型题

1. 给患者实施青霉素过敏试验前，最重要的准备工作是
   A. 环境要清洁、宽敞
   B. 准备好注射用物
   C. 抽药剂量要准确
   D. 选择注射部位要合适
   E. 询问患者有无过敏史
2. 在青霉素治疗过程中，需要重做过敏试验的情况是
   A. 肌内注射改静脉滴注
   B. 肌内注射每日 2 次改成每日 4 次
   C. 患者本次注射药物因故拖延 2 小时
   D. 更换不同批号的青霉素
   E. 患者病情加重畏冷寒战
3. 破伤风抗毒素过敏试验液 0.1ml 含破伤风抗毒素
   A. 10U
   B. 15U
   C. 150U
   D. 500U
   E. 1500U
4. 如再次使用同批号青霉素注射时，免做过敏试验要求间断时间不超过
   A. 1 日
   B. 3 日
   C. 5 日
   D. 7 日
   E. 14 日
5. 青霉素过敏试验液中每毫升含有青霉素量是
   A. 100U
   B. 200U
   C. 500U
   D. 600U
   E. 700U
6. 青霉素过敏反应的特异性抗体是
   A. IgG
   B. IgE
   C. IgA
   D. IgM
   E. IgD
7. 青霉素过敏性休克抢救时，应当采取的关键措施是
   A. 立即通知医生
   B. 皮下注射 0.1%盐酸肾上腺素 0.5ml
   C. 针刺人中、内关等穴位
   D. 立即停药、平卧
   E. 给予保暖、吸氧
8. 青霉素过敏性休克，呼吸道阻塞的临床表现不包括
   A. 喉水肿
   B. 支气管痉挛
   C. 胸闷、气促
   D. 呼吸困难
   E. 血压下降

二、A2 型题

1. 患者，女性，45 岁。左足被钉子刺破，遵医嘱肌内注射破伤风毒素。护士配制的 1ml 破伤风抗毒素（TAT）过敏试验液里，含 TAT 的剂量是
   A. 15U
   B. 150U
   C. 1500U
   D. 250U
   E. 2500U
2. 患者，男性，32 岁。足底被铁锈钉刺伤。遵医嘱注射破伤风抗毒素。TAT 过敏试验结果：红肿大于 1.5cm，周围红晕达 6cm。采用脱敏注射。正确的注射方法是
   A. 分 4 等份，分次注射
   B. 分 5 等份，分次注射
   C. 分 4 次注射，剂量渐减
   D. 分 5 次注射，剂量渐增
   E. 分 4 次注射，剂量渐增
3. 患者，女性，50 岁。因急性支气管炎遵医嘱用青霉素治疗。于第 9 日出现发热、关节肿痛、全身淋巴结肿大、腹痛，应考虑为
   A. 消化系统过敏反应
   B. 皮肤过敏反应
   C. 血清病型反应
   D. 合并流行性感冒
   E. 注射部位感染致全身反应
4. 患者，男性，36 岁。因急性扁桃体炎需要肌内注射青霉素 80 万 U（患者青霉素过敏试验阴性），注射室护士小徐在给患者注射后，为保证患者的安全，在注射青霉素后至少应观察患者

A. 10 分钟
B. 15 分钟
C. 20 分钟
D. 25 分钟
E. 30 分钟

5. 患者，女性，36 岁。体温 39.5℃，注射青霉素后发生过敏性休克。最佳的处理方法是
A. 停药、吸氧、保暖、注射地塞米松、平卧
B. 停药、平卧、测血压、注射呼吸兴奋药、保暖
C. 停药、平卧、吸氧、注射抗组胺药物、保暖
D. 停药、吸氧、保暖、注射间羟胺、平卧
E. 停药、平卧、吸氧、保暖、注射盐酸肾上腺素

6. 患者，女性，51 岁。肺结核，应用链霉素抗结核治疗，用药期间发生链霉素过敏反应，为减轻链霉素毒性，可应用
A. 葡萄糖酸钙
B. 硫酸镁
C. 氯化钾
D. 维生素 C
E. 维生素 D

7. 患者，男性，25 岁。注射链霉素后出现发热、皮疹等表现，给予葡萄糖酸钙注射，其目的是
A. 松弛支气管平滑肌
B. 缓解皮肤瘙痒
C. 收缩血管，增加外周阻力
D. 降低体温
E. 减轻中毒症状

8. 患儿，男，4 岁。因“化脓性扁桃体炎”入院。欲给予青霉素治疗，护士对其进行青霉素过敏试验，错误的叙述是
A. 不能用碘酊消毒皮肤
B. 皮试液须现配先用
C. 该过敏试验是将少量药液注射于皮下组织的方法
D. 若结果为可疑阳性，应在对侧手臂皮肤相同部位用生理盐水做对照试验
E. 注射部位在前臂掌侧下段

9. 患者，男性，40 岁。醉酒后骑摩托车摔倒路边，前额处有一较深伤口，遵医嘱行破伤风抗毒素注射。护士对其行破伤风抗毒素过敏试验，结果为阳性，需要对其采用脱敏试验，注射之间应间隔
A. 30 分钟
B. 60 分钟
C. 15 分钟
D. 10 分钟
E. 20 分钟

三、A3/A4 型题

（1~5 题共用题干）

患者，男性，30 岁。患化脓性扁桃体炎，医嘱青霉素过敏试验，护士在做青霉素过敏试验后约 5 分钟，患者突感胸闷，出现面色苍白、出冷汗、脉细速、血压下降、呼之不应。

1. 此时患者最可能发生的是
A. 心绞痛
B. 低血容量性休克
C. 心源性休克
D. 过敏性休克
E. 感染性休克

2. 抢救时首选的药物为
A. 异丙肾上腺素
B. 肾上腺素
C. 地塞米松
D. 多巴胺
E. 去甲肾上腺素

3. 抢救中患者突发心搏骤停，首选的急救方法为
A. 立即静脉注射肾上腺素
B. 心内注射异丙肾上腺素
C. 行胸外心脏按压建立循环
D. 给予氧气吸入，纠正缺氧
E. 注射洛贝林以兴奋呼吸

4. 胸外心脏按压的频率为
A. 60 次/分
B. 70 次/分
C. 80 次/分
D. 90 次/分
E. 100~120 次/分

5. 抢救过程中，该患者发生了心室颤动，护士采取的处理措施中正确的是
A. 同步电复律
B. 非同步电复律
C. 心内注射利多卡因
D. 立即肌内注射阿托品
E. 立即给予患者心脏按压

（6~7 题共用题干）

患者因细菌性肺炎注射青霉素后，主诉腹痛、关节肿痛，查体时发现体温 38.8℃，皮肤瘙痒，有抓痕，全身荨麻疹且淋巴结肿大。

6. 患者出现了何种情况
A. 皮肤过敏反应
B. 二重感染
C. 消化系统过敏反应

D. 血清病型反应
E. 呼吸道过敏反应
7. 此反应一般出现在用药后
A. 2~3 日
B. 3~8 日
C. 5~8 日
D. 7~14 日
E. 15~17 日
（8~9 题共用题干）
患者，男，16 岁。慢性阑尾炎住院治疗，按医嘱静脉滴注青霉素（青霉素过敏试验阴性），因参加期末考试离院 2 天，今上午回病室后继续接受青霉素治疗（批号同前）。
8. 该患者不需做青霉素过敏试验的理由主要是
A. 亲属对青霉素不过敏
B. 过去对青霉素不过敏
C. 对其他药物无过敏史
D. 对食物、花粉无过敏史
E. 72 小时内用过同批号青霉素
9. 对该患者首次滴注青霉素后观察时间不少于
A. 10 分钟
B. 50 分钟
C. 30 分钟
D. 40 分钟
E. 20 分钟

四、B 型题

（1~2 题共用备选答案）
A. 100U
B. 150U
C. 500U
D. 2500U
E. 5000U
1. 青霉素过敏试验液每毫升含（　）生理盐水溶液。
2. 破伤风抗毒素过敏试验液每毫升含（　）生理盐水溶液。
（3~4 题共用备选答案）
A. 2 日
B. 4 日
C. 3 日
D. 6 日
E. 7 日
3. 接受青霉素治疗者需要重做过敏试验，是指已停药
4. 再次使用时应重新做过敏试验是指使用破伤风抗毒素超过

参考答案及解析

【参考答案】

一、A1 型题

1. E　2. D　3. B　4. B　5. C　6. B　7. B　8. E

二、A2 型题

1. B　2. E　3. C　4. C　5. E　6. A　7. E　8. C　9. E

三、A3/A4 型题

1. D　2. B　3. C　4. E　5. B　6. D　7. D　8. E　9. E

四、B 型题

1. C　2. B　3. C　4. E

【解析】

扫码查看
相关内容

第六节　局部给药

一、A1 型题

1. 冠状动脉粥样硬化性心脏病（简称冠心病）患者舌下含化硝酸甘油时，最佳的体位是
A. 仰卧位
B. 俯卧位
C. 侧卧位
D. 半卧位
E. 端坐位
2. 患者阴道置入栓剂后，至少平卧 15 分钟的主要目的是
A. 利于观察

B. 保持舒适
C. 避免药物渗出阴道污染内裤
D. 利于药物扩散至整个阴道黏膜组织
E. 利于患者进行放松运动

二、A2 型题

1. 患者，男性，23 岁。不慎致皮肤外伤 10 日，自己处理不当导致皮损部位感染，局部有大量渗液，该患者局部用药适宜选择的药物制剂为
A. 溶液
B. 软膏
C. 粉剂
D. 糊剂
E. 搽剂
2. 患者，男性，46 岁。便秘，护士遵医嘱直肠插入甘油栓剂，软化粪便。操作错误的是
A. 患者取侧卧位，膝部弯曲，暴露肛门
B. 护士戴上手套或指套，以避免污染手指
C. 插入肛门，并用示指将栓剂沿直肠壁朝脐部方向进入 6~7cm
D. 操作后患者如有便意，即可如厕
E. 若栓剂滑脱出肛门外，应予重新插入
3. 患者，女性，65 岁。老年性白内障术后 3 日，为预防感染，需要滴眼药。护士在操作时，眼药的滴入部位应该是
A. 眼上部结膜囊
B. 眼下部结膜囊
C. 眼角膜
D. 上眼睑
E. 下眼睑
4. 患者，女，44 岁。患阴道炎，护士遵医嘱进行阴道栓剂插入治疗。应将栓剂送入
A. 阴道上方
B. 阴道穹隆
C. 阴道宫颈
D. 阴道内口
E. 阴道下方

三、B 型题

（1~3 题共用备选答案）
A. 清洁、抗炎作用
B. 润肤、软化痂皮、保护作用
C. 保护、收敛作用
D. 抗炎、润肤、止痒作用
E. 抗炎、止痒、杀菌作用
1. 溶液具有
2. 软膏具有
3. 搽剂具有

参考答案及解析

【参考答案】

一、A1 型题

1. D　2. D

二、A2 型题

1. A　2. D　3. B　4. B

三、B 型题

1. A　2. B　3. E

【解析】

扫码查看
相关内容

第十四章　静脉输液与输血

第一节　静 脉 输 液

一、A1 型题

1. 具有降低血液黏稠度，改善微循环作用的药物是
   A. 低分子右旋糖酐
   B. 10%葡萄糖
   C. 白蛋白
   D. 水解蛋白
   E. 中分子右旋糖酐
2. 静脉输液发生肺水肿，应立即停止输液，其后给予的最简便措施是
   A. 呼吸机加压给氧
   B. 及时与医生联系
   C. 四肢轮流用止血带结扎
   D. 使患者取端坐位双下肢下垂
   E. 静脉缓慢推注强心剂
3. 下列不属于输液反应的是
   A. 静脉炎
   B. 循环负荷过重反应
   C. 溶血反应
   D. 发热反应
   E. 空气栓塞
4. 使用时需要观察尿量的药物是
   A. 硫酸镁注射液
   B. 毛花苷 C
   C. 20%甘露醇
   D. 50%葡萄糖
   E. 5%碳酸氢钠
5. 用于改善微循环的胶体溶液是
   A. 中分子右旋糖酐
   B. 羧甲淀粉
   C. 5%葡萄糖盐水
   D. 低分子右旋糖酐
   E. 浓缩白蛋白注射液
6. 颈外静脉穿刺时其正确的进针角度是持穿刺针与皮肤成
   A. 45°进针，入皮后成 25°穿刺
   B. 25°进针，入皮后成 45°穿刺
   C. 60°进针，入皮后成 15°进针
   D. 15°进针，入皮后成 60°进针
   E. 30°进针，入皮后成 36°进针
7. 中分子右旋糖酐的主要作用是
   A. 提高血浆胶体渗透压
   B. 补充蛋白质，改善循环
   C. 供给热能，保持酸碱平衡
   D. 补充营养和水分，减轻水肿
   E. 降低血液黏稠度，改善微循环
8. 急性肺水肿的主要预防措施是
   A. 用强心药物
   B. 取端坐位
   C. 吸氧
   D. 严格控制滴数及输液量
   E. 四肢输液用止血带结扎
9. 输液引起肺水肿的典型症状是
   A. 发绀、胸闷
   B. 胸痛、咳嗽
   C. 心悸、烦躁不安
   D. 呼吸困难、咳粉红色泡沫样痰
   E. 面色苍白、血压下降
10. 下列对昏迷患者采用静脉输液治疗的目的是
    A. 输入药物，治疗疾病
    B. 维持血压
    C. 改善微循环，增加循环血量
    D. 补充营养，供给机体能量
    E. 补充水分及电解质，纠正水、电解质紊乱
11. 静脉输液、输血时液体输入是利用
    A. 虹吸原理
    B. 负压原理
    C. 空吸原理
    D. 正压原理
    E. 液体静压原理
12. 静脉输液发生空气栓塞时，造成患者死亡的原因是空气阻塞了
    A. 肺动脉入口
    B. 肺静脉入口
    C. 主动脉入口
    D. 上腔静脉入口
    E. 下腔静脉入口
13. 下列选项中，主要用于供给机体水分和电解质的

晶体溶液是
A. 5%葡萄糖
B. 0.9%氯化钠
C. 5%碳酸氢钠
D. 20%甘露醇
E. 25%山梨醇
14. 头皮静脉特征不包括
A. 色微蓝
B. 薄、易压瘪
C. 注药阻力小
D. 不易滑动
E. 离心方向血流
15. 使用静脉留置针的优点不包括
A. 避免反复穿刺损伤血管
B. 减少护士的工作量
C. 减少患者经济负担
D. 减轻患者痛苦
E. 便于及时给药和紧急抢救
16. 下列选项不属于输液反应中发热反应原因的是
A. 机体自身反应
B. 输液器被污染
C. 药物制品不纯
D. 输液瓶灭菌不完善
E. 输液时未执行无菌操作
17. 静脉输液过程中发生空气栓塞时应立即让患者采取的卧位是
A. 右侧卧位
B. 左侧卧位
C. 膝胸卧位
D. 左侧头低足高位
E. 右侧头低足高位
18. 患者计划输液 2880ml，24 小时匀速输入，所用输液器滴系数为 15，滴速为
A. 50 滴/分
B. 40 滴/分
C. 10 滴/分
D. 30 滴/分
E. 20 滴/分
19. 严禁用于静脉注射的药物是
A. 50%葡萄糖
B. 10%葡萄糖酸钙
C. 10%氯化钙
D. 10%氯化钾
E. 5%碳酸氢钠
20. 治疗急性肺水肿不恰当的措施是
A. 取端坐位，双腿下垂
B. 口服地高辛
C. 高流量吸氧
D. 静脉滴注氨茶碱
E. 皮下注射吗啡
21. 低分子右旋糖酐的主要作用为
A. 扩充血容量
B. 降低血液黏稠度，改善微循环
C. 补充营养和水分
D. 补充蛋白质
E. 保持酸碱平衡
22. 小儿头皮静脉穿刺如果误入动脉，局部可表现为
A. 无大变化
B. 充血、发绀
C. 条索状红线
D. 苍白、水肿
E. 呈树枝分布状苍白
23. 急性肺水肿最突出的表现是
A. 少量咯血
B. 咳大量脓痰
C. 咳大量白色泡浓痰
D. 咳大量粉红色泡沫痰
E. 大量咯血
24. 下列溶液中，属于晶体溶液的是
A. 右旋糖酐溶液
B. 水解蛋白注射液
C. 浓缩白蛋白溶液
D. 11.2%乳酸钠溶液
E. 低分子羟乙基淀粉

二、A2 型题

1. 患者，男性，72 岁。因胃癌晚期，不能进食，需要经静脉供给高营养以维持生命，采用颈外静脉穿刺法输液。其穿刺部位为下颌角与锁骨上缘中点连线的
A. 上 1/3 处
B. 中 1/3 处
C. 下 1/3 处
D. 上 2/5 处
E. 下 2/5 处
2. 患者，男性，41 岁。因腹泻收入院。输液总量为 2500ml，滴速为 50 滴/分，所用输液器滴系数为 15，约需要的时间为
A. 5 小时
B. 10 小时
C. 13 小时
D. 16 小时

E. 18 小时

3. 护士小刘在给患者输液时，发现茂菲滴管内液面自行下降，其原因为
A. 压力过大
B. 室温低
C. 输液速度过快
D. 滴管漏气或有裂纹
E. 患者肢体位置不当

4. 患者，男性，34 岁。因呕血、黑便来院就诊。查体：神志清楚，面色苍白；血压 84/50mmHg。考虑血容量不足，需要补充液体，应输入的溶液是
A. 5%碳酸氢钠
B. 氨基酸
C. 20%甘露醇
D. 中分子右旋糖酐
E. 浓缩白蛋白

三、A3/A4 型题

（1~2 题共用题干）

患者，女性，66 岁。因肺炎住院，既往有慢性肺源性心脏病病史，输液过程中突然出现呼吸困难、气促、咳嗽、咳出粉红色泡沫样痰。

1. 患者发生的情况是
A. 急性肺水肿
B. 右心衰竭
C. 肺气肿
D. 支气管哮喘
E. 肺不张

2. 下列急救措施正确的是
A. 继续输液
B. 给予强心药
C. 给予血管收缩药
D. 10%乙醇湿化吸氧
E. 采取左侧卧位和头低足高位

（3~4 题共用题干）

患者，男性，72 岁。胃癌晚期，给予脂肪乳、氨基酸等输入。1 周后注射部位沿静脉走向出现条索状红线，局部组织肿胀、发红，患者诉有疼痛感。

3. 出现此情况最可能的原因是
A. 输液速度过快
B. 输液量过大
C. 溶液含有致热物质
D. 长期输入高浓度溶液
E. 输液速度过慢

4. 为该患者输注脂肪乳和氨基酸的目的是
A. 纠正水和电解质失衡
B. 补充营养，供给热能
C. 输入药物
D. 增加血容量
E. 利尿

（5~7 题共用题干）

患者，女性，25 岁。因尿路感染行抗感染治疗，皮肤试验结果（-），溶液输入 15 分钟，量约 80ml 时，患者突然出现全身发冷、寒战，测体温为 38.7℃，脉搏为 92 次/分。

5. 此时该患者可能发生的输液反应为
A. 急性肺水肿
B. 过敏反应
C. 发热反应
D. 静脉炎
E. 空气栓塞

6. 上述反应产生的主要原因可能是
A. 患者是过敏体质
B. 输液速度过快
C. 溶液中含有致热物质
D. 溶液中含有对患者致敏的物质
E. 溶液温度过低

7. 下列选项中，处理措施错误的是
A. 加快输液
B. 即刻通知医生
C. 给患者保暖
D. 物理降温
E. 保留余液及输液器送检

（8~12 题共用题干）

患者，女性，68 岁。因糖尿病酮症酸中毒而收入院。遵医嘱给予降糖、补液、抗感染治疗，输液总量为2500ml。输液过程中患者突然出现胸闷、呼吸困难、咳嗽，咳粉红色泡沫样痰，心率快而不规整。

8. 该患者可能发生了
A. 发热反应
B. 过敏反应
C. 哮喘反应
D. 空气栓塞
E. 急性肺水肿

9. 以下措施错误的是
A. 立即停止输液并迅速通知医生
B. 取端坐卧位
C. 用止血带四肢轮流结扎，以减少静脉血流
D. 持续低流量吸氧
E. 用 20%~30%乙醇溶液湿化吸氧

10. 湿化液中加入乙醇溶液的目的是
A. 提高肺泡内泡沫的表面张力

B. 提高肺泡内压力
C. 改善肺泡毛细血管的活性
D. 降低肺泡毛细血管的通透性
E. 降低肺泡内泡沫的表面张力

11. 发生该反应的原因是
A. 患者机体是过敏体质
B. 输入致敏物质
C. 输入空气
D. 输入速度过快、液量过多
E. 未严格执行无菌操作

12. 药物治疗时不应选用的是
A. 利尿药
B. 强心药
C. 镇静药
D. 缩血管药
E. 平喘药

（13~14 题共用题干）

患者，女性，20 岁。不慎误伤左手示指，入院检查：体温 38℃，伤口周围红肿，医生清创后开医嘱：10%葡萄糖 250ml 加青霉素 320 万 U 静脉滴注，上午 10：00 开始滴注，每分钟 60 滴。

13. 输液器滴系数为 15，该患者输液完毕的时间大约是
A. 上午 12：05
B. 上午 10：50
C. 上午 11：04
D. 上午 10：30
E. 上午 11：30

14. 给该患者输液用药的目的是
A. 利尿消肿
B. 纠正水和电解质紊乱
C. 输入药物达到治疗作用
D. 补充营养，供给热量
E. 增加血容量，维持血压

参考答案及解析

【参考答案】

一、A1 型题

1. A　2. D　3. C　4. C　5. D　6. A　7. A　8. D　9. D　10. D　11. E　12. A　13. B　14. E　15. C　16. A　17. D　18. D　19. D　20. B　21. B　22. E　23. D　24. D

二、A2 型题

1. A　2. C　3. D　4. D

三、A3/A4 型题

1. A　2. B　3. D　4. B　5. C　6. C　7. A　8. E　9. D　10. E　11. D　12. D　13. C　14. C

【解析】

扫码查看
相关内容

第二节　静 脉 输 血

一、A1 型题

1. 下列预防溶血反应的措施，不正确的是
A. 认真做好血型鉴定和交叉配血试验
B. 严格执行血液保存规定
C. 输血前肌内注射异丙嗪
D. 严格执行查对制度
E. 血液不能加温、震荡

2. 在血管内溶血反应中，出现黄疸、血红蛋白尿的原因是
A. 血管痉挛
B. 红细胞凝集
C. 红细胞溶解
D. 血小板释放
E. 血红蛋白遇酸结晶

3. 直接输新鲜血 100ml 需要加入 3.8%枸橼酸钠溶液的量是
A. 5ml
B. 10ml
C. 15ml
D. 20ml
E. 25ml

4. 大量输注库存血后要防止发生
A. 碱中毒和低钾血症
B. 碱中毒和高钾血症

C. 酸中毒和低钾血症
D. 酸中毒和高钾血症
E. 低钾血症和低钠血症

5. 溶血反应发生时，护士首先应
A. 通知医生
B. 立即停止输血
C. 测量血压及尿量
D. 皮下注射肾上腺素
E. 静脉滴注 4%碳酸氢钠

6. 输血引起枸橼酸钠中毒反应的表现是
A. 寒战、发热、恶心、呕吐
B. 四肢麻木、腰背剧痛、胸闷
C. 手足抽搐、心率缓慢、出血倾向
D. 呼吸困难、咳粉红色泡沫样痰
E. 血管神经性水肿伴呼吸困难

7. 一氧化碳中毒患者需要输注的血液制品是
A. 浓缩红细胞
B. 洗涤红细胞
C. 白细胞浓缩悬液
D. 血小板浓缩悬液
E. 血浆

8. 库存血在 2~6℃的环境内可保存
A. 24 小时
B. 36 小时
C. 48 小时
D. 1 周
E. 2 周

二、A2 型题

1. 患者，女性，19 岁。诊断为再生障碍性贫血。因全血细胞减少，医嘱：新鲜全血 200ml 静脉滴注。护士注意到患者输血达 100ml 左右时，发生寒战，继而诉头痛、恶心，测体温 39.5℃。此时护士宜立即采取的处理是
A. 静脉注射 10%氯化钙 10ml
B. 暂停输血，静脉滴注生理盐水
C. 静脉注射氢化可的松
D. 乙醇拭浴降温
E. 20℃生理盐水灌肠降温

2. 患者，女性，67 岁。在输入大量的库存血后，皮肤黏膜出现瘀斑，穿刺部位大块瘀血，伤口渗血。其原因最可能是
A. 穿刺时穿透血管
B. 过敏反应
C. 溶血反应
D. 肺水肿
E. 缺乏血小板、凝血因子

3. 患者，男性，44 岁。因食入烙饼，食管静脉破裂出血约1000ml。输入大量库存血后，出现心率缓慢，手足搐搦，血压下降、伤口渗血，出现以上症状的有关因素是
A. 血钾升高
B. 血钾降低
C. 血钙升高
D. 血钙降低
E. 血钠降低

4. 患者，男性，26 岁。因患白血病住院治疗，为增加其机体抵抗力，可给予输入的血液制品是
A. 洗涤红细胞
B. 白细胞浓缩悬液
C. 血小板浓缩悬液
D. 库存血
E. 新鲜血

5. 患者，女性，56 岁。因肝硬化上消化道出血给予输血治疗，输血量为1000ml。血液将输完时，患者出现神志淡漠、手足抽搐、心率缓慢、心律不齐、呼吸深快、颜面色潮红，此时患者可能发生了
A. 高钾血症和低钙血症
B. 高钠血症和低钙血症
C. 低钾血症和高钙血症
D. 低钠血症和高钾血症
E. 低氯血症和高钾血症

三、A3/A4 型题

（1~3 题共用题干）

患者，男性。输血过程中出现头胀、四肢麻木、腰背剧痛、呼吸急促、血压下降、黄疸等症状。

1. 该患者因输血发生了
A. 发热反应
B. 过敏反应
C. 溶血反应
D. 急性肺水肿
E. 枸橼酸钠中毒反应

2. 患者尿液中可含有
A. 红细胞
B. 淋巴液
C. 大量白细胞
D. 胆红素
E. 血红蛋白

3. 护士可给患者应用热水袋，放置于
A. 足底

B. 腹部
C. 腰部
D. 背部
E. 腋窝处

（4~5题共用题干）

患者，女性。因贫血住院，在输血后1小时出现面部及胸前皮肤瘙痒，眼睑、口唇水肿，胸前皮肤散在荨麻疹，继而发生呼吸困难，听诊双肺布满哮鸣音。

4. 该患者可能发生了
A. 空气栓塞
B. 溶血反应
C. 发热反应
D. 过敏反应
E. 枸橼酸钠中毒反应

5. 预防此类反应的发生，要求献血员在采血前4小时内禁食
A. 高糖和高纤维食物
B. 高蛋白和高脂肪食物
C. 高维生素、高蛋白食物
D. 高维生素、高脂肪食物
E. 高蛋白和高维生素食物

（6~9题共用题干）

患者，男，62岁。肝硬化晚期，多次出现呕血和柏油样便。今私自吃碎骨肉时突然出现大量呕血，患者面色苍白，四肢厥冷，血压60/40mmHg，脉搏细速。

6. 护士应立即给患者采取的体位是
A. 半坐卧位
B. 平卧位
C. 中凹卧位
D. 仰卧屈膝位
E. 俯卧位

7. 据医嘱紧急输血，取回的库存血在室温中放置的时间最长不超过
A. 30分钟
B. 15分钟
C. 20分钟
D. 25分钟
E. 10分钟

8. 若输血400ml，两袋血之间需输入的液体是
A. 10%葡萄糖溶液
B. 5%葡萄糖溶液
C. 0.9%氯化钠溶液
D. 复方氯化钠溶液
E. 5%葡萄糖氯化钠溶液

9. 若继续输血，患者出现手足抽搐、心率减慢、血压下降，应考虑出现了
A. 枸橼酸钠中毒反应
B. 癫痫发作
C. 溶血反应
D. 过敏反应
E. 循环负荷过重

四、B型题

（1~2题共用备选答案）
A. 复方氯化钠溶液
B. 5%碳酸氢钠溶液
C. 0.9%氯化钠溶液
D. 11.2%乳酸钠溶液
E. 10%葡萄糖酸钙溶液

1. 在输血前后，为防止不良反应发生，应静脉输入的溶液是
2. 为预防枸橼酸钠中毒反应发生，每输入1000ml库存血，应按医嘱静脉注射的液体是

（3~5题共用备选答案）
A. 库存血
B. 浓集红细胞
C. 新鲜血浆
D. 红细胞悬液
E. 洗涤红细胞

3. 凝血因子缺乏者宜选用
4. 免疫性溶血性贫血患者宜选用
5. 战地急救及中小手术者宜选用

（6~7题共用备选答案）
A. 发热反应
B. 溶血反应
C. 心脏负荷过重
D. 空气栓塞
E. 过敏反应

6. 输血中最常见的反应是
7. 输血中最严重的反应是

参考答案及解析

【参考答案】

一、A1 型题

1. C　2. C　3. B　4. D　5. B　6. C　7. A　8. E

二、A2 型题

1. B　2. E　3. D　4. E　5. A

三、A3/A4 型题

1. C　2. E　3. C　4. D　5. B　6. C　7. C　8. C　9. A

四、B 型题

1. C　2. E　3. C　4. E　5. D　6. A　7. B

【解析】

扫码查看
相关内容

第十五章　冷、热疗法

第一节　概　　述

A1 型题

1. 关于冷疗影响因素的叙述，不正确的是
   A. 在相同温度下，湿冷的效果优于干冷
   B. 用冷时间越长，效果越好
   C. 用冷面积越大，效果越强
   D. 皮肤较薄的区域对冷的敏感性强
   E. 老年人较年轻人对冷刺激反应迟钝
2. 冷、热疗法如须反复使用，为了防止继发效应，中间应间隔
   A. 10 分钟
   B. 30 分钟
   C. 40 分钟
   D. 1 小时
   E. 5 小时
3. 关于冷、热疗法的效应，叙述正确的是
   A. 老年人对冷、热刺激的敏感性增强
   B. 环境温度高于身体温度时，用热疗热效应会降低
   C. 血液循环良好的部位，可增强冷、热疗法应用的效果
   D. 冷疗面积越大，患者的耐受性越好
   E. 冷疗和热疗可以持续应用，但不应超过 6 小时

参考答案及解析

【参考答案】

A1 型题

1. B　2. D　3. C

【解析】

扫码查看
相关内容

第二节　热疗法的应用

一、A1 型题

1. 婴幼儿使用热水袋的水温应低于
   A. 45℃
   B. 50℃
   C. 55℃
   D. 60℃
   E. 65℃
2. 面部危险三角区感染时禁用热疗的主要原因是
   A. 热疗法可促进血液循环，加重皮下出血、肿胀和疼痛
   B. 热疗法可导致细菌入血，使炎症扩散，造成颅内感染
   C. 受伤范围小，热疗不方便、效果差
   D. 局部皮肤敏感性差，容易烫伤
   E. 缓解疼痛后，会掩盖病情，延误诊断和治疗
3. 昏迷成人使用热水袋的水温应在
   A. 50℃以下
   B. 60~70℃
   C. 70~80℃
   D. 80~90℃
   E. 110℃以下
4. 可以使用 60~70℃水温的热水袋的患者是
   A. 昏迷患者
   B. 瘫痪患者
   C. 老年患者
   D. 婴幼儿患者
   E. 神志清醒的青年人

5. 以下有关热疗法应用目的的说法，正确的是
   A. 促进浅表炎症消退及局限
   B. 抑制炎症的扩散
   C. 减轻局部充血或出血
   D. 传导发散体内的热量
   E. 提高痛觉神经的兴奋性
6. 下列选项中，适合应用热疗法的患者是
   A. 中耳炎
   B. 孕妇
   C. 皮肤湿疹
   D. 关节强直所致疼痛
   E. 心、肝、肾功能不全
7. 下列可以使用热疗法的情况是
   A. 腰肌劳损
   B. 胃出血
   C. 结膜炎
   D. 踝关节扭伤早期
   E. 未确诊的急性腹痛
8. 在有创面的部位做热湿敷应特别注意
   A. 严格执行无菌操作
   B. 受敷部位涂凡士林
   C. 受敷部位下垫橡胶单和治疗单
   D. 保持水温为 50~60℃
   E. 防止烫伤

二、A2 型题

1. 患者，女性，19 岁。爬山时左踝部扭伤，导致局部肿胀、疼痛，立即来医院就诊。正确的处理措施是
   A. 按摩患处
   B. 热湿敷
   C. 局部用冰块冷敷
   D. 局部用热水袋热敷
   E. 用红外线烤灯照射
2. 患者，女性，23 岁。急性胃肠炎，腹痛、怕冷，可以在患者腹部
   A. 放置热水袋
   B. 温热敷
   C. 红外线照射
   D. 湿冷敷
   E. 乙醇按摩
3. 患者，男性，41 岁。痔疮手术后，遵医嘱行热水坐浴。以下操作不当的是
   A. 备无菌坐浴盆
   B. 坐浴前排空膀胱
   C. 水温调至 50~70℃
   D. 坐浴时间 15~20 分钟
   E. 坐浴后按无菌原则更换敷料
4. 患者，男性，41 岁。左前臂Ⅱ度烧伤 5 日，局部创面湿润、疼痛，可在局部进行的处理是
   A. 烤灯照射，每次 20~30 分钟
   B. 热湿敷，水温 45~60℃
   C. 冷湿敷，促进炎症吸收
   D. 放置热水袋，水温 60~75℃
   E. 放置冰袋，减轻疼痛
5. 患者因膝关节疼痛在门诊行烤灯照射治疗，其灯距和照射时间分别为
   A. 25~45cm；10~20 分钟
   B. 30~50cm；20~30 分钟
   C. 40~60cm；30~40 分钟
   D. 50~70cm；40~50 分钟
   E. 65~85cm；50~60 分钟
6. 患者，男性，35 岁。因腹痛难忍、面色苍白、出冷汗来院就诊，未确诊时，护士不应采取的措施为
   A. 询问病史
   B. 测量生命体征
   C. 备好急救药品
   D. 与医生联系
   E. 给予腹部热敷
7. 患者，女性，33 岁，肌内注射黄体酮 20 日，为防止长期注射产生硬结，正确的热湿敷护理措施为
   A. 水温 50~60℃，3~5 分钟更换敷布 1 次，持续 15~20 分钟
   B. 水温 40~50℃，6~8 分钟更换敷布 1 次，持续 15~20 分钟
   C. 水温 40~50℃，3~5 分钟更换敷布 1 次，持续 15~20 分钟
   D. 水温 50~60℃，6~8 分钟更换敷布 1 次，持续 20~30 分钟
   E. 水温 40~50℃，3~5 分钟更换敷布 1 次，持续 20~30 分钟
8. 患者，女性，27 岁。分娩时行会阴部侧切，现切口周围出现红、肿、热、痛。遵医嘱给予红外线灯局部照射。照射过程中，发现患者局部皮肤出现紫红色。此时应采取的措施是
   A. 立即停用，局部涂凡士林
   B. 调高灯距
   C. 换用低功率灯头
   D. 局部盐水纱布覆盖
   E. 立即温水湿敷

三、A3/A4 型题

（1~4 题共用题干）

患者，女性，28 岁。因分娩需要，进行会阴部侧切，现切口局部出现红、肿、热、痛，给予红外线灯局部照射。

1. 采用红外线灯进行局部照射时，照射时间控制在
   A. 10 分钟以内
   B. 10~20 分钟
   C. 20~30 分钟
   D. 30~40 分钟
   E. 40~50 分钟
2. 在照射过程中，发现局部皮肤出现紫红色，应采取的措施是
   A. 换用低功率灯头
   B. 抬高照射距离
   C. 改用热湿敷
   D. 立即停用，局部涂凡士林
   E. 局部用纱布覆盖
3. 照射完，需要嘱患者休息 15 分钟后再离开治疗室，目的是
   A. 观察疗效
   B. 预防感冒
   C. 防止晕倒
   D. 减轻疼痛
   E. 促进炎症局限
4. 患者进一步查体：体温 38.8℃，脉搏 108 次/分，呼吸 23 次/分。可采取的最佳物理降温方式是
   A. 冰袋冷敷
   B. 冰帽头部冷敷
   C. 乙醇拭浴
   D. 温水拭浴
   E. 局部冷湿敷

（5~6 题共用题干）

患者，男性，33 岁。左踝部关节扭伤 3 日，左足擦伤，行温水浸泡。

5. 该患者进行温水浸泡时，不妥的是
   A. 浸泡盆可反复使用
   B. 水温保持在 43~46℃
   C. 调节室温
   D. 暴露患处，取坐姿
   E. 用无菌纱布清洁创面
6. 患者浸泡部位有伤口，护士在操作过程中，应尤其注意的是
   A. 伤口处敷以鱼石脂软膏
   B. 屏风遮挡患者
   C. 关闭门窗，注意保暖
   D. 保持床单位清洁
   E. 运用无菌操作技术

四、B 型题

（1~2 题共用备选答案）

A. 头部
B. 腹部
C. 踝部
D. 臀部
E. 口鼻处

1. 禁忌热敷的部位是
2. 禁忌冷敷的部位是

（3~4 题共用备选答案）

A. 30~40℃
B. 40~45℃
C. 45~50℃
D. 50~60℃
E. 60~70℃

3. 热湿敷的水温是
4. 热水坐浴的水温是

参考答案及解析

【参考答案】

一、A1 型题

1. B　2. B　3~5. A、E、A　6. D　7. A　8. A

二、A2 型题

1. C　2. A　3. C　4~5. A、B　6. E　7. A　8. A

三、A3/A4 型题

1. C　2. D　3. B　4. A　5~6. A、E

四、B 型题

1. E　2. B　3. D　4. B

【解析】

扫码查看
相关内容

第三节 冷疗法的应用

一、A1 型题

1. 使用冰帽物理降温，肛温不得低于
A. 37℃
B. 36℃
C. 35℃
D. 33℃
E. 30℃
2. 属于冷疗法禁忌证的是
A. 牙痛
B. 鼻出血
C. 全身微循环障碍
D. 扁桃体摘除术后
E. 软组织扭伤初期
3. 高热患者行乙醇拭浴时，其散热方式是
A. 辐射
B. 对流
C. 蒸发
D. 传导
E. 接触
4. 乙醇拭浴时，禁忌擦拭的部位有
A. 头部、四肢
B. 手掌、肘窝
C. 腋窝、腹股沟
D. 心前区、腹部
E. 腰背部
5. 用冰槽降温时，为保护角膜，患者双眼应覆盖
A. 干纱布
B. 红霉素纱布
C. 液状石蜡纱布
D. 凡士林纱布
E. 氯霉素眼药水纱布
6. 应用冷疗法的目的主要是
A. 降低神经末梢敏感性
B. 减轻深部组织的充血
C. 增加毛细血管通透性
D. 使毛细血管扩张
E. 加速血液循环
7. 下列选项中，禁用于冷疗法的患者是
A. 鼻出血
B. 炎症早期
C. 高热
D. 休克
E. 牙痛
8. 为炎症早期患者应用冷疗法的目的是使毛细血管收缩、血流减慢从而
A. 使体内的热量通过传导向体外发散
B. 促进炎症分泌物的吸收和炎症消散
C. 降低细胞新陈代谢和微生物的活力
D. 增强细胞新陈代谢和白细胞吞噬力
E. 通过传导和蒸发双重作用降低体温
9. 乙醇拭浴时所用乙醇的浓度为
A. 25%～35%
B. 40%～45%
C. 35%～40%
D. 45%～55%
E. 55%～65%

二、A2 型题

1. 患者，女性，26 岁。下楼梯时右踝关节不慎扭伤，24 小时之内的正确处理的是
A. 热敷
B. 冷敷
C. 先热敷 30 分钟，再冷敷 30 分钟
D. 先冷敷 12 小时，再热敷 12 小时
E. 热敷和冷敷交替进行
2. 患者，女性，20 岁。踝关节扭伤 12 小时，经检查局部肿胀、疼痛明显，需要进行冷敷。其目的是
A. 减轻深部组织充血
B. 使炎症局限
C. 减轻局部出血、疼痛
D. 使局部血管扩张
E. 促进末梢循环
3. 患者，女性，25 岁。行扁桃体摘除术，术后应用冷疗法的目的是
A. 控制炎症扩散
B. 降低体温
C. 减轻局部充血或出血
D. 减轻疼痛
E. 促进血液循环利于创面愈合
4. 患者，女性，26 岁。下楼梯时右踝关节不慎扭伤。24 小时之后的正确处理是
A. 热敷
B. 冷敷

C. 先热敷 30 分钟，再冷敷 30 分钟
D. 先冷敷 12 小时，再热敷 12 小时
E. 热敷和冷敷交替进行

5. 患者，女性，32 岁。因淋雨后发热 40.1℃，护士给予冰袋降温。可取下冰袋的体温为
A. 37℃以下
B. 38.5℃以下
C. 39℃以下
D. 38℃以下
E. 37.5℃以下

6. 患者，男，60 岁。高热 39~39.5℃，持续 2 天，咳嗽，无痰，白细胞计数 4×10^9/L，给患者头枕冰袋降温。这种散热方式是
A. 流通
B. 传导
C. 蒸发
D. 对流
E. 辐射

三、A3/A4 型题

（1~2 题共用题干）

患者，男性，18 岁。因急性肺炎入院。患者神志清楚，咳嗽、咳痰，体温 39.5℃。医嘱：乙醇拭浴。

1. 乙醇拭浴时，冰袋不宜放置在患者的
A. 头部
B. 腋下
C. 腹股沟
D. 手心
E. 足底

2. 因患者咳嗽加剧，痰液黏稠，遵医嘱超声雾化吸入，首选药物是
A. 庆大霉素
B. α-糜蛋白酶
C. 氨茶碱
D. 沙丁胺醇
E. 地塞米松

（3~5 题共用题干）

患者，男性，62 岁。因发热收入院。患者神志清，精神不振，体温 39.2℃，护士小王给患者行温水拭浴。

3. 为该患者温水拭浴的温度是
A. 35℃
B. 30~35℃
C. 32~34℃
D. 32~36℃
E. 35~36℃

4. 温水拭浴时应将热水袋放置在
A. 腰部
B. 膝部
C. 头部
D. 腹部
E. 足底

5. 温水拭浴后 30 分钟测体温，取下头部冰袋时体温应低于
A. 37℃
B. 38.5℃
C. 39℃
D. 39.5℃
E. 40℃

（6~9 题共用题干）

患者，男性，58 岁。因不慎扭伤右踝部 1 小时入院。患者自述疼痛，查体见受伤部位肿胀，X 线片未见骨折征象，嘱患者制动并抬高，局部冷敷。

6. 该患者使用冷疗法的主要目的是
A. 降低体温
B. 减轻疼痛
C. 减轻局部伤口出血
D. 控制炎症扩散
E. 促进血液循环

7. 冷疗法的生理效应不包括下列选项中的
A. 血液黏稠度降低
B. 血液流动减慢
C. 血管收缩
D. 细胞代谢减少
E. 神经传导速度减慢

8. 用冷疗法可使血管收缩，但持续用冷疗法后则血管扩张，为了防止此情况的发生，使用冷疗法时的时间为
A. 20~35 分钟
B. 30~60 分钟
C. 60~90 分钟
D. 90~120 分钟
E. 120 分钟以上

9. 如继续应用冷疗法，中间应间隔的时间为
A. 40 分钟
B. 60 分钟
C. 90 分钟
D. 120 分钟
E. 180 分钟

（10~11 题共用题干）

患者，男，25 岁。登山时右踝部扭伤，导致局

部肿胀、疼痛，遂来医院就诊。

10. 处理措施正确的是
 A. 局部用冰块冷敷
 B. 冷热敷交替使用
 C. 按摩患处
 D. 热湿敷
 E. 局部用热水袋热敷

11. 采取以上措施止痛的原因是
 A. 改善血液循环
 B. 增大淋巴细胞的能动性
 C. 使血管收缩，解除压迫而减少充血
 D. 降低痛觉神经兴奋性
 E. 使肌肉松弛，增强结缔组织伸展性

四、B 型题

（1~2 题共用备选答案）
 A. 30℃
 B. 33℃
 C. 36℃
 D. 39℃
 E. 42℃

1. 取下头部冰袋的条件是全身用冷后 30 分钟，所测体温应低于
2. 使用冰槽物理降温，肛温不得低于

参考答案及解析

【参考答案】

一、A1 型题

1. E 2. C 3. C 4. D 5. D 6. A 7. D 8. C 9. A

二、A2 型题

1. B 2. C 3. C 4. A 5. C 6. B

三、A3/A4 型题

1. E 2. B 3. C 4. E 5. C 6. B 7. A 8. B 9. B 10. A 11. D

四、B 型题

1. D 2. A

【解析】

扫码查看
相关内容

第十六章　病情观察

第一节　概　述

A1 型题

1. 护士对患者进行病情观察的最佳途径是
   A. 进行交换班时
   B. 通过阅读病历
   C. 与患者日常接触中
   D. 加强医护间的联系
   E. 经常查看护理记录
2. 培养护理人员的观察能力，要做到“五勤”，下列选项不包括
   A. 勤巡视
   B. 勤观察
   C. 勤询问
   D. 勤思考
   E. 勤指导
3. 病情观察的方法中最基本的检查方法是
   A. 视诊
   B. 触诊
   C. 叩诊
   D. 听诊
   E. 嗅诊

参考答案及解析

【参考答案】

A1 型题

1. C　2. E　3. A

【解析】

扫码查看
相关内容

第二节　病情观察的内容

一、A1 型题

1. 昏迷或极度衰竭的患者应采取的体位是
   A. 强迫体位
   B. 自主体位
   C. 被动体位
   D. 被迫体位
   E. 自由体位
2. 深昏迷患者不能将痰液咳出的主要原因是
   A. 咳嗽反射迟钝
   B. 咳嗽反射消失
   C. 吞咽反射消失
   D. 痰液较稀薄
   E. 咳嗽较无力
3. 下列属于格拉斯哥昏迷评分（GSC）项目的是
   A. 呼吸强弱
   B. 语言反应
   C. 血压情况
   D. 体温情况
   E. 皮肤反应
4. 鉴别深、浅昏迷最可靠的指征是
   A. 瞳孔对光反射
   B. 生命体征
   C. 肌张力
   D. 对疼痛的反应
   E. 神志
5. 双侧瞳孔散大见于
   A. 脑疝早期
   B. 氯丙嗪中毒
   C. 脑出血

D. 阿托品中毒
E. 吗啡中毒

6. 下列意识障碍中，属最轻度的是
A. 烦躁
B. 昏睡
C. 嗜睡
D. 浅昏迷
E. 意识模糊

7. 瞳孔散大的标准是瞳孔直径
A. ≤2mm
B. 2~3mm
C. 3~4mm
D. 4~5mm
E. >5mm

8. 瞳孔呈椭圆形并伴散大，常见于
A. 虹膜粘连
B. 颅内压增高
C. 阿托品中毒
D. 青光眼
E. 吗啡中毒

9. 小脑疾病步态呈
A. 蹒跚步态
B. 慌张步态
C. 跨阈步态
D. 酒醉步态
E. 共济失调步态

10. 针尖样瞳孔是指瞳孔直径小于
A. 1mm
B. 2mm
C. 2. 5mm
D. 3mm
E. 4mm

11. 下列选项中，急性病容最常见的疾病是
A. 严重休克
B. 急性腹膜炎
C. 恶性肿瘤
D. 结核
E. 肺炎链球菌肺炎

12. 观察患者昏迷深浅度的最可靠指标是
A. 生命体征
B. 瞳孔反应
C. 对疼痛刺激的反应
D. 肌张力
E. 皮肤的温度

二、A2 型题

1. 患者，男性，36 岁。因脑外伤急诊入院已 3 日，呈睡眠状态，可以唤醒但随即入睡，可以回答问题但有时不正确。该患者的意识状态是
A. 浅昏迷
B. 昏睡
C. 嗜睡
D. 意识模糊
E. 谵妄

2. 患者，女性，38 岁。患肺炎链球菌肺炎，体温持续在 39~40℃，持续数日或数周，24 小时波动范围不超过 2℃。该患者的热型属于
A. 间歇热
B. 稽留热
C. 回归热
D. 弛张热
E. 不规则热

3. 患者，女性，32 岁。因田间工作时突发昏迷急来院就诊。患者神志不清，双侧瞳孔缩小，呼吸有大蒜味。该患者最可能的诊断是
A. 阿托品中毒
B. 脑出血
C. 有机磷中毒
D. 脑疝
E. 脑肿瘤

4. 患者，男性，79 岁。肺癌晚期，医生查房时发现其处于持续睡眠状态，压迫眶上神经可将其唤醒，醒后答非所问。该患者的意识状态为
A. 嗜睡
B. 意识模糊
C. 昏睡
D. 昏迷
E. 谵妄

5. 患者，女性，34 岁。脑外伤 5 天，无自主运动，对声光刺激无反应，护士鉴别其深浅昏迷的方法正确的是
A. 观察眼球运动
B. 观察肌张力
C. 观察疼痛反应
D. 观察瞳孔对光反射
E. 观察生命体征的变化

三、A3/A4 型题

（1~2 题共用题干）

患者，男性，22 岁。近日感觉身体极度不适，

伴发热，遂入院治疗。入院当日体温最高时达39.8℃，最低时为37.6℃。

1. 此种发热的热型为
   A. 稽留热
   B. 弛张热
   C. 间歇热
   D. 回归热
   E. 不规则热
2. 护理该患者时，护士为其测量体温的间隔时间是
   A. 2小时
   B. 4小时
   C. 6小时
   D. 8小时
   E. 12小时

（3~4题共用题干）

患者，男性，67岁。因腹胀伴呕吐收入院。患者神志清楚，精神差，呕吐物为胃内容物，量约350ml，呕吐后腹胀减轻，呕吐物呈腐臭味。

3. 该患者最可能的诊断是
   A. 急性大出血
   B. 幽门梗阻
   C. 胆汁反流
   D. 急性胃肠炎
   E. 陈旧性出血
4. 下列选项中，该患者的护理措施不包括
   A. 观察呕吐量、颜色、气味，并做好记录
   B. 遵医嘱持续胃肠减压
   C. 做好口腔护理
   D. 观察患者腹胀有无减轻
   E. 为保证患者营养需求，可遵医嘱进食高热量、高蛋白的食物

（5~8题共用题干）

患者，女性，28岁。因截瘫长期卧床并发骶尾部Ⅲ期压疮，发热2日入院。患者体温在39℃以上，24小时温差在2℃，最低体温仍高于正常水平。压疮表面有脓性分泌物，周围皮肤红肿。

5. 该患者的热型属于
   A. 不规则热
   B. 弛张热
   C. 稽留热
   D. 间歇热
   E. 回归热
6. 该患者可能并发了
   A. 肺炎链球菌肺炎
   B. 癌性发热
   C. 伤寒
   D. 流行性感冒
   E. 败血症
7. 在观察患者病情时应测量体温，下列选项中正确的是
   A. 每日测量4次
   B. 每1小时测量1次
   C. 每4小时测量1次
   D. 每日测量2次
   E. 每日测量1次
8. 护士指导患者每日饮水量应为
   A. 1500ml
   B. 2300ml
   C. 2800ml
   D. 3000ml
   E. 5000ml

（9~12题共用题干）

患者，男性，41岁。酒精中毒。查体：呼吸不规则，血压98/70mmHg，不能唤醒，但压其眶上缘时皱眉并有躲避反应，瞳孔对光反射迟钝，小便失禁。医嘱密切观察病情变化，洗胃。

9. 该患者的意识状态属于
   A. 深昏迷
   B. 嗜睡
   C. 浅昏迷
   D. 昏睡
   E. 意识模糊
10. 洗胃时应为该患者安置的体位是
    A. 去枕仰卧位
    B. 平卧位，头偏向一侧
    C. 左侧卧位
    D. 右侧卧位
    E. 半坐卧位
11. 为该患者洗胃时应选择的洗胃液是
    A. 1∶20 000高锰酸钾
    B. 温开水
    C. 0.1%硫酸铜
    D. 2%~4%碳酸氢钠
    E. 3%~5%盐水
12. 若患者出现瞳孔散大，是指瞳孔直径起码应大于
    A. 3.5mm
    B. 5mm
    C. 2.5mm
    D. 4mm
    E. 6mm

（13~16题共用题干）

患者，男性，41岁。自感心前区不适前来就诊，

就诊过程中突然倒地，意识丧失。

13. 对该患者进行一般情况的观察，内容不包括
    A. 面容与表情
    B. 特殊检查和治疗
    C. 皮肤与黏膜
    D. 姿势与步态
    E. 饮食与营养

14. 基础生命支持步骤是
    A. 胸外心脏按压、开放气道、人工呼吸
    B. 病情估计、人工呼吸、胸外心脏按压
    C. 人工呼吸、胸外心脏按压、药物治疗
    D. 开放气道、人工呼吸、心脏除颤
    E. 人工呼吸、胸外心脏按压、心脏除颤

15. 单人行人工呼吸与胸外心脏按压的比例是
    A. 1∶5
    B. 5∶1
    C. 2∶30
    D. 15∶2
    E. 1∶15

16. 危重患者应首先观察的是
    A. 有无腹水
    B. 生命体征变化
    C. 意识状态的变化
    D. 大小便情况
    E. 肢体活动情况

四、B 型题

（1~3 题共用备选答案）
    A. 稽留热
    B. 波浪热
    C. 弛张热
    D. 间歇热
    E. 不规则热

1. 伤寒患者的热型为
2. 流行性感冒患者的热型为
3. 疟疾患者的热型为

参考答案及解析

【参考答案】

一、A1 型题

1. C 2. B 3. B 4. D 5. D 6. C 7. E 8. D 9. D 10. A 11. E 12. C

二、A2 型题

1. C 2. B 3. C 4. C 5. C

三、A3/A4 型题

1. B 2. B 3. B 4. E 5. B 6. E 7. C 8. D 9. C 10. A 11. B 12. B 13. B 14. A 15. C 16. B

四、B 型题

1. A 2. E 3. D

【解析】

扫码查看
相关内容

第十七章　危重患者的抢救和护理

第一节　常用抢救技术

一、A1 型题

1. 电动吸引器进行气管内吸痰时，每次插管吸痰时间不宜超过
   A. 5 秒
   B. 10 秒
   C. 15 秒
   D. 1.5 分钟
   E. 15 分钟
2. 为传染病患者吸痰时，错误的做法是
   A. 痰液黏稠可叩拍背部
   B. 吸痰前穿隔离衣戴手套
   C. 一次吸痰时间不超过 15 秒
   D. 痰液滴落地面应立即清洁处理
   E. 一次性吸痰管放入高危品袋中焚烧
3. Ⅱ型呼吸衰竭患者维持呼吸中枢的兴奋主要依靠
   A. 二氧化碳（CO_2）对呼吸中枢的刺激
   B. CO_2对外周化学感受器的刺激
   C. 缺氧对呼吸中枢的刺激
   D. 缺氧对外周化学感受器的刺激
   E. 缺氧和 CO_2对呼吸中枢的刺激
4. 气管内吸痰一次吸引时间不宜超过 15 秒，其主要原因是
   A. 可引起患者缺氧和发绀
   B. 吸痰器工作时间过长易损坏
   C. 吸痰管通过痰液过多易阻塞
   D. 引起患者刺激性呛咳造成不适
   E. 吸痰用托盘暴露时间过久造成细菌感染
5. 用氧的指标是机体动脉血氧分压（PaO_2）低于
   A. 6.6mmHg
   B. 50mmHg
   C. 66mmHg
   D. 124mmHg
   E. 380mmHg
6. 电动吸引器吸痰时，患者痰液黏稠不易吸出，可采取的措施不包括
   A. 体位引流
   B. 叩拍胸背
   C. 缓慢滴入生理盐水
   D. 超声雾化吸入
   E. 滴入化痰药物
7. 下列选项中，预防氧中毒最有效的措施是
   A. 鼓励患者经常做深呼吸
   B. 给予乙醇湿化
   C. 经常变换体位
   D. 应用抗生素预防
   E. 避免长时间高浓度吸氧
8. 中毒后忌用脂肪类食物的毒物种类是
   A. 酸性物
   B. 碱性物
   C. 美曲膦酯
   D. 灭鼠药
   E. 氰化物
9. 下列选项中，中毒时需要忌服牛奶的是
   A. 来苏水
   B. 氢氧化硫
   C. 磷化锌
   D. 盐酸
   E. 美曲膦酯
10. 重度缺氧时血氧饱和度（SaO_2）可降到小于
    A. 65%
    B. 75%
    C. 60%
    D. 80%
    E. 70%
11. 使用人工呼吸机时潮气量一般为
    A. 10～15ml/kg
    B. 15～20ml/kg
    C. 5～10ml/kg
    D. 1～5ml/kg
    E. 20～25ml/kg
12. 患者经鼻导管吸入的氧气浓度为 45%，氧流量应调节为每分钟
    A. 4L
    B. 6L
    C. 5L
    D. 8L
    E. 7L

13. 使用氧气时，氧气筒内压力不应低于
A. $3kg/cm^2$
B. $5kg/cm^2$
C. $8kg/cm^2$
D. $10kg/cm^2$
E. $15kg/cm^2$

14. 为气管切开且痰液黏稠患者吸痰时，错误的是
A. 叩拍背部振动气管
B. 使用超声雾化吸入
C. 生理盐水滴入稀释痰液
D. 滴入化痰药物
E. 痰液未吸净需连续吸引

二、A2 型题

1. 患者，男性。肺气肿。吸氧后缺氧情况明显好转，遵医嘱停用氧气时应首先
A. 关总开关
B. 取下湿化瓶
C. 取下鼻导管
D. 关流量表开关
E. 记录停氧时间

2. 患者，男性，76 岁。因呼吸困难，咳嗽、咳痰，给予氧气吸入。因需要进食停用氧气，应采取的最佳措施是
A. 先关流量开关，后拔管
B. 先关总开关，后拔管
C. 分离氧气管道，鼻导管保留
D. 先拔出鼻导管再关流量开关
E. 边进食边吸氧

3. 患者，男性，46 岁。脑外伤昏迷，动脉血二氧化碳分压（$PaCO_2$）52mmHg，为保持患者呼吸道通畅，护士为其实施吸痰术。下列操作中不妥的是
A. 用张口器助其张口
B. 先吸口腔内痰液，再吸气管内痰液
C. 每次吸痰时间不超过 15 秒
D. 吸痰导管必须每次更换
E. 吸痰前可先加大吸氧流量再吸痰

4. 患者，女性，18 岁。从田里干完农活回家，误将装在饮料瓶里的敌敌畏喝了两口，患者意识清楚，立即来门诊求治。应首选
A. 口服催吐洗胃法
B. 漏斗胃管洗胃法
C. 注洗器胃管洗胃法
D. 自动洗胃机洗胃法
E. 药物导泻清除法

5. 患者，女性，26 岁。因服毒昏迷不醒，被送入医院急诊室抢救，其家属不能准确地说出毒物名称，此时护士正确的处理方法是
A. 请家属立即查清毒物名称后，洗胃
B. 生理盐水清洁灌肠，减少毒物吸收
C. 鼻饲牛奶或蛋清水，以保护胃黏膜
D. 抽胃内容物送检后，用温开水洗胃
E. 禁洗胃，待清醒后用催吐法排毒物

6. 儿科收治一早产儿，为减轻缺氧症状而给患者行间断低流量吸氧，是为了防止
A. 呼吸抑制
B. 呼吸道分泌物干燥
C. 肺不张
D. 晶状体后纤维组织增生
E. 氧中毒

7. 患者，男性，65 岁。脑出血昏迷，患者咳嗽反射迟钝，导致痰液沉积较深，需要给患者行气管内吸痰，下列方法正确的是
A. 吸净口腔痰液后，再继续吸气管内痰
B. 一次吸痰时间，不超过 30 秒
C. 吸痰时，从深部向上提拉，左右旋转
D. 插管时，打开负压吸引
E. 吸痰后，将管内痰液吸水随后备用

8. 患者，女性，61 岁。确诊为急性呼吸窘迫综合征，给予面罩吸氧。为了使吸入氧浓度能够达到 53%，需要将氧流量调至
A. 10L/min
B. 6L/min
C. 4L/min
D. 8L/min
E. 2L/min

9. 患者，女性，75 岁。严重车祸后意识不清。呼吸道分泌物较多给予气管切开，护士其吸痰时应避免的操作是
A. 动作轻稳，防止损伤
B. 从深部向上提拉，左右旋转
C. 一次吸引不超过 15 秒
D. 一根导管先吸口腔再吸气管
E. 插管时，阻断负压吸引

10. 患者，男性，46 岁。支气管哮喘病史 2 年，因感冒出现极度呼吸困难、面色青紫、口唇发绀、大汗淋漓。医嘱：吸氧 3L/min，应用激素、抗生素。该患者的吸氧浓度为
A. 29%
B. 25%
C. 37%
D. 33%

E. 41%

三、A3/A4 型题

（1~3 题共用题干）

患者，男性，77 岁。患慢性阻塞性肺疾病 20 年，近 2 日感冒后出现咳痰、喘憋明显而来院就诊。查体：脉搏 125 次/分，呼吸 32 次/分，血压 140/90mmHg。遵医嘱给予急查动脉血气分析，结果显示：PaO_2 54mmHg，$PaCO_2$ 60mmHg。

1. 该患者最可能的诊断是
   A. 混合型呼吸衰竭
   B. Ⅱ型呼吸衰竭
   C. Ⅰ型呼吸衰竭
   D. 中枢性呼吸衰竭
   E. 周围性呼吸衰竭
2. 下列选项引起该患者氧分压下降的原因是
   A. 血液性缺氧
   B. 窒息性缺氧
   C. 组织性缺氧
   D. 循环性缺氧
   E. 低张性缺氧
3. 为提高氧分压宜选用的氧流量为
   A. 1L/min
   B. 2L/min
   C. 3L/min
   D. 4L/min
   E. 5L/min

（4~5 题共用题干）

患者，男性。因患瘢痕性幽门梗阻住院接受手术，拟行胃大部切除术，术前每日给患者静脉补充能量及电解质，积极完善各项辅助检查，等待手术治疗。

4. 为减轻胃黏膜的肿胀，应每日给患者
   A. 胃液分析
   B. 输血
   C. 用温盐水洗胃
   D. 灌肠
   E. 应用抗生素
5. 护士给患者洗胃时间宜选择
   A. 晚餐后
   B. 餐前 4~6 小时
   C. 临睡前
   D. 餐后 1 小时内
   E. 餐后 4~6 小时

（6~8 题共用题干）

患者，男性，40 岁。因摔伤头部致昏迷 1 小时急诊入院。查体：心率 86 次/分，血压 138/80mmHg，呼吸 20 次/分、诊断为脑挫裂伤，左侧急性硬膜下血肿。右侧硬膜外血肿、颅骨骨折。入院后在全麻下行颅内血肿清除术。术后第 1 日患者呈深昏迷状态，眼睑不能闭合，气管插管内可见较多分泌物。遵医嘱给予吸痰。

6. 吸痰操作中，注意事项正确的是
   A. 调节负压，不可超过 40kPa，以免造成黏膜损伤
   B. 严格无菌操作
   C. 吸痰时间不少于 15 秒
   D. 吸痰前给予生理盐水 55ml 注入气管插管内
   E. 吸痰玻璃接管每次吸痰后进行更换
7. 该患者促进痰液排出的方法，不正确的是
   A. 叩背
   B. 肺部物理治疗
   C. 体位引流
   D. 吸痰
   E. 雾化吸入
8. 该患者的护理措施，不正确的是
   A. 密切观察病情，做好抢救准备
   B. 眼睑处用干无菌纱布覆盖
   C. 保持呼吸道通畅
   D. 每日口腔护理 2 次
   E. 每 2 小时为患者翻身 1 次

四、B 型题

（1~2 题共用备选答案）

A. 鼻导管法
B. 鼻塞法
C. 面罩法
D. 头罩法
E. 氧气枕法

1. 主要用于小儿的吸氧方法是
2. 可用于病情较重，氧分压明显下降者的吸氧方法是

（3~5 题共用备选答案）

A. PaO_2 86~95mmHg
B. PaO_2 70~85mmHg
C. PaO_2 50~70mmHg
D. PaO_2 30~50mmHg
E. PaO_2<30mmHg

3. 轻度缺氧时，血气分析 PaO_2 指标为
4. 中度缺氧时，血气分析 PaO_2 指标为
5. 重度缺氧时，血气分析 PaO_2 指标为

参考答案及解析

【参考答案】

一、A1 型题

1. C　2. D　3. A　4. A　5. B　6. A　7. E　8. D　9. C　10. C　11. A　12. B　13. B　14. E

二、A2 型题

1. C　2. D　3. B　4. A　5. D　6. D　7. C　8. D　9. D　10. D

三、A3/A4 型题

1. B　2. E　3. A　4. C　5. E　6. B　7. C　8. B

四、B 型题

1. D　2. C　3. C　4. D　5. E

【解析】

扫码查看
相关内容

第二节　危重患者的护理

一、A1 型题

1. 患者因“呕吐”突然出现意识丧失、面色发绀、呼吸停止。下列急救措施错误的是
   A. 开放气道，先清除呕吐物
   B. 通知麻醉科气管插管
   C. 通知医生
   D. 第一步立即使用呼吸气囊
   E. 评估大动脉搏动情况
2. 为患者进行肢体被动锻炼的目的不包括
   A. 促进血液循环
   B. 预防骨质疏松
   C. 防止肌肉萎缩、关节僵直
   D. 预防静脉血栓形成
   E. 预防肌腱、韧带退化
3. 对危重患者的护理，下列措施正确的是
   A. 保持病房安静，减少家属探视
   B. 保持口腔清洁，口腔护理每日 2 次
   C. 为保护患者自尊，意识丧失者不应使用保护具
   D. 发现患者心搏骤停，首先通知医生
   E. 保持平卧，尽量少移动患者
4. 危重患者眼睑不能闭合时应
   A. 滴氯霉素眼药水
   B. 滴生理盐水
   C. 戴有色眼镜
   D. 覆盖凡士林纱布
   E. 覆盖无菌生理盐水纱布

二、A2 型题

1. 患者，男性，66 岁。晨起取牛奶路上突然摔倒，意识丧失，大动脉搏动消失。此时恰巧被张护士遇到，请问此时张护士对患者应立即采取的措施是
   A. 呼叫 120 急救车来抢救
   B. 叫医生迅速来抢救
   C. 立即送回医院实施抢救
   D. 呼叫 120 急救车同时，行胸外心脏按压，人工呼吸
   E. 实施胸外心脏按压
2. 患者，男性，38 岁。从高处跌落，患者神志不清，血压为 90/65mmHg，心率为 58 次/分，头部肿胀明显，颈部有严重的青紫淤血，为使患者安全，现场为有效保证患者呼吸通道通畅可给患者行
   A. 协助患者取平卧位，头偏向一侧
   B. 气管插管
   C. 气管切开
   D. 托下颌法开通气道
   E. 协助患者取侧卧位

参考答案及解析

【参考答案】

一、A1 型题

1. D　2. B　3. B　4. D

二、A2 型题

1. D　2. D

【解析】

扫码查看
相关内容

第十八章　临 终 护 理

第一节　概　　述

一、A1 型题

1. 临床死亡期限一般认为是
   A. 2~3 分钟
   B. 5~6 分钟
   C. 6~8 分钟
   D. 8~10 分钟
   E. 10~15 分钟
2. 以下有关临床死亡期特征的描述，错误的是
   A. 呼吸停止
   B. 心搏停止
   C. 各种反射消失
   D. 延髓处于深度抑制状态
   E. 组织细胞新陈代谢停止
3. 为濒死期患者所做的护理是
   A. 撤去各种治疗性管道
   B. 摆好身体姿势
   C. 塞身体孔道
   D. 进行治疗
   E. 劝其家属离开病室
4. 尸斑一般出现在尸体的
   A. 胸部
   B. 面部
   C. 腹部
   D. 头顶部
   E. 最低部位
5. 死亡过程的第 3 期是
   A. 否认期
   B. 接受期
   C. 濒死期
   D. 临床死亡期
   E. 生物学死亡期
6. 死亡后尸体温度逐渐降低，尸温与环境温度相同大约需要的时间是
   A. 6 小时
   B. 12 小时
   C. 24 小时
   D. 48 小时
   E. 72 小时
7. 濒死患者的临床表现是
   A. 瞳孔散大
   B. 各种反射消失
   C. 呼吸停止
   D. 心搏停止
   E. 呼吸衰竭

二、A3/A4 型题

（1~2 题共用题干）

患者，男，66 岁。被倒塌的房屋砸伤头、胸部，救出时已处于深度昏迷状态。且经奋力抢救仍出现了心搏呼吸骤停，瞳孔散大，各种反射消失。

1. 此时患者处于死亡过程分期中的
   A. 生物学死亡期
   B. 脑死亡期
   C. 植物人期
   D. 临床死亡期
   E. 濒死期
2. 此期一般持续时间为
   A. 5~6 分钟
   B. 1~2 分钟
   C. 2~3 分钟
   D. 7~8 分钟
   E. 9~10 分钟

三、B 型题

（1~3 题共用备选答案）

A. 1~3 小时
B. 2~4 小时
C. 12~16 小时
D. 20 小时
E. 24 小时

1. 尸僵出现的时间是患者死亡后
2. 尸斑出现的时间是患者死亡后
3. 尸体腐败出现的时间是患者死亡后

参考答案及解析

【参考答案】

一、A1 型题

1. B 2. E 3. D 4. E 5. E 6. C 7. E

二、A3/A4 型题

1. D 2. A

三、B 型题

1. A 2. B 3. E

【解析】

扫码查看
相关内容

第二节 临终关怀

一、A1 型题

临终关怀的宗旨中，下列选项错误的是

A. 满足临终患者的身心需要
B. 使其舒适、安详、有尊严地度过人生最后的时期
C. 以治疗为主，尽量延长患者的生命
D. 注重提高生命质量
E. 对家属提供心理支持

二、A2 型题

1. 患者，男性，65 岁。肝癌晚期，极度衰弱。此时医护人员应采取的主要措施是

A. 以对症照料为主
B. 以治愈疾病为主
C. 尽量延长患者的生存时间
D. 实施安乐死
E. 放弃一切治疗

2. 患者，男，75 岁。因胰腺癌广泛转移入院。目前病情日趋恶化，为其提供临终关怀的主要目的是

A. 让患者有尊严地度过余生
B. 降低医疗费用
C. 实施安乐死
D. 说服患者不要放弃治疗
E. 与家属共同商议延续性治疗方案

参考答案及解析

【参考答案】

一、A1 型题

C

二、A2 型题

1. A 2. A

【解析】

扫码查看
相关内容

第三节 临终患者的护理

一、A1 型题

1. 患者开始接受自己患绝症的现实，不再怨天尤人，请求医生想尽办法治疗。属于

A. 愤怒期
B. 接受期
C. 协议期
D. 忧郁期
E. 否认期

2. 临终患者一般最早出现的心理反应期是

A. 愤怒期
B. 忧郁期

C. 协议期
D. 接受期
E. 否认期

3. 有一位临终患者经常对家属及医务人员发脾气，你认为该患者的心理反应属于
A. 忧郁期
B. 愤怒期
C. 否认期
D. 接受期
E. 协议期

二、A2 型题

1. 患者，男性，68 岁。诊断为肝癌，病情日趋恶化，患者深感到悲哀，要求见一些亲朋好友，并急于交代后事。此时患者心理反应属于
A. 忧郁期
B. 协议期
C. 否认期
D. 接受期
E. 愤怒期

2. 患者，男性，64 岁。病情危重，每况愈下，为了减轻其感知觉改变带来的影响，护士采取的正确措施是
A. 环境尽量热闹一些，避免患者孤独
B. 用乙醇纱布遮盖双眼，预防角膜溃疡
C. 嘱咐家属不要在患者身边窃窃私语
D. 室内光线昏暗一点，避免刺激眼睛
E. 与患者交谈时注意保持目光的交流

3. 患者，男性，60 岁。因晚期胰头癌入院治疗，入院后患者常常独自流泪，其心理处于
A. 否认期
B. 愤怒期
C. 协议期
D. 忧郁期
E. 接受期

三、A3/A4 型题

（1~2 题共用题干）

患者，女性，53 岁。乳腺癌晚期，身体极度衰竭，卧床不起，情绪暴躁、常无端发脾气。

1. 此时患者的心理反应属于
A. 否认期
B. 愤怒期
C. 协议期
D. 忧郁期
E. 接受期

2. 护理该患者时，不恰当的护理措施是
A. 劝患者不要轻易表达不良情绪
B. 允许患者表达不良情绪
C. 防止患者的过激行为
D. 给予精神支持
E. 做好与家属的沟通

参考答案及解析

【参考答案】

一、A1 型题

1. C　2. E　3. B

二、A2 型题

1. A　2. C　3. D

三、A3/A4 型题

1. B　2. A

【解析】

扫码查看
相关内容

第四节　死亡后护理

一、A1 型题

1. 尸体护理中，不正确的操作方法是
A. 医生下达死亡诊断书时进行
B. 撤去治疗用物
C. 脱衣擦净胶布与药液痕迹
D. 放平尸体，去枕仰卧
E. 用棉花填塞身体孔道

2. 进行尸体护理时，错误的是
A. 擦净躯体，必要时填堵孔道
B. 穿上尸衣裤并用床单包裹
C. 洗脸，闭合眼睛

D. 有义齿者代为装上
E. 撤去治疗用物，去枕，放低头部

3. 用尸单包裹尸体前一般将一张尸体识别卡系于尸体的
A. 颈部
B. 停尸屉外
C. 腕部
D. 踝部
E. 腰部

4. 尸体护理时将尸体仰卧，头下垫枕的主要目的是
A. 易于鉴别
B. 保持良好的姿势
C. 便于尸体护理
D. 便于尸体护理
E. 防止面部淤血变色

5. 实施尸体护理的时间为
A. 患者心搏呼吸骤停时立即进行
B. 患者脑死亡时立即进行
C. 家属要求时进行
D. 医生下达死亡诊断书时进行
E. 患者安葬时进行

二、A2 型题

患者，男性，52 岁。突发急性广泛前壁心肌梗死，抢救无效死亡，医生开具了死亡通知书，征得家属许可后，护士为其进行尸体护理。下列做法不妥的是
A. 按一般出院患者方法，处理床单位
B. 第 1 张尸体识别卡系在死者右手腕
C. 第 2 张尸体识别卡系在腰前尸单上
D. 尸体用尸单包裹后装入不透水袋中，作出传染病标识
E. 撤去一切治疗用品，清洁整理遗容

参考答案及解析

【参考答案】

一、A1 型题

1. D 2. E 3. C 4. E 5. D

二、A2 型题

D

【解析】

扫码查看
相关内容

第五节 临终患者家属及丧亲者护理

一、A1 型题

对于丧亲者的护理，不妥的是
A. 认真进行尸体护理
B. 鼓励家属宣泄感情
C. 尽力提供经济支持
D. 进行心理疏导
E. 对丧亲者随访

二、A3/A4 型题

（1~2 题共用题干）

患者，女性，15 岁。确诊为白血病，近几日高热不退，其母亲站在门口悄悄流泪。

1. 假如你是责任护士，应该
A. 走上前问她，您的女儿还好吗
B. 您别太难过了
C. 有医生在，没什么问题
D. 我可以帮助您吗
E. 您应该知道这种病是会发热的，我们都在尽力，您别太伤心了，也许我们可以谈一谈

2. 此时护士与这位母亲之间适宜的人际距离应当是
A. 亲密距离
B. 朋友距离
C. 个人距离
D. 社会距离
E. 公众距离

参考答案及解析

【参考答案】

一、A1 型题

C

二、A3/A4 型题

1. E　2. A

【解析】

扫码查看

相关内容

第二部分 内科护理学

第十九章 绪 论

第一节 护理体检

一、A1 型题

1. 意识全部丧失，所有反射均消失的状态称为
   A. 嗜睡
   B. 昏睡
   C. 意识模糊
   D. 浅昏迷
   E. 深昏迷
2. 肝炎患者眼结膜黄染的原因是
   A. 血中胆固醇增高
   B. 血中二氧化碳增高
   C. 血中氧含量增高
   D. 血中胆红素增高
   E. 红细胞破坏增多
3. 有机磷杀虫药中毒后患者呼出的气体气味是
   A. 蒜臭味
   B. 烂苹果味
   C. 苦杏仁味
   D. 酒味
   E. 粪臭味
4. 深昏迷患者不能将痰液咳出的主要原因是
   A. 咳嗽反射迟钝
   B. 咳嗽反射消失
   C. 吞咽反射消失
   D. 痰液较稀薄
   E. 咳嗽较无力
5. 触觉语颤增强见于
   A. 大叶性肺炎
   B. 阻塞性肺不张
   C. 肺气肿
   D. 气胸
   E. 大量胸腔积液
6. 交替脉见于
   A. 心房颤动
   B. 肺动脉高压
   C. 高血压
   D. 左心衰竭
   E. 右心衰竭
7. 肠鸣音减弱或消失见于
   A. 急性肠炎
   B. 肠麻痹
   C. 中等量腹水
   D. 腹膜增厚
   E. 消化道出血
8. 空腹或餐后 8 小时上腹部仍有振水音，应考虑为
   A. 急性胃肠炎
   B. 胃溃疡出血
   C. 幽门梗阻
   D. 肠梗阻
   E. 大量腹水
9. 心脏病患者脉搏呈一强一弱交替出现而节律正常，应安排他
   A. 卧床休息
   B. 正常作息，但限制剧烈活动
   C. 参与日常生活活动
   D. 进行康复期锻炼
   E. 恢复半天轻工作
10. 提示病情危急的呼吸改变是
    A. 间停呼吸
    B. 呼吸减慢
    C. 深大呼吸
    D. 潮式呼吸
    E. 呼吸增快
11. 皮肤出血点的特征是
    A. 直径 3~5mm
    B. 压之不褪色
    C. 稍高出皮面
    D. 表面光亮
    E. 周围有辐射小血管网
12. 两侧瞳孔大小不等，提示
    A. 阿托品中毒
    B. 视神经萎缩

C. 有机磷杀虫药中毒
D. 颅内病变
E. 深昏迷

13. 提示主动脉瓣关闭不全的脉搏是
A. 水冲脉
B. 交替脉
C. 奇脉
D. 不整脉
E. 脉搏短绌

14. 胸廓前后径短于左右横径一半见于
A. 肺气肿患者
B. 老年人
C. 慢性消耗性疾病者
D. 佝偻病患者
E. 矮胖体型者

15. 发绀是由于
A. 毛细血管扩张充血
B. 红细胞量增多
C. 红细胞量减少
D. 血液中还原血红蛋白增多
E. 毛细血管血流加速

16. 多数健康成人右锁骨中线第 6 肋间的叩诊音是
A. 清音
B. 浊音
C. 实音
D. 过清音
E. 鼓音

17. 下列选项中，颅内压增高患者可出现的脉搏是
A. 间歇脉
B. 缓脉
C. 三联律
D. 脉短绌
E. 速脉

18. 奇脉见于
A. 心包积液
B. 胸腔积液
C. 胸腔积气
D. 肺气肿
E. 肺淤血

19. 某患者有大量腹水，腹壁静脉曲张。脐以上血管血流方向向上，脐以下血管血流方向向下，患者最可能发生了
A. 右心衰竭
B. 腹膜炎
C. 幽门梗阻
D. 肝硬化
E. 胰腺炎

20. 胸廓饱满，前后径与横径约相等，肋间隙加宽属于
A. 胸廓膨隆
B. 扁平胸
C. 桶状胸
D. 鸡胸
E. 漏斗胸

21. 某甲状腺功能亢进症患者因自觉心悸，发现心率比脉率多，这种情况称为
A. 奇脉
B. 水冲脉
C. 速脉
D. 交替脉
E. 短绌脉

二、A2 型题

1. 患者，男性，72 岁。1 个月前因发热、咳痰、胸闷行抗感染治疗 1 周好转。今日因再次发热、气促、胸痛入院。查体：体温 38.5℃，血压 135/85mmHg，脉搏 118 次/分，呼吸 25 次/分，右侧呼吸音减弱，叩诊上部为鼓音、下部为浊音。为明确诊断，应进行的检查不包括
A. CT 检查
B. 胸腔穿刺
C. B 超检查
D. 胸部正位片
E. 血液常规检查

2. 患者，男性，50 岁。持续性剧烈腹痛 2 小时，伴恶心、呕吐。触诊腹部有压痛、反跳痛和腹肌较紧张。患者有脉率增快、呼吸急促等表现，腹部立位平片显示膈下新月形阴影。该患者可能发生了
A. 脾破裂
B. 胃穿孔
C. 膀胱破裂
D. 肝破裂
E. 胰腺损伤

3. 患儿，男，3 岁。不慎将花生米吸入气管，出现三凹征，其呼吸困难为
A. 吸气性呼吸困难
B. 呼气性呼吸困难
C. 混合性呼吸困难
D. 浅表性呼吸困难
E. 节律性呼吸困难

4. 患者，男性，26 岁。检查发现气管向左侧移位，

右侧胸廓饱满，触觉语颤减弱，叩诊浊音。应考虑最可能的原因是

A. 肺气肿
B. 气胸
C. 胸腔积液
D. 肺脓肿
E. 肺炎

5. 某患者心前区较饱满，有奇脉、颈静脉怒张。应考虑为

A. 先天性心脏病
B. 左心功能不全
C. 右心功能不全
D. 心包积液
E. 纵隔肿瘤

6. 患者，男，40岁。腹部叩及移动性浊音，标志腹水量为

A. 200ml以上
B. 500ml以上
C. 600~800ml以上
D. 1000ml以上
E. 2000ml以上

参考答案及解析

【参考答案】

一、A1型题

1. E 2. D 3. A 4. B 5. A 6. D 7. B 8. C 9. A 10. A 11. B 12. D 13. A 14. C 15. D 16. C 17. B 18. A 19. D 20. C 21. E

二、A2型题

1. C 2. B 3. A 4. C 5. D 6. D

【解析】

扫码查看
相关内容

第二节 常用实验室检查

一、A1型题

1. 尿液呈酱油色主要见于

A. 阻塞性黄疸
B. 肾肿瘤
C. 尿路感染
D. 急性溶血
E. 晚期丝虫病

2. 血小板来源于骨髓中的

A. 浆细胞
B. 单核细胞
C. 巨核细胞
D. 巨噬细胞
E. 组织嗜碱性粒细胞

3. 镜下血尿是指每高倍视野下红细胞数

A. >2个
B. >3个
C. >5个
D. >7个
E. >10个

4. 血小板计数正常值为

A. $(10\sim30)\times10^9/L$
B. $(40\sim60)\times10^9/L$
C. $(50\sim100)\times10^9/L$
D. $(100\sim300)\times10^9/L$
E. $(300\sim500)\times10^9/L$

5. 关于采集血液标本的注意事项，下列选项中叙述不妥的是

A. 避开输液侧肢体
B. 采血器具应清洁干燥
C. 不能从输液针头处采血
D. 尽量缩短止血带压迫血管的时间
E. 采血后针头贴试管壁缓缓注入试管内

6. 粪便镜检大量脓细胞提示

A. 细菌性痢疾
B. 肠胃炎
C. 溃疡病
D. 胰腺炎
E. 肠炎

7. 关于内生肌酐清除率的标本采集，错误的是

A. 测量身长、体重，以计算体表面积
B. 试验前和试验日进食低蛋白饮食，共3日
C. 试验日抽取静脉血2~3ml，注入非抗凝试管中，充分混匀

D. 将血和尿标本同时送检
E. 试验日避免剧烈运动

二、A2 型题

患者，男性，52 岁。有胃溃疡病史，近日上腹痛加剧，医嘱做粪便隐血试验。检查前 3 日能给患者食用的是
A. 卷心菜、五香牛肉
B. 菠菜、红烧青鱼
C. 茭白、炒鸡蛋
D. 油豆腐、鸡血汤
E. 青菜、炒鸡肝

参考答案及解析

【参考答案】
一、A1 型题
1. D　2. C　3. B　4. D　5. E　6. A　7. C
二、A2 型题
C

【解析】

扫码查看
相关内容

第三节　其 他 检 查

A1 型题

1. 不需要做对比剂过敏试验的检查是
A. 静脉胆道造影
B. 静脉肾盂造影
C. 胃肠钡餐造影
D. 心血管造影
E. 支气管造影
2. 以下 X 线检查前准备，不正确的是
A. 透视检查者，需要除去透视部位的厚层衣物
B. 腹部摄片者应先清洁肠道
C. 钡剂灌肠检查者当日禁早餐
D. 胃肠钡餐检查者应先做碘过敏试验
E. 心血管造影前注意严重心、肾疾病或过敏体质等禁忌证
3. 以下关于腹部超声检查前的准备，不正确的是
A. 检查前 1 日晚餐进清淡饮食
B. 次日晨排便后进行检查
C. 便秘或肠胀气者，前 1 日晚服缓泻剂
D. 便秘患者第 2 日排便后再进行检查
E. 检查前需要多饮水
4. 下列泌尿系统检查，需要做碘过敏试验的是
A. 尿路平片
B. 静脉肾盂造影
C. 磁共振尿路成像
D. B 超检查
E. 膀胱镜检查

参考答案及解析

【参考答案】
A1 型题
1. C　2. D　3. E　4. B

【解析】

扫码查看
相关内容

第二十章　呼吸系统疾病患者的护理

第一节　常见症状护理

一、A1 型题

1. 呼气性呼吸困难的病因是
   A. 气管异物
   B. 大气管肿瘤
   C. 大片肺实变
   D. 小支气管痉挛
   E. 大量胸腔积液
2. 发生大咯血时患者应当
   A. 咳嗽
   B. 屏气
   C. 少量流质饮食
   D. 绝对卧床
   E. 多交谈
3. 痰呈黄色提示肺部感染的病原菌是
   A. 肺炎克雷伯菌
   B. 军团菌
   C. 铜绿假单胞菌
   D. 葡萄球菌
   E. 厌氧菌
4. 呼吸系统疾病最常见的症状是
   A. 咳嗽、咳痰
   B. 呼吸困难
   C. 咯血
   D. 胸痛
   E. 水肿
5. 痰液黏稠不易咳出者的促进排痰措施为
   A. 指导有效咳嗽
   B. 拍背与胸壁震荡
   C. 湿化呼吸道
   D. 体位引流
   E. 机械吸痰
6. 心绞痛发作特点不包括
   A. 有明显诱发因素
   B. 疼痛位于胸骨体上、中段之后
   C. 疼痛呈压榨、紧缩感
   D. 疼痛一般持续 3~5 分钟
   E. 舌下含服硝酸甘油约 30 分钟缓解
7. 肺结核咯血患者宜取患侧卧位是为了
   A. 放松身心
   B. 减轻胸痛
   C. 利于引流
   D. 防止病灶向对侧扩散
   E. 避免窒息
8. 咯血护理措施不正确的是
   A. 静卧休息，尽量少翻动
   B. 大咯血时，应取患侧卧位
   C. 咯血不止时，嘱患者屏气以利止血
   D. 保持排便通畅
   E. 若为肺结核咯血则应患侧卧位
9. 关于呼吸困难的护理措施，下列选项错误的是
   A. 保持呼吸道通畅
   B. 一律给予氧气吸入
   C. 取半卧位
   D. 保持口鼻腔清洁
   E. 摄入足够热量
10. 咯血窒息处理首先应
    A. 输血
    B. 注射止血药
    C. 加压吸氧
    D. 进行人工呼吸
    E. 清除呼吸道内血块
11. 一般不会引发咯血的疾病是
    A. 上消化道出血
    B. 支气管扩张症
    C. 肺癌
    D. 左心衰竭
    E. 肺结核
12. 肺源性呼吸困难患者发生呼吸困难时，最适宜的体位是
    A. 半坐卧位
    B. 平卧位
    C. 右侧卧位
    D. 左侧卧位
    E. 俯卧位
13. 大咯血窒息的首要抢救措施是
    A. 清除呼吸道内积血
    B. 立即切开支气管

C. 加压湿化吸氧
D. 用呼吸中枢兴奋药
E. 平卧头偏向一侧

二、A2 型题

1. 患者，女性，55 岁。患支气管扩张症多年，常反复咯血。此次住院中因剧烈运动致大量咯血，在观察中突然发现患者咯血停止，表情恐怖，张口瞪眼，双手乱抓。该患者最可能发生了
   A. 休克
   B. 窒息
   C. 呼吸衰竭
   D. 心力衰竭
   E. 肺梗死
2. 患者，男性，48 岁。被诊断为慢性呼吸衰竭，血气分析动脉血氧分压（PaO_2）50mmHg，动脉血二氧化碳分压（$PaCO_2$）70mmHg。吸氧时浓度应为
   A. 10%～20%
   B. 28%～30%
   C. 30%～40%
   D. 45%～50%
   E. 40%～60%
3. 患者，女，59 岁。昏迷，动脉血氧饱和度（SaO_2）显示为 92%，责任护士观察到患者痰液多，以下做法不正确的是
   A. 给予翻身、侧卧
   B. 给予吸痰
   C. 给予叩背
   D. 给予超声雾化
   E. 仅调高氧流量

三、A3/A4 型题

（1～4 题共用题干）

患者，男性，60 岁。咳嗽 2 个月，以干咳为主，有午后低热，今日上午突然咯血 400ml 来院急诊。

1. 咯血时，患者应采取的体位是
   A. 端坐位
   B. 仰卧位
   C. 俯卧位
   D. 健侧卧位
   E. 患侧卧位
2. 对此患者的病情观察，尤其要密切注意
   A. 体温变化
   B. 脉搏变化
   C. 呼吸变化
   D. 有无窒息先兆
   E. 有无休克早期表现
3. 止血处理首选
   A. 输血
   B. 建立人工气道
   C. 垂体后叶激素静脉滴注
   D. 卡巴克洛
   E. 云南白药+卡巴克洛
4. 观察此患者，如果出现下列哪种情况，提示病情严重，应加强护理
   A. 低热、盗汗
   B. 疲乏无力
   C. 食欲缺乏
   D. 脉搏快速、呼吸急促
   E. 胸闷、胸痛、咳嗽

四、B 型题

（1～3 题共用备选答案）

A. 色素沉着
B. 身材矮小
C. 身材高大
D. 消瘦
E. 肥胖

1. 慢性肾上腺皮质功能减退症的患者常可出现
2. 呆小病患者常可出现
3. 甲状腺功能减退症患者常可出现

（4～5 题共用备选答案）

A. 弥散性血管内凝血（DIC）
B. 窒息
C. 严重贫血
D. 心力衰竭
E. 失血性休克

4. 肺结核大咯血最致命的危险是
5. 消化道出血最致命的危险是

参考答案及解析

【参考答案】

一、A1 型题

1. D　2. D　3. D　4. A　5. C　6. E　7. D　8. C　9. B　10. E　11. A　12. A　13. A

二、A2 型题

1. B　2. B　3. E

三、A3/A4 型题

1. E 2. D 3. C 4. D

四、B 型题

1. A 2. B 3. E 4. B 5. E

【解析】

扫码查看
相关内容

第二节　急性上呼吸道感染患者的护理

一、A1 型题

1. 疱疹性咽峡炎的并发症是
   A. 心肌炎
   B. 口角炎
   C. 喉炎
   D. 关节炎
   E. 腮腺炎
2. 粒细胞核左移提示
   A. 过敏
   B. 脱水
   C. 失血
   D. 感染严重
   E. 酸中毒
3. 普通感冒的主要临床表现是
   A. 喉部炎症
   B. 肺泡炎症
   C. 胸膜炎症
   D. 支气管炎症
   E. 鼻咽部炎症
4. 某患者长期咳嗽，咳痰每日量约 300ml，如咳痰不畅时则呈弛张型发热，此时血常规的变化最可能是
   A. 嗜酸性粒细胞增加
   B. 中性粒细胞增加
   C. 大单核细胞增加
   D. 淋巴细胞增加
   E. 红细胞减少

二、A2 型题

患者，男性，21 岁。淋雨后突然寒战、高热、咳嗽。查血白细胞计数 18×10^9/L，中性粒细胞占比 0.9。其原因是
   A. 病毒感染
   B. 阿米巴感染
   C. 结核分枝杆菌感染
   D. 细菌感染
   E. 幽门螺杆菌感染

参考答案及解析

【参考答案】

一、A1 型题

1. A 2. D 3. E 4. B

二、A2 型题

D

【解析】

扫码查看
相关内容

第三节　支气管哮喘患者的护理

一、A1 型题

1. 预防运动和变应原诱发的哮喘最有效的药物是
   A. 氨茶碱
   B. 异丙基阿托品
   C. 沙丁胺醇

D. 乙胺丁醇
E. 色甘酸钠

2. 提示支气管哮喘患者病情严重的情况是
A. 大汗淋漓
B. 张口呼吸
C. 出现奇脉
D. 发绀
E. 哮鸣音减弱或消失

3. 应用 β_2受体激动药控制支气管哮喘发作时，首选的给药方法是
A. 口服法
B. 静脉滴注法
C. 吸入法
D. 肌内注射法
E. 舌下含化法

4. 支气管哮喘的发生与气道的变应性炎症有关，参与此过程的细胞不包括
A. 肥大细胞
B. 嗜酸性粒细胞
C. 红细胞
D. 中性粒细胞
E. 巨噬细胞

5. 目前控制支气管哮喘急性发作的首选药物是
A. β_2受体激动药
B. 糖皮质激素
C. 抗胆碱药
D. 茶碱药物
E. 炎症细胞膜稳定药

6. 支气管哮喘的主要临床表现是
A. 吸气性呼吸困难伴“三凹征”
B. 发作性呼吸困难伴窒息感
C. 反复发作带哮鸣音的呼气性呼吸困难
D. 带哮鸣音的混合性呼吸困难
E. 呼吸困难伴喘鸣音

7. 支气管哮喘反复发作的关键因素是
A. 气道变应性炎症
B. 缺氧
C. 感染
D. 免疫缺陷
E. 精神紧张

8. 当前控制支气管哮喘最有效的抗炎药物是
A. β_2受体激动药
B. 茶碱类药物
C. 糖皮质激素
D. 大环内酯类药物
E. 头孢菌素

9. 支气管哮喘患者的共同病理生理特征是
A. 气道慢性炎症
B. 神经机制
C. 自身免疫
D. 变态反应
E. 气道高反应性

10. 支气管哮喘发作时肺功能检查指标，不正确的是
A. 残气量增加
B. 功能残气量增加
C. 用力肺活量降低
D. 残气/肺总量比值增高
E. 肺总量降低

二、A2 型题

1. 患儿，女，10 岁。给宠物犬洗澡后即出现咳嗽、咳痰伴喘息发作，诊断为哮喘。引起该患儿支气管哮喘发作最后可能的变应原是
A. 花粉
B. 尘螨
C. 毛屑
D. 病毒感染
E. 细菌感染

2. 患者，男性，18 岁。自儿童时期起支气管哮喘即反复发作，昨天上午因受凉感冒而致支气管哮喘再次发作。目前控制支气管哮喘发作最有效的抗炎药是
A. 茶碱类
B. 色甘酸钠
C. 抗胆碱药
D. 糖皮质激素
E. β_2受体激动药

3. 患者，男性，25 岁。春游回家后出现胸闷、气促，诊断为支气管哮喘。其发病的原因最可能的是
A. 感染
B. 剧烈运动
C. 精神因素
D. 气候变化
E. 变应原吸入

参考答案及解析

【参考答案】

一、A1 型题

1. E 2. E 3. C 4. C 5. B 6. C 7. A 8. C 9. E 10. E

二、A2 型题

1. C 2. D 3. E

【解析】

扫码查看相关内容

第四节 慢性支气管炎和阻塞性肺气肿患者的护理

一、A1 型题

1. 阻塞性肺气肿的并发症不包括
   A. 自发性气胸
   B. 肺部急性感染
   C. 慢性肺源性心脏病
   D. 呼吸衰竭
   E. 急性左心衰竭
2. 符合阻塞性肺气肿的肺功能检查结果是
   A. 潮气量增加
   B. 肺活量增加
   C. 肺总量减少
   D. 残气量增加
   E. 第 1 秒用力呼气量增加
3. 关于阻塞性肺气肿的病因及发病机制，下列叙述不正确的是
   A. 由慢性支气管炎演变
   B. 慢性感染
   C. 大气污染
   D. 长期吸烟
   E. 抗胰蛋白酶增多
4. 慢性支气管炎发展为阻塞性肺气肿突出的症状为
   A. 反复咳嗽，进行性加剧
   B. 反复感染，咯血
   C. 发热、咳嗽、咳脓痰
   D. 呼吸困难、咳大量脓痰
   E. 逐渐加重的呼吸困难
5. 阻塞性肺气肿患者肺功能检查出现的改变是
   A. 残气容积增加
   B. 残气容积减少
   C. 潮气量增加
   D. 最大通气量增加
   E. 时间肺活量增加
6. 阻塞性肺气肿最突出的表现是
   A. 咳嗽、咳痰
   B. 肺部啰音
   C. 呼吸音粗糙
   D. 心音减弱
   E. 呼吸困难
7. 慢性支气管炎最突出的症状是
   A. 长期反复咳嗽、咳痰
   B. 反复感染
   C. 发热、胸痛
   D. 喘息
   E. 低热、胸闷
8. 阻塞性肺气肿最具特征性诊断价值的是
   A. 典型肺气肿体征
   B. 慢性反复的咳嗽、咳痰、咳喘病史
   C. 血气分析
   D. 胸部 X 线检查
   E. 肺功能检查
9. 双肺散在湿啰音，伴哮鸣音及呼气延长
   A. 支气管哮喘
   B. 支气管扩张症
   C. 喘息型慢性支气管炎
   D. 支气管肺癌
   E. 浸润性肺结核
10. 慢性支气管炎常可发展为
   A. 肺出血
   B. 支气管扩张症
   C. 肺栓塞
   D. 小叶性肺炎
   E. 阻塞性肺气肿
11. 肺气肿患者的胸廓为
   A. 鸡胸
   B. 漏斗胸

C. 扁平胸
D. 桶状胸
E. 一侧胸廓局限性膨隆

12. 对体弱的老年慢性阻塞性肺气肿患者的治疗中，不恰当的是
A. 剧烈咳嗽者可用强镇咳药缓解痛苦
B. 应给予高蛋白、高维生素饮食
C. 痰液黏稠者可雾化吸入
D. 急性发作期要积极抗感染
E. 病情缓解期可进行全身锻炼和呼吸肌锻炼

13. 对改善早期肺气肿症状具有重要意义的措施是
A. 预防呼吸道感染
B. 戒烟
C. 去除外界刺激因素
D. 呼吸功能锻炼
E. 体位引流

二、A2 型题

1. 患者，男性，65 岁。慢性支气管炎 10 余年，近 1 个月出现进行性呼吸困难，晨起咳嗽严重，痰量较多，呈脓性。查体：肺部可闻及啰音，呼吸音减弱。为进一步明确诊断，辅助检查不包括
A. 血常规检查
B. 胸部 X 线检查
C. 胃肠钡餐检查
D. 痰液检查
E. 肺功能检查

2. 患者，男性，64 岁。患慢性支气管炎 15 年。近来出现逐渐加重的呼吸困难，其原因是
A. 肺结核
B. 肺纤维化
C. 支气管哮喘
D. 支气管扩张症
E. 阻塞性肺气肿

3. 患者，男性，50 岁。6 年前开始有咳嗽和咳痰，逐年加重，常持续数月，胸部 X 线片多次示双肺纹理增粗。首先应考虑为
A. 慢性支气管炎
B. 支气管扩张症
C. 支气管肺癌
D. 肺结节病
E. 肺结核

4. 患者，男性，50 岁。慢性咳嗽、咳痰 20 年，冬季明显。1 周前受凉后出现畏寒、发热、咳嗽加重，咳黄色脓痰。双肺少量干、湿啰音。X 线检查：肺纹理增多。应首先考虑
A. 慢性支气管炎急性发作
B. 肺炎链球菌肺炎
C. 支气管扩张症
D. 支气管肺癌
E. 肺结核

5. 患者，男性，72 岁。寒战、高热、咳嗽、浓痰 1 周，阻塞性肺气肿病史 20 年。血气分析：PaO_2 56mmHg，$PaCO_2$>60mmHg。吸氧宜采用
A. 呼吸机给氧
B. 高浓度高流量持续吸氧
C. 高浓度、高流量间歇吸氧
D. 低浓度、低流量持续吸氧
E. 低浓度、低流量间歇吸氧

6. 患者，男性，62 岁。咳嗽 20 余年，冬、春季节加重，近 5 年出现气喘、双肺广泛哮鸣音及肺底部湿啰音，最可能的诊断为
A. 喘息型慢性支气管炎
B. 支气管哮喘
C. 支气管肺癌
D. 支气管扩张症
E. 阻塞性肺气肿并发感染

参考答案及解析

【参考答案】

一、A1 型题

1. E　2. D　3. E　4. E　5. A　6. E　7. A　8. E　9. C　10. E　11. D　12. A　13. D

二、A2 型题

1. C　2. E　3. A　4. A　5. D　6. A

【解析】

扫码查看
相关内容

第五节　慢性肺源性心脏病患者的护理

一、A1 型题

1. 慢性肺源性心脏病的发病机制是
   A. 右心室前负荷加重
   B. 右心室后负荷加重
   C. 左心室前负荷加重
   D. 左心室前、后负荷加重
   E. 左心室后负荷加重
2. 引起慢性肺源性心脏病患者死亡的首要原因是
   A. 肺性脑病
   B. 心力衰竭
   C. 消化道出血
   D. 电解质紊乱
   E. 弥散性血管内凝血
3. 导致慢性肺源性心脏病的最常见病因是
   A. 支气管哮喘
   B. 慢性纤维空洞型肺结核
   C. 肺尘埃沉着病
   D. 慢性阻塞性肺疾病
   E. 弥漫性支气管扩张
4. 慢性肺源性心脏病患者发生右心衰竭水肿时，运用利尿药物正确的是
   A. 宜用速效排钾利尿药
   B. 全程全量使用
   C. 短疗程、小剂量使用
   D. 绝对禁忌使用排押利尿药
   E. 不能使用
5. 慢性肺源性心脏病发病的关键环节是
   A. 气管阻塞
   B. 肺泡膨大
   C. 右心室肥大
   D. 肺动脉高压
   E. 右心房肥大
6. 诱发肺源性心脏病心功能失代偿的最常见原因是
   A. 过度劳累
   B. 补液过快
   C. 呼吸道感染
   D. 摄盐过多
   E. 心律失常

二、A2 型题

1. 患者，女性，60 岁。慢性咳嗽、咳痰 10 年，近 2 日出现活动后心悸、呼吸困难。查体：颈静脉怒张，肝大、有压痛，下肢水肿，呼吸 21 次/分，心率 120 次/分。应首先考虑
   A. 风湿性心脏病
   B. 贫血性心脏病
   C. 高血压心脏病
   D. 慢性肺源心脏病
   E. 冠状动脉硬化性心脏病
2. 患者，男性，62 岁。诊断为“慢性阻塞性肺疾病，Ⅱ型呼吸衰竭，肺性脑病”。护理人员应避免使用的处理措施是
   A. 持续低流量给氧
   B. 静脉滴注抗生素
   C. 肌内注射呋塞米
   D. 烦躁时使用镇静药
   E. 口服解痉平喘类药物

参考答案及解析

【参考答案】

一、A1 型题

1. B　2. A　3. D　4. C　5. D　6. C

二、A2 型题

1. D　2. D

【解析】

扫码查看
相关内容

第六节　支气管扩张症患者的护理

一、A1 型题

1. 支气管扩张症合并咯血时治疗一般不主张应用
   A. 抗生素
   B. 止血药
   C. 镇咳药
   D. 镇静药
   E. 支气管舒张药
2. 支气管扩张症患者的痰液是
   A. 白黏痰
   B. 铁锈色痰
   C. 黄绿色痰
   D. 分层痰
   E. 暗红色胶冻样痰
3. 咳大量脓痰静置后分 3 层的疾病是
   A. 支气管扩张
   B. 肺结核
   C. 肺炎链球菌肺炎
   D. 渗出性胸膜炎
   E. 支气管哮喘
4. 左下肺叶支气管扩张症患者，体位引流时应采取的体位是
   A. 平卧位
   B. 头低俯卧位
   C. 头低仰卧位
   D. 头低左侧卧位
   E. 头低右侧卧位
5. 支气管扩张症常见病因不包括
   A. 麻疹
   B. 百日咳
   C. 急性呼吸道感染
   D. 肺癌
   E. 肺结核
6. 支气管扩张症患者在施行体位引流时，错误的护理是
   A. 引流宜在进餐前进行
   B. 根据病变部位选择体位
   C. 引流时鼓励患者深呼吸
   D. 引流时间每次 30 分钟以上
   E. 引流完毕后给予漱口
7. 支气管扩张症主要的诊断方法是
   A. 胸部 X 线检查
   B. 痰涂片检查
   C. CT 检查
   D. 磁共振成像检查
   E. 支气管造影检查
8. 为支气管扩张症患者做体位引流的时间宜安排在
   A. 进餐后半小时至 1 小时
   B. 睡前
   C. 晨起
   D. 中午
   E. 进餐前
9. 支气管扩张症患者咳嗽、咳痰加重多见于
   A. 傍晚
   B. 白天
   C. 变换体位时
   D. 深夜
   E. 进餐时
10. 关于支气管扩张症，下列叙述错误的是
    A. 大多数支气管扩张症患者咳黄绿色痰，痰液静置后可分层
    B. 干性支气管扩张症主要为反复咯血，可无慢性咳嗽、咳痰
    C. 支气管扩张症并非一种独立的疾病，其病因可为一种或多种同时存在
    D. 纤维支气管镜可以有助于明确诊断支气管扩张症
    E. 支气管扩张症发病部位以左肺多于右肺
11. 常发生杵状指（趾）的疾病不包括
    A. 先天性心脏病
    B. 支气管扩张
    C. 缺铁性贫血
    D. 肺脓肿
    E. 支气管肺癌

二、A2 型题

1. 患者，女性，40 岁。咳嗽 10 余年，经常于感冒后加重，咳大量脓痰，3 日前突然咯血 150ml。查体：心、肺无明显阳性体征。胸部 X 线片示双肺下野肺纹理增多。最可能的诊断是
   A. 慢性支气管炎
   B. 慢性肺脓肿
   C. 支气管肺癌
   D. 支气管内膜结核
   E. 支气管扩张症
2. 患者，男性，32 岁。咳嗽、咳脓痰 1 年，间断咯

血，量少。查体：背部可闻及湿啰音，有杵状指。首先考虑的诊断应是
A. 肺结核
B. 支气管扩张症
C. 肺癌
D. 慢性阻塞性肺疾病（COPD）
E. 肺脓肿

3. 患者，男性，52 岁。因为“胸痛、痰中带血 1 个月”入院。X 线检查显示右肺上叶有一个不规则肿块。为明确诊断最可能的检查是
A. CT 检查
B. 磁共振成像检查
C. 痰细胞学检查
D. 癌相关抗原检查
E. 纤维支气管镜检查

4. 患者，女性，38 岁。咳嗽、咳痰 5 年余，近 1 个月咳嗽、咳痰加重，伴有多次咯血，咳痰在晨起或夜间卧床时加重，痰量多时可达 400ml，静置后可分为 3 层。该患者典型的 X 线表现为
A. 双肺透亮度增加
B. 肺纹理增多、紊乱
C. 边界毛糙的结节状阴影
D. 肺段或肺叶淡薄、均匀阴影
E. 不规则蜂窝状透亮阴影或沿支气管的卷发状阴影

5. 患者，男性，30 岁。患支气管扩张症 10 年，咳嗽、咳脓性痰，每日痰量 50ml。下列处理不正确的是
A. 体位引流
B. 加强营养
C. 长期应用抗生素
D. 给予祛痰药
E. 给予雾化吸入

参考答案及解析

【参考答案】

一、A1 型题

1. C 2. D 3. A 4. E 5. C 6. D 7. C 8. E 9. C 10. D 11. C

二、A2 型题

1. E 2. B 3. E 4. E 5. C

【解析】

扫码查看
相关内容

第七节 肺炎患者的护理

一、A1 型题

1. 社区获得性肺炎中常见的是
A. 肺炎支原体肺炎
B. 肺炎链球菌肺炎
C. 军团菌肺炎
D. 肺炎衣原体肺炎
E. 革兰阴性杆菌肺炎

2. 细菌性肺炎最常见的病原菌是
A. 葡萄球菌
B. 肺炎链球菌
C. 肺炎杆菌
D. 大肠埃希菌
E. 乙型溶血性链球菌

3. 不易引起空洞的肺炎是
A. 肺炎链球菌肺炎
B. 金黄色葡萄球菌肺炎
C. 肺炎克雷伯菌肺炎
D. 大肠埃希菌肺炎
E. 梭形杆菌肺炎

4. 医院获得性肺炎的常见病原体不包括
A. 铜绿假单胞菌
B. 鲍曼不动杆菌
C. 肺炎克雷伯菌
D. 大肠埃希菌
E. 流感嗜血杆菌

5. 治疗肺炎链球菌肺炎应首选
A. 青霉素
B. 红霉素
C. 氯霉素
D. 卡那霉素
E. 庆大霉素

6. 肺炎链球菌肺炎高热患者降温不宜采用
   A. 温水擦身
   B. 乙醇拭浴
   C. 退热药
   D. 大血管区放置冰袋
   E. 多饮水
7. 肺炎支原体肺炎首选的治疗药物是
   A. 链霉素
   B. 可待因
   C. 阿尼利定
   D. 青霉素
   E. 红霉素
8. 肺炎链球菌肺炎的体征是
   A. 急性病容，口唇青紫
   B. 慢性病容，面色潮红
   C. 急性病容，面颊绯红
   D. 慢性病容，口唇青紫
   E. 慢性病容，口唇苍白
9. 肺炎链球菌肺炎发热的类型是
   A. 稽留热
   B. 弛张热
   C. 间歇热
   D. 不规则热
   E. 以上都是
10. 支气管肺炎的 X 线表现特点是
   A. 多发小脓肿
   B. 小玻璃片状阴影
   C. 网状结节样阴影
   D. 粟粒状阴影
   E. 斑片状阴影

二、A2 型题

1. 患者，男性，37 岁。平素体健。淋雨后突发寒战、高热、咳嗽，咳铁锈色痰。胸部 X 线片示右肺中叶呈均匀一致的致密阴影，引发患者肺部病变最可能的病原体是
   A. 病毒
   B. 细菌
   C. 真菌
   D. 衣原体
   E. 支原体
2. 患者，男性，24 岁。高热 3 日，咳嗽，咳铁锈色痰，胸部 X 线片呈右上叶片状阴影。需要正确选用的抗生素是
   A. 青霉素
   B. 链霉素
   C. 庆大霉素
   D. 头孢菌素
   E. 阿米卡星
3. 患者，男性，28 岁。受凉后高热、寒战、咳嗽、咳痰 2 日。查体：体温 38.5℃，右上肺语颤增强，呼吸音增强，有湿啰音。白细胞计数 18×10^9/L，中性粒细胞占比 0.9，淋巴细胞占比 0.1。应考虑
   A. 肺结核
   B. 急性肺脓肿
   C. 大叶性肺炎
   D. 急性支气管炎
   E. 上呼吸道感染
4. 患者，男性，65 岁。35 年吸烟史，因冠状动脉粥样硬化性心脏病行冠状动脉旁路移植术，术后回重症监护室（ICU）给予呼吸机辅助呼吸，术后第 3 日仍不能拔出气管插管，预防呼吸机相关性肺炎的有效措施不包括
   A. 凡是与气道接触的物品均应无菌，呼吸机定期进行消毒
   B. 每 2 周更换呼吸机
   C. 控制胃内容物反流
   D. 及时清除口咽部分泌物，及时行口腔护理，保持口腔清洁
   E. 监测气囊压力

参考答案及解析

【参考答案】

一、A1 型题

1. B　2. B　3. A　4. E　5. A　6. C　7. E　8. C　9. A　10. E

二、A2 型题

1. B　2. A　3. C　4. B

【解析】

扫码查看
相关内容

第八节 肺结核患者的护理

一、A1 型题

1. 肺结核的化学治疗原则不包括
   A. 早期
   B. 联合
   C. 足量
   D. 规律
   E. 全程治疗
2. 诊断肺结核的方法中，最可靠的是
   A. 胃液分析
   B. 胸部 X 线检查
   C. 结核菌素试验
   D. 红细胞沉降率测定
   E. 痰结核分枝杆菌检查
3. 可杀灭结核分枝杆菌的条件是
   A. 放在阴湿处 2 小时
   B. 烈日下暴晒 2 小时
   C. 60℃水浸泡数分钟
   D. 放在通风处 2 小时
   E. 放在阴凉干燥处 2 小时
4. 测定人体是否感染过结核菌，最有效的方法是
   A. 纤维支气管镜检查
   B. 结核菌素试验
   C. X 线检查
   D. CT 检查
   E. 痰结核分枝杆菌检查
5. 结核病的重要传染源是
   A. 原发性肺结核患者
   B. 结核性胸膜炎患者
   C. 浸润性肺结核患者
   D. 血行播散性肺结核患者
   E. 慢性纤维空洞性肺结核患者
6. 易引起周围神经炎的抗结核药物为
   A. 异烟肼
   B. 利福平
   C. 链霉素
   D. 对氨基水杨酸
   E. 乙胺丁醇
7. 肺结核最主要的传播途径是
   A. 密切接触传播
   B. 消化道传播
   C. 飞沫传播
   D. 血液传播
   E. 呼吸道传播
8. 早期诊断肺结核的主要方法是
   A. 红细胞沉降率测定
   B. 结核菌素试验
   C. 胸部 X 线检查
   D. 结核分枝杆菌培养
   E. 痰结核分枝杆菌检查
9. 处理肺结核患者的痰，最简便有效的方法是
   A. 煮沸
   B. 焚烧
   C. 1%消毒灵浸泡
   D. 2%苯酚浸泡
   E. 2%苏打水浸泡
10. 抗结核药中可引起周围神经炎的是
    A. 异烟肼
    B. 利福平
    C. 链霉素
    D. 乙胺丁醇
    E. 对氨基水杨酸钠
11. 某患者患肺结核病 1 年，现仍有发热、咳嗽、咯血等症状。为明确病因，相关的辅助检查是
    A. CT 检查
    B. 磁共振成像检查
    C. 胸部 X 线检查
    D. 结核菌素试验
    E. B 超检查
12. 关于肺结核患者的护理措施，下列叙述不正确的是
    A. 高蛋白、高热量、高维生素饮食
    B. 注意隔离与消毒
    C. 绝对卧床休息
    D. 观察药物的不良反应
    E. 做好卫生宣教工作
13. 患者，女，32 岁。诊断为“肺结核”，服用抗结核药物后，出现球后视神经炎。下列最可能导致该情况的药物是
    A. 利福平
    B. 链霉素
    C. 对氨基水杨酸
    D. 异烟肼
    E. 乙胺丁醇

二、A2 型题

1. 患者，女性。25 岁。近 2 月轻度咳嗽，咳白色黏

痰，内带血丝；午后低热，面颊潮红，疲乏无力，常有心悸、盗汗。较前消瘦。经 X 线检查，发现右上肺第 2 肋部有云雾状阴影，无透光区。痰菌 3 次检验阴性。对于该患者不必要的护理措施是
A. 给予高热量、高维生素和高蛋白饮食
B. 按医嘱给予抗结核药物治疗，观察药物不良反应
C. 住院隔离治疗
D. 做好保健指导
E. 室内开窗通风

2. 患者，女性，51 岁。尿频 2 月余，近日出现尿频加重，伴尿急、尿痛，有米汤样尿液和血尿史。曾应用抗生素治疗无好转。尿液检查：尿呈酸性，伴有脓细胞，连查 3 次晨尿结核分枝杆菌均为阳性。X 线示左肾钙化，逆行肾盂造影示左肾肾盏、肾盂不规则扩大、变形，有空洞形成；右肾肾脏无异常。口服抗结核药物 3 周后，经充分术前准备行左肾切除术。术后护理错误的是
A. 继续口服抗结核药物 1 个月
B. 卧床 7~14 日后，轻度活动
C. 连续 3 日准确记录 24 小时尿量
D. 观察第 1 次排尿的时间、尿量及颜色
E. 保持引流通畅，观察引流液的性质及量

三、A3/A4 型题

（1~2 题共用题干）

患者，男性，28 岁。自感低热、乏力、食欲缺乏，有盗汗、体重下降、呼吸困难、胸痛等表现，诊断为浸润性肺结核，收入院抗结核治疗。

1. 关于疾病防治及护理措施，下列叙述不妥的是
A. 患者痰液用 20%漂白粉溶液搅拌静置 2 小时后倒掉
B. 护士在病室里不密切接触患者时，可不戴口罩
C. 病室每日用紫外线照射进行空气消毒
D. 给予异烟肼、链霉素治疗
E. 病室通向走廊的窗需要关闭

2. 经何种检查可确定患者具有传染性
A. 结核菌素试验强阳性
B. 痰涂片找到结核分枝杆菌
C. 胸腔穿刺抽出1000ml胸腔积液
D. X 线检查示片絮状阴影
E. 红细胞沉降率 30mm/h

（3~4 题共用题干）

患者，女性，25 岁。近 2 个月干咳、低热、盗汗、乏力。听诊左上锁骨下区有固定的湿啰音，怀疑有肺结核。

3. 为了进一步明确诊断，最有价值的检查是
A. 胸部 X 线检查
B. 纤维支气管镜检查
C. 痰细胞学检查
D. 痰菌检查
E. 红细胞沉降率测定

4. 若患者已确诊，下列护理措施中不妥的是
A. 保持室内空气新鲜，阳光充足
B. 给予高热量、高维生素、高蛋白饮食
C. 鼓励患者加强体育锻炼，增强抗病能力
D. 及时做好消毒隔离
E. 给患者进行宣教

参考答案及解析

【参考答案】

一、A1 型题

1. C　2. E　3. B　4. B　5. E　6. A　7. C　8. C　9. B　10. A　11. D　12. C　13. E

二、A2 型题

1. C　2. A

三、A3/A4 型题

1. B　2. B　3. A　4. C

【解析】

扫码查看
相关内容

第九节　自发性气胸患者的护理

一、A1 型题

1. 原发性气胸多见于
A. 瘦弱老年人
B. 瘦弱育龄期女性
C. 胖矮体型女性青年

D. 肥胖体型男性儿童
E. 瘦高体型男性青壮年

2. 自发性气胸典型的临床表现是
A. 咳嗽、咳痰、咯血
B. 胸痛、干咳、呼吸困难
C. 胸痛、干咳、咯血
D. 咳痰、咯血、呼吸困难
E. 伴有哮鸣音的呼气性呼吸困难

3. 胸腔穿刺术后出现胸痛、呼吸困难、干咳，最可能发生了
A. 胸膜炎
B. 自发性气胸
C. 肺气肿
D. 肋间神经炎
E. 肺炎

4. 下列选项中，自发性气胸的治疗应首选
A. 镇静镇痛
B. 鼻塞给氧
C. 排气减压
D. 镇咳祛痰
E. 手术治疗

二、A2 型题

1. 患者，男性，67 岁。以慢性支气管炎并发慢性阻塞性肺气肿入院。一阵干咳后突感左上胸剧烈刺痛，出现明显呼吸困难，不能平卧，听诊左肺呼吸音明显减弱。应考虑为
A. 自发性气胸
B. 急性心肌梗死
C. 急性肺炎
D. 渗出性胸膜炎
E. 肺栓塞

2. 患者，男性，58 岁。因屏气用力提物而突发胸部剧烈胸痛，继而出现呼吸困难，诊断为自发性气胸，而自发性气胸常继发于
A. 支气管哮喘
B. 支气管扩张症
C. 肺炎链球菌肺炎
D. 原发性支气管肺癌
E. 慢性阻塞性肺疾病

3. 患者，男性，25 岁。因支气管哮喘住院治疗已半个月，症状基本控制。今晨在花园散步后突发剧烈咳嗽、胸痛、胸闷，用氨茶碱、甲泼尼龙静脉滴注后仍不能缓解。此时应考虑并发了
A. 支气管哮喘急性发作
B. 自发性气胸
C. 继发感染
D. 心力衰竭
E. 肺不张

4. 患者，男性，40 岁。搬家公司员工，搬东西上楼后突然出现胸痛、干咳及呼吸困难。此时应进行的检查是
A. 血气分析
B. 胸部 X 线检查
C. 肺功能检查
D. 血液检查
E. 痰涂片和痰培养检查

5. 患者，男性，64 岁。慢性支气管炎 8 年、高血压 3 年。今晨排便时突感右胸刀割样痛，随即胸闷、呼吸困难，最可能的原因是
A. 低血压
B. 急性胸膜炎
C. 急性心包炎
D. 自发性气胸
E. 心脏神经症

6. 患者，男性，20 岁。剧烈运动后出现胸痛、干咳、呼吸困难。查体：患者极度烦躁，右肺外侧呼吸音消失。不恰当的处理措施是
A. 立即手术
B. 绝对卧床休息
C. 如出现支气管痉挛，可静脉滴注氨茶碱
D. 如有剧烈咳嗽，可应用可待因
E. 予以鼻导管吸氧，氧流量控制在 2~5L/min

7. 患者，男性，24 岁。瘦高体型。于傍晚打篮球后一阵剧烈咳嗽。突感左侧胸部针刺样疼痛，随即感到胸闷、呼吸困难，诊断为自发性气胸。该患者适合采取的体位为
A. 健侧卧位
B. 患侧卧位
C. 仰卧位
D. 半坐位
E. 平卧位

三、A3/A4 型题

（1~4 题共用题干）

患者，男性，28 岁。胸部外伤致右侧第 5 肋骨骨折并发气胸，呼吸极度困难、发绀、出冷汗。检查：血压 80/60mmHg，气管向左侧移位，右胸廓饱满，叩诊呈鼓音，呼吸音消失，颈胸部有广泛皮下气肿。现采用胸膜腔闭式引流。

1. 造成患者极度呼吸困难、发绀的主要原因是
A. 健侧肺受压迫

B. 广泛皮下气肿
C. 纵隔向健侧移位
D. 静脉血液回流受阻
E. 伤侧胸膜腔压力不断升高

2. 护士在巡视病房时，发现引流管衔接处脱节，应立即作出的处理是
A. 更换胸膜腔引流管
B. 引流管重新连接
C. 钳闭引流管近端
D. 拔除胸膜腔引流管
E. 通知医生，等待处理

3. 护士判断胸腔引流管是否通畅的最简单方法是
A. 检查引流管是否扭曲
B. 看引流管是否有气体或液体引出
C. 检查引流瓶中是否有引流液
D. 检查患者的呼吸音是否正常
E. 观察水封瓶中长管内水柱的波动

4. 搬动此患者时应
A. 保持引流通畅
B. 保持引流瓶直立
C. 嘱患者屏住呼吸
D. 用 2 把止血钳夹闭引流管
E. 注意观察引流液排出情况

（5~6 题共用题干）

患者，女性，42 岁。因车祸伤及右胸部 1 小时收入院，患者神志清，精神差，呼吸困难，确诊为右侧胸腔大量积液，即刻行胸膜腔闭式引流术。今责任护士小赵为该患者进行护理。

5. 以下护理措施中，错误的是
A. 患者血压平稳时，应取半卧位以利于引流
B. 保持引流管通畅
C. 严密观察引流量、性质、颜色
D. 保持引流瓶高于胸膜腔
E. 更换引流瓶时用 2 把止血钳双重夹闭引流管

6. 下列选项中，更换引流瓶时应严格
A. 无菌操作
B. 保持引流管通畅
C. 将引流瓶抬高
D. 做好记录
E. 计算引流量

参考答案及解析

【参考答案】

一、A1 型题

1. E　2. B　3. B　4. C

二、A2 型题

1. A　2. E　3. B　4. B　5. D　6. A　7. D

三、A3/A4 型题

1. E　2. C　3. E　4. D　5. D　6. A

【解析】

扫码查看
相关内容

第十节　原发性支气管肺癌患者的护理

一、A1 型题

1. 支气管肺癌最常见的早期症状是
A. 阵发性刺激性呛咳
B. 发热
C. 持续性痰中带血
D. 血性胸腔积液形成
E. 胸痛

2. 金属音调咳嗽提示的疾病是
A. 支气管哮喘
B. 慢性支气管炎
C. 肺气肿
D. 肺癌
E. 心脏病

3. 不属于肺癌的肺外表现的
A. 女性闭经
B. 重症肌无力
C. 皮质醇增多症
D. 骨关节病综合征
E. 多发性肌肉神经痛

4. 与肺癌发生有关的致癌物主要是
A. 焦油
B. 尼古丁
C. 苯并芘
D. 二噁英
E. 亚硝酸盐

5. 对化学治疗最敏感的肺癌类型是
A. 鳞状细胞癌（简称鳞癌）
B. 腺癌
C. 腺鳞癌
D. 大细胞癌
E. 小细胞癌
6. 下列选项中，肺癌中恶性程度最高的是
A. 周围型癌
B. 鳞癌
C. 大细胞癌
D. 腺癌
E. 小细胞未分化癌
7. 导致肺癌发生的最重要危险因素是
A. 电离辐射
B. 食物中毒
C. 汽车尾气
D. 吸烟
E. 遗传因素
8. 50 岁以上男性易患的肺癌类型是
A. 腺癌
B. 鳞癌
C. 髓样癌
D. 小细胞癌
E. 大细胞癌

二、A2 型题

1. 患者，男性，58 岁。20 年吸烟史。刺激性咳嗽并痰中带血丝 6 个月。胸部 X 线片示左肺中央型块影，右肺上叶不张，左胸腔中量积液，右纵隔阴影增宽，轮廓呈波浪形。为确诊，进一步检查首选
A. 胸部 CT 检查
B. 剖胸探查
C. 胸腔镜检查
D. 支气管镜检查
E. 经胸壁穿刺活体组织检查
2. 患者，男性，50 岁。近半年反复出现咳嗽、胸闷、气短症状，支气管镜检查示原发性支气管肺癌。对此患者应首选的治疗方法为
A. 手术治疗
B. 化学治疗
C. 放射治疗
D. 内分泌治疗
E. 中药治疗
3. 患者，42 岁。吸烟 15 年，咳嗽、咳痰 8 个月，近 1 个月加重并伴痰中带血 1 周。胸部 X 线示右肺块状阴影，边缘不清，周围有毛刺，最可能的临床诊断是
A. 纵隔肿瘤
B. 肺结核
C. 支气管扩张症
D. 肺癌
E. 肺部炎症

三、B 型题

（1~2 题共用备选答案）
A. 肺炎
B. 肺脓肿
C. 肺结核
D. 支气管扩张症
E. 支气管肺癌
1. 老年，痰中带血，经久不愈，最常见于
2. 青年，消瘦，低热，痰中断续带血，最常见于

参考答案及解析

【参考答案】

一、A1 型题

1. A 2. D 3. A 4. C 5~6. E、E 7. D 8. B

二、A2 型题

1. D 2. A 3. D

三、B 型题

1. E 2. C

【解析】

扫码查看
相关内容

第十一节　慢性呼吸衰竭患者的护理

一、A1 型题

1. 慢性呼吸衰竭对机体的影响不包括
   A. 肺性脑病
   B. 消化道出血
   C. 心律失常
   D. 尿素氮降低
   E. 弥散性血管内凝血
2. 慢性呼吸衰竭患者出现的最早、最突出的症状是
   A. 发绀
   B. 呼吸困难
   C. 精神神经症状
   D. 其他器官损害
   E. 循环系统症状
3. 引起Ⅱ型呼吸衰竭最常见的诱因是
   A. 过度劳累
   B. 精神紧张
   C. 呼吸道感染
   D. 营养不良
   E. 消化道出血
4. 呼吸衰竭患者缺氧的典型表现是
   A. 发绀
   B. 呼吸困难
   C. 呼吸急促
   D. 心率增快
   E. 神志障碍
5. 慢性呼吸衰竭患者动脉血氧分压小于
   A. 82mmHg
   B. 53mmHg
   C. 60mmHg
   D. 72mmHg
   E. 75mmHg
6. 为判断呼吸衰竭患者代谢紊乱情况，下列辅助检查中应首选
   A. 尿常规检查
   B. 血常规检查
   C. 血气分析
   D. 血细胞涂片检查
   E. 肺功能检查
7. 引起Ⅱ型呼吸衰竭最常见的诱因是
   A. 过度劳累
   B. 精神紧张
   C. 呼吸道感染
   D. 营养不良
   E. 消化道出血
8. 我国引起呼吸衰竭的疾病中最常见的是
   A. 肺炎
   B. 肺结核
   C. 自发性气胸
   D. 慢性阻塞性肺疾病
   E. 肺癌

二、A2 型题

1. 患者，男性，74 岁。因肺部感染出现咳嗽、咳痰入院，既往慢性阻塞性肺疾病（COPD）病史 6 年。血气分析：PaO_2 50mmHg，$PaCO_2$ 55mmHg。最可能的入院诊断是
   A. 支气管肺炎
   B. 支气管哮喘
   C. 支气管扩张症
   D. Ⅰ型呼吸衰竭
   E. Ⅱ型呼吸衰竭
2. 患者，男性，74 岁。寒战、高热、咳嗽、咳脓痰 1 周，阻塞性肺气肿病史 20 年。血气分析：PaO_2 56mmHg。$PaCO_2$>60mmHg。吸氧宜采用
   A. 呼吸机给氧
   B. 高浓度、高流量间歇吸氧
   C. 高浓度、高流量持续吸氧
   D. 低浓度、低流量持续吸氧
   E. 低浓度、低流量间歇吸氧

三、A3/A4 型题

（1~2 题共用题干）

患者，男性，68 岁。慢性支气管炎并发肺气肿 10 余年，6 日前受凉后出现咳嗽、咳大量黄色脓痰。1 小时前患者出现呼吸困难、烦躁不安、剧烈头痛急诊入院。查体：浅昏迷，口唇发绀，可闻及痰鸣音，双肺底湿啰音。

1. 为明确诊断，应首选的检查是
   A. 头颅 CT 检查
   B. 胸部 X 线检查
   C. 动脉血气分析
   D. 肺功能检查
   E. 心电图检查
2. 此时促进患者排痰的最佳措施是
   A. 拍背与胸壁振荡

B. 湿化呼吸道
C. 机械吸痰
D. 应用祛痰药
E. 体位引流

（3~4 题共用题干）

患者，男性，79 岁。有吸烟史 40 余年，慢性咳嗽、咳痰 20 余年，近 10 年症状明显加重。3 日前因受凉感冒而发热、咳大量黄脓痰、呼吸困难、发绀、意识模糊。急诊测血气分析示：PaO_2 52mmHg，$PaCO_2$ 64mmHg。

3. 该患者目前最确切的医疗诊断是
A. 慢性支气管炎伴Ⅰ型呼吸衰竭
B. 慢性支气管炎
C. 慢性支气管炎伴Ⅱ型呼吸衰竭
D. 大叶性肺炎
E. 上呼吸道感染

4. 该患者吸氧时宜
A. 间断高流量吸氧
B. 间断低流量吸氧
C. 持续低流量吸氧
D. 持续高流量吸氧
E. 根据患者意愿调节氧流量

参考答案及解析

【参考答案】

一、A1 型题

1. D 2. B 3. C 4. A 5. C 6. C 7. C 8. D

二、A2 型题

1. E 2. D

三、A3/A4 型题

1. C 2. C 3. C 4. C

【解析】

扫码查看相关内容

第十二节 急性呼吸窘迫综合征

一、A1 型题

1. 急性呼吸窘迫综合征最基本的病理改变是
A. 低氧血症
B. 酸中毒
C. 肺泡内及肺间质水肿
D. 血管通透性增高
E. 肺泡表面活性物质缺失

2. 对急性呼吸窘迫综合征（ARDS）的诊断和病情判断有重要意义的检查是
A. 肾功能监测
B. 血流动力学监测
C. 动脉血气分析
D. X 线检查
E. 心电图监测

3. 关于对 ARDS 患者的治疗原则，下列不正确的是
A. 延长机械通气时间
B. 选用呼气末正压通气
C. 使用有效抗生素
D. 加强营养支持
E. 加大补液量

4. 改善成人急性呼吸窘迫综合征患者缺氧的最佳措施是
A. 持续高流量吸氧
B. 大剂量有效抗生素
C. 呼气末正压通气
D. 避免输液过量过快
E. 鼓励深呼吸和排痰

5. 急性呼吸窘迫综合征患者早期的 X 线表现是
A. 肺纹理无明显改变
B. 肺内网状阴影
C. 双肺大片致密阴影
D. 肺内斑片状阴影
E. 肺内斑点状阴影

6. 关于 ARDS 的治疗原则，不正确的叙述是
A. 加强营养支持
B. 加大补液量
C. 使用有效抗生素
D. 延长机械通气时间
E. 选用呼气末正压通气

7. 对 ARDS 患者的气道管理，错误的做法是
A. 加强气道湿化

B. 严格无菌操作
C. 吸痰前充分供氧
D. 每小时吸痰
E. 定时胸部理疗

二、A2 型题

患者，女，40 岁，因严重感染入院。查体：T 39.5℃，P 90 次/分，R 25 次/分、BP 116/80mmHg。动脉血气分析：PaO_2 55mmHg，$PaCO_2$ 30mmHg。首先考虑为
A. 急性肾衰竭
B. 急性呼吸窘迫综合征
C. 弥散性血管内凝血
D. 急性肝衰竭
E. 急性心力衰竭

参考答案及解析

【参考答案】

一、A1 型题

1. A　2. C　3. E　4. C　5. A　6. B　7. D

二、A2 型题

B

【解析】

扫码查看
相关内容

第二十一章　循环系统疾病患者的护理

第一节　常见症状护理

一、A1 型题

1. 左心功能不全所致呼吸困难是由于
   A. 上腔静脉淤血
   B. 体静脉淤血
   C. 门静脉淤血
   D. 下腔静脉淤血
   E. 肺循环淤血
2. 长期卧床的心力衰竭患者，其水肿最容易出现的部位是
   A. 腹部
   B. 踝部
   C. 胫前部
   D. 腰骶部
   E. 眼睑部
3. 心前区疼痛发生的机制是
   A. 各种因素刺激支配心脏、主动脉或肋间神经的传入纤维
   B. 各种因素刺激心肌细胞
   C. 各种因素刺激引起迷走神经张力亢进
   D. 各种因素刺激引起恐惧、焦虑加剧
   E. 各种因素刺激胸膜壁层
4. 预防阵发性夜间呼吸困难发作，最主要的护理措施是
   A. 保持安静，减少声、光刺激
   B. 夜间继续吸氧
   C. 夜间睡眠应保持半卧位
   D. 睡前给小量镇静药
   E. 注意保暖
5. 下列选项中呼吸困难的患者最合适的体位是
   A. 侧卧位
   B. 半坐位
   C. 平卧位
   D. 俯卧位
   E. 头高足低位
6. 急性主动脉夹层动脉瘤患者最典型的胸痛性质是
   A. 压榨样疼痛
   B. 撕裂样剧痛
   C. 窒息样疼痛
   D. 针刺样疼痛
   E. 刀割样疼痛
7. 对心前区疼痛的评估内容一般不包括
   A. 疼痛耐受力
   B. 疼痛的部位
   C. 疼痛的持续时间
   D. 疼痛的性质
   E. 疼痛的伴随症状

二、A2 型题

患者，男性，60 岁。1 周来因心源性晕厥发作 2 次来诊，下列最易引起此症状的心律失常是
   A. 心房颤动
   B. 三度房室传导阻滞
   C. 左前分支阻滞合并右束支阻滞
   D. 阵发性室上性心动过速
   E. 频发性期前收缩

参考答案及解析

【参考答案】

一、A1 型题

1. E　2. D　3. A　4. C　5. B　6. B　7. A

二、A2 型题

B

【解析】

扫码查看
相关内容

第二节　心力衰竭患者的护理

一、A1 型题

1. 急性心力衰竭患者吸氧需要用20%~30%的乙醇湿化，其目的是
A. 使患者呼吸道湿化
B. 消毒吸入的氧气
C. 使痰液易咳出
D. 降低肺泡表面张力
E. 降低肺泡内泡沫表面张力
2. 慢性心力衰竭的诱因不包括
A. 感染
B. 心肌炎
C. 分娩
D. 中、重度贫血
E. 气候急剧变化
3. 急性左心衰竭患者采取端坐位的目的是
A. 减轻体循环淤血
B. 减轻肺淤血
C. 减轻下肢水肿
D. 避免腹水发生
E. 避免血压升高
4. 原发性高血压导致心脏负荷增加的类型是
A. 全心负荷
B. 左心室前负荷
C. 右心室前负荷
D. 左心室后负荷
E. 右心室后负荷
5. 慢性肾衰竭伴发心力衰竭的原因一般不包括
A. 水、钠潴留
B. 高血压
C. 严重贫血
D. 消化道出血
E. 尿毒症性心肌病变
6. 洋地黄中毒的主要表现不包括
A. 恶心、呕吐
B. 室性期前收缩
C. 水肿、蛋白尿
D. 黄视或绿视
E. 视物模糊
7. 下列洋地黄类药物中毒后的处理措施中，不正确的是
A. 停用排钾利尿药
B. 停用洋地黄类药物
C. 补充钾盐
D. 纠正心律失常
E. 对快速性心律失常可用阿托品治疗
8. 高血压患者发生慢性心力衰竭的主要原因是
A. 血流缓慢
B. 心室后负荷过重
C. 心室前负荷过重
D. 心肌收缩力减弱
E. 心室舒张充盈受限
9. 应用利尿药治疗心功能不全的作用是
A. 排钠排水
B. 提高心肌收缩力
C. 增加心排血量
D. 减轻水肿
E. 降低动脉压
10. 符合右心衰竭的临床表现是
A. 夜间阵发性呼吸困难
B. 咳大量泡沫痰
C. 交替脉
D. 双肺湿啰音
E. 水肿
11. 下列选项中，循环系统疾病患者最常用的无创性检查的方法是
A. 心电图
B. 运动心电图
C. 超声心动图
D. 动态血压监测
E. 动态心电图
12. 下列选项中，急性心力衰竭患者用鼻管氧疗时氧流量为
A. 2~6L/min
B. 4~5L/min
C. 6~8L/min
D. 8~10L/min
E. 5~6L/min
13. 急性心肌梗死患者发生左心衰竭的主要原因是
A. 肺部感染
B. 心脏负荷加重
C. 房室传导阻滞
D. 情绪激动
E. 心肌收缩力减弱和不协调
14. 心功能评估的依据是

A. 病程长短
B. 活动能力
C. 有无并发症
D. 心脏体征
E. 辅助检查资料

15. 急性心力衰竭的病因不包括
A. 广泛性心肌梗死
B. 进食蛋白过多
C. 高血压急症
D. 严重心律失常
E. 输液过多过快

16. 慢性心力衰竭最常见的诱因是
A. 情绪激动
B. 贫血
C. 分娩
D. 呼吸道感染
E. 输液速度过快

17. 慢性心力衰竭急性发作最重要的诱因是
A. 治疗不当
B. 感染
C. 心律失常
D. 身心过劳
E. 循环血量增加

18. 慢性心力衰竭的病因是
A. 心脏负荷长期过重、心肌收缩力减退、过度劳累
B. 心脏负荷长期过重、心肌收缩力减退、心室舒张充盈受限
C. 心肌收缩力减退、心室舒张充盈受限、感染
D. 感染、过度劳累、摄入钠盐过多
E. 心脏负荷长期过重、摄入钠盐过多、心室舒张充盈受限

19. 做血液气体分析的血标本采集后应密封放置于
A. 清洁试管中
B. 草酸钾抗凝试管
C. 无菌试管中
D. 枸橼酸钠试管中
E. 肝素抗凝注射器试管中

20. 导致心脏压力负荷过重的病因是
A. 高血压
B. 甲状腺功能亢进症
C. 二尖瓣关闭不全
D. 主动脉瓣关闭不全
E. 慢性贫血

21. 鼓励长期卧床的心力衰竭患者在床上下肢活动的主要目的是
A. 预防压疮
B. 预防肌肉萎缩
C. 预防下肢静脉血栓形成
D. 保持机体活动力
E. 减少回心血量

22. 心力衰竭患者长期服用噻嗪类利尿药最易出现的是
A. 低血钾
B. 高血镁
C. 低血糖
D. 高尿酸
E. 低血钙

二、A2 型题

1. 患者，女性，35 岁。有风湿性心脏病史多年，近日出现胸闷、气促伴下肢水肿，诊断为慢性心力衰竭。引起慢性心力衰竭最常见的诱因是
A. 严重脱水
B. 呼吸道感染
C. 严重心律失常
D. 输液过多过快
E. 精神过度紧张

2. 患者，男性，68 岁。患心脏瓣膜病、心房颤动 20 年，服用地高辛 5 年。近 3 日突然出现恶心、呕吐，同时伴有心悸、头痛、头晕、视物模糊。心电图示室性期前收缩二联律。患者可能出现了
A. 消化性溃疡
B. 心力衰竭
C. 低血压
D. 高血压
E. 洋地黄类药物中毒

3. 患者，男性，75 岁。患冠状动脉粥样硬化性心脏病（简称冠心病），出现全心衰竭，在治疗期间出现恶心、视物模糊、黄视或绿视，应及时向医生报告，并考虑原因是
A. 心力衰竭加重，胃肠道淤血
B. 脑血管意外
C. 扩血管药物引起的低血压
D. 利尿药物引起的电解质紊乱
E. 洋地黄药物中毒

4. 患者，男性，55 岁。因心力衰竭使用洋地黄治疗。治疗期间的下列医嘱中，护士应提出质疑和核对的是
A. 氯化钾溶液静脉滴注
B. 生理盐水静脉滴注
C. 5%葡萄糖溶液静脉滴注
D. 葡萄糖酸钙溶液静脉滴注

E. 乳酸钠溶液静脉滴注

5. 患者，男性，62岁。以“慢性心力衰竭”收入院。应用强心、利尿药物治疗过程中出现恶心、呕吐、视物模糊，心电图检查QRS波群宽大畸形。针对该患者下列措施不妥当的是

A. 立即停用洋地黄

B. 停用排钾利尿药

C. 电除颤

D. 静脉推注利多卡因

E. 必要时可临时心脏起搏治疗

6. 患者，男性，59岁。高血压心脏病近1年来，患者明显感觉体力活动受限，休息时无症状，但洗脸、刷牙即可引起呼吸困难、心悸，此患者目前心功能处于

A. 代偿期

B. 心功能Ⅰ级

C. 心功能Ⅱ级

D. 心功能Ⅲ级

E. 心功能Ⅳ级

三、A3/A4型题

（1~4题共用题干）

患者，男性，73岁。有慢性支气管炎病史20余年。每于受凉后出现咳嗽、咳痰，反复发作。近日症状明显加重，伴有夜间阵发性呼吸困难、胸闷。查体：口唇发绀，颈静脉怒张，桶状胸，双肺散在湿啰音，双下肢凹陷性水肿。该患者体力活动重度受限制，休息状态也出现气短、心悸。

1. 下列选项中，该患者最可能的诊断是

A. 慢性支气管炎急性发作

B. 慢性心力衰竭

C. 支气管哮喘

D. 急性心力衰竭

E. 左心功能不全

2. 该患者心功能分级是

A. Ⅰ级

B. Ⅱ级

C. Ⅲ级

D. Ⅳ级

E. Ⅴ级

3. 应用利尿药时应监测血钾，下列选项中，不是低钾血症的表现的是

A. 腹胀

B. 乏力

C. 肠鸣音减弱

D. 肌无力

E. 肠鸣音亢进

4. 应用洋地黄类药物时需要密切观察，预防中毒，下列说法错误的是

A. 严格按时按医嘱给药

B. 密切监测心率、心律及心电图变化

C. 用毛花苷C时应稀释后5~10分钟内静脉注射

D. 脉搏<60次/分应暂停服用并告诉医师

E. 当患者发生洋地黄中毒时，应立即停药

（5~7题共用题干）

患者，男性，58岁。患原发性高血压10年，住院当日下午3时突发严重呼吸困难，呼吸30~40次/分，咳嗽、咳大量粉红色泡沫样痰，血压降低，诊断为急性左心衰竭。医嘱高流量乙醇湿化吸氧，监测动脉血气分析结果。

5. 该患者的血标本应放置于

A. 枸橼酸钠试管中密封

B. 清洁试管中密封

C. 肝素抗凝注射器中密封

D. 清洁试管中不密封

E. 无菌试管中密封

6. 乙醇湿化氧气的作用是

A. 提高肺泡内压力

B. 降低肺泡的表面张力

C. 降低肺泡内泡沫表面张力

D. 降低肺泡内压力

E. 预防肺部感染

7. 动脉采血后局部加压止血的时间是

A. 1~5min

B. 10~15min

C. 20~25min

D. 5~10min

E. 15~20min

参考答案及解析

【参考答案】

一、A1型题

1. E 2. E 3. B 4. D 5. D 6. C 7. A 8. B 9. A 10. E 11. A 12. C 13. E 14. B 15. B 16. D 17. B 18. B 19. E 20. A 21. C 22. A

二、A2 型题

1. B 2. E 3. E 4. D 5. C 6. D

三、A3/A4 型题

1. B 2. D 3. E 4. C 5. C 6. C 7. D

【解析】

扫码查看
相关内容

第三节 心律失常患者的护理

一、A1 型题

1. 风湿性心脏病最易受累的瓣膜是
   A. 三尖瓣
   B. 主动脉瓣
   C. 二尖瓣
   D. 肺动脉瓣
   E. 联合瓣膜
2. 最严重的心律失常是
   A. 窦性心律失常
   B. 室性期前收缩二联律
   C. 心房颤动
   D. 心室颤动
   E. 室性期前收缩三联律
3. 心律失常患者中最易发生脉搏短绌的类型是
   A. 心房扑动
   B. 心房颤动
   C. 心室颤动
   D. 室性期前收缩
   E. 窦性心律不齐
4. 心脏冲动的起源部位是
   A. 房室结
   B. 窦房结
   C. 浦肯野纤维
   D. 心室
   E. 心房
5. 频发室性期前收缩至少每分钟超过
   A. 3 个
   B. 5 个
   C. 8 个
   D. 10 个
   E. 15 个
6. 心房颤动患者的异位心律失常，护士在进行电复律治疗时错误的操作是
   A. 绝对卧床、保暖
   B. 电极放置位置正确
   C. 放电时抢救人员离开床沿
   D. 电极涂抹足够的导电糊
   E. 非同步电除颤
7. 室性期前收缩首选的治疗药物是
   A. 洋地黄
   B. 异丙肾上腺素
   C. 麻黄素
   D. 阿托品
   E. 利多卡因
8. 心室颤动先兆的心律失常是
   A. 房性期前收缩
   B. 窦性心动过速
   C. 多源性室性期前收缩
   D. 室性期前收缩 2 次/分
   E. 阵发性室上性心动过速
9. 脉搏短绌常见于
   A. 甲状腺功能亢进症患者
   B. 甲状腺功能减退症患者
   C. 主动脉狭窄患者
   D. 主动脉瓣关闭不全患者
   E. 心房颤动患者
10. 治疗洋地黄中毒所致室性期前收缩二联律，除停用洋地黄外，还需要给患者
    A. 美西律
    B. 普萘洛尔
    C. 钾盐
    D. 溴苄胺
    E. 利多卡因
11. 风湿性心脏病心房颤动患者突然抽搐、偏瘫，首先考虑为
    A. 心力衰竭加重
    B. 洋地黄中毒
    C. 低钾血症
    D. 脑栓塞
    E. 蛛网膜下腔出血
12. 下列选项中，洋地黄中毒最常见的心律失常类

型是
A. 室性期前收缩
B. 房性期前收缩
C. 心房颤动
D. 房室传导阻滞
E. 心房扑动
13. 窦性心动过速与窦性心动过缓心电图特征相同的是
A. PP 间隔>1 秒
B. 窦性 P 波规律出现
C. 频率>100 次/分
D. 频率<60 次/分
E. PP 间隔<0.6 秒
14. 治疗洋地黄中毒引起的室性期前收缩宜选用的药物是
A. 普罗帕酮
B. 普萘洛尔
C. 苯妥英钠
D. 维拉帕米
E. 利多卡因
15. 二尖瓣狭窄伴心房颤动，血栓脱落引起的周围动脉栓塞多发生于
A. 上肢动脉
B. 肺动脉
C. 脑动脉
D. 脾动脉
E. 肾动脉
16. 窦性心动过缓不发生于
A. 运动员
B. 甲状腺功能亢进者
C. 病态窦房结综合征者
D. 洋地黄中毒者
E. 甲状腺功能减退者
17. 心室颤动首选的治疗措施是
A. 非同步电复律
B. 心内注射肾上腺素
C. 胺碘酮静脉注射
D. 同步电复律
E. 静脉注射苯妥英钠
18. 心电图检查不能反映的是
A. 心律失常
B. 传导障碍
C. 心肌坏死
D. 心肌受损
E. 瓣膜病变

二、A2 型题

1. 患者，女性，35 岁。因觉心悸到医院行心电图检查。心电图结果为窦性心律、心率 125 次/分，诊断为心律失常。此患者的心律失常是
A. 窦性心动过缓
B. 窦性心动过速
C. 窦性心律不齐
D. 室性期前收缩
E. 房性期前收缩
2. 患者，男性，40 岁。二尖瓣狭窄 10 年。查体：脉搏 99 次/分，血压 120/80mmHg，心率 108 次/分，心律绝对不齐。该患者最可能的心律失常是
A. 心房颤动
B. 室性期前收缩
C. 三度房室传导阻滞
D. 阵发性室性心动过速
E. 阵发性室上性心动过速
3. 患者，男性，76 岁。因“反复晕厥伴抽搐 2 天”入院。既往无胸痛、发绀、水肿及气短史。查体：血压 100/80mmHg，心率 45 次/分，律齐。患者反复晕厥伴抽搐的原因最可能的是
A. 完全性房室传导阻滞
B. 窦性心动过缓伴室性期前收缩
C. 缓慢型房颤伴房性期前收缩
D. 缓慢型房颤伴部分房室传导阻滞
E. 窦性心动过缓

三、B 型题

（1~2 题共用备选答案）
A. 钙通道阻滞药
B. β 受体阻断药
C. 膜稳定作用为主的药物
D. 延长动作电位时程为主的药物
E. 兴奋迷走神经药物
1. 抗心律失常药物胺碘酮属于
2. 抗心律失常药物维拉帕米属于
（3~5 题共用备选答案）
A. 窦性心动过缓
B. 窦性心动过速
C. 心房颤动
D. 预激综合征
E. 病态窦房结综合征
3. 容易引起肢体动脉栓塞的是
4. 可见于运动员的是
5. 甲状腺功能亢进容易引起

（6~7 题共用备选答案）

A. 阵发性室上性心动过速

B. 心房颤动

C. 心房扑动

D. 期前收缩

E. 二度Ⅰ型房室传导阻滞

6. 听诊心律绝对规则的是

7. 听诊第一心音强弱不等的是

（8~9 题共用备选答案）

A. 心率 100~150 次/分，律齐

B. 心率 160~220 次/分，律齐，突发突止

C. 心率 30~40 次/分，常有昏厥

D. 心率小于 60 次/分，自觉无不适

E. 心律不齐，有心音脱漏现象

8. 窦性心动过缓表现为

9. 窦性心动过速表现为

参考答案及解析

【参考答案】

一、A1 型题

1. C 2. D 3. B 4. B 5. B 6. E 7. E 8. E 9. E 10. C 11. D 12. A 13. B 14. C 15. C 16. B 17. A 18. E

二、A2 型题

1. B 2. A 3. A

三、B 型题

1. D 2. A 3. C 4. A 5. B 6. A 7. B 8. D 9. A

【解析】

扫码查看
相关内容

第四节　心脏瓣膜病患者的护理

一、A1 型题

1. 引起风湿性心脏病患者死亡的主要原因是

A. 栓塞

B. 心律失常

C. 心源性休克

D. 充血性心力衰竭

E. 亚急性感染性心内膜炎

2. 二尖瓣狭窄最重要的体征是

A. 肺动脉瓣第二音亢进

B. 心尖区舒张期杂音

C. 主动脉瓣区舒张杂音

D. 主动脉瓣第二音亢进

E. 心尖区舒张期奔马律

3. 诊断感染性心内膜炎最重要的辅助检查是

A. 心电图

B. 超声心动图

C. X 线检查

D. 血培养

E. 免疫学检查

4. 风湿性心脏病主动脉瓣关闭不全患者最主要的体征是

A. 主动脉瓣区收缩期杂音

B. 主动脉瓣区舒张期叹气样杂音

C. 水冲脉

D. 心尖区有抬举性搏动

E. 脉压增大

5. 二尖瓣狭窄患者的面容特征是

A. 双颊部蝶形红斑

B. 双颊部紫红，口唇轻度发绀

C. 双颊黄褐斑

D. 午后双颊潮红

E. 面部毛细血管扩张

6. 下列选项中，不是主动脉瓣狭窄典型的三联征的是

A. 呼吸困难

B. 心绞痛

C. 晕厥

D. 猝死

E. 劳力性呼吸困难

7. 对诊断主动脉瓣狭窄最有价值的检查是

A. 超声心动图

B. 胸部 X 线

C. 心电图

D. 左室造影术
E. 心导管检查术
8. 风湿性心脏病中最常见的是
A. 二尖瓣狭窄
B. 二尖瓣关闭不全
C. 主动脉瓣关闭不全
D. 肺动脉瓣狭窄
E. 三尖瓣狭窄

二、A2 型题

1. 患者，男性，61 岁。风湿性心脏病伴二尖瓣狭窄 6 年，伴心房颤动 5 年。1 小时前无明显原因突然出现意识障碍来诊。最可能的原因是
A. 心搏骤停
B. 发生心室颤动
C. 心排血量减少，脑供血不足
D. 心房血栓脱落，脑栓塞
E. 脑血栓形成
2. 患者，男性，51 岁。体检发现血压脉压增大，可能的疾病是
A. 缩窄性心包炎
B. 心包积液
C. 主动脉瓣关闭不全
D. 低血压
E. 主动脉瓣狭窄
3. 患者，女性，30 岁。有风湿性心脏病 6 年。护理检查：双颊紫红，口唇发绀，心尖部闻及舒张期隆隆样杂音。考虑该患者为
A. 二尖瓣狭窄
B. 二尖瓣关闭不全
C. 主动脉瓣狭窄
D. 主动脉瓣关闭不全
E. 联合瓣膜病变
4. 患者，女性，31 岁。心悸、气促 10 年，反复咯血 4 年。听诊心率 90 次/分，心律齐，心尖区舒张期隆隆样杂音，第一心音亢进，可闻及开瓣音，肺动脉瓣第二音亢进，X 线示双心房影。以下最有效的治疗措施是
A. 应用洋地黄类药物
B. 静脉推注利尿药
C. 调换止血药品种
D. 做二尖瓣分离术
E. 做二尖瓣置换术
5. 患者，女性，35 岁。咳嗽、咳痰半年余。体检发现心尖部舒张期隆隆样杂音，对其诊断最有意义的检查为
A. 血常规
B. X 线检查
C. 超声心动图
D. 心电图检查
E. 放射性核素造影
6. 患者，女性，45 岁。慢性风湿性关节炎病史 10 余年，近期出现夜间阵发性呼吸困难，伴咳嗽、咳痰，痰中带血丝，以“二尖瓣狭窄”收入院。下列选项中，该患者并发症不会出现
A. 心房颤动
B. 心力衰竭
C. 脑动脉栓塞
D. 房室传导阻滞
E. 急性肺水肿
7. 患者，女性，15 岁。平素体健，学校体检时心率 80 次/分，心律齐，心尖区闻及舒张期隆隆样杂音，心界增大不明显。下列处理较适宜的是
A. 卧床休息
B. 口服利尿药
C. 应用洋地黄
D. 避免重体力劳动，预防感染
E. 如常人活动

三、A3/A4 型题

（1~2 题共用题干）

患者，女性，30 岁。心脏瓣膜病二尖瓣狭窄 4 年，头晕、心悸、心前区不适 1 小时。查体：脉搏 90 次/分，心率 110 次/分，第一心音强弱不等，心律极不规则。心电图 P 波消失，代之以大小形态不等及规律不一的 f 波，QRS 波群形态正常。

1. 该患者的脉搏呈
A. 奇脉
B. 水冲脉
C. 交替脉
D. 短绌脉
E. 脉搏缩小
2. 该患者可能发生了
A. 心房颤动
B. 心室颤动
C. 房性期前收缩
D. 室性期前收缩
E. 窦性心律不齐

（3~4 题共用题干）

患者，女性，27 岁。心悸气短 8 年，反复咯血 2 年，近 2 日咯血加重而就诊。查体：口唇发绀，呼吸困难，双肺底散在湿啰音较多。脉搏一强一弱，心

率 126 次/分，心律齐，心尖区第一心音前有隆隆样杂音。颈静脉无怒张，肝未触及，腹部无移动浊音，下肢不肿。

3. 该患者脉搏一强一弱提示
   A. 右室功能衰竭
   B. 左房功能衰竭
   C. 左室功能衰竭
   D. 右房功能衰竭
   E. 全心功能衰竭
4. 心尖区第一心音前隆隆样杂音提示
   A. 主动脉瓣关闭不全
   B. 二尖瓣狭窄
   C. 心包炎
   D. 二尖瓣关闭不全
   E. 主动脉瓣狭窄
5. 该患者最有可能发生的心律失常是
   A. 心房颤动
   B. 心室颤动
   C. 房室期前收缩
   D. 房室传导阻滞
   E. 阵发性心动过速

参考答案及解析

【参考答案】

一、A1 型题

1. D 2. B 3. D 4. B 5. B 6. D 7. A 8. A

二、A2 型题

1. D 2. C 3. A 4. D 5. C 6. D 7. D

三、A3/A4 型题

1. D 2. A 3. C 4. B 5. A

【解析】

扫码查看
相关内容

第五节 冠状动脉粥样硬化性心脏病患者的护理

一、A1 型题

1. 冠状动脉粥样硬化性心脏病（简称冠心病）发生心绞痛的原因是
   A. 坏死心肌刺激
   B. 酶的活性增高
   C. 心肌缺氧
   D. 低血压
   E. 神经功能失调
2. 发生心绞痛的最主要原因是
   A. 主动脉瓣狭窄
   B. 主动脉痉挛
   C. 全身小动脉痉挛
   D. 冠状动脉粥样硬化
   E. 肺动脉痉挛
3. 诊断急性心肌梗死特异性最高的心肌酶是
   A. CK-MM 和 LD_1
   B. CK-MM 和 LD_2
   C. CK-MB 和 LD_1
   D. CK-MB 和 LD_2
   E. CK-BB 和 LD_1
4. 不符合心绞痛特点的是
   A. 疼痛位于胸骨体中、上段之后
   B. 疼痛可伴有濒死感
   C. 疼痛多数持续在 15 分钟以上
   D. 休息可缓解疼痛
   E. 常有诱发因素
5. 心绞痛最常见的诱因是
   A. 劳累
   B. 受寒
   C. 饱餐
   D. 情绪激动
   E. 服用降压药物
6. 治疗心绞痛作用最快、最有效的药物是
   A. 吗啡
   B. 哌替啶
   C. 硝酸甘油
   D. 普萘洛尔
   E. 硝苯地平
7. 典型心绞痛发作时的心电图改变为
   A. ST 段抬高

B. ST 段压低，T 波倒置
C. QRS 波群增宽
D. 病理性 Q 波
E. T 波高尖

8. 急性心肌梗死患者病后第 1 周护理，错误的是
A. 日常生活均由护理人员帮助照料
B. 半量清淡流质或半流质饮食
C. 限制亲友探望
D. 鼓励在床上做伸展四肢活动
E. 避免不必要翻身

9. 急性心肌梗死的主要症状中，引起患者死亡的主要原因是
A. 疼痛
B. 心律失常
C. 全身症状
D. 心力衰竭
E. 心源性休克

10. 前壁心肌梗死引起的哪种心律失常应视为危急情况
A. 心房颤动
B. 窦性心动过速
C. 室性期前收缩，“r”落在“t”上
D. 室性期前收缩，2~4 次/分
E. 窦性心律不齐

11. 心绞痛的护理不正确的是
A. 发作时就地休息
B. 注意保暖，室温不宜过低
C. 高热量、高糖饮食
D. 少食多餐，不宜过饱
E. 戒烟

12. 急性心肌梗死 24 小时内主要死亡原因为
A. 心脏破裂
B. 心律失常
C. 心力衰竭
D. 心源性休克
E. 室壁瘤

13. 急性心肌梗死最突出的症状是
A. 疼痛
B. 恶心、呕吐
C. 心动过速
D. 心律失常
E. 上腹胀痛

14. 急性心肌梗死患者入院后第 1 周绝对卧床是为了
A. 避免血压下降
B. 增加安全感
C. 任何患者均应如此
D. 避免增加心脏负担
E. 避免体力消耗过多

15. 急性心肌梗死患者最常见的心律失常类型是
A. 室性期前收缩
B. 房室传导阻滞
C. 房性期前收缩
D. 窦性心动过缓
E. 窦性心动过速

16. 急性心肌梗死时，发生心室颤动应当尽快应用
A. 同步直流电复律
B. 非同步直流电复律
C. 射频消融术
D. 起搏器临时起搏
E. 体外反搏术

17. 冠心病最常见的病因是
A. 重度主动脉瓣病变
B. 冠状动脉栓塞
C. 冠状动脉粥样硬化
D. 肥厚型心肌病
E. 冠脉痉挛

18. 发生心绞痛的最主要原因是
A. 主动脉瓣狭窄
B. 主动脉痉挛
C. 全身小动脉痉挛
D. 冠状动脉粥样硬化
E. 肺动脉痉挛

19. 冠状动脉严重狭窄时，心肌缺血达（　　）即可发生急性心肌梗死
A. 10~20 分钟及以上
B. 20~30 分钟及以上
C. 30~40 分钟及以上
D. 40~50 分钟及以上
E. 50~60 分钟及以上

20. 心绞痛与急性心肌梗死的疼痛区别是
A. 前者疼痛更严重
B. 前者含硝酸甘油有效
C. 前者疼痛更持久
D. 前者疼痛常无诱因
E. 前者伴高血压

二、A2 型题

1. 患者，男性，50 岁。因“急性心肌梗死”收住院。下列哪项心电图表现不符合临床诊断
A. ST 段抬高，弓背向上
B. 宽而深的 Q 波
C. T 波倒置

D. T 波无明显变化
E. ST 段改变

2. 患者，男性，46 岁。近 1 个月突感胸骨后闷胀窒息感，伴恶心、呕吐及冷汗，休息 10 分钟后可缓解，未予诊治，近半个月上述症状逐渐频繁，程度较前明显加剧，休息后缓解。今日上述症状再次发作，性质同前，休息不能缓解，自行含服硝酸甘油半小时未能缓解。此患者可能是发生了
A. 急性胰腺炎
B. 急性胃炎
C. 急性胆囊炎
D. 急性心肌梗死
E. 心肌炎

3. 患者，男性，65 岁。突发急性广泛心肌梗死，咳大量粉红色泡沫痰，其咳痰病因是
A. 急性气胸
B. 急性肺气肿
C. 肺囊肿
D. 急性肺水肿
E. 肺不张

4. 患者，男性，57 岁，因心肌梗死入院。主管护士评估后确定其有以下健康问题。应优先解决的问题是
A. 舒适改变：心前区疼痛
B. 营养失调：低于机体需要量
C. 活动无耐力
D. 气体交换受损
E. 只是缺乏

5. 患者，女性，52 岁。因心前区疼痛，行心电图检查，诊断为心绞痛，能有效、快速终止心绞痛发作的药物是
A. 解热镇痛药
B. 硝酸酯制剂
C. 钙通道阻滞药
D. β 受体阻断药
E. 抑制血小板聚集药物

6. 心肌梗死的典型心电图异常不包括
A. 高耸状 T 波
B. ST 段升高
C. T 波倒置
D. ST 段水平压低
E. 病理性 Q 波

7. 急性心肌梗死最早发生变化的酶是
A. 肌酸激酶
B. 淀粉酶
C. 谷草转氨酶
D. 谷丙转氨酶
E. 碱性磷酸酶

8. 冠状动脉粥样硬化性心脏病猝死最主要的原因是
A. 窒息
B. 严重心律失常
C. 心脏破裂
D. 脑梗死
E. 肺梗死

三、A3/A4 型题

（1~3 题共用题干）

患者，男性，64 岁。突然出现胸骨后压榨性疼痛并放射到左肩及左侧小指，不能忍受，面色苍白、出冷汗、心率快，心电图可见 ST 段压低、T 波倒置，使用异山梨酯 5 分钟后疼痛缓解。

1. 对患者进行健康指导，错误的是
A. 宜摄入低脂肪、低胆固醇食物
B. 不宜饮浓茶，避免刺激性食物
C. 病情缓解期可适当参加活动
D. 食物中宜高糖、适量纤维素
E. 宜平时携带保健盒以备急用

2. 引起患者疼痛的原因是
A. 温度刺激
B. 物理损伤
C. 化学损伤
D. 病理改变
E. 心理因素

3. 患者的疼痛属于世界卫生组织对疼痛程度分级的
A. 0 级
B. 1 级
C. 2 级
D. 3 级
E. 4 级

（4~7 题共用题干）

患者，男性，65 岁。患原发性高血压 18 年，血脂高 3 年，冠心病心绞痛 2 年，近 2 个月胸痛发作频繁，休息或含服硝酸甘油效果欠佳，轻咳嗽，咳少量白痰，近 1 日与家人争吵，胸痛 20 分钟不缓解，伴大汗送急诊。

4. 急诊护士对患者评估后，认为首要的护理诊断是
A. 活动无耐力
B. 低效性呼吸型态
C. 潜在并发症：感染
D. 焦虑
E. 疼痛

5. 以下急诊护士给予患者的处理，不妥的是

A. 卧床休息
B. 开放静脉
C. 心电监测
D. 准备气管插管物品
E. 鼻导管吸氧

6. 责任护士通过病史护理评估后，应考虑
A. 恶化性心绞痛
B. 急性心肌梗死
C. 肺栓塞
D. 支气管哮喘
E. 长期用硝酸甘油可能产生耐受性

7. 该患者经静脉滴注硝酸甘油、吸氧，胸痛已缓解，以下责任护士指导患者避免心绞痛发作的诱因中，不妥的是
A. 避免过度劳累及情绪激动
B. 避免饱餐、受凉
C. 需要戒烟，可多饮酒
D. 遵医嘱用药降低血脂
E. 积极控制高血压

（8~9 题共用题干）

患者，女性，50 岁。有冠心病病史，在上楼时突然感到胸骨后压迫性疼痛，伴有濒死感，并伴有大汗淋漓、表情焦虑。查体：血压 170/95mmHg，心率明显增快。

8. 根据以上症状该患者最可能的诊断为
A. 心力衰竭
B. 心绞痛
C. 胃肠炎
D. 心肌梗死
E. 低血糖

9. 下列选项中，该患者最主要的护理措施
A. 立即停止活动，舌下含服硝酸甘油
B. 口服抗炎药
C. 口服地高辛
D. 给予高渗糖
E. 口服硝苯地平

（10~12 题共用题干）

患者，男性，66 岁。肥胖，有高脂血症及原发性高血压病史，血压最高 180/100mmHg，近日心前区发生疼痛，考虑为心绞痛。

10. 胸痛性质应是
A. 隐痛持续整日
B. 锻炼后可减轻
C. 刀割样痛
D. 阵发针刺样痛
E. 压迫、发闷或紧缩感

11. 疼痛部位应是
A. 胸骨体上段或中段之后
B. 胸骨体下段
C. 心尖区
D. 整个左胸
E. 剑突下区

12. 疼痛持续时间多为
A. 1~2 分钟
B. 3~5 分钟
C. 5~8 分钟
D. 8~20 分钟
E. 超过 20 分钟

四、B 型题

（1~2 题共用备选答案）
A. 维拉帕米
B. 洋地黄
C. 阿托品
D. 利多卡因
E. 胺碘酮

1. 急性心肌梗死并发室性心动过速时宜选择的治疗药物为
2. 预激综合征合并快速心房颤动时宜选择的治疗药物为

（3~4 题共用备选答案）
A. 心肌肌钙蛋白
B. 肌红蛋白
C. 肌酸激酶
D. 肌酸激酶同工酶
E. 天门冬氨酸氨基转移酶

3. 急性心肌梗死发生后出现最早的标志物是
4. 急性心肌梗死发生后敏感、特异性高的标志物是

参考答案及解析

【参考答案】

一、A1 型题

1. C　2. D　3. C　4. C　5. A　6. C　7. B　8. D　9. B　10. C　11. C　12. B　13. A　14. D　15. A　16. B　17. C　18. D　19. B　20. B

二、A2 型题

1. D　2. D　3. D　4. A　5. B　6. D　7. A　8. B

三、A3/A4 型题

1. D 2. D 3. D 4. E 5. D 6. B 7. C 8. B 9. A 10. E 11. A 12. B

四、B 型题

1. D 2. E 3. C 4. A

【解析】

扫码查看
相关内容

第六节 病毒性心肌炎患者的护理

一、A1 型题

1. 急性病毒性心肌炎患者，最重要的护理措施是
   A. 保证绝对卧床休息
   B. 保证蛋白质的供给
   C. 给予易消化的饮食
   D. 给予多种维生素
   E. 严格记录每日出入量
2. 引起病毒性心肌炎的病毒主要为
   A. 引起肠道和胆道感染的病毒
   B. 引起肠道和呼吸道感染的病毒
   C. 引起肠道和泌尿道感染的病毒
   D. 引起肠道和神经系统感染的病毒
   E. 引起肠道和生殖系统感染的病毒
3. 病毒性心肌炎晚期造成心肌损伤的主要因素是
   A. 缺氧
   B. 炎症
   C. 免疫反应
   D. 遗传变异
   E. 化学性损伤
4. 病毒性心肌炎患者急性期最重要的治疗是
   A. 大剂量维生素 C
   B. 绝对卧床休息
   C. 静脉滴注复方丹参
   D. 辅酶 A
   E. 抗心律失常治疗

二、A2 型题

患者，女性，24 岁。发热、咳嗽、流涕 2 周后热退，但又出现胸闷、心悸，心率 120 次/分，心律不齐，偶闻期前收缩，心电图示：低电压，T 波低平。应首先考虑
   A. 急性心包炎
   B. 风湿性心肌炎
   C. 扩张型心肌病
   D. 病毒性心肌炎
   E. 风湿性心脏病

参考答案及解析

【参考答案】

一、A1 型题

1. A 2. B 3. C 4. B

二、A2 型题

D

【解析】

扫码查看
相关内容

第七节 原发性高血压患者的护理

一、A1 型题

1. 有关老年高血压患者用药，正确的是
   A. 大剂量开始
   B. 可联合用药
   C. 降压宜快

D. 间断用药
E. 可自行调整剂量

2. 原发性高血压最严重的并发症是
A. 脑出血
B. 充血性心力衰竭
C. 肾衰竭
D. 冠心病
E. 糖尿病

3. 成人高血压的诊断标准是
A. 收缩压≥130mmHg 和/或舒张压≥180mmHg
B. 收缩压>130mmHg 和/或舒张压>80mmHg
C. 收缩压≥140mmHg 和/或舒张压≥90mmHg
D. 收缩压>140mmHg 和/或舒张压>90mmHg
E. 收缩压≥160mmHg 和/或舒张压≥90mmHg

4. 长期高血压易导致脏器出现相关并发症，常累及的脏器是
A. 心、脑、肾
B. 心、肺、脑
C. 心、肝、肾
D. 肝、肾、脑
E. 肝、肾、肺

5. 合并哮喘的高血压患者药物治疗时不宜选用
A. 利尿药
B. 钙通道阻滞药
C. β 受体阻断药
D. α 受体阻断药
E. 血管紧张素转化酶抑制药

6. 下列属于 1 级高血压的是
A. 160/100mmHg
B. 145/95mmHg
C. 130/85mmHg
D. 180/110mmHg
E. 160/90mmHg

7. 对于高血压合并支气管哮喘患者，应禁用
A. 硝苯地平
B. 哌唑嗪
C. 呋塞米
D. 阿替洛尔
E. 卡托普利

8. 高血压急症首选的降压药物是
A. 呋塞米
B. 硝普钠
C. 硝酸甘油
D. 地尔硫䓬
E. 拉贝洛尔

9. 高血压患者饮食不需限制的是
A. 高糖食物
B. 高钠食物
C. 高钙食物
D. 高脂肪食物
E. 高胆固醇食物

10. 原发性高血压发病与哪项因素无关
A. 病毒感染
B. 遗传
C. 肥胖
D. 摄入钠盐过多
E. 精神紧张

二、A2 型题

1. 患者，男性，49 岁。因近期头晕、乏力，连续 3 日血压（160~170）/（95~100）mmHg 而入院。患者同时患有支气管哮喘。不宜使用的降压药物是
A. 卡托普利
B. 呋塞米
C. 硝苯地平
D. 阿替洛尔
E. 哌唑嗪

2. 患者，男性，36 岁。体检过程中发现血压 140/90mmHg，以下健康指导不正确的是
A. 戒烟限酒，控制体重
B. 限制钠盐摄入，每天应低于 8g
C. 进行疾病知识指导
D. 合理安排运动量
E. 低热量、低盐饮食

3. 患者，男，69 岁。高血压病史 6 年，血压曾达 170/105mmHg，总胆固醇 6.0mmol/L，吸烟，不饮酒。判断该患者为
A. 1 级高血压，低危险组
B. 2 级高血压，高危险组
C. 3 级高血压，极低危险组
D. 3 级高血压，中危险组
E. 3 级高血压，很高危险组

参考答案及解析

【参考答案】

一、A1 型题

1. B　2. A　3. C　4. A　5. C　6. B　7. D　8. B　9. C　10. A

二、A2 型题

1. D　2. B　3. B

【解析】

扫码查看
相关内容

第二十二章　消化系统疾病患者的护理

第一节　常见症状护理

一、A1 型题

1. 有较明显腹胀的患者不宜进食
   A. 米汤
   B. 馒头
   C. 牛奶
   D. 面条
   E. 肉末粥
2. 黑便常见于
   A. 痔
   B. 直肠癌
   C. 痢疾
   D. 上消化道出血
   E. 直肠炎
3. 某消化性溃疡患者经常胃出血，并发现黑便。出血量约为
   A. 3~5ml
   B. 10ml
   C. 500ml
   D. 60ml
   E. 1000ml
4. 严重呕血患者饮食护理正确的是
   A. 暂禁食
   B. 温热的流食
   C. 温凉的流食
   D. 软食
   E. 普食
5. 消化性溃疡患者出现黑便，估计其每日出血量至少为
   A. 30ml
   B. 35ml
   C. 50ml
   D. 55ml
   E. 70ml

二、A2 型题

患者，男性，45 岁。1 小时前酒后突然呕吐鲜血 2 次，约 300ml。诊断为肝硬化，门静脉高压症。最可能出现交通支的曲张、破裂出血的部位是
   A. 前腹壁
   B. 肠系膜血管
   C. 胃底食管下段
   D. 直肠下端肛管
   E. 腹膜后

参考答案及解析

【参考答案】

一、A1 型题

1. C　2. D　3. D　4. A　5. C

二、A2 型题

C

【解析】

扫码查看
相关内容

第二节　胃炎患者的护理

一、A1 型题

1. 慢性胃窦炎的主要病因是
   A. 幽门螺杆菌感染
   B. 抗炎药物
   C. 烟酒过度

D. 暴饮暴食
E. 胆汁反流

2. 胃炎患者，有少量出血，恰当的饮食是
A. 高热量高纤维饮食
B. 无特别禁忌
C. 牛奶、米汤等温凉流质饮食
D. 易消化、营养丰富饮食
E. 少渣、半流质饮食

3. 慢性胃炎常见的病原菌是
A. 幽门螺杆菌
B. 四联球菌
C. 链球菌
D. 支原体
E. 衣原体

4. 自身免疫性胃炎容易发生恶性贫血的原因是
A. 铁缺乏
B. 胃酸缺乏
C. 内因子缺乏
D. 促胃液素增多
E. 幽门螺杆菌感染

5. 误服硫酸后，需要保护胃黏膜时可选用的溶液是
A. 镁乳
B. 白醋
C. 高锰酸钾
D. 过氧化氢
E. 碳酸氢钠

6. 慢性胃炎最常见的临床表现是
A. 无症状
B. 反复黑便
C. 呕吐咖啡色液体
D. 饥饿感、夜间痛
E. 上腹饱胀不适、疼痛

7. 下列慢性胃炎治疗中，不妥的是
A. 抑制胃酸分泌药可在硫糖铝服后 1 小时给予
B. 多潘立酮可与阿托品合用
C. 硫糖铝在餐前 1 小时与睡前服用效果最好
D. 胆汁反流者，可用考来烯胺或氢氧化铝凝胶吸附
E. 服用药物引起的，应立即停服并用抑制胃酸分泌药或硫糖铝等胃黏膜保护药

8. 诊断慢性胃炎最可靠的方法是
A. 胃液酸度分析
B. 胃肠钡餐造影
C. 病史及临床表现
D. 血清抗体测定
E. 纤维胃镜检查

二、B 型题

（1~3 题共用备选答案）
A. 急性单纯性胃炎
B. 急性糜烂性胃炎
C. 急性腐蚀性胃炎
D. 自身免疫性胃炎
E. 多灶萎缩性胃炎

1. 以上消化道出血为主要表现的胃炎是
2. 与幽门螺杆菌感染密切相关的胃炎是
3. 易发生恶性贫血的胃炎是

参考答案及解析

【参考答案】

一、A1 型题

1. A　2. C　3. A　4. C　5. A　6. A　7. B　8. E

二、B 型题

1. B　2. E　3. D

【解析】

扫码查看
相关内容

第三节　消化性溃疡患者的护理

一、A1 型题

1. 对胃酸抑制作用最强的是
A. 硫糖铝
B. 奥美拉唑
C. 氢氧化铝
D. 西咪替丁
E. 枸橼酸铋钾

2. 消化性溃疡最常见的并发症是
A. 穿孔
B. 出血
C. 幽门梗阻
D. 癌变
E. 感染
3. 与消化性溃疡发病相关的损害性因素中，占主导地位的是
A. 幽门螺杆菌感染
B. 饮食失调
C. 吸烟
D. 精神因素
E. 胃酸、胃蛋白酶
4. 可诱发消化性溃疡的药物是
A. 阿司匹林
B. 雷尼替丁
C. 奥美拉唑
D. 碳酸氢钠
E. 西沙必利
5. 确诊消化性溃疡的首选检查方法
A. 胃液分析
B. 胃镜检查与黏膜活检
C. 粪便隐血试验
D. X线钡餐检查
E. 幽门螺杆菌检测
6. 消化性溃疡患者应避免口服
A. 链霉素
B. 庆大霉素
C. 甲氧氯普胺
D. 多潘立酮
E. 泼尼松
7. 与消化性溃疡有关的病原体是
A. 衣原体
B. 肺炎链球菌
C. 病毒
D. 支原体
E. 幽门螺杆菌
8. 消化性溃疡患者出现全腹压痛、反跳痛及板样强直，应考虑为
A. 食管静脉破裂
B. 癌变
C. 穿孔
D. 幽门梗阻
E. 出血
9. 胃穿孔的X线检查所见为
A. 双侧横膈抬高
B. 膈下游离气体
C. 胃泡扩张
D. 肠管扩张
E. 胃内有液平面
10. 消化性溃疡具有的特征性临床表现是
A. 反酸、嗳气
B. 节律性上腹痛
C. 消化功能紊乱
D. 恶心、呕吐
E. 营养失调

二、A2型题

1. 患者，男性，50岁。夜间上腹烧灼痛发作2月余。进食或服用阿托品后迅速缓解，诊断为十二指肠溃疡。进食后疼痛缓解的机制是
A. 交感神经兴奋
B. 胃酸被中和
C. 胃酸增多
D. 平滑肌松弛
E. 迷走神经张力增加
2. 患者，男性，65岁。胃溃疡病史30余年，近2周上腹部持续疼痛，服用治疗胃溃疡药物无效，伴有黑便多次。患者可能的并发症为
A. 出血
B. 癌变
C. 幽门梗阻
D. 穿孔
E. 胃炎
3. 患者，男性，32岁。既往有胃病史。近1周常感上腹部不适，4小时前突发上腹部剧烈疼痛，伴有恶心、呕吐。查体：腹部压痛、肌紧张，肝浊音缩小。X线检查可见膈下游离气体，应首先考虑
A. 急性阑尾炎
B. 急性胆囊炎
C. 急性胰腺炎
D. 急性肠梗阻
E. 消化性溃疡急性穿孔
4. 患者，男性，26岁。1个月前出现进食后上腹部胀痛，夜间经常痛醒，进食后可缓解。近日感乏力，粪便呈黑色，化验粪便隐血（+），应考虑
A. 胃溃疡伴出血
B. 十二指肠溃疡伴出血
C. 胃癌出血
D. 食管静脉曲张破裂出血
E. 急性胃炎
5. 患者，男性，54岁。有胃溃疡病史5年，突然呕

血1500ml，血压 60/30mmHg，心率 150 次/分。此时首先应当采取的措施是
A. 胃肠减压
B. 准备急查 B 超
C. 禁食
D. 准备给予止血药物
E. 立即开放静脉补充血容量

6. 某十二指肠溃疡患者，除有空腹痛、饮食后缓解外，突然发生呕吐，所呕吐物为每天吃的食物。引发的原因最可能是
A. 食管炎
B. 急性胃炎
C. 胆石症
D. 幽门梗阻
E. 急性胰腺炎

7. 患者，男性，50 岁。夜间上腹部灼痛发作 2 月余，进食或服阿托品后迅速缓解，诊断为十二指肠溃疡。该患者疼痛发生的主要机制是
A. 交感神经兴奋
B. 胃酸刺激溃疡面
C. 胃蛋白酶增加
D. 平滑肌松弛
E. 迷走神经张力增加

8. 患者，男性，50 岁。进餐后腹部烧灼痛，黑便 2 日入院。对其诊断最有价值的辅助检查是
A. 胃镜检查
B. 血常规检查
C. 选择性动脉造影
D. X 线检查
E. 胃液分析检查

9. 患者，男性，50 岁。餐后上腹部烧灼痛 2 个月，黑便 2 日入院。对其诊断最有价值的辅助检查是
A. 胃镜检查
B. 血常规检查
C. 选择性动脉造影
D. X 线检查
E. 胃液分析检查

10. 患者，女性，46 岁。反复上腹部疼痛 5 年，近几日上述症状再发。疼痛位于上腹中部，多在进餐后出现。2~3 小时后逐渐缓解。下次进食后疼痛再次出现。伴反酸、嗳气。最可能的诊断是
A. 慢性胃炎
B. 十二指肠溃疡
C. 胃溃疡
D. 急性胃炎
E. 胃癌

11. 患者，男，39 岁。消化性溃疡病史 5 年，未规律服药。因出现黑粪 3 天就诊，估计其每天出血量至少为
A. 20ml
B. 40ml
C. 50ml
D. 80ml
E. 100ml

三、A3/A4 型题

（1~2 题共用题干）

患者，女性，52 岁。间歇性上腹部疼痛 10 余年，每年秋冬季好发，劳累后明显。近 1 个月感上腹部饱胀不适，疼痛于餐后加重，有反复大量呕吐，呕吐后疼痛缓解，入院治疗。

1. 该患者最可能的诊断是
A. 胃溃疡
B. 自身免疫性胃炎
C. 胃窦炎
D. 十二指肠溃疡
E. 胃癌

2. 为明确病因，下列选项中，诊断溃疡的重要依据是
A. 胃液分析
B. 胃镜检查
C. X 线钡餐检查
D. 幽门螺杆菌检查
E. 粪便隐血检查

四、B 型题

（1~2 题共用备选答案）
A. 枸橼酸铋钾
B. 法莫替丁
C. 吲哚美辛
D. 硫糖铝
E. 阿托品

1. 可破坏胃黏膜屏障的药物是
2. 可保护胃黏膜、杀灭幽门螺杆菌的药物是

（3~4 题共用备选答案）
A. 硫糖铝
B. 氢氧化铝
C. 西咪替丁
D. 雷尼替丁
E. 奥美拉唑

3. 目前认为最强的抑制胃酸分泌药是
4. 属于保护胃黏膜的药物是

（5~6 题共用备选答案）
A. 餐后 2 小时及睡前
B. 餐后 1 小时及睡前
C. 餐前 1 小时及睡前 1 小时
D. 餐前 2 小时及睡前 2 小时
E. 餐中及睡前
5. 口服胃动力药应在
6. 口服抗酸药应在

参考答案及解析

【参考答案】

一、A1 型题

1. B 2. B 3. E 4. A 5. B 6. E 7. E 8. C 9. B 10. B

二、A2 型题

1. B 2. B 3. E 4. B 5. E 6. D 7. B 8. A 9. A 10. C 11. C

三、A3/A4 型题

1. A 2. C

四、B 型题

1. C 2. A 3. E 4. A 5~6. C、B

【解析】

扫码查看
相关内容

第四节 溃疡性结肠炎患者的护理

一、A1 型题

1. 溃疡性结肠炎最突出的消化系统症状是
A. 腹泻
B. 腹痛
C. 腹胀
D. 食欲缺乏
E. 恶心、呕吐
2. 溃疡性结肠炎并发症不包括
A. 肠梗阻
B. 腹膜炎
C. 中毒性巨结肠
D. 肠穿孔
E. 结肠癌变
3. 溃疡性结肠炎的临床表现与（　　）感染相似
A. 幽门螺杆菌
B. 沙门菌
C. 嗜盐菌
D. 金黄色葡萄球菌
E. 志贺菌属
4. 溃疡性结肠炎急性发作期患者正确的饮食是
A. 给予冷饮
B. 给予牛乳等高蛋白饮食
C. 给予富含纤维素的水果
D. 给予富含纤维素的蔬菜
E. 给予少渣流质或半流质饮食
5. 溃疡性结肠炎的好发部位是
A. 直肠
B. 降结肠
C. 升结肠
D. 回盲部
E. 横结肠

二、A2 型题

患者，男，25 岁。近 1 周来出现腹痛、腹泻，排黏液脓血便，每日 5~6 次，结肠镜检查示溃疡性结肠炎活动期，下列最能反映患者病情分期的指标是
A. 红细胞沉降率减慢，C 反应蛋白增高
B. 血红蛋白减少，白细胞计数正常
C. 红细胞沉降率增快，C 反应蛋白增高
D. 红细胞沉降率减慢，C 反应蛋白降低
E. 血红蛋白正常，白细胞计数增高

参考答案及解析

【参考答案】

一、A1 型题

1. A 2. B 3. E 4. E 5. A

二、A2 型题

C

【解析】

扫码查看

相关内容

第五节 肝硬化患者的护理

一、A1 型题

1. 对肝硬化具有确诊价值的检查是
   A. X 线检查
   B. 肝功能检查
   C. 免疫学检查
   D. 肝穿刺活体组织检查
   E. 血生化检查
2. 皮肤出现蜘蛛痣见于
   A. 肺炎
   B. 再生障碍性贫血
   C. 缺铁性贫血
   D. 严重肝硬化
   E. 肾盂肾炎
3. 肝硬化的腹水属于
   A. 漏出液
   B. 渗出液
   C. 血性
   D. 脓性
   E. 乳糜性
4. 在我国，肝硬化的主要病因是
   A. 血吸虫病
   B. 病毒性肝炎
   C. 胆石症
   D. 胆道蛔虫病
   E. 胃溃疡
5. 不会引起肝硬化的是
   A. 甲型病毒性肝炎
   B. 乙型病毒性肝炎
   C. 丙型病毒性肝炎
   D. 丁型病毒性肝炎
   E. 庚型病毒性肝炎
6. 人血白蛋白显著降低应考虑
   A. 肝硬化
   B. 肺炎
   C. 支气管炎
   D. 支气管哮喘
   E. 贫血
7. 肝硬化门静脉高压最突出的临床表现为
   A. 厌油腻
   B. 消瘦、乏力
   C. 牙龈出血
   D. 腹水
   E. 黄疸
8. 肝硬化患者肝功能失代偿期最突出的临床表现是
   A. 食欲缺乏
   B. 恶心、呕吐
   C. 乏力、黄疸
   D. 肝大
   E. 腹水
9. 护士指导肝硬化患者禁食油炸、粗纤维食物的原因是
   A. 预防食管黏膜出血
   B. 严格限制钠的摄入
   C. 抑制假神经递质
   D. 减轻肝的解毒功能
   E. 减少肠道氨的吸收
10. 肝硬化上消化道出血导致肝性脑病的主要机制是
    A. 肠道积血致血氨增高
    B. 微循环障碍
    C. 肝缺血缺氧
    D. 脑缺血缺氧
    E. 肾血流量减少
11. 与肝硬化发生关系最密切的肝炎类型是
    A. 甲型病毒性肝炎
    B. 乙型病毒性肝炎

C. 丙型病毒性肝炎
D. 丁型病毒性肝炎
E. 戊型病毒性肝炎

12. 肝硬化时下列临床表现中与内分泌失调有关的是
A. 夜盲
B. 黄疸
C. 蜘蛛痣
D. 恶病质
E. 出血点

13. 对肝硬化有确诊价值的检查是
A. 肝功能检查
B. 免疫功能检查
C. 影像学检查
D. 内镜检查
E. 肝穿刺活体组织检查

14. 肝硬化腹腔穿刺放腹水后束以多头腹带的目的是为了防止
A. 腹压骤降，引起休克
B. 腹水再增生
C. 腹压下降，引起心脏移位
D. 腹腔内脏下垂
E. 腹壁皮肤松弛

15. 与肝硬化患者出现持续性白细胞减少关系最大的是
A. 脾功能亢进
B. 上消化道出血
C. 肝肾综合征
D. 营养吸收障碍
E. 血小板计数减少

16. 肝硬化腹水患者第 1 次放腹水的量不超过
A. 300ml
B. 500ml
C. 1000ml
D. 1600ml
E. 3000ml

17. 导致肝硬化的因素不包括
A. 胆汁淤积
B. 丙型病毒性肝炎
C. 酒精中毒
D. 乙型病毒性肝炎
E. 甲型病毒性肝炎

18. 肝硬化腹水形成的主要原因是
A. 门静脉高压
B. 肝淋巴液生成过少
C. 肾小球滤过率增加
D. 血浆蛋白升高
E. 抗利尿激素减少

19. 肝硬化患者禁食硬食、油炸、粗纤维食物的目的是
A. 减少肠道氨的吸收
B. 严格限制钠的摄入
C. 抑制假性神经递质
D. 减轻肝脏解毒功能
E. 防止损伤食管黏膜而导致出血

二、A2 型题

1. 患者，男性，65 岁。肝硬化病史 2 年，近日出现持续肝区疼痛，急诊入院行超声检查示腹腔大量腹水，肝大伴弥漫性改变，肝右叶可见多个大小不等的强回声光团。最可能的诊断是
A. 肝硬化癌变
B. 肝硬化失代偿期
C. 肝肾综合征
D. 肝硬化腹水
E. 肝硬化、肝囊肿

2. 患者，男性，40 岁。患酒精性肝硬化入院，在护士对其生活方式和行为的指导中。最重要的是
A. 避免过度劳累
B. 适量饮酒
C. 戒酒
D. 服用解酒护肝药
E. 低脂饮食

3. 某肝硬化患者就医时，医师嘱其进食时细嚼慢咽，不吃硬、粗糙、多纤维食物。但患者某日参加晚宴后突然大量呕血，因抢救不及时而死亡。其出血原因是
A. 胃急性糜烂
B. 胃应激性溃疡
C. 食管-胃底静脉破裂
D. 慢性胃炎
E. 食管破裂

4. 患者，男性，50 岁。肝硬化病史 10 年，半年前曾有上消化道出血史。1 日前出现黑便，下列护理措施错误的是
A. 饮食温度要低
B. 不进食粗糙、刺激性食物
C. 口服药物应研磨成粉冲服
D. 一般不放置胃管
E. 避免咳嗽，常做屏气锻炼

5. 患者，男性，69 岁。肝硬化病史 10 年。1 周前发生肺部感染，2 日前出现嗜睡、言语不清、定向力障碍。查体：腱反射亢进、肌张力增高。该患者

最有可能发生的并发症是
A. 脑卒中
B. 低血糖昏迷
C. 肝性脑病
D. 糖尿病酮症昏迷
E. 尿毒症性昏迷

6. 患者，男性，40 岁。肝硬化伴肝功能不全，为该患者灌肠时，不宜选用肥皂水的原因是
A. 防止发生腹胀
B. 防止发生酸中毒
C. 减少氨的产生及吸收
D. 防止引起顽固性腹泻
E. 减少对肠黏膜的刺激

7. 患者，男性，45 岁。肝硬化病史 5 年。目前病情稳定，血氨正常，无腹水。其饮食原则为
A. 高热量、高蛋白、高维生素饮食
B. 低热量、高蛋白、高维生素饮食
C. 高热量、低蛋白、高维生素饮食
D. 低热量、低蛋白、高维生素饮食
E. 高热量、高蛋白、低纤维素饮食

三、A3/A4 型题

（1~4 题共用题干）

患者，男性，50 岁。确诊乙型病毒性肝炎 20 年，长期需要家人照顾其生活起居，今日该患者因食欲缺乏、厌油腻、腹胀 3 个月，加重 1 个月入院。查体：全身散在皮肤紫癜，腹部胀痛，叩诊移动性浊音阳性，肝脏触诊质硬有结节感，边缘较薄，无压痛。实验室检查：谷丙转氨酶（GPT）显著升高，甲胎蛋白（AFP）正常。

1. 最可能的诊断是
A. 酒精性肝病
B. 肝硬化
C. 原发性肝癌
D. 结核性腹膜炎
E. 腹腔内肿瘤

2. 若该患者腹水诊断明确，每日摄入的钠盐应控制在
A. 1~2g
B. 2~3g
C. 3~4g
D. 4~5g
E. 5~6g

3. 若该患者入院第 3 日早饭后感腹胀不适，并呕吐咖啡渣样液体，随即出现乏力、皮肤湿冷。测血压 80/50mmHg，心率 138 次/分。则该患者目前首要的护理问题是
A. 体液不足
B. 焦虑
C. 活动无耐力
D. 营养失调：低于机体需要量
E. 潜在并发症：休克

4. 为了早期预防患者肝性脑病的发生，最应该采取的护理措施是
A. 指导患者禁烟、戒酒
B. 积极补充血容量
C. 清理消化道内积血
D. 放腹水时严格无菌操作
E. 给予高热量、高蛋白、易消化的饮食

（5~6 题共用题干）

患者，男性，50 岁。患肝硬化已 4 年，今日因饮食不当而突然出现呕血多次，伴神志恍惚、四肢厥冷、无尿，脉搏 124 次/分，血压 75/50mmHg。

5. 对该患者首先采取的护理措施是
A. 配血
B. 四肢保暖
C. 建立静脉通路
D. 吸氧
E. 准备三腔双囊管

6. 护士应估计到患者大出血可诱发
A. 感染
B. 心力衰竭
C. 肾衰竭
D. 肝性脑病
E. 腹水

（7~8 题共用题干）

患者，男性，67 岁。肝硬化病史 10 年，3 日前破血 1 次，柏油样便 3 次，伴头晕、心悸、恶心、呕吐，入院查体：血压 100/60mmHg，心率 100 次/分，B 超检查提示腹腔内大量腹水。

7. 该患者的护理措施中，错误的是
A. 给予低盐或无盐饮食，限制进水量
B. 应卧床休息，有利于肝细胞恢复
C. 给予高热量高蛋白、高维生素、易消化食物
D. 衣着宜宽大柔软，床铺宜平整洁净
E. 腹水应争取一次彻底放出，防止再次复发，术毕应缚紧腹带

8. 该患者晚期可能出现的最严重的并发症是
A. 肝性脑病
B. 肝肾综合征
C. 肝肺综合征
D. 感染
E. 上消化出血

参考答案及解析

【参考答案】

一、A1 型题

1. D　2. D　3. A　4. B　5. A　6. A　7. D　8. E　9. A　10. A　11. B　12. C　13. E　14. A　15. A　16. C　17. E　18. A　19. E

二、A2 型题

1. A　2. C　3. C　4. E　5. C　6. C　7. A

三、A3/A4 型题

1. B　2. A　3. E　4. C　5. C　6. D　7. E　8. A

【解析】

扫码查看

相关内容

第六节　原发性肝癌患者的护理

一、A1 型题

1. 原发性肝癌最有效的治疗方法是
   A. TACD
   B. 免疫治疗
   C. 放射治疗
   D. 冰冻治疗
   E. 手术治疗
2. 原发性肝癌非手术治疗中的常用方法是
   A. 放射治疗
   B. 化学治疗
   C. 肝动脉栓塞治疗
   D. 中药治疗
   E. 免疫治疗
3. 与原发性肝癌的发生关系最密切的是
   A. 胆道感染
   B. 肝炎后肝硬化
   C. 酒精性肝硬化
   D. 血吸虫肝硬化
   E. 肝脏良性肿瘤
4. 目前已知促发原发性肝癌的 2 种肝炎病毒是
   A. 甲型肝炎病毒、乙型肝炎病毒
   B. 甲型肝炎病毒、丙型肝炎病毒
   C. 乙型肝炎病毒、丙型肝炎病毒
   D. 乙型肝炎病毒、丁型肝炎病毒
   E. 丁型肝炎病毒、戊型肝炎病毒
5. 原发性肝癌患者肝区疼痛的主要原因是
   A. 肝纤维化
   B. 肝实质塌陷
   C. 肝包膜被牵拉
   D. 癌肿压迫胆道
   E. 门静脉癌栓阻塞
6. 原发性肝癌患者突然出现腹部剧痛及腹膜刺激征，首先考虑
   A. 肝癌腹膜转移
   B. 肝癌结节破裂
   C. 急性胃穿孔
   D. 急性胆囊炎
   E. 急性胰腺炎
7. 原发性肝癌的早期，下列检查最有诊断价值的是
   A. 磁共振成像（MRI）
   B. 甲胎蛋白
   C. 癌胚抗原（CEA）
   D. 凝血酶原
   E. 血清转氨酶
8. 诊断肝癌首选的检查方法是
   A. CT
   B. MRI
   C. AFP 测定
   D. 肝动脉造影
   E. B 超
9. 霉变谷物内主要的致肝癌物质是
   A. 黄曲霉毒素
   B. 蓝绿藻藻类毒素
   C. 有机氯农药残留
   D. 亚硝胺类
   E. 有机磷农药残留
10. 肝癌的终末期死亡率极高的并发症是
    A. 上消化道出血
    B. 癌结节破裂出血

C. 肝性脑病
D. 继发感染
E. 腹水形成

二、A2 型题

1. 患者，男性，60 岁。原发性肝癌，行肝叶切除术后第 3 日，出现嗜睡、烦躁不安、黄疸、少尿等表现，应考虑
A. 胆汁性腹膜炎
B. 膈下脓肿
C. 肝性脑病
D. 内出血
E. 休克
2. 患者，男性，46 岁。乙型病毒性肝炎病史 10 年。今进食后突然呕血 600ml。查体：右上腹部压痛，腹水征（+），肝质硬，体积变小，边缘锐利，表面有小结节。患者呕血最可能的原因是
A. 应激性溃疡
B. 消化性溃疡
C. 肝癌结节破裂出血
D. 急性糜烂性胃炎
E. 食管-胃底静脉破裂
3. 患者，男性，60 岁，普查发现肝左叶占位病变，约 3cm×3cm，体检无阳性体征，发现肝、肾功能正常。下列最有助于诊断原发性肝癌的是
A. AFP（+）
B. 胸部 X 线
C. r-GT
D. CT
E. CEA（-）
4. 患者，男性，51 岁。肝癌。今晨突发右上腹胀痛明显，迅速蔓延至全腹，难以忍受，腹水呈血性。患者出现此状况的最大可能是
A. 静脉血栓形成
B. 原发性腹膜炎
C. 急性消化道穿孔
D. 急性重型肝炎
E. 癌结节破裂出血
5. 患者，男性，49 岁。有肝硬化病史，近半个月肝区疼痛明显。有助于确诊的检查是
A. 红细胞沉降率
B. 甲胎蛋白
C. 尿胆红素
D. 血甘油三酯
E. 血清球蛋白
6. 患者，男，56 岁。B 超发现肝右叶约 3.0cm 实性占位病变，甲胎蛋白 560μg/L，10 年前有乙肝病史。最佳治疗方案是
A. 肝动脉栓塞
B. 观察随访
C. 手术
D. 化疗
E. 放疗

参考答案及解析

【参考答案】

一、A1 型题

1. E 2. C 3. B 4. C 5. C 6. B 7. B 8. C 9. A 10. C

二、A2 型题

1. C 2. C 3. A 4. E 5. B 6. C

【解析】

扫码查看
相关内容

第七节 肝性脑病患者的护理

一、A1 型题

1. 肝性脑病患者并发上消化道出血时，应避免输入的血液制品为
A. 库存血
B. 新鲜血
C. 白蛋白
D. 血浆
E. 血小板
2. 肝性脑病患者需要限制的食物是

A. 水果
B. 蔬菜
C. 肉类
D. 米饭
E. 面食

3. 关于对肝性脑病患者的护理措施，不妥的叙述是
A. 禁蛋白饮食
B. 弱酸溶液灌肠
C. 保持排便通畅
D. 烦躁者给镇静药
E. 注意观察生命体征

4. 肝性脑病的护理措施中，最重要的环节是
A. 加强安全措施
B. 去除和避免一切诱发因素
C. 注意休息
D. 合理饮食
E. 密切观察病情变化

5. 在假性神经递质学说中，与肝性脑病发病有关的假性神经递质是
A. 酪氨酸
B. 多巴胺
C. 苯丙氨酸
D. 谷氨酰胺
E. 苯乙醇胺

6. 肝性脑病前驱期的主要表现是
A. 性格和行为改变
B. 扑翼样震颤
C. 电解质及酸碱平衡失调
D. 血氨增高
E. 脑电图异常

7. 下列选项中，肝性脑病最常见的病因是
A. 病毒性肝炎后肝硬化
B. 原发性肝癌
C. 严重胆道肝炎
D. 急性胰腺炎
E. 胆总管结石

8. 肝性脑病患者禁用的灌肠液是
A. 低渗盐水
B. 肥皂水
C. 高渗盐水
D. 弱酸性溶液
E. 生理盐水

9. 肝性脑病昏迷患者清醒后可逐步增加蛋白饮食，最好食用
A. 肉糜
B. 豆浆
C. 鸡蛋
D. 牛奶
E. 牛肉

10. 诱发肝性脑病的因素是
A. 避免快速利尿
B. 防止感染
C. 避免大量放腹水
D. 应用镇静催眠药
E. 控制蛋白摄入量

11. 可诱发肝性脑病的是
A. 上消化道出血
B. 低蛋白饮食
C. 生理盐水灌肠
D. 药物导泻
E. 保钾利尿药

12. 肝性脑病患者可以出现肝臭的时期是
A. 昏迷期
B. 昏睡期
C. 前驱期
D. 昏迷前期
E. 轻微肝性脑病

13. 肝硬化患者诱发肝性脑病的因素是
A. 吃甜食
B. 上消化道出血
C. 饮浓茶
D. 摄入低蛋白食物
E. 3 天排便 1 次

二、A2 型题

1. 患者，男性，57 岁。肝硬化病史 10 年，近 3 日排便不畅，逐渐出现嗜睡、幻觉。脑电图表现异常，节律变慢，出现δ波。医生给予弱酸性溶液灌肠，其目的是
A. 减少氨的吸收
B. 减少血氨形成
C. 促进体内尿素形成
D. 减少肠道氨的形成
E. 取代脑中假性神经传导介质

2. 在给肝功能不全的患者做特殊口腔护理时发现患者出现肝臭味，提示
A. 肝功能逐渐好转
B. 患者出现消化不良
C. 病情无变化
D. 肝性脑病前兆
E. 合并其他腹腔疾病

3. 患者，男性，45 岁。患肝硬化腹水半年，大量利尿后意识不清 1 日住院。检查示血钾 2.3mmol/L，

血钠 135mmol/L，血氯化物 102mmol/L，血氨 140mmol/L。治疗该患者需首要应用
A. 谷氨酸钠
B. 酪氨酸
C. 谷氨酸钾
D. 盐酸精氨酸
E. 复方氨基酸

4. 患者，男性，66 岁。肝硬化腹水，门静脉高压，门体分流术后 2 日，突然出现昏迷，为清除肠内的含氮物质，保持排便通畅，首选的灌肠药物为
A. 乳果糖
B. 5%碳酸氢钠
C. 50%硫酸镁
D. 温开水
E. 温肥皂水

5. 患者，男性，50 岁。肝硬化病史 5 年。今日出现腹痛、腹胀和低热，表情淡漠，嗜睡。诊断考虑为肝性脑病，对诊断帮助最大的是
A. 腱反射亢进
B. 肌阵挛
C. 巴宾斯基（Babinski）征阳性
D. 腹壁反射消失
E. 扑翼样震颤

三、B 型题

（1~2 题共用备选答案）
A. 抑制肠内细菌生长，促进乳酸杆菌繁殖
B. 与游离氨结合，从而降低血氨
C. 与氨合成尿素和鸟氨酸，从而降低血氨
D. 被细菌分解成乳酸和醋酸，使肠内呈酸性
E. 纠正氨基酸代谢不平衡，抑制假神经递质形成

1. 乳果糖在治疗肝性脑病中的机制是
2. 支链氨基酸在治疗肝性脑病中的机制是

参考答案及解析

【参考答案】

一、A1 型题

1. A 2. C 3. D 4. B 5. E 6. A 7. A 8. B 9. B 10. D 11. A 12. A 13. B

二、A2 型题

1. D 2. D 3. C 4. A 5. E

三、B 型题

1. D 2. E

【解析】

扫码查看
相关内容

第八节 急性胰腺炎患者的护理

一、A1 型题

1. 急性胰腺炎是
A. 胰腺细菌感染
B. 胃酸、胃蛋白酶消化自身组织
C. 胰腺毒菌感染
D. 胰酶自身消化所致炎症反应
E. 蛔虫感染导致胰腺炎症

2. 引起急性胰腺炎的最常见胆道疾病是
A. 胆囊炎
B. 胆石症
C. 胆管炎
D. 胆道肿瘤
E. 胆道蛔虫病

3. 急性胰腺炎患者禁食、胃肠减压主要目的是
A. 防止感染蔓延
B. 减少胃酸分泌
C. 抑制或减少胰液分泌
D. 避免胃扩张
E. 减轻腹痛

4. 在我国，急性胰腺炎最常见的病因是
A. 大量酗酒
B. 胆石症与胆道疾病
C. 胰腺疾病
D. 饮食因素
E. 创伤

5. 急性胰腺炎的首发症状是
A. 腹痛
B. 发热
C. 恶心

D. 休克
E. 呕吐
6. 关于急性胰腺炎的处理。错误的是
A. 禁食，持续胃肠减压
B. 应用抗生素
C. 应用抗胆碱药
D. 抗休克
E. 应用吗啡镇痛
7. 急性胰腺炎术后第 2 天，腹胀明显，最重要的措施是
A. 胃肠减压
B. 大量输液
C. 半卧位
D. 针刺穴位
E. 肛管排气

二、A2 型题

1. 患者，女性，44 岁。胆石症患者。进餐后 1 小时突发恶心、呕吐、腹痛、抽搐。腹痛位于上腹正中，为持续性刀割样，阵发性加剧，向腰背部呈带状放射，弯腰抱膝可使疼痛减轻。查血淀粉酶 680U/L，患者抽搐的原因最可能是
A. 低血糖
B. 低钙血症
C. 高血糖
D. 高钾血症
E. 低氯血症
2. 患者，男性，32 岁。昨晚与朋友饮酒后突发上腹部持续剧烈疼痛，并向腰背部放射，伴恶心、呕吐，呕吐物为胃内容物，吐后腹痛不缓解，来医院就诊。实验室检查：血淀粉酶 650U/L。初步诊断为急性胰腺炎。该患者最可能的病因是
A. 胆管结石
B. 酗酒和暴饮暴食
C. 胰管结石
D. 十二指肠液反流
E. 急性胆囊炎
3. 患者，男性，35 岁。饱餐后突发上腹部疼痛 2 小时，难以忍受并伴呕吐，疼痛放射至背部。查血、尿常规正常，血淀粉酶 760U/L，对其应采取的首要护理措施为
A. 心理护理
B. 禁食、胃肠减压
C. 抗感染
D. 半卧位
E. 建立静脉通路
4. 患者，男性，28 岁。8 小时前因暴饮暴食后出现上腹部绞痛，并向肩背部放射，送至医院急诊，怀疑为急性胰腺炎。此时最具诊断意义的实验室检查为
A. 血淀粉酶测定
B. 尿淀粉酶测定
C. 血钙测定
D. 血清脂肪酶测定
E. 血糖测定
5. 患者，男性，43 岁。饱餐后出现上腹持续性疼痛并向腰背部放射，伴恶心、呕吐，诊断为急性胰腺炎。入院后收集的资料中提示该患者发病原因的是
A. 父亲因冠心病去世
B. 平时喜食素食
C. 有胆绞痛史
D. 不嗜烟酒
E. 24 岁时做过阑尾手术
6. 患者，男性，36 岁。因 3 小时前酗酒后腹痛入院，初步诊断急性胰腺炎。对该患者的护理措施错误的是
A. 休息
B. 禁食
C. 镇痛药用吗啡
D. 胃肠减压
E. 取屈膝侧卧位
7. 患者，男性，54 岁。诊断为急性胰腺炎，经治疗后腹痛、呕吐基本消失。开始饮食宜采用
A. 无渣半流食
B. 低脂、高蛋白质流食
C. 高脂、高蛋白质流食
D. 高脂、低蛋白质流食
E. 少糖、低脂、低优质蛋白质流食
8. 患者，男性，42 岁。饱餐后出现上腹部持续性疼痛并向左肩、腰背部放射，伴恶心呕吐，诊断为急性胰腺炎，入院后收集的资料中与其疾病相关的是
A. 患者父亲因冠心病去世
B. 平时喜食素食
C. 不嗜烟酒
D. 有胆绞痛史
E. 24 岁时做过阑尾切除术
9. 患者，男性，26 岁。和朋友聚餐后出现腹痛、腹胀、频繁呕吐，诊断为急性胰腺炎。不恰当的处理措施是
A. 严密检测生命体征

B. 解痉镇痛
C. 减少胰液分泌
D. 早期流质饮食
E. 抗休克

10. 患者，女性，48 岁，以“反复上腹痛 3 日”为主诉入院。入院前 3 日进食油腻食物后出现中上腹疼痛，呈持续性疼痛。向左肩背部放射阵发性加剧，急查血淀粉酶为 1300U/L，尿淀粉酶 815U/L，该患者禁食禁饮最主要的目的是
A. 减少胆汁的分泌
B. 避免胃扩张
C. 减少胃液的分泌
D. 减少胰液的分泌
E. 解除胰管痉挛

三、B 型题

（1～3 题共用备选答案）
A. 暴饮暴食
B. 遗传因素
C. 胆汁反流
D. 慢性肝炎
E. 循环障碍

1. 与急性胰腺炎的发病有关的是
2. 与肝硬化的发病有关的是
3. 与原发性肝癌的发病有关的是

参考答案及解析

【参考答案】

一、A1 型题

1. D　2. B　3. C　4. B　5. A　6. E　7. A

二、A2 型题

1. B　2. B　3. B　4. A　5. C　6. C　7. E　8. D　9. D　10. D

三、B 型题

1～3. C、D、D

【解析】

扫码查看
相关内容

第九节　结核性腹膜炎患者的护理

A1 型题

1. 腹部揉面感提示
A. 急性胃扩张
B. 急性腹膜炎
C. 急性胰腺炎
D. 结核性腹膜炎
E. 肝硬化腹水

2. 腹膜炎术后半卧位的目的不包括
A. 有利于脓液局限盆腔
B. 有利于改善呼吸和循环
C. 有利于恢复肠蠕动
D. 减轻中毒症状
E. 防止膈下感染

3. 以下关于结核性腹膜炎的病理分型，叙述不正确的是
A. 闭塞型
B. 粘连型
C. 干酪型
D. 混合型
E. 渗出型

4. 结核性腹膜炎多见的热型是
A. 弛张热
B. 稽留热
C. 中等热
D. 间歇热
E. 不规则热

5. 腹部触诊有“腹壁柔韧感”的疾病是
A. 急性胃穿孔
B. 肝硬化腹水
C. 结核性腹膜炎
D. 急性胰腺炎
E. 急性胃扩张

6. 结核性腹膜炎患者突发急性腹痛，应首先考虑
A. 并发急性胰腺炎
B. 并发急性阑尾炎
C. 病灶破溃
D. 合并细菌感染
E. 合并肠梗阻

参考答案及解析

【参考答案】

A1 型题

1. D　2. C　3. A　4. C　5. C　6. C

【解析】

扫码查看

相关内容

第十节　上消化道大量出血患者的护理

一、A1 型题

1. 上消化道出血伴休克时首选的护理措施是
   A. 迅速建立静脉通路
   B. 按医嘱采用止血措施
   C. 准备急救药品
   D. 稳定患者情绪
   E. 迅速配血
2. 上消化道出血的饮食护理，不正确的是
   A. 严重呕血者要暂时禁食 8~24 小时
   B. 溃疡伴小量出血一般不需禁食
   C. 食管-静脉曲张破裂出血要禁食
   D. 一般溃疡出血可进牛奶等流质饮食
   E. 粪便隐血试验持续阳性，应暂时禁食
3. 上消化道出血病因诊断的首选检查方法是
   A. X 线检查
   B. 实验室检查
   C. 内镜检查
   D. B 超检查
   E. CT 检查
4. 肝硬化患者并发上消化道出血时，应避免输入的血液制品为
   A. 血小板
   B. 血浆
   C. 白蛋白
   D. 新鲜血
   E. 库存血
5. 肠源性氮质血症，血尿素氮值达到高峰的时间是
   A. 12~24 小时
   B. 16~32 小时
   C. 8~16 小时
   D. 20~40 小时
   E. 24~48 小时
6. 对门静脉高压症患者食管曲张静脉破裂出血最有效的止血方法是
   A. 输新鲜全血
   B. 垂体后叶加压素静脉滴注
   C. 应用各种止血药物
   D. 三腔双囊管压迫
   E. 去甲肾上腺素加入冷盐水口服
7. 上消化道大出血最常见的原因是
   A. 消化性溃疡
   B. 食管-胃底静脉曲张
   C. 肝硬化
   D. 肝炎
   E. 胃癌

二、A2 型题

1. 患者，男性，35 岁。服用吲哚美辛后上腹痛，今晨呕吐咖啡渣样胃内容物 250ml 来就诊，既往无胃病史。首选的检查是
   A. 胃液分析
   B. X 线钡餐检查
   C. 幽门螺杆菌检测
   D. 血清促胃液素测定
   E. 急诊胃镜
2. 患者，男性，50 岁。以餐后腹部烧灼痛，黑便 2 日入院。对其诊断最有价值的辅助检查是
   A. 胃镜检查
   B. 血常规检查
   C. 选择性动脉造影
   D. X 线检查
   E. 胃液分析检查
3. 患者，男性，31 岁。夜间发作性上腹烧灼痛 2 月

余，进食后迅速缓解。昨日起排柏油样便 2 次，今晨起床时晕倒就诊。体格检查：体温 37.0℃，脉搏 120 次/分，呼吸 24 次/分，血压 80/60mmHg，意识恍惚，皮肤苍白，四肢厥冷。考虑出血原因是
A. 胃底静脉曲张
B. 应激性溃疡
C. 十二指肠球部溃疡
D. 胃小弯溃疡
E. 胃癌

三、B 型题

（1~2 题共用备选答案）
A. 慢性胃炎
B. 食管-胃底静脉曲张
C. 胃癌
D. 消化性溃疡
E. 贲门黏膜撕裂症
1. 上消化道出血最常见的原因是
2. 上消化道大出血最常见的原因是

参考答案及解析

【参考答案】

一、A1 型题

1. A 2. E 3. C 4. E 5. E 6. D 7. A

二、A2 型题

1. E 2. A 3. C

三、B 型题

1. D 2. B

【解析】

扫码查看
相关内容

第二十三章　泌尿系统疾病患者的护理

第一节　常见症状护理

一、A1 型题

1. 肾性水肿一般最先发生的部位是
   A. 眼睑或颜面部
   B. 骶尾部
   C. 心包
   D. 胸腔
   E. 双下肢
2. 肾性水肿患者进食蛋白应选用
   A. 优质蛋白
   B. 高蛋白
   C. 任意蛋白
   D. 以植物蛋白为主
   E. 大量豆浆
3. 下列选项中，尿路刺激征不包括
   A. 尿急
   B. 尿痛
   C. 尿频
   D. 多尿
   E. 排尿不尽感
4. 肾性水肿患者需要安静卧床，其主要理由是卧床可
   A. 增加食欲
   B. 促进静脉回流
   C. 减少感染机会
   D. 减轻心脏负担
   E. 减轻肾负担及利尿
5. 下列不能通过肾小球滤过膜的物质是
   A. 钙离子
   B. 蛋白质
   C. 氯离子
   D. 尿素氮
   E. 肌酐
6. 中度肾性高血压患者适当卧床休息的益处是
   A. 增加全身血液循环
   B. 增强免疫力
   C. 增加食欲
   D. 促进睡眠
   E. 增加尿量

二、A2 型题

患者，男性，31 岁。头痛、乏力 5 个月，视物模糊 5 日。查体：血压 180/100mmHg，尿蛋白（++），尿红细胞 20 个/高倍视野，眼底视网膜动脉痉挛，黄斑部有渗出和出血，视神经乳头无水肿，B 超示双肾体积缩小。最可能的诊断是
   A. 肾性高血压
   B. 肾动脉狭窄
   C. 急进性肾小球肾炎
   D. 原发性高血压肾损害
   E. 恶性高血压肾损害

三、B 型题

（1~2 题共用备选答案）
   A. 肾小球滤过率增快
   B. 全身毛细血管通透性增强
   C. 尿中大量蛋白导致低蛋白血症
   D. 肾小管重吸收增强
   E. 肾小球滤过率下降
1. 肾炎性水肿的主要发生机制为
2. 肾病性水肿的主要发生机制为

参考答案及解析

【参考答案】

一、A1 型题

1. A　2. A　3. D　4. E　5. B　6. E

二、A2 型题

B

三、B 型题

1. E　2. C

【解析】

扫码查看
相关内容

第二节 慢性肾小球肾炎患者的护理

一、A1 型题

1. 关于慢性肾小球肾炎患者健康指导的叙述，错误的是
   A. 进行适当锻炼
   B. 禁烟酒
   C. 注意保暖，预防感冒
   D. 为避免劳累，应停止工作
   E. 避免一切加重疾病或使其复发的因素
2. 不符合慢性肾炎患者肾功能状况的描述是
   A. 呈慢性进行性损害
   B. 感染、劳累可使肾功能急剧恶化
   C. 高血压对肾功能有影响
   D. 一些药物可加重肾损害
   E. 肾损害是不可逆转的
3. 导致慢性肾小球肾炎加重的饮食因素是
   A. 高蛋白、高脂饮食
   B. 低钠、低蛋白饮食
   C. 低钾饮食
   D. 低必需氨基酸饮食
   E. 高纤维素饮食
4. 治疗慢性肾小球肾炎所致容量依赖性高血压首选的药物是
   A. 氢氯噻嗪
   B. 普萘洛尔
   C. 硝苯地平
   D. 卡托普利
   E. 替米沙坦
5. 关于慢性肾小球肾炎患者的护理措施，不正确的是
   A. 消除疑虑，配合治疗
   B. 合理膳食、保证足够营养
   C. 让患者了解有关的防治知识
   D. 多饮水，保持尿量在 2500ml
   E. 多休息，减轻肾脏负担
6. 慢性肾小球肾炎的发病起始因素是
   A. 先天性免疫功能缺陷
   B. 急性肾小球肾炎治疗不彻底
   C. 细菌所致化脓性炎症
   D. 免疫介导性炎症
   E. 超负荷蛋白饮食
7. 导致容量依赖性高血压的主要因素是
   A. 肾血管痉挛
   B. 水、钠潴留
   C. 肾血流量下降
   D. 低蛋白血症
   E. 醛固酮增多
8. 导致慢性肾小球肾炎病情发展加速的饮食因素是
   A. 低必需氨基酸饮食
   B. 高蛋白、高脂饮食
   C. 低钾饮食
   D. 低钠、低蛋白饮食
   E. 高纤维饮食
9. 为延缓肾小球硬化及肾功能减退应选择的饮食是
   A. 低甘油三酯
   B. 高维生素 C
   C. 低蛋白饮食
   D. 高碳水化合物
   E. 低胆固醇
10. 慢性肾小球肾炎患者血液检查时，常出现的情况是
    A. 血红蛋白升高
    B. 血尿素氮下降
    C. 内生肌酐清除率下降
    D. 晚期血浆白蛋白升高
    E. 血肌酐下降

二、A2 型题

1. 患者，女性，38 岁。患慢性肾小球肾炎不会加重肾损害的因素是
   A. 妊娠
   B. 劳累
   C. 感染
   D. 血压增高
   E. 期前收缩
2. 患者，男性，25 岁。3 年来反复尿血，偶见红细胞管型，24 小时尿蛋白定量 1g，血清肌酐 150μmol/L，尿素氮 5.4mmol/L。为明确诊断，最有价值的进一步检查为
   A. 尿结核分枝杆菌
   B. 腹部平片
   C. 逆行肾盂造影
   D. 肾活检
   E. 中段尿培养

3. 患者，男性，37 岁。反复晨起眼睑水肿 1 年余。测血压 170/110mmHg。实验室检查：红细胞计数 5~8 个/高倍视野，白细胞计数 0~3 个/高倍视野，尿蛋白（++），尿糖（-）。患者血压升高的原因首先考虑
A. 多囊肾
B. 肾盂肾炎
C. 肾小球肾炎
D. 糖尿病肾病
E. 肾动脉狭窄

4. 患者，女性，36 岁。患慢性肾小球肾炎，有眼睑水肿、血压高，大量蛋白尿，但肾功能正常。该患者应采用
A. 不限制饮食
B. 高脂饮食
C. 高磷饮食
D. 低盐饮食
E. 高蛋白饮食

5. 患者，女，38 岁。发现蛋白尿 3 个月，尿常规检查：尿蛋白（+），24 小时尿蛋白定量为 1g，若患者出现水肿，最易出现水肿的部位为
A. 足踝、会阴
B. 前臂、足踝
C. 眼睑、颜面
D. 背部、骶部
E. 胸腔、腹腔

三、A3/A4 型题

（1~4 题共用题干）

患者，男性，18 岁。尿蛋白定性（+++），24 小时尿蛋白定量 3.5g，镜下血尿，眼睑及双下肢轻度水肿，以肾炎收治。

1. 护士应指导患者摄入
A. 低脂肪饮食
B. 低热量饮食
C. 低优质蛋白饮食
D. 低胆固醇饮食
E. 高磷饮食

2. 为协助检查、测定肾小球滤过功能，应指导患者摄入
A. 低盐饮食
B. 肌酐试验饮食
C. 普通饮食
D. 高脂饮食
E. 无盐低钠饮食

3. 该饮食的试验期为
A. 2 日
B. 1 周
C. 2 周
D. 1 日
E. 3 日

4. 该饮食试验期间应注意的问题包括
A. 避免进食过甜、过咸的食物
B. 禁食鱼类、禽类等肉类
C. 限制蔬菜、水果及植物油的摄入
D. 控制全天饮食中的水分
E. 检查当日早晨禁食

四、B 型题

（1~2 题共用备选答案）
A. 高热量、高蛋白饮食
B. 低热量、少纤维素饮食
C. 高热量、高脂饮食
D. 低蛋白、低磷、低盐饮食
E. 低脂肪、高热量、蛋白酌情

1. 慢性肾小球肾炎患者的饮食原则是
2. 肝昏迷患者的饮食原则是

参考答案及解析

【参考答案】

一、A1 型题

1. D　2. E　3. A　4. A　5. D　6. D　7. B　8. B　9. C　10. C

二、A2 型题

1. E　2. D　3. C　4. D　5. C

三、A3/A4 型题

1. C　2. B　3. E　4. B

四、B 型题

1. D　2. B

【解析】

扫码查看
相关内容

第三节　原发性肾病综合征患者的护理

一、A1 型题

1. 原发性肾病综合征的主要病因是
   A. 遗传因素
   B. 过敏因素
   C. 免疫因素
   D. 理化因素
   E. 感染因素
2. 肾病综合征的治疗，不合理的措施是
   A. 必要时补充白蛋白
   B. 必要时可应用阿司匹林
   C. 用激素治疗 4 周，无效加用环磷酰胺
   D. 用激素治疗，尿蛋白减少立即减量
   E. 必要时应用环孢素 A
3. 原发性肾病综合征复发的主要原因是
   A. 血栓
   B. 感染
   C. 动脉粥样硬化
   D. 肾功能不全
   E. 血液高凝状态
4. 关于糖皮质激素治疗肾病综合征，正确的叙述是
   A. 从小剂量开始根据体重加大剂量
   B. 症状缓解后即可停药
   C. 治疗量有效后即可减量
   D. 维持时间长，在 1~2 年
   E. 维持大剂量服药，勿增减剂量
5. 下列选项中，肾病综合征引起水肿的原因是
   A. 低蛋白血症
   B. 肾小球略过率低
   C. 有效循环血量降低
   D. 继发性醛固酮增多
   E. 肾小管重吸收率高
6. 下列选项中，肾病综合征的“三高一低”特征不包括
   A. 高血压
   B. 高度水肿
   C. 高脂血症
   D. 大量蛋白尿
   E. 低蛋白血症
7. 原发性肾病综合征首选的治疗药物是
   A. 抗生素
   B. 螺内酯
   C. 糖皮质激素
   D. 白蛋白
   E. 环磷酰胺
8. 肾病综合征患者最明显的体征是
   A. 大量蛋白尿
   B. 低蛋白血症
   C. 水肿
   D. 高脂血症
   E. 感染
9. 肾病综合征应用环磷酰胺药物治疗，停药标准是累积量达
   A. 10~12g
   B. 3~5g
   C. 7~9g
   D. 4~6g
   E. 6~8g

二、A2 型题

1. 患者，男性，23 岁。全身高度水肿 4 周。实验室检查：血浆清蛋白降低，血脂增高，尿蛋白（+++），尿红细胞（+）。患者水肿最主要的原因是
   A. 继发醛固酮增多
   B. 抗利尿激素增多
   C. 全身毛细血管扩张
   D. 肾小球滤过率下降
   E. 血浆胶体渗透压降低
2. 患者，男性，30 岁。近日双眼睑水肿，伴血压 150/90mmHg，尿液呈洗肉水样，尿蛋白(+++)，尿沉渣有少量红细胞，大量颗粒管型。其病变在
   A. 肾盂
   B. 膀胱
   C. 肾小球
   D. 输尿管
   E. 前尿道
3. 患儿，男，12 岁。3 年前患肾病综合征，经治疗已缓解。近日因劳累后出现水肿入院，应用利尿药、大剂量泼尼松、环磷酰胺、碳酸氢钠等。患儿在用药期间应特别注意预防
   A. 低钾血症
   B. 低钙血症
   C. 血栓形成
   D. 感染
   E. 休克

参考答案及解析

【参考答案】

一、A1 型题

1. C　2. D　3. B　4. D　5. A　6. A　7. C　8. C　9. E

二、A2 型题

1. E　2. C　3. D

【解析】

扫码查看
相关内容

第四节　肾盂肾炎患者的护理

一、A1 型题

1. 肾盂肾炎的最常见感染途径是
   A. 上行感染
   B. 血行感染
   C. 淋巴道感染
   D. 直接感染
   E. 接触感染
2. 肾盂肾炎最常见的致病菌是
   A. 变形杆菌
   B. 大肠埃希菌
   C. 葡萄球菌
   D. 厌氧菌
   E. 粪链球菌
3. 关于慢性肾盂肾炎的治疗，正确的是
   A. 常规使用长程抑菌疗法
   B. 长期使用足量的抗生素
   C. 抗生素使用至尿常规转阴时停药
   D. 寻找易感因素，提高机体免疫力
   E. 缓解症状是判断治疗成功与否的关键
4. 急性肾盂肾炎最重要的护理措施是
   A. 卧床休息、多饮水
   B. 分散注意力
   C. 观察药物毒副作用
   D. 每日查尿常规
   E. 每日行尿培养 1 次
5. 肾盂肾炎最简单的预防措施是
   A. 抗生素隔日口服
   B. 多饮水
   C. 保持外阴清洁
   D. 每日冲洗膀胱
   E. 每日尿道口消毒
6. 不属于肾盂肾炎易感因素的是
   A. 妊娠
   B. 尿路结石
   C. 留置尿管
   D. 尿路畸形
   E. 紧张性
7. 需要多饮水的疾病是
   A. 肾盂肾炎
   B. 慢性肾衰竭
   C. 慢性肾小球肾炎
   D. 急性肾小球肾炎
   E. 原发性肾病综合征

二、A2 型题

1. 患者，女性，32 岁。寒战、高热、尿频、尿急、腰痛 3 个月。镜检：尿白细胞>5 个/高倍视野。初步诊断为
   A. 肾结核
   B. 急性肾盂肾炎
   C. 急性肾小球肾炎
   D. 慢性肾小球肾炎急性发作
   E. 慢性肾小球肾炎
2. 患者，女性，24 岁。突然发热，1 日后出现肉眼血尿，无尿频、尿痛。化验：尿常规示蛋白（+），红细胞 30~40 个/高倍视野，白细胞 10~20 个/高倍视野。为尽早明确诊断，应首选的检查是
   A. 尿细菌培养
   B. 血常规检查
   C. 尿蛋白定性
   D. 膀胱镜
   E. 肾盂造影
3. 患者，女性，68 岁。有 2 型糖尿病，但未系统治疗，近 1 周出现尿频、尿急、尿痛，伴腰痛、低热。最可能的原因是

A. 急性肾小球肾炎
B. 肾盂肾炎
C. 慢性肾小球肾炎
D. 肾结核
E. 肾结石

三、A3/A4 型题

（1~2 题共用题干）

患者，女性，28 岁。近日发热，腰痛伴尿急、尿频、尿痛。实验室检查：尿白细胞 25 个/高倍视野。

1. 该患者最可能诊断为
   A. 急性肾小球肾炎
   B. 尿路结石
   C. 急性肾盂肾炎
   D. 急进性肾小球肾炎
   E. 肾病综合征
2. 该诊断最主要的病因是
   A. 遗传因素
   B. 细菌感染
   C. 免疫缺陷
   D. 过敏
   E. 营养过剩

四、B 型题

（1~3 题共用备选答案）

A. 血尿
B. 蛋白尿
C. 乳糜尿
D. 脓尿
E. 少尿或无尿

1. 急性肾盂肾炎常见的尿液特点为
2. 慢性肾小球肾炎常见的尿液特点为
3. 慢性肾衰竭常见的尿液特点为

参考答案及解析

【参考答案】

一、A1 型题

1. A　2. B　3. D　4. A　5. B　6. E　7. A

二、A2 型题

1. B　2. A　3. B

三、A3/A4 型题

1. C　2. B

四、B 型题

1. D　2. B　3. E

【解析】

扫码查看
相关内容

第五节　慢性肾衰竭患者的护理

一、A1 型题

1. 慢性肾衰竭患者发生贫血的主要原因是
   A. 铁缺乏
   B. 肾产生红细胞生成素减少
   C. 叶酸缺乏
   D. 代谢产物抑制骨髓造血
   E. 红细胞寿命缩短
2. 慢性肾衰竭伴发心力衰竭的原因，一般不包括
   A. 水、钠潴留
   B. 高血压
   C. 严重贫血
   D. 消化道出血
   E. 尿毒症性心肌病变
3. 关于尿毒症患者的皮肤护理，错误的叙述是
   A. 勤用肥皂洗澡
   B. 瘙痒明显可用温水浴
   C. 勤换衣服
   D. 经常更换卧姿
   E. 按摩受压部位
4. 慢性肾衰竭最早最突出的临床表现为
   A. 心血管症状
   B. 贫血出血倾向
   C. 恶心、食欲缺乏
   D. 肾性骨病
   E. 水、电解质、酸碱平衡紊乱
5. 慢性肾炎患者出现肾衰竭时应给予下列哪种饮食
   A. 低盐饮食

B. 优质低蛋白饮食
C. 高蛋白饮食
D. 低碳水化合物饮食
E. 高碳水化合物饮食

6. 诱发尿毒症的主要原因是
A. 酸中毒
B. 继发感染
C. 心力衰竭
D. 电解质紊乱
E. 大量出血

7. 与慢性肾衰竭临床表现相关的是
A. 血糖过多
B. 代谢产物潴留
C. 脂肪过多
D. 血清锌过多
E. 血清铁过多

8. 关于健存肾单位学说的叙述，正确的是
A. 每个肾单位中，肾小球受累时所属肾小管也受累
B. 相当数量肾单位破坏，残余健全肾单位代偿
C. 肾单位一部分受损，又再生一批肾单位代偿
D. 随着肾单位破坏增加，残余健全肾单位代偿性发生高灌注、高滤过
E. 机体在纠正肾衰竭出现的病态现象时，产生各系统间新的不平衡

9. 关于尿毒症性贫血的治疗方法，错误的是
A. 口服叶酸
B. 口服铁剂
C. 注射红细胞生成素
D. 适当输入少量新鲜血
E. 给予足量的动物蛋白饮食

10. 慢性肾衰竭最早、最常出现的症状发生于
A. 血液系统
B. 呼吸系统
C. 消化系统
D. 精神、神经系统
E. 循环系统

11. 慢性肾衰竭患者皮肤瘙痒的是
A. 久不洗浴
B. 尿素刺激
C. 皮肤发
D. 汗液刺激
E. 末梢神经炎

12. 肾移植术后，不宜用作补液的静脉是
A. 移植对侧下肢静脉
B. 移植侧上肢静脉
C. 移植侧下肢静脉
D. 移植对侧上肢静脉
E. 移植侧上下肢静脉

二、A2 型题

1. 患者，男性，38 岁。慢性肾衰竭伴严重水肿，不妥的护理措施是
A. 准确记录 24 小时的出入量
B. 控制水的摄入
C. 食盐每日摄入量>1g
D. 注意皮肤、口腔、外阴的护理
E. 防止上呼吸道感染

2. 患者，女性，18 岁。50kg。慢性肾衰竭，饮食中每日蛋白含量最多不应超过
A. 20g
B. 30g
C. 40g
D. 50g
E. 60g

3. 患者，男性，43 岁。剧烈呕吐 3 日，少尿 1 日，尿比重 1.010，内生肌酐清除率为 20ml/min。既往有慢性肾小球肾炎病史，应考虑为
A. 原发性高血压
B. 肾结石
C. 慢性肾小球肾炎
D. 肾衰竭
E. 隐匿性肾炎

4. 患者，男性，56 岁。诊断为肾衰竭，伴高尿酸血症。医嘱：每周行血液透析治疗 3 次。第 2 次行透析治疗过程中，患者自诉头痛、恶心，伴呕吐，继而出现抽搐、意识不清。此时患者可能出现
A. 透析反应
B. 空气栓塞
C. 肌肉痉挛
D. 低血压
E. 失衡综合征

三、B 型题

（1~2 题共用备选答案）
A. 可照常活动，但应避免体力劳动和重体力劳动
B. 限制活动，多卧床休息
C. 加强锻炼，提高耐力
D. 绝对卧床休息，限制探望
E. 逐步离床，在室内缓步走动

1. 心功能 Ⅰ 级患者应
2. 急性心肌梗死第 1 周内患者应

参考答案及解析

【参考答案】

一、A1 型题

1. B　2. D　3. A　4. C　5. B　6. B　7. B　8. B　9. E　10. C　11. B　12. C

二、A2 型题

1. C　2. C　3. D　4. E

三、B 型题

1. A　2. D

【解析】

扫码查看
相关内容

第二十四章　血液及造血系统疾病患者的护理

第一节　常见症状护理

一、A1 型题

1. 最能反映贫血程度的实验室指标是
   A. 红细胞计数
   B. 红细胞沉降率
   C. 血清蛋白总量
   D. 血红蛋白定量
   E. 网织红细胞计数
2. 贫血的共同特征，最常见的是
   A. 皮肤黏膜苍白
   B. 心悸、气短
   C. 女性月经不调
   D. 恶心、呕吐
   E. 头痛、头晕
3. 发热是血液病常见症状之一，其主要原因是
   A. 红细胞减少
   B. 单核细胞减少
   C. 嗜酸性粒细胞减少
   D. 血红蛋白减少
   E. 中性粒细胞减少导致机体防御能力降低
4. 血液病患者发热时的护理中，下列措施不妥的是
   A. 降温措施主要是乙醇拭浴
   B. 体温超过 38.5℃应降温治疗
   C. 药物降温，药量不宜过大
   D. 每日液体入量在 3000ml 左右
   E. 给高蛋白、高热量、高维生素饮食
5. 关于出血倾向的护理措施，叙述不正确的是
   A. 避免皮肤摩擦，操作轻柔
   B. 尽可能避免注射治疗
   C. 绝对卧床，限制肢体活动
   D. 床单平整，被褥轻软
   E. 注意口腔清洁，不吃坚硬食物
6. 对于血液病诊断，最有价值的辅助检查方法是
   A. CT 检查
   B. B 超检查
   C. X 线检查
   D. 骨髓细胞检查
   E. 肝功能检查

二、B 型题

（1~4 题共用备选答案）
   A. 全血细胞减少
   B. 红细胞及血小板正常
   C. 红细胞及血红蛋白均减少
   D. 血小板减少
   E. 周围血含大量原始和幼稚白细胞
1. 再生障碍性贫血（简称再障）
2. 急性白血病
3. 原发免疫性血小板减少症
4. 缺铁性贫血

参考答案及解析

【参考答案】

一、A1 型题

1. D　2. A　3. E　4. A　5. C　6. D

二、B 型题

1. A　2. E　3. D　4. C

【解析】

扫码查看
相关内容

第二节 贫血患者的护理

一、A1 型题

1. 缺铁性贫血的主要病因是
   A. 需要量增加而摄入不足
   B. 铁吸收不良
   C. 慢性失血
   D. 理化因素
   E. 生物因素
2. 治疗非重型再生障碍性贫血的首选药物是
   A. 糖皮质激素
   B. 免疫抑制药
   C. 造血因子
   D. 雄激素
   E. 雌激素
3. 属于构成骨髓微环境的细胞是
   A. 浆细胞
   B. 巨核细胞
   C. 巨噬细胞
   D. 单核细胞
   E. 造血干细胞
4. 再生障碍性贫血属于
   A. 红细胞疾病
   B. 粒细胞疾病
   C. 淋巴细胞和浆细胞疾病
   D. 造血干细胞疾病
   E. 出血性及血栓性疾病
5. 确诊缺铁性贫血的化验项目是
   A. 网织红细胞
   B. 红细胞计数
   C. 血红蛋白
   D. 血清铁
   E. 血清铁蛋白
6. 非重型再障的主要表现是
   A. 颅内出血
   B. 皮肤出血
   C. 内脏出血
   D. 感染
   E. 贫血
7. 有关口服铁剂的注意事项，错误的是
   A. 向患者说明服用铁剂后可出现黑便
   B. 服用铁剂前后 1 小时禁饮浓茶
   C. 避免铁剂溶液与牛奶同服
   D. 服铁剂溶液时要用吸管吸入咽下
   E. 症状改善后可停药
8. 属于缺铁性贫血表现的是
   A. 牙龈出血
   B. 发热伴大量出汗
   C. 骨质疏松
   D. 毛发无光泽，反甲，水肿
   E. 皮肤紫癜
9. 重型再生障碍性贫血患者一般不出现
   A. 进行性贫血
   B. 感染
   C. 出血
   D. 粒、红二系减少
   E. 肝、脾、淋巴结大
10. 补充铁剂时不能与下列哪种食物合用
    A. 鱼
    B. 肉类
    C. 茶
    D. 稀盐酸
    E. 维生素 C
11. 服用铁剂治疗缺铁性贫血时，血红蛋白恢复正常后还需要服用铁剂的时间是
    A. 1~2 周
    B. 3~4 周
    C. 5~8 周
    D. 3~6 个月
    E. 12 个月
12. 饮食中含铁量最少的食物是
    A. 奶类
    B. 海带
    C. 木耳
    D. 香菇
    E. 瘦肉
13. 营养室制定的含有瘦肉、蛋黄、猪肝、黑木耳的菜谱适合的血液病患者是
    A. 过敏性紫癜患者
    B. 缺铁性贫血患者
    C. 急性白血病患者
    D. 慢性再生障碍性贫血患者
    E. 免疫性血小板减少症患者

二、A2 型题

1. 患者，女性，35 岁。头晕 1 月余来院就诊。查血常规红细胞计数 3.0×10^{12}/L，血红蛋白 80g/L，白

细胞计数 $2.0\times10^9/L$，血小板计数 $40\times10^9/L$。应考虑的是
A. 细菌感染
B. 再生障碍性贫血
C. 缺铁性贫血
D. 病毒感染
E. 急性溶血
2. 患者，男性，57 岁。胃大部切除术后出现头晕、乏力。查血红蛋白 80g/L，其贫血的原因是
A. 铁摄入不足
B. 铁损失过多
C. 铁利用障碍
D. 铁吸收不良
E. 铁需要量增加
3. 某人因牙龈出血及全身皮肤出血而就医。化验：血红蛋白 100g/L，红细胞计数 $3.2\times10^{12}/L$，白细胞计数 $3.0\times10^9/L$，血小板计数 $20\times10^9/L$。骨髓检查：增生不良。应考虑
A. 重型再生障碍性贫血
B. 非重型再生障碍性贫血
C. 急性白血病
D. 原发免疫性血小板减少症
E. 脾功能亢进
4. 患者，男性，44 岁。重型再生障碍性贫血 5 年，突然出现头痛、头晕、视物模糊、呼吸急促。该患者可能发生了
A. 脑梗死
B. 高血压脑病
C. 颅内出血
D. 高血压危象
E. 脑动脉痉挛
5. 患者，女性，35 岁。头昏、乏力、面色苍白 6 个月，体检贫血貌。血常规：血红蛋白 70g/L，红细胞计数 $2.6\times10^{12}/L$，血清铁降低，总铁结合力增高，追问病史，患者常有月经过多。该患者贫血的主要原因是
A. 慢性失血
B. 铁代谢障碍
C. 铁摄入不足
D. 铁的吸收不足
E. 铁的需要量增加
6. 患者，女性，30 岁。血红蛋白 38g/L，确诊为缺铁性贫血，如给予铁剂治疗，饮食指导错误的是
A. 补充铁剂的同时补充维生素
B. 每日饮食中必有含铁丰富的食物
C. 补充铁剂的同时补充蛋白
D. 饭后服用
E. 餐后饮浓茶可以利于铁的吸收
7. 患者，女，38 岁。近 2 天无明显诱因出现高热，查体贫血貌。实验室检查：外周血象全血细胞减少，网织红细胞明显减少，骨髓象提示骨髓增生低下。最可能为
A. 再生障碍性贫血
B. 白血病
C. 营养性巨幼细胞贫血
D. 缺铁性贫血
E. 脾功能亢进

三、A3/A4 型题

（1~3 题共用题干）

患者，女性，29 岁。因胃溃疡出血，出现头晕、乏力、面色苍白，经检查血红蛋白 90g/L，红细胞计数 $3.5\times10^{12}/L$，确诊为缺铁性贫血。

1. 护士向患者解释该病的发生机制是
A. 蛋白质太少
B. 缺乏维生素 B_{12}
C. 缺乏胃酸
D. 缺乏叶酸
E. 贮存铁耗竭
2. 下列实验室检查结果中，不支持该诊断的是
A. 血清铁蛋白降低
B. 骨髓缺乏可染铁
C. 血清总铁结合力下降
D. 血象呈小细胞低色素性贫血
E. 骨髓红系增生活跃，以中晚幼红细胞增生为主
3. 护士遵医嘱给患者铁剂治疗，则早期提示治疗有效的指征是
A. 红细胞数量增多
B. 网织红细胞增多
C. 血红蛋白量上升
D. 血清铁上升
E. 红细胞中心淡染区缩小

四、B 型题

（1~2 题共用备选答案）

A. 输血
B. 脾切除
C. 雄激素治疗
D. 糖皮质激素治疗
E. 免疫抑制药治疗
1. 治疗非重型再生障碍性贫血首选
2. 治疗重型再生障碍性贫血患者首选

（3~4 题共用备选答案）

A. 溶血性贫血
B. 小细胞低色素性贫血
C. 大细胞性贫血
D. 轻型珠蛋白生成障碍性贫血
E. 正细胞正色素性贫血

3. 再生障碍性贫血属于
4. 缺铁性贫血属于

参考答案及解析

【参考答案】

一、A1 型题

1. C 2. D 3. C 4. D 5. E 6. E 7. E 8. D 9. E 10. C 11. D 12. A 13. B

二、A2 型题

1. B 2. D 3. A 4. C 5. A 6. E 7. A

三、A3/A4 型题

1. E 2. C 3. B

四、B 型题

1. C 2. E 3. E 4. B

【解析】

扫码查看
相关内容

第三节 免疫性血小板减少症患者的护理

一、A1 型题

1. 与免疫性血小板减少症血小板减少无关的是
A. 营养不良使血小板生成减少
B. 病理性免疫产生血小板抗体
C. 脾产生血小板特异性 IgG
D. 血小板在脾遭到破坏
E. 免疫抗体影响巨核细胞成熟

2. 急性免疫性血小板减少症的血小板计数一般
A. $<20\times10^{9}/L$
B. $<30\times10^{9}/L$
C. $<40\times10^{9}/L$
D. $<50\times10^{9}/L$
E. $<60\times10^{9}/L$

3. 慢性免疫性血小板减少症多发生于女性的
A. 儿童期
B. 青春期
C. 绝经期前
D. 绝经期后
E. 老年期

4. 免疫性血小板减少症的发病机制主要是
A. 失血
B. 血小板抗体的存在
C. 凝血因子的缺乏
D. 血小板生成抑制
E. 骨髓造血功能破坏

5. 急性免疫性血小板减少症最主要的病因是
A. 自身免疫功能紊乱
B. 雌激素水平高
C. 遗传因素
D. 过敏
E. 肝、脾及骨髓因素

6. 属于急性免疫性血小板减少症患者骨髓象变化的是
A. 骨髓巨核细胞数量显著减少
B. 骨髓巨核细胞正常或增多
C. 巨核细胞体积变大
D. 产板型巨核细胞增多
E. 巨核细胞胞浆内颗粒增加

7. 免疫性血小板减少症的首选治疗是
A. 免疫抑制药
B. 大剂量免疫球蛋白
C. 肾上腺糖皮质激素
D. 输血小板
E. 脾切除

二、A2 型题

1. 患者，女性，35 岁。四肢皮肤反复出现紫癜 1 年余。实验室检查血小板计数明显减少，红细胞、白细胞计数基本正常。应考虑的诊断是
A. 弥散性血管内凝血（DIC）
B. 贫血
C. 白血病
D. 免疫性血小板减少症

E. 再生障碍性贫血
2. 患者，女性，36 岁。反复发作皮肤瘀点、瘀斑伴月经量过多 3 个月来院就诊。查体：轻度贫血貌，周身皮肤可见散在瘀点，余无异常。鉴别免疫性血小板减少症和过敏性紫癜最有效的是
A. 束臂试验
B. 骨髓象分析
C. 凝血时间测定
D. 细胞化学染色
E. 血小板计数和形态
3. 患者，女性，26 岁。1 年来月经量增多。近 10 日经常鼻出血，脾肋下未及。血红蛋白 90g/L，白细胞计数 10×10^9/L，血小板计数 30×10^9/L。骨髓检查：粒、红细胞系增生旺盛，巨核细胞增多，伴有成熟障碍。应首先考虑
A. 过敏性紫癜
B. 急性白血病
C. 溶血性贫血
D. 再生障碍性贫血
E. 免疫性血小板减少症
4. 患者，男性，36 岁。突发高热，严重贫血及皮肤广泛瘀斑，最有助于确诊的检查是
A. 骨髓细胞形态学检查
B. B 超检查
C. CT 检查
D. 尿液检查
E. 粪便隐血试验
5. 患儿，女，7 个月。感冒后出现全身皮肤、黏膜散在出血点，多为针尖大小，分布不均，以四肢为多，并有鼻出血。血常规：血小板计数 20×10^9/L，红细胞及白细胞计数正常。诊断为免疫性血小板减少症。该患儿护理措施中错误的是
A. 给予肾上腺皮质激素治疗
B. 密切观察患儿呼吸、脉搏、神志等
C. 忌服阿司匹林药物
D. 鼓励患儿多运动
E. 禁食尖锐、多刺的食物

三、A3/A4 型题

（1~2 题共用题干）

患者，女性，26 岁。因发现皮肤上瘀点、瘀斑及月经过多来我院就诊，以慢性免疫性血小板减少症收入院。

1. 该患者出现症状的病因是
A. 脾大
B. 出血
C. 病毒感染
D. 自身免疫反应
E. 雌激素抑制血小板生成
2. 该患者首选的治疗是
A. 环磷酰胺
B. 雄激素
C. 输血小板
D. 脾切除
E. 肾上腺糖皮质激素

参考答案及解析

【参考答案】

一、A1 型题

1. A　2. A　3. C　4. B　5. A　6. B　7. C

二、A2 型题

1. D　2. E　3. E　4. A　5. D

三、A3/A4 型题

1. D　2. E

【解析】

扫码查看
相关内容

第四节　白血病患者的护理

一、A1 型题

1. 已证明与白血病发病有密切关系的病毒是
A. DNA 病毒
B. 柯萨奇病毒
C. 流感病毒
D. 埃可病毒
E. C 型 RNA 病毒

2. 白血病诊断的重要检查依据是
A. 血象检查
B. 骨髓检查
C. 免疫学检查
D. 细胞化学染色
E. 染色体和基因检测
3. 慢性白血病患者护理体检最突出的体征是
A. 巨脾
B. 肝大
C. 胸骨压痛
D. 皮肤瘀斑
E. 浅表淋巴结肿大
4. 白血病患者化学治疗（简称化疗）静脉给药的处理措施，不妥的是
A. 药物静脉滴注的速度要慢
B. 血管要轮换使用
C. 使用后用生理盐水冲洗静脉
D. 对化疗药物引起的静脉炎应定时热敷
E. 药物外溢皮下时及时用普鲁卡因封闭
5. 长期无保护地接触 X 线可引起
A. 表皮灼伤
B. 骨脱钙
C. 骨髓受抑制
D. 营养不良
E. 肺结核
6. 急性白血病出血的主要原因是
A. 血小板计数减少
B. 血管损伤
C. 血小板功能异常
D. 凝血因子减少
E. 弥散性血管内凝血
7. 与出血时间延长有关的血细胞是
A. 单核细胞
B. 淋巴细胞
C. 红细胞
D. 粒细胞
E. 血小板
8. 下列关于白血病的护理，叙述不正确的是
A. 注意病室消毒，预防感染
B. 定时清洁口、鼻腔，清除血痂
C. 加强皮肤护理，防止破损
D. 重视心理护理，避免不良刺激
E. 增加营养，补充热量
9. 为了防止急性白血病患者继发感染，护理措施不正确的是
A. 做口腔护理，经常漱口
B. 限制探视
C. 保持排便通畅，以防肛裂
D. 使用药物尽量采用肌内注射
E. 保持皮肤清洁，防止破损
10. 治疗中枢神经系统白血病常用的药物是
A. 长春新碱
B. 环磷酰胺
C. 甲氨蝶呤
D. 多柔比星
E. 苯丁酸氮芥
11. 急性白血病引起发热的主要原因是
A. 小血管破裂
B. 进行性贫血
C. 粒细胞缺乏
D. 纤维素溶解
E. 血管内凝血
12. 不属于白血病细胞浸润的表现是
A. 肝、脾大及淋巴结肿大
B. 骨骼和关节疼痛
C. 肺浸润表现
D. 脾及黏膜浸润
E. 眼眶骨膜浸润
13. 有关急性白血病细胞浸润的表现，下列叙述不妥的是
A. 骨骼和关节疼痛
B. 肝、脾轻度至中度增大
C. 中枢神经系统白血病
D. 淋巴结肿大，多数无压痛
E. 皮肤、牙龈、睾丸等不会被浸润
14. 急性白血病患者易感染的最主要原因是
A. 缺乏成熟中性粒细胞
B. 缺少白蛋白
C. 缺少红细胞
D. 缺乏预防接种
E. 缺乏血小板
15. 下列与白血病的发生无关的因素是
A. 遗传因素
B. 电离辐射
C. 气候变化
D. 化学药物
E. 病毒感染

二、A2 型题

1. 患者，男性，36 岁。突发高热，严重贫血及皮肤广泛瘀斑。最有助于确诊的检查是
A. 粪便隐血试验

B. CT 检查
C. 尿液检查
D. 骨髓细胞形态学检查
E. B 超检查

2. 患者，男性，40 岁。贫血、出血及发热，经化验确诊急性白血病。该患者发热的原因是
A. 血小板计数减少
B. 骨髓被破坏
C. 出血被吸收
D. 红细胞破坏多
E. 细菌感染

3. 患者，男，52 岁。经诊断为急性淋巴细胞白血病，进行异基因骨髓移植的术后护理措施中最重要的是
A. 防止出血
B. 心理护理
C. 预防贫血
D. 用药的护理
E. 预防和控制感染

三、B 型题

（1~2 题共用备选答案）
A. 羟基脲
B. 长春新碱
C. 三尖杉碱
D. 苯丁酸氮芥
E. 糖皮质激素

1. 治疗慢性髓细胞性白血病的首选药物是
2. 治疗慢性淋巴细胞白血病的首选药物是

（3~5 题共用备选答案）
A. 贫血
B. 出血
C. 发热
D. 脾大
E. 淋巴结肿大

3. 常为急性白血病患者的首发症状的是
4. 常为慢性淋巴细胞白血病首发体征的是
5. 慢性髓细胞性白血病患者最显著的体征是

（6~7 题共用备选答案）
A. 长春新碱
B. 泼尼松
C. 柔红霉素
D. 甲氨蝶呤
E. 环磷酰胺

6. 治疗白血病的药物会产生心脏毒性的是
7. 治疗白血病的药物会产生出血性膀胱炎的是

参考答案及解析

【参考答案】

一、A1 型题

1. E　2. B　3. A　4. D　5. C　6. A　7. E　8. B　9. D　10. C　11. C　12. C　13. E　14. A　15. C

二、A2 型题

1. D　2. E　3. E

三、B 型题

1. A　2. C　3. A　4. E　5. D　6. C　7. E

【解析】

扫码查看
相关内容

第二十五章　内分泌代谢性疾病患者的护理

第一节　常见症状护理

B 型题

（1~3 题共用备选答案）

A. 生长激素缺乏性侏儒症

B. 呆小病

C. 2 型糖尿病

D. 巨人症

E. 库欣（Cushing）病

1. 生长激素及生长激素释放激素缺乏可形成
2. 婴幼儿时期甲状腺激素分泌不足可形成
3. 促肾上腺皮质激素（ACTH）分泌增加可形成

参考答案及解析

【参考答案】

B 型题

1. A　2. B　3. E

【解析】

扫码查看

相关内容

第二节　弥漫性毒性甲状腺肿及甲状腺功能亢进症患者的护理

一、A1 型题

1. 格雷夫斯病（又称弥漫性毒性甲状腺肿）患者甲状腺肿大的描述，错误的是

A. 柔软

B. 双侧对称

C. 压痛明显

D. 可有震颤

E. 能随吞咽运动

2. 格雷夫斯（Graves）病最主要的病因是

A. 遗传因素

B. 应激因素

C. 自身免疫

D. 病毒感染

E. 环境因素

3. 确诊甲状腺功能亢进症（简称甲亢）的化验是

A. 甘油三酯增高

B. 三碘甲状腺原氨酸（T_3）增高

C. β_1微球蛋白增高

D. 肌酸激酶减少

E. 谷丙转氨酶减少

4. Graves 病即

A. 多结节性甲状腺肿伴功能亢进症

B. 自主性高功能甲状腺腺瘤

C. 弥漫性毒性甲状腺肿伴功能亢进症

D. 慢性淋巴细胞性甲状腺炎

E. 亚急性甲状腺炎

5. 甲状腺肿块的临床检查特征是

A. 质地较硬

B. 有压痛

C. 颈部压迫感

D. 随吞咽移动

E. 肿块突出

6. 抗甲状腺药物的不良反应主要是

A. 皮肤瘙痒

B. 剥脱性皮炎

C. 中毒性肝炎

D. 心绞痛

E. 粒细胞减少

7. 甲亢突眼的眼部护理内容不包括

A. 佩戴有色眼镜
B. 睡前涂抗生素眼膏
C. 睡觉或休息时抬高头部
D. 多食碘盐
E. 加盖眼罩，防止角膜损伤

8. 下列不属于弥漫性毒性甲状腺肿伴功能亢进症的常见典型表现的是
A. 黏液性水肿
B. 甲状腺弥漫性对称性肿大
C. 心动过速
D. 怕热多汗
E. 眼球突出

9. 弥漫性毒性甲状腺肿患者的饮食宜给予
A. 高热量、高蛋白质、高维生素
B. 低热量、低蛋白质、低维生素
C. 高热量、低蛋白质、低纤维素
D. 高热量、高蛋白质、高纤维素
E. 低热量、低蛋白质、高纤维素

10. 下列甲状腺功能基本筛选试验时的辅助检查，不受外来碘干扰，甲亢时增高的是
A. 基础代谢率（BMR）
B. 促甲状腺激素释放激素（TRH）兴奋试验
C. 促甲状腺激素测定（TSH）
D. 血清总 T_3（TT_3）、总甲状腺素（TT_4）
E. 血清游离甲状腺素（FT_4）

11. 甲状腺危象治疗过程中禁用的药物是
A. 异丙嗪
B. 阿司匹林
C. 抗生素
D. 丙硫氧嘧啶
E. 碘化钠

12. 弥漫性毒性甲状腺肿甲状腺功能亢进症患者消化系统具有的表现不包括
A. 便秘
B. 食欲亢进、消瘦
C. 慢性腹泻
D. 肝大及肝功能异常
E. 偶见显性黄疸

13. Graves 病中最重要而特异的体征是
A. 黏液性水肿
B. 怕热、多汗
C. 突眼
D. 甲状腺肿大
E. 甲状腺危象

二、A2 型题

1. 患者，女性，32 岁。甲亢患者。近 2 周，眼球突出，眼裂增宽，瞬目减少，突眼度 18mm，辐辏反射减弱，双眼聚合不良。出现上述表现的原因最可能是
A. 眶内继发肿瘤
B. 球后组织水肿
C. 球后淋巴细胞浸润
D. 上、下睑肌麻痹
E. 眼外肌和上睑肌张力增高

2. 患者，女性，28 岁。甲状腺功能亢进症病史半年，妊娠 3 个月，甲状腺功能亢进症症状加重，治疗宜选用
A. 甲状腺次全切除术
B. 放射性 ^{131}I 治疗
C. 丙硫氧嘧啶
D. 普萘洛尔
E. 碘剂

3. 患者，男性，30 岁。怕热多汗 3 年余，心率 110 次/分，食欲好但逐渐消瘦。经检查发现游离 T_3（FT_3）、FT_4 增高。昨日突然出现昏睡，体温达到 40℃，心率 160 次/分，呕吐少量胃内容物，腹泻，大汗。此患者可能发生了
A. 急性左心衰竭
B. 急性胃肠炎
C. 甲状腺危象
D. 败血症
E. 垂体危象

4. 患者，女性，32 岁。诊断为甲亢，清晨测得脉率 96 次/分，血压 130/70mmHg。该患者的基础代谢率属于
A. 正常
B. 轻度甲亢
C. 中度甲亢
D. 重度甲亢
E. 甲状腺危象

5. 患者，男性，55 岁。血压 125/80mmHg，心率 88 次/分，基础代谢率为
A. 21%
B. 22%
C. 25%
D. 24%
E. 30%

6. 患者，女性，36 岁。因“消瘦、乏力、怕热、多汗 4 月”就诊。检查：体温 37.6℃，心率 116

次/分，血压 145/90mmHg，甲状腺弥漫性、对称性肿大，质软，随吞咽上下活动，伴有震颤，并可闻及血管杂音，首先考虑的诊断是

A. 单纯性甲状腺囊肿
B. 皮质醇增多症
C. 甲状腺危象
D. 甲状腺功能减退症
E. 甲状腺功能亢进症

7. 患者，女性，36 岁。诊断为 Graves 病，口服丙硫氧嘧啶治疗 1 年半，目前症状控制，甲状腺缩小，考虑停药，需要进行的检测项目为

A. T_3抑制试验
B. 甲状腺^{131}I 摄取率
C. 基础代谢率测定
D. 促甲状腺激素受体刺激性抗体（TSAb）测定
E. 放射性核素扫描

8. 患者，女，26 岁。因“近 1 个月怕热、多汗，心悸，易激惹”入院。查体：甲状腺肿大，双手颤抖，突眼，初步诊断为甲亢。该患者实验室检查最可能会出现

A. 甲状腺^{131}I 摄取率增高，高峰不前移
B. TRAb 阴性
C. 基础代谢率降低
D. ALT 减少
E. FT_4增高

参考答案及解析

【参考答案】

一、A1 型题

1. C　2. C　3. B　4. C　5. D　6. E　7. D　8. A　9. A　10. D　11. B　12. A　13. D

二、A2 型题

1. E　2. C　3. C　4. C　5. B　6. E　7. D　8. E

【解析】

扫码查看
相关内容

第三节　糖尿病患者的护理

一、A1 型题

1. 确诊糖尿病的标准是空腹血糖值不低于

A. 5. 0mmol/L
B. 6. 0mmol/L
C. 7. 0mmol/L
D. 8. 0mmol/L
E. 9. 0mmol/L

2. 糖尿病患者运动治疗的最佳时间是

A. 晨起锻炼
B. 餐后 2 小时
C. 睡前
D. 餐后 1 小时
E. 餐前 1 小时

3. 1 型糖尿病发病的机制是

A. 老年人肾小球排糖少
B. 吃糖过多，短期无法排出
C. 胰岛素分泌绝对不足
D. 肝糖原快速释放糖
E. 老年人肾小管重吸收糖多

4. 2 型糖尿病患者最主要的死因是

A. 糖尿病足
B. 肾病变
C. 心脑血管病变
D. 糖尿病视网膜病变
E. 神经病变

5. 呼气带有烂苹果气味见于患者

A. 尿毒症
B. 有机磷杀虫药中毒
C. 肺脓肿
D. 糖尿病酮症酸中毒
E. 肝性脑病

6. 应用胰岛素的注意事项中，下列错误的是

A. 胰岛素宜冰冻保存
B. 胰岛素剂型不一，特别注意每毫升的含量
C. 皮下注射部位经常更换
D. 混合注射时先抽吸普通胰岛素
E. 速效制剂必须强调在进餐前半小时注射

7. 怀疑是糖尿病均做尿糖定性、空腹血糖定量、餐后2小时血糖定量、糖耐量试验、糖化血清蛋白等化验。但能确诊糖尿病的是
   A. 餐后2小时血糖>11.1mmol/L
   B. 糖耐量试验
   C. 空腹血糖值>6.2mmol/L
   D. 糖化血清蛋白>1.6mmol/L
   E. 尿糖（+）
8. 下列关于2型糖尿病的叙述，正确的是
   A. 主要与免疫和环境有关
   B. 主要见于年轻人
   C. 主要见于儿童
   D. 发病比较急
   E. 胰岛素绝对缺乏
9. 下列选项中，糖化血红蛋白测定的临床意义是
   A. 诊断糖尿病
   B. 区分糖尿病临床类型
   C. 判断糖尿病控制程度
   D. 确定胰岛素用量
   E. 发现糖尿病患者
10. 糖尿病患者体内葡萄糖不能充分利用，发生消瘦的原因是
   A. 脂肪合成增多
   B. 口渴多饮
   C. 无氧糖酵解增加
   D. 蛋白质和脂肪分解增多及失水
   E. 促进肌组织摄取葡萄糖
11. 适用于各型糖尿病患者最基本的治疗办法是
   A. 注射胰岛素
   B. 口服格列本脲
   C. 饮食疗法
   D. 纠正电解质紊乱
   E. 卧床休息
12. 关于糖尿病足的护理，错误的是
   A. 冬天时能使用热水袋、电热毯、烤灯等
   B. 避免赤脚走路
   C. 嘱患者勤换鞋袜
   D. 宜选择柔软前段宽大的鞋子
   E. 外出时避免穿拖鞋
13. 糖尿病酮症酸中毒的患者呼出的气味是
   A. 氨臭味
   B. 烂苹果味
   C. 粪臭味
   D. 恶臭味
   E. 刺激性蒜味
14. 符合糖尿病酮症酸中毒的叙述是
   A. 胰岛素绝对不足
   B. 突然大量甲状腺素入血
   C. 呼吸带烂苹果味
   D. 甲状腺肿大震颤
   E. 饥饿感、心悸、手颤
15. 糖尿病微血管病变的典型改变是
   A. 肾小管同质病变
   B. 出现微血管瘤、视网膜出血和硬性渗出物
   C. 心脏微血管病变
   D. 弥漫性肾小球硬化病变
   E. 微血管基膜增厚和微循环障碍
16. 糖尿病酮症酸中毒患者经治疗清醒后，出现心悸、饥饿、出汗，又发生意识不清，应采取的措施是
   A. 增加胰岛素用量
   B. 加用格列本脲
   C. 静脉注射葡萄糖
   D. 给予呼吸兴奋药
   E. 静脉滴注碳酸氢钠
17. 糖尿病患者出现强烈饥饿感、心悸、手颤，出汗可能的原因是
   A. 胃溃疡
   B. 糖尿病加重
   C. 高血压
   D. 低血糖
   E. 合并甲亢
18. 下列检查中，能够反映近2~3个月内血糖控制总体水平的是
   A. C-肽
   B. 果糖胶
   C. 糖化血红蛋白
   D. 血酮体
   E. 口服葡萄糖耐试验

二、A2型题

1. 某1型糖尿病患者，查餐后2小时血糖15mmol/L。给胰岛素静脉滴注，静脉滴注时患者自觉多汗、手抖、饥饿。应考虑原因是
   A. 低血压
   B. 低血糖
   C. 静脉滴注过快
   D. 药物过敏
   E. 精神紧张
2. 患者，男性，56岁。糖尿病患者，用胰岛素治疗，晚10时突然心悸、多汗、软弱，继而神志不清，查脉搏120次/分，尿糖（-），尿酮（-），尿素氮10mmol/L。最可能为

A. 高渗性昏迷
B. 低血糖昏迷
C. 尿毒症昏迷
D. 脑血管意外
E. 酮症酸中毒昏迷

3. 患者，女性，38岁。已确诊为糖尿病。昨天下午突然昏睡，送医院经尿液化验认为是糖尿病酮症酸中毒。尿检应有何显示
A. 尿蛋白（+）
B. 尿白细胞增多
C. 尿糖（+）
D. 尿酮体（+++）
E. 尿红细胞增多

4. 某糖尿病患者在家注射速效胰岛素，出现极度饥饿、软弱、手抖、出汗、头晕等症状。此时应当
A. 让患者卧床休息至症状消失
B. 让患者平卧并协助其活动四肢
C. 立即给其口服一些糖块
D. 立即打电话询问保健医生
E. 立即送至附近医院

5. 糖尿病患者注射普通胰岛素后1小时方进餐，此时患者出现头晕、心悸、多汗、饥饿感。应想到患者发生
A. 冠状动脉粥样硬化性心脏病（简称冠心病）心绞痛
B. 胰岛素过敏
C. 低血糖反应
D. 酮症酸中毒早期
E. 高渗性昏迷先兆

6. 患者，女性，33岁。糖尿病11年，呼吸深大而快，且有烂苹果气味。化验：尿糖（+++），尿酮体（+），血糖12.6mmol/L，血酮增高。初步诊断为
A. 右心衰竭
B. 慢性肾衰竭
C. 酮症酸中毒
D. 周围神经病变
E. 自主神经病变

三、A3/A4型题

（1~2题共用题干）

患者，男性，40岁。因易乏力、间歇头晕3个月就诊，伴肢端麻木，无多尿、口渴。体检：身高165cm，体重75kg，血压140/92mmHg，心、肺无异常，双膝反射减弱。化验：空腹血糖6.5mmol/L，餐后2小时血糖12mmol/L。

1. 为明确诊断，下一步最需要做的检查是
A. 心电图，以确定有无冠心病
B. 头颅CT，以确定有无脑梗死
C. 肾功能
D. 再验血糖或考虑做口服葡萄糖耐量试验
E. 下肢神经传导速度检查

2. 该患者最适宜的治疗药物是
A. 甲苯磺丁脲
B. 格列本脲
C. 格列喹酮
D. 二甲双胍
E. 卡托普利

（3~4题共用题干）

患者，男性，66岁。疲乏、消瘦、多尿、烦渴、多饮近3月，1日前与朋友聚餐后出现恶心、呕吐、头痛，呼气可闻烂苹果味。

3. 此患者目前最可能的诊断是
A. 甲状腺危象
B. 糖尿病酮症酸中毒
C. 急性胰腺炎
D. 肝硬化
E. 慢性肾衰竭

4. 此患者目前应给予的护理措施是
A. 给予高热量、高蛋白、高维生素、易消化的食物
B. 遵医嘱补液，给予胰岛素，纠正水、电解质及酸碱平衡紊乱
C. 指导患者限制液体入量，控制水的入量<1500ml/d
D. 将患者安置在安静低温的环境中，并详细测量记录生命体征
E. 禁食并给予胃肠减压

四、B型题

（1~3题共用备选答案）
A. 胰岛素绝对不足
B. 突然大量甲状腺素入血
C. 呼吸带烂苹果气味
D. 甲状腺肿大震颤有杂音
E. 饥饿感、心悸、手颤

1. 甲状腺危象原因为
2. 符合1型糖尿病患者的叙述是
3. 符合糖尿病酮症酸中毒患者的叙述是

（4~6题共用备选答案）
A. 促进胰岛B细胞释放胰岛素
B. 增加靶组织对胰岛素的敏感性
C. 延缓碳水化合物的吸收
D. 抑制葡萄糖异生及肝糖原分解

E. 抑制小肠 α-葡萄糖苷酶活性

4. 胰岛素促泌药类口服降糖药的主要作用机制是

5. 葡萄糖苷酶抑制药的作用机制是

6. 双胍类口服降糖药的作用机制是

（7~8 题共用备选答案）

A. 空腹血糖测定

B. 糖筛查

C. 胰岛素释放试验

D. 口服葡萄糖耐量试验

E. 尿糖测定

7. 确诊糖尿病检查首选

8. 可疑糖尿病检查首选

参考答案及解析

【参考答案】

一、A1 型题

1. C　2. D　3. C　4. C　5. D　6. A　7. A　8. A　9. C　10. D　11. C　12. A　13. B　14. C　15. E　16. C　17. D　18. C

二、A2 型题

1. B　2. B　3. D　4. C　5. C　6. C

三、A3/A4 型题

1. D　2. D　3. B　4. B

四、B 型题

1. B　2. A　3. C　4. A　5. E　6. D　7. A　8. D

【解析】

扫码查看
相关内容

第二十六章　风湿性疾病患者的护理

第一节　常见症状

A1 型题

1. 风湿性疾病不会累及的组织是
   A. 骨
   B. 关节及肌腱
   C. 肌肉
   D. 滑膜
   E. 筋膜
2. 类风湿因子的实质是抗体
   A. IgA
   B. IgG
   C. IgM
   D. IgD
   E. IgE

参考答案及解析

【参考答案】

A1 型题

1. C　2. C

【解析】

扫码查看
相关内容

第二节　系统性红斑狼疮患者的护理

一、A1 型题

1. 对系统性红斑狼疮最具有特异性的检查是
   A. 红细胞沉降率增快
   B. 抗核抗体阳性
   C. 血或骨髓中发现狼疮细胞
   D. 补体 C3 显著升高
   E. 抗 Sm 抗体阳性
2. 系统性红斑狼疮属于
   A. 自身免疫性疾病
   B. 变态反应性疾病
   C. 细菌感染性疾病
   D. 病毒感染性疾病
   E. 支原体感染性疾病
3. 治疗系统性红斑狼疮的首选药物是
   A. 氯丙嗪
   B. 避孕药
   C. 泼尼松
   D. 肼屈嗪
   E. 普鲁卡因胺
4. 与系统性红斑狼疮发病关系最密切的因素是
   A. 寒冷
   B. 食物
   C. 疲劳
   D. 阳光照射
   E. 营养缺乏
5. 系统性红斑狼疮皮肤损害常见于
   A. 胸部
   B. 背部
   C. 腹部
   D. 下肢
   E. 暴露部位
6. 下列选项中，系统性红斑狼疮最易累及的脏器是
   A. 脑
   B. 肺
   C. 肝
   D. 肾
   E. 心脏

7. 系统性红斑狼疮的发病机制是
   A. 自身免疫
   B. 烈日暴晒
   C. 烟酒过多
   D. 劳累过度
   E. 药物过敏
8. 女性多患系统性红斑狼疮的原因是
   A. 与饮食有关
   B. 与遗传有关
   C. 与情感有关
   D. 与结婚有关
   E. 与性激素有关
9. 引起系统性红斑狼疮的原因不包括
   A. 遗传
   B. 药物
   C. 肥胖
   D. 阳光照射
   E. 雌激素

二、A2 型题

1. 患者，女性，24 岁。未婚。面部有较严重蝶形红斑，且长期不规则低热。其首优护理诊断是
   A. 体温过高
   B. 皮肤完整性受损
   C. 有感染的危险
   D. 相关知识缺乏
   E. 思维过程改变
2. 患者，女性，21 岁。发热，多处关节炎，面部有蝶形红斑，诊断为系统性红斑狼疮。查血化验最具特征性的发现是
   A. 红细胞花环形成
   B. 类风湿因子（+）
   C. 抗核抗体（+）
   D. 抗 Sm 抗体（+）
   E. 红细胞沉降率快
3. 患者，女性，26 岁。诊断为系统性红斑狼疮，双面颊和鼻梁有紫红色蝶形红斑，表面光滑，有时可见鳞屑。皮肤护理措施不正确的是
   A. 出门穿长袖衣裤
   B. 禁忌日光浴
   C. 保持皮肤的清洁卫生
   D. 碱性肥皂水洗浴
   E. 避免使用化妆品
4. 患者，女性，32 岁。在烈日下暴晒后面部出现蝶形红斑，全身多关节肿胀、疼痛，有头晕、乏力、食欲缺乏。该患者最可能的诊断是
   A. 反应性关节炎
   B. 系统性红斑狼疮
   C. 类风湿关节炎
   D. 干燥综合征
   E. 皮肌炎
5. 患者，女性，27 岁，已婚。经常饮酒、吸烟，近半年来频发不明原因低热，近端指间关节肿痛，经医院检查疑是系统性红斑狼疮。女性多患此病的原因是
   A. 此病与吸烟有关
   B. 此病与饮食有关
   C. 此病与女性激素有关
   D. 此病与饮酒有关
   E. 此病与婚姻有关

三、A3/A4 型题

（1~2 题共用题干）

患者，女性，33 岁。间歇性发热、食欲缺乏，体温 37.6～39.2℃，伴腕、膝关节酸痛 1 月余。体检：头发稀少，口腔有溃疡灶，左膝及右腕关节局部红肿、压痛明显，但无畸形。实验室检查：尿蛋白（+），血白细胞计数 3.7×10^9/L，谷丙转氨酶 60U/L，红细胞沉降率 45mm/h，红斑狼疮细胞（+），抗 Sm 抗体（+）。

1. 该患者最可能的诊断是
   A. 类风湿关节炎
   B. 风湿性关节炎
   C. 系统性红斑狼疮
   D. 急性肾小球肾炎
   E. 病毒性肝炎
2. 该患者首选的药物治疗是
   A. 硫唑嘌呤
   B. 泼尼松
   C. 吲哚美辛
   D. 环磷酰胺
   E. 阿司匹林

四、B 型题

（1~2 题共用备选答案）

   A. 溃疡
   B. 玫瑰疹
   C. 针尖样红斑
   D. 眶周紫红色斑疹
   E. 蝶形红斑
1. 系统性红斑狼疮的特征性皮损为
2. 皮肌炎患者的皮损为

（3~4 题共用备选答案）
A. 糖皮质激素
B. 青霉素
C. 磷酸氯喹
D. 甲氨蝶呤
E. 环磷酰胺
3. 系统性红斑狼疮治疗的首选药是
4. 类风湿关节炎治疗的首选药是

参考答案及解析

【参考答案】

一、A1 型题

1. E 2. A 3. C 4. D 5. E 6. D 7. A 8. E 9. C

二、A2 型题

1. B 2. D 3. D 4. B 5. C

三、A3/A4 型题

1. C 2. B

四、B 型题

1. E 2. D 3. A 4. D

【解析】

扫码查看
相关内容

第三节 类风湿关节炎患者的护理

一、A1 型题

1. 类风湿关节炎最基本的病理损害是关节的
A. 滑膜炎症
B. 软骨炎症
C. 骨质疏松
D. 腔隙增大
E. 腔隙变窄
2. 类风湿关节炎患者进行关节功能锻炼的最佳时期是
A. 恢复期
B. 急性期
C. 症状前期
D. 病变后期
E. 晨僵期
3. 类风湿关节炎常见的临床表现不包括
A. 晨僵
B. 关节痛与畸形
C. 肺间质病变
D. 蛋白尿
E. 高热
4. 关于类风湿关节炎的护理措施，不妥的叙述是
A. 绝对卧床休息
B. 热水浴缓解疼痛
C. 保持关节功能位
D. 必要时用夹板固定关节
E. 注意观察药物疗效和副作用
5. 类风湿关节炎病变累及的部位主要是
A. 关节腔
B. 肌肉和筋膜
C. 肌腱和腱膜
D. 关节周围肌肉
E. 关节软骨和骨质
6. 下列不属于类风湿关节炎表现的特征是
A. 以小关节为主
B. 呈对称性
C. 晨僵明显
D. 急性期关节明显肿胀
E. 后期关节无畸形
7. 类风湿关节炎引起自身免疫反应的因子是
A. 自身抗体 IgM
B. 外源性抗体
C. 自身抗体 IgA
D. 胶原蛋白
E. Ⅱ型胶原抗体
8. 类风湿关节炎最常累及的关节是
A. 肩关节
B. 肘关节
C. 髋关节
D. 膝关节
E. 四肢小关节
9. 关于类风湿关节炎的叙述，正确的是
A. 多累及大关节，愈后不佳

B. 肾损害多见
C. 是一种自身免疫性疾病
D. 多数急性起病
E. 男性发病多于女性

10. 类风湿关节炎中，因为侧韧带从近端指间关节双侧滑脱及挛缩而致的畸形是
A. 天鹅颈
B. 纽扣花
C. 技工手
D. 望远镜手
E. 扳机手

二、A2 型题

1. 患者，女性，40 岁。因关节肿痛伴僵硬多年，诊断为类风湿关节炎。其发病的相关因素是
A. 遗传因素
B. 感染因素
C. 环境因素
D. 化学物理因素
E. 自身免疫因素

2. 某患者双手掌指关节肿胀、疼痛 3 年，晨起有黏着感，活动后渐缓，查血类风湿因子（+），诊断为类风湿关节炎。为保持关节功能应注意
A. 长期卧床休息
B. 进食高热量高蛋白饮食
C. 小夹板固定
D. 长期服抗生素防感染
E. 坚持进行关节功能锻炼

3. 患者，女性，32 岁。手关节痛 4 年。查体：双手指间肌肉萎缩，手指向尺侧偏移，X 线片见关节腔变狭窄，关节半脱位，红细胞沉降率 200mm/h。可能的诊断是
A. 类风湿关节炎
B. 先天关节畸形
C. 反应性关节炎
D. 骨关节炎
E. 系统性红斑狼疮

4. 患者，男性，42 岁。患类风湿关节炎 20 年，目前仍有不规则低热，关节肿痛及晨僵，其护理措施不包括
A. 高蛋白、高维生素饮食
B. 舒适体位，卧床休息
C. 保持病变关节功能位
D. 长期服用泼尼松
E. 病变关节理疗

三、A3/A4 型题

（1~2 题共用题干）

患者，女性，29 岁。手指关节疼痛、肿胀 2 年，晨僵，每次 1 小时以上。体检：手指关节肿胀、压痛，手臂伸面可见大小不一、质硬、无压痛、对称性结节。

1. 该患者首选的非特异性对症治疗药物是
A. 环磷酰胺
B. 青霉胺
C. 阿司匹林
D. 甲泼尼龙
E. 地塞米松

2. 对该患者的护理措施，下列选项正确的是
A. 用药期间严格按医嘱给药，餐后服药，鼓励患者多饮水
B. 鼓励患者起床时用冷热水交替浸泡关节，减轻晨僵症状
C. 观察药物不良反应，只需要定期复查血常规
D. 在关节明显肿痛时期，尽及早进行关节功能锻炼
E. 患者尽早下床活动

四、B 型题

（1~2 题共用备选答案）
A. 无全身症状
B. 无关节畸形
C. 有多系统脏器损害
D. 有关节畸形
E. 有乏力发热体重减轻

1. 类风湿关节炎表现为
2. 系统性红斑狼疮（SLE）患者除关节外的表现为

（3~5 题共用备选答案）
A. 泼尼松
B. 硫酸羟氯喹
C. 甲氨蝶呤
D. 滑膜切除术
E. 双氯芬酸钠

3. 患者，男性，42 岁。诊断类风湿关节炎 1 年余，其治疗方案为双氯芬酸钠+柳氮磺吡啶，为尽快控制症状，可首选
4. 强直性脊柱炎患者伴发顽固性眼病，除应用激素外，可考虑应用
5. 类风湿关节炎患者现进行性呼吸困难，胸片检查有双肺网状阴影，在常规治疗的基础上应首选

参考答案及解析

【参考答案】

一、A1 型题

1. A 2. A 3. D 4. A 5. E 6. E 7. A 8. E 9. C 10. A

二、A2 型题

1. E 2. E 3. A 4. D

三、A3/A4 型题

1. C 2. A

四、B 型题

1. D 2. C 3. A 4. C 5. D

【解析】

扫码查看
相关内容

第二十七章　理化因素所致疾病患者的护理

第一节　概　　述

一、A1 型题

1. 对原因不明的急性中毒患者使用的洗胃液是
   A. 茶水
   B. 清水、生理盐水
   C. 1∶5000高锰酸钾溶液
   D. 2%～4%鞣酸
   E. 2%碳酸氢钠
2. 经皮肤、黏膜吸收毒物而中毒的患者，下列清洗皮肤的措施，错误的是
   A. 用清水冲洗
   B. 有机磷杀虫药中毒的患者，用肥皂水反复清洗
   C. 用生理盐水冲洗
   D. 用乙醇擦洗
   E. 有机磷杀虫药污染眼睛的，用 2%碳酸氢钠溶液冲洗

二、A3/A4 型题

（1～4 题共用题干）

患者，女，28 岁。误食“乐果”后被家属急送入院。检查：恶心呕吐，口唇青紫、意识模糊。诊断为：乐果中毒。

1. 首选的洗胃液是
   A. 3%过氧化氢
   B. （1∶20 000）～（1∶15 000）高锰酸钾
   C. 硫酸铜
   D. 50%硫酸镁
   E. 2%～4%碳酸氢钠
2. 适宜的体位为
   A. 俯卧位
   B. 坐位
   C. 头高足低位
   D. 端坐卧位
   E. 侧卧位
3. 洗胃液适宜的温度范围是
   A. 21～35℃
   B. 17～22℃
   C. 22～24℃
   D. 25～38℃
   E. 41～43℃
4. 每次灌洗量不超过
   A. 400ml
   B. 350ml
   C. 300ml
   D. 450ml
   E. 500ml

参考答案及解析

【参考答案】

一、A1 型题

1. B　2. D

二、A3/A4 型题

1. E　2. E　3. D　4. C

【解析】

扫码查看
相关内容

第二节　急性有机磷杀虫药中毒患者的护理

一、A1 型题

1. 对有机磷杀虫药中毒有诊断价值的检查是
A. 碳氧血红蛋白测定
B. 碱性磷酸酶测定
C. 氧合血红蛋白测定
D. 胆碱酯酶活力测定
E. 血淀粉酶测定
2. 有机磷杀虫药中毒瞳孔缩小是由于
A. 交感神经兴奋
B. 毒蕈碱样作用
C. 迷走神经抑制
D. 烟碱样作用
E. 甲状腺素过多
3. 美曲膦酯中毒忌用的洗胃液是
A. 牛奶
B. 生理盐水
C. 1∶5000高锰酸钾溶液
D. 2%碳酸氢钠溶液
E. 矿泉水
4. 有机磷杀虫药中毒引起中毒症状的原因是体内大量堆积了
A. 乙酰胆碱
B. 肾上腺素
C. 去甲肾上腺素
D. 多巴胺
E. 左旋多巴
5. 有机磷杀虫药中毒的烟碱样症状是
A. 瞳孔小如针尖
B. 大汗淋漓
C. 呕吐物有大蒜味
D. 肌纤维颤动
E. 呼吸困难
6. 有机磷杀虫药中毒对机体受抑制的酶是
A. 氧化酶
B. 黄嘌呤氧化酶
C. 过氧化物酶
D. 胆碱酯酶
E. 色素氧化酶
7. 阿托品对有机磷杀虫药中毒引起的症状没有疗效的是
A. 平滑肌痉挛
B. 多汗，流涎
C. 肌纤维颤动
D. 瞳孔缩小
E. 肺部湿啰音
8. 患者误服有机磷杀虫药约100ml，不久出现昏迷，双瞳缩小，呼吸困难，满肺湿啰音。原因是
A. 动眼神经兴奋
B. 急性肺炎
C. 急性气管炎
D. 迷走神经持久兴奋
E. 急性胃炎
9. 重度有机磷中毒的主要指征是
A. 血胆碱酯酶活性为 50%~70%
B. 血胆碱酯酶活性为 30%~50%
C. 血胆碱酯酶活性为 35%~60%
D. 血胆碱酯酶活性<35%
E. 血胆碱酯酶活性<30%
10. 急性有机磷农药中毒，出现“中间综合征”的时间多在发病后
A. 1 天以内
B. 1~4 天
C. 5~7 天
D. 8~10 天
E. 10 天以后
11. 若患者出现双侧瞳孔散大，则多见于
A. 小脑幕裂孔疝早期
B. 吗啡中毒
C. 脑出血患者
D. 氯丙嗪中毒
E. 阿托品中毒

二、A2 型题

1. 患者，男性，50 岁。在田间劳动时不慎美曲膦酯中毒，立即被送急诊。抢救时禁用的措施为
A. 清水洗胃
B. 2%碳酸氢钠洗胃
C. 1∶5000 高锰酸钾洗胃
D. 1%盐水洗胃
E. 硫酸钠导泻
2. 患者，男性，54 岁。因与家人争吵后自杀，后被家人发现立即送入院检查。查体：流涎、肌肉震颤，瞳孔缩小，浓烈的大蒜气味。全身胆碱酯酶活力测定为 42%，诊断是
A. 一氧化碳中毒

B. 安眠药中毒
C. 有机磷农药中毒
D. 酒精中毒
E. 氰化物中毒

3. 患者，女性，60 岁。诊断为“有机磷杀虫药中毒”，已经给予洗胃等处理，遵医嘱给予阿托品药物治疗。当患者出现下列哪种情况时应及时通知医师停药
A. 脸面涨红
B. 皮肤干燥、口干、颜面潮红
C. 体温 37.2℃
D. 心率 100 次/分
E. 烦躁不安、抽搐

三、B 型题

（1~2 题共用备选答案）
A. 胆碱酯酶活性受抑制
B. 碳氧血红蛋白在体内蓄积
C. 高铁血红蛋白在体内蓄积
D. 交感神经过度兴奋
E. 迷走神经过度兴奋

1. 一氧化碳中毒的机制是
2. 有机磷杀虫药中毒的机制是

参考答案及解析

【参考答案】

一、A1 型题

1. D 2. B 3. D 4. A 5. D 6. D 7. C 8. D 9. E 10. B 11. E

二、A2 型题

1. B 2. C 3. B

三、B 型题

1. B 2. A

【解析】

扫码查看
相关内容

第三节 急性一氧化碳中毒患者的护理

一、A1 型题

1. 重度一氧化碳（CO）中毒时，患者全血的碳氧血红蛋白的浓度为
A. >10%
B. >20%
C. >30%
D. >40%
E. >50%

2. 急性 CO 中毒患者苏醒后，应继续观察的时间是
A. 24 小时
B. 1 周
C. 2 周
D. 1 个月
E. 2 个月

3. CO 中毒的主要机制是
A. CO 破坏红细胞膜
B. CO 与血红蛋白结合形成不能携带氧气的碳氧血红蛋白（COHb）
C. CO 破坏血红蛋白结构
D. CO 引起血液凝固性发生改变
E. CO 对脑细胞造成不可逆损伤

4. 现场抢救一氧化碳中毒者的首选措施是
A. 给予吸氧
B. 将其转移到空气新鲜处
C. 使其平卧
D. 给予脱水治疗
E. 开放气道

5. 急性一氧化碳中毒的潜在并发症是
A. 迟发性脑病
B. 水、电解质紊乱
C. 肺水肿
D. 昏迷
E. 脑水肿

6. 昏迷患者，口唇呈樱桃红色，四肢肌张力增高，出现病理反射，疑为一氧化碳中毒，应首选的检查是
A. 血常规
B. 尿常规、便常规
C. 心电图、脑电图

D. X 线
E. 血液碳氧血红蛋白测定

二、A2 型题

患者，女性，28 岁。因一氧化碳中毒送入院，护士观察病情时，应特别警惕的并发症是
A. 水、电解质紊乱
B. 迟发性脑病
C. 昏迷
D. 脑水肿
E. 肺水肿

三、A3/A4 型题

（1~2 题共用题干）

患者，男性，36 岁。与家人争吵 1 小时后被人发现昏迷。查体：体温 36.5℃，血压 120/80mmHg，四肢厥冷、腱反射消失。心电图示一度房室传导阻滞，血液的 COHb 为 60%。

1. 此时应考虑患者可能发生了
A. 急性巴比妥类中毒
B. 急性有机磷杀虫药中毒
C. 急性一氧化碳中毒
D. 糖尿病酸中毒
E. 急性亚硝酸盐中毒
2. 目前首要的治疗方法是
A. 20%甘露醇 250ml 快速静脉滴注
B. 静脉滴注葡萄糖酸钙
C. 血液透析
D. 能量合剂
E. 氧气疗法

四、B 型题

（1~2 题共用备选答案）
A. 大脑
B. 肝
C. 肾
D. 脾
E. 肺
1. 一氧化碳中毒最先受损的部位是
2. 系统性红斑狼疮最常受损的部位是

参考答案及解析

【参考答案】

一、A1 型题

1. E 2. C 3. B 4. B 5. A 6. E

二、A2 型题

B

三、A3/A4 型题

1. C 2. E

四、B 型题

1. A 2. C

【解析】

扫码查看
相关内容

第四节 中暑患者的护理

一、A1 型题

1. 不属于人体散热主要方式的是
A. 蒸发
B. 辐射
C. 对流
D. 传导
E. 呼吸
2. 对轻症中暑者应给予
A. 静脉注射生理盐水
B. 物理降温
C. 药物降温
D. 阴凉通风处休息，饮清凉饮料
E. 吸氧 3~5L/min
3. 高温环境劳动的工人，为预防中暑宜饮
A. 矿泉水
B. 含糖饮料
C. 含咖啡饮料
D. 含盐饮料
E. 含乙醇饮料

4. 中暑的主要原因是
   A. 环境湿度过大
   B. 对高温环境的适应能力不足
   C. 汗腺功能发生障碍
   D. 散热障碍
   E. 环境温度过高
5. 热射病的典型临床特征是
   A. 高热、无汗、意识障碍
   B. 高热、多汗，意识障碍
   C. 高热、无汗、循环衰竭
   D. 高热、多汗、呼吸衰竭
   E. 高热、眩晕、肌肉痉挛
6. 抢救重度中暑患者的关键措施是
   A. 补液
   B. 氧气输入
   C. 保持呼吸道通畅
   D. 检测并发症
   E. 迅速降温

二、A2 型题

1. 患者，男性，32 岁。装修工人。其工作环境湿度高且通风不良，若未采取足够防暑降温措施，工作环境温度超过多少易发生中暑
   A. 36℃
   B. 40℃
   C. 38℃
   D. 35℃
   E. 37℃
2. 患者，女性，26 岁。炎热夏天，天气闷热，在外连续工作 6 小时，由于大量出汗导致失水、失钠等引起的周围循环灌注不足，属于
   A. 中暑衰竭
   B. 高热衰竭
   C. 中暑先兆
   D. 热痉挛
   E. 热射病
3. 患者，男性，49 岁。农民。中午在烈日下劳动，3 小时后恶心、头晕、头痛、面色苍白、大汗、脉速、呼吸浅快、意识不清，血压 79/49mmHg。应考虑的是
   A. 中毒
   B. 热衰竭
   C. 热痉挛
   D. 热射病
   E. 日射病

三、B 型题

（1~4 题共用备选答案）
   A. 面色苍白、大汗、四肢湿冷
   B. 头部温度高，体温基本正常
   C. 面色潮红、多汗、口唇呈樱桃红色
   D. 早期多汗，体温可达 40℃以上，继而无汗干热
   E. 皮肤苍白、出冷汗、血压下降、体温基本正常
1. 属于 CO 中毒临床表现的是
2. 属于热射病临床表现的是
3. 属于日射病临床表现的是
4. 属于热衰竭临床表现的是

参考答案及解析

【参考答案】

一、A1 型题

1. E　2. D　3. D　4. D　5. A　6. E

二、A2 型题

1. D　2. A　3. B

三、B 型题

1. C　2. D　3. B　4. E

【解析】

扫码查看
相关内容

第二十八章　神经系统疾病患者的护理

第一节　常见症状护理

一、A1 型题

1. 内囊病变引起的瘫痪表现为
   A. 单瘫
   B. 偏瘫
   C. 截瘫
   D. 四肢瘫
   E. 交叉瘫
2. 瘫痪患者的错误护理措施是
   A. 预防压疮和肺炎
   B. 预防泌尿道感染
   C. 瘫痪肢体保持功能位
   D. 避免瘫痪肢体活动
   E. 鼓励多饮水
3. 下列选项中，不适用于判断意识障碍的程度是
   A. 言语反应
   B. 对针刺的痛觉反应
   C. 瞳孔对光反射
   D. 膝反射
   E. 睁眼反应
4. 护士指导偏瘫患者穿脱衣服时，哪项方法是错误的
   A. 穿开身衣服
   B. 先穿健侧
   C. 服装应宽松
   D. 先脱健侧
   E. 必要时衣服可使用搭扣

二、A2 型题

1. 患者，男性，81 岁。行走时突然跌倒，神志不清。经医院检查，一侧肢体瘫痪，口眼歪斜，一侧瞳孔直径 5mm，另一侧瞳孔直径 3mm。瞳孔不等大的原因是
   A. 颅内压增高
   B. 脑动脉血栓形成
   C. 脑膜炎
   D. 脑疝
   E. 脑梗死
2. 患者，男性。年龄不详。车祸伤后被路人救起，急诊送入院，询问病情推之不醒、呼之不应。查体：瞳孔散大，角膜反射消失。其意识状态应判断为
   A. 昏睡
   B. 嗜睡
   C. 浅睡
   D. 浅昏迷
   E. 深昏迷

三、B 型题

（1~4 题共用备选答案）
   A. 搏动性跳痛，晨起重
   B. 阵发性电击样短促剧痛
   C. 午后加重
   D. 晨间加剧且进行性加重
   E. 经休息后可缓解
1. 高血压性头痛的特征是
2. 三叉神经痛的特征是
3. 眼病性头痛的特征是
4. 颅内占位性头痛的特征是

参考答案及解析

【参考答案】

一、A1 型题

1. B　2. D　3. D　4. B

二、A2 型题

1. D　2. E

三、B 型题

1~4. A、B、C、D

【解析】

扫码查看
相关内容

第二节　急性脑血管疾病患者的护理

一、A1 型题

1. 脑出血最常见的原因是
   A. 肺源性心脏病（简称肺心病）
   B. 高血压
   C. 心肌炎
   D. 风心病
   E. 冠心病
2. 短暂性脑缺血发作的主要病因是
   A. 动脉硬化
   B. 结节性动脉炎
   C. 先天性血管畸形
   D. 风湿性心脏病
   E. 持久发作心房颤动
3. 脑桥出血，瞳孔表现为
   A. 一侧瞳孔散大
   B. 一侧瞳孔缩小
   C. 针尖样瞳孔
   D. 双侧瞳孔对光反应消失
   E. 双侧瞳孔散大固定
4. 脑出血最常见的部位是
   A. 脑桥
   B. 脑干
   C. 大脑半球
   D. 内囊
   E. 小脑
5. 诊断急性脑血管病（除蛛网膜下腔出血）首选的检查项目是
   A. 脑脊液检查
   B. CT 检查
   C. 磁共振成像（MRI）检查
   D. 电生理检查
   E. 脑电图检查
6. 脑血栓形成的护理评估不正确的是
   A. 安静状态下发病
   B. 晨起出现半身瘫痪
   C. 有动脉粥样硬化病史
   D. 可有发声障碍
   E. 有严重意识障碍
7. 脑血栓的护理措施不正确的是
   A. 平卧位
   B. 避免激动
   C. 头部冷敷
   D. 鼻饲流食
   E. 注意保暖
8. 下列关于短暂性脑缺血发作的临床表现，说法错误的是
   A. 发作突然
   B. 持续时间短
   C. 出现偏身感觉障碍、偏瘫或单瘫
   D. 单眼失明、眩晕、眼震、恶心、呕吐
   E. 在 36 小时内恢复正常
9. 出血性脑卒中的治疗原则不正确的是
   A. 降低颅内压
   B. 控制血压
   C. 应用止血药
   D. 不能使用镇静止痛药
   E. 慎用阿司匹林

二、A2 型题

1. 患者，女性，28 岁。跳舞时突感剧烈头痛伴呕吐，脑膜刺激征阳性，无肢体瘫痪。为确定诊断，应首选的检查是
   A. 脑电图
   B. 脑超声血流
   C. 脑动脉造影
   D. 腰椎穿刺
   E. 头颅 CT
2. 患者，女性，48 岁。有风湿性心脏病二尖瓣狭窄病史 8 年。于田间劳动时突然摔倒，嘴角抽动，不能言语，左侧肢体活动不灵。该患者最可能的诊断是
   A. 短暂性脑缺血发作
   B. 蛛网膜下腔出血
   C. 脑栓塞
   D. 癫痫
   E. 脑出血
3. 患者，女性，27 岁。1 小时前搬重物时突然出现剧烈头痛，喷射性呕吐，急诊入院。查体：面色苍白，意识模糊，脑膜刺激征阳性，无肢体瘫痪。该患者最可能的诊断是
   A. 癫痫
   B. 短暂性脑缺血发作
   C. 脑出血
   D. 蛛网膜下腔出血
   E. 脑梗死

4. 患者，男性，57 岁。原有高血压、糖尿病、高血脂病史，近日有右侧肢体麻木及活动无力，昨夜睡眠好，但今晨起床时突然跌倒，家人扶起后发现患者口眼歪斜，右侧上、下肢瘫痪，但神志清醒，应考虑是
A. 脑血栓形成
B. 脑梗死
C. 脑出血
D. 蛛网膜下腔出血
E. 短暂脑缺血发作

5. 患者，女性，70 岁。患原发性高血压 25 年。突然出现剧烈头痛伴左侧上、下肢瘫痪。诊断为“脑出血”。此时正确的护理措施是
A. 12 小时后给予鼻饲流质
B. 去枕仰卧位
C. 48 小时内避免搬动
D. 补充血容量
E. 头部热敷

三、A3/A4 型题

（1~4 题共用题干）

患者，女性，58 岁，有冠状动脉粥样硬化性心脏病（简称冠心病）史 8 年。1 小时前于午休后突然出现不能言语，右侧肢体活动不灵。查体：神志清，双侧鼻唇沟对称，伸舌不合作，右侧肢体肌力 0 级。以“脑血栓形成”收入院。

1. 对该患者的治疗措施不妥的是
A. 早期溶栓
B. 调整血压
C. 防止脑水肿
D. 尽早应用血管扩张药
E. 血压正常应尽早给予高压氧舱治疗

2. 目前国内应用最多的溶栓药物是
A. 链激酶
B. 阿司匹林
C. 尿激酶
D. 肝素
E. 重组组织型纤溶酶原激活剂和尿激酶

3. 对患者进行早期溶栓治疗的时间应在发病后
A. 3 小时内
B. 5 小时内
C. 6 小时内
D. 10 小时内
E. 12 小时内

4. 对该患者的护理措施，下列选项错误的是
A. 做好心理护理
B. 使用血管扩张药物时滴速低于 30 滴/分
C. 使用溶栓抗凝药物时应严格把握药物剂量
D. 有吞咽困难时尽量使用吸水管，以免误吸
E. 能吞咽时，鼓励进食，每日总热量在 6280. 2kJ 左右

参考答案及解析

【参考答案】

一、A1 型题

1. B　2. A　3. C　4. D　5. B　6. E　7. C　8. E　9. D

二、A2 型题

1. E　2. C　3. D　4. A　5. C

三、A3/A4 型题

1. D　2. E　3. C　4. D

【解析】

扫码查看
相关内容

第三节　癫痫患者的护理

一、A1 型题

1. 与特发性癫痫的发生有关的因素是
A. 脑膜炎
B. 脑肿瘤
C. 脑血管病
D. 颅脑外伤
E. 遗传因素

2. 癫痫患者可进行的日常活动项目是
   A. 游泳
   B. 太极拳
   C. 开汽车
   D. 单独外出
   E. 登高
3. 癫痫大发作的临床表现特征是
   A. 局部肌肉节律性抽搐
   B. 吸吮、咀嚼、流涎
   C. 突发突止的意识障碍
   D. 意识丧失、双侧强直后出现阵挛
   E. 无力吵闹、唱歌、脱衣
4. 关于癫痫发病特点的叙述，不正确的是
   A. 具有突发性与重复性的特点
   B. 癫痫持续状态是该病的特殊情况，死亡率 50%
   C. 是一组由于大脑神经元突然异常放电而造成短暂性大脑功能失常的临床综合征
   D. 大脑功能失常可表现为运动、感觉、意识、行为、自主神经等不同障碍
   E. 发病机制牵涉到神经系统的内在性质，迄今无全面、一致的了解
5. 对癫痫发作患者的首要处置是
   A. 迅速给药控制发作
   B. 按压人中
   C. 急诊头颅 CT
   D. 保持呼吸道通畅，防止窒息
   E. 详细询问病史
6. 下列不符合癫痫药物治疗原则的是
   A. 大剂量开始
   B. 单一用药无效者可联合用药
   C. 达疗效后继续正规用药
   D. 遵医嘱缓慢逐渐减量
   E. 以小剂量维持后停药
7. 癫痫持续状态是指
   A. 连续的失神发作
   B. 连续大发作，意识持续丧失
   C. 单侧肢体频繁抽搐
   D. 单侧肢体连续发生触电感
   E. 长期用药但经常发作
8. 癫痫患者强直-阵挛性发作时，不妥的护理措施是
   A. 将患者就地平卧，松开领扣和裤带，用软物垫于患者头下
   B. 移走身边危险物体
   C. 纱布包裹压舌板放于患者上、下磨牙之间，防止舌咬伤
   D. 肢体抽搐时用力按压
   E. 密切观察病情，及时执行医嘱给予药物治疗
9. 癫痫患者脑电图检查前患者准备不包括
   A. 洗头
   B. 必要时剥夺睡眠
   C. 健康指导
   D. 停服抗癫痫药物
   E. 正常进食
10. 控制癫痫持续状态最佳是
   A. 肌内注射
   B. 舌下含化
   C. 静脉注射
   D. 皮下注主射
   E. 口服
11. 关于癫痫的病因及发病机制，以下叙述不正确的是
   A. 每一位癫痫患者只有一种发作形式
   B. 由神经元异常放电所致
   C. 具有发作性和重复性的特点
   D. 可能与遗传因素有关
   E. 饮酒是常见的诱发因素

二、A2 型题

1. 患者，男性，16 岁。在上课时突然意识丧失，全身抽搐，面色发绀，口吐白沫，小便失禁，5～6 分钟后意识逐渐清醒。该患者可能是
   A. 癔症
   B. 低钙抽搐
   C. 癫痫
   D. 低血糖昏迷
   E. 舞蹈病
2. 患者，女性，20 岁。3 个月前，因情绪过激后出现全身抽搐，口吐白沫，意识不清，呼之不应，持续 3 分钟后抽搐停止，约半小时恢复意识。近期情绪不稳，反复出现 2 次抽搐而入院。患者每次发作抽搐约 3～4 分钟，神经系统检查未见异常。为明确诊断首要的辅助检查是
   A. 脑 MRI 检查
   B. 脑血流图检查
   C. 脑 CT 检查
   D. 神经肌电图检查
   E. 脑电图检查
3. 患者，男性，18 岁。因癫痫发作突然跌倒，此时急救的首要步骤是
   A. 口对口人工呼吸
   B. 胸外心脏按压
   C. 氧气吸入

D. 应用简易呼吸机改善呼吸
E. 清除呼吸道分泌物

4. 患儿，女，12 岁。短暂性意识障碍，突然发呆，失神，言语中断，停止一切行动，持物落地，但无跌倒。每次发作 20 多秒钟后即恢复，反复发作 5 年。体检无异常发现，做脑电图检查诊断为癫痫。该患者最宜选用的药物为
A. 苯妥英钠
B. 卡马西平
C. 乙琥胺
D. 氯硝西泮
E. 扑痫酮

三、B 型题

（1~2 题共用备选答案）
A. 脑电图检查
B. CT 和 MRI 检查
C. B 超检查
D. 脑脊液检查
E. 免疫学检查

1. 为明确癫痫诊断应做的检查是
2. 为明确癫痫病因应做的检查是

参考答案及解析

【参考答案】

一、A1 型题

1. E 2. B 3. D 4. B 5. D 6. A 7. B 8. D 9. D 10. C 11. A

二、A2 型题

1. C 2. E 3. E 4. C

三、B 型题

1. A 2. B

【解析】

扫码查看
相关内容

第四节 急性感染性多发性神经根神经炎患者的护理

一、A1 型题

1. 脑脊液检查出现蛋白-细胞分离的疾病是
A. 脑性瘫痪
B. 化脓性脑膜炎
C. 结核性脑膜炎
D. 病毒性脑膜炎
E. 急性感染性多发性神经根神经炎

2. 防止急性感染性多发性神经根神经炎患者因呼吸肌麻痹而死亡的最有力措施为
A. 应用激素
B. 血浆置换
C. 应用人工呼吸器
D. 预防并发症
E. 治疗各种感染

3. 急性感染性多发性神经根神经炎患儿呼吸的护理重点是
A. 呼吸功能维持
B. 皮肤护理
C. 营养支持
D. 预防感染
E. 功能训练

二、A2 型题

患者，男性，18 岁。1 周前受凉后出现感冒症状，服用抗感冒药物，效果不佳。今晨起床时，发现四肢无力，吞咽困难。查体：下肢肌力 1 级。脑脊液细胞正常，蛋白明显升高。引起患者吞咽困难的主要原因是
A. 咽炎
B. 食管炎
C. 贲门痉挛
D. 药物副作用
E. 脑神经受损

参考答案及解析

【参考答案】

一、A1 型题

1. E　2. C　3. A

二、A2 型题

E

【解析】

扫码查看

相关内容

第三部分　外科护理学

第二十九章　水、电解质代谢紊乱和酸碱平衡失调患者的护理

第一节　正常体液平衡

A1 型题

1. 不显性失水是指
   A. 呼吸排出的水
   B. 皮肤蒸发的水
   C. 在常态下呼吸与皮肤排水之和
   D. 尿
   E. 粪中水
2. 人体细胞外主要的阳离子是
   A. Na^+
   B. K^+
   C. Ca^{2+}
   D. Mg^{2+}
   E. NH_4^+
3. 下面选项中，不属于第三间隙体液的是
   A. 腹腔液
   B. 细胞内液
   C. 脑室液
   D. 胸腔液
   E. 脊髓腔液
4. 下列选项中，机体调节酸碱平衡最迅速的途径是
   A. 肺
   B. 肾
   C. 细胞内外离子交换
   D. 血液缓冲系统
   E. 神经-内分泌系统
5. 属于第三间隙的是
   A. 细胞内液
   B. 细胞外液
   C. 脑脊液
   D. 组织间液
   E. 血管内液
6. 成人正常血钾浓度是
   A. 0.5~1.0mmol/L
   B. 1.0~1.5mmol/L
   C. 2.5~3.0mmol/L
   D. 3.5~5.5mmol/L
   E. 6.5~7.0mmol/L

参考答案及解析

【参考答案】

A1 型题

1. C　2. A　3. B　4. D　5. B　6. D

【解析】

扫码查看
相关内容

第二节　水和钠代谢紊乱的护理

一、A1 型题

1. 临床上最常见的水、钠代谢紊乱是
   A. 高渗性脱水
   B. 低渗性脱水
   C. 等渗性脱水
   D. 急性水中毒
   E. 慢性水中毒

2. 低渗性脱水早期尿液的变化是
A. 尿量减少
B. 尿量并不减少甚至反而增多
C. 尿比重增高
D. 尿少而比重低
E. 管型和蛋白尿
3. 急性消化道失液的患者，医嘱给予静脉补充下列液体，应考虑首先给其输入
A. 右旋糖酐
B. 5%葡萄糖液
C. 5%碳酸氢钠
D. 10%葡萄糖液
E. 5%葡萄糖盐水
4. 低渗性脱水丢失的是
A. 水为主
B. 钠为主
C. 磷为主
D. 钙为主
E. 水与钠比例相当
5. 高渗性脱水具有诊断意义的是
A. 口渴
B. 烦躁
C. 少尿
D. 高热
E. 血清钠高于 150mmol/L
6. 属于高渗性脱水的病理生理特点的是
A. 失钠大于失水
B. 失水大于失钠
C. 失水等于失钾
D. 失钾小于失水
E. 失钠大于失钾

二、A3/A4 型题

（1~4 题共用题干）

患者，男性，46 岁。凌晨 3 时外出，在公路上被卡车撞伤，造成右下肢及臀部开放性损伤，皮肤大片撕裂，经当地简单清创包扎后，转运至省人民医院，未进饮食，补液 500ml，血压 110/89mmHg，患者烦躁不安，自述口渴，尿少。

1. 下列选项中，患者首选的护理诊断是
A. 潜在并发症：感染
B. 休克
C. 水中毒
D. 活动无耐力
E. 感染
2. 该患者最可能的脱水类型是
A. 高渗性脱水
B. 低渗性脱水
C. 等渗性脱水
D. 轻度脱水
E. 中度脱水
3. 给患者静脉补液，下列选项中，应选择的溶液最合适的是
A. 10%葡萄糖液
B. 5%葡萄糖液
C. 0.9%盐水
D. 10%盐水
E. 0.45 盐水
4. 给患者补液必须遵循定量的原则，定量时不包括
A. 继续损失量
B. 累积损失量
C. 生理需要量
D. 体重的 6%
E. 外在性失液

（5~6 题共用题干）

患者，男性，25 岁。体重 57kg。2 周来反复呕吐、腹泻，曾在当地医院输液治疗（液体不详）。近 1 周感乏力、头晕、手足麻木。查体：血压偏低，脉率 86 次/分，呼吸 22 次/分，血钠 130mmol/L，血钾 3.7mmol/L。

5. 该患者最可能的诊断是
A. 轻度低渗性脱水
B. 重度低渗性脱水
C. 中度低渗性脱水
D. 代谢性酸中毒
E. 低钾血症
6. 下列选项中，该患者应首先补
A. 羟乙基淀粉
B. 5%葡萄糖盐溶液
C. 等渗盐水溶液
D. 血浆
E. 10%葡萄糖液

三、B 型题

（1~2 题共用备选答案）

A. 平衡盐溶液
B. 5%葡萄糖盐溶液
C. 等渗盐水
D. 5%葡萄糖溶液
E. 25%葡萄糖溶液
1. 等渗性脱水患者主要应补充的是
2. 重度缺钠患者应先补充的是

参考答案及解析

【参考答案】

一、A1 型题

1. C　2. B　3. E　4. B　5. E　6. B

二、A3/A4 型题

1. B　2. A　3. B　4. D　5. A　6. C

三、B 型题

1. A　2. C

【解析】

扫码查看
相关内容

第三节　其他电解质代谢紊乱的护理

一、A1 型题

1. 高钾血症患者典型的心电图表现是
   A. P 波高尖
   B. T 波高尖
   C. U 波突出
   D. ST 段降低
   E. PR 间期缩短
2. 对低钾患者静脉补钾，最重要的参考指标是
   A. 给药速度
   B. 药液浓度
   C. 患者尿量
   D. 用药总量
   E. 患者精神状态
3. 静脉滴注 10%葡萄糖液 200ml，其中加入 10%氯化钾的最大量为
   A. 2ml
   B. 3ml
   C. 4ml
   D. 5ml
   E. 6ml
4. 低钾血症最早出现的临床表现是
   A. 肌无力
   B. 肠麻痹
   C. 心律失常
   D. 神志模糊或淡漠
   E. 腱反射减退或消失
5. 高钾血症与低钾血症的共同临床表现为
   A. 腹胀
   B. 软瘫
   C. 恶心、呕吐
   D. 心动过速、心悸
   E. 肠鸣音减弱或消失

二、A2 型题

1. 患者，男性，57 岁。急性肾衰竭无尿期，出现呼吸困难、头痛、轻度腹胀，心电图示 T 波高尖、QT 间期延长。应考虑
   A. 低钾血症
   B. 高钾血症
   C. 水中毒
   D. 尿毒症
   E. 酸中毒
2. 患者，女性，52 岁。反复呕吐，不能进食 3 日，今日软弱无力，腹胀难忍，膝腱反射减弱。心电图：T 波低平，出现 U 波。诊断为
   A. 低钾血症
   B. 高钾血症
   C. 酸中毒
   D. 碱中毒
   E. 脱水
3. 患者，女性，50 岁。频繁呕吐多日，不能饮食，出现脱水、低钾血症，补液时家属心急，私自将补液速度加快，发生了高钾血症，此时治疗应采用
   A. 硫酸镁
   B. 氯化铵
   C. 碳酸氢钠
   D. 乳酸钠
   E. 葡萄糖酸钙
4. 一患者血清钾浓度为 3. 0mmol/L，医嘱给予静脉补液治疗，其输入液体中钾的浓度不应超过
   A. 0. 05%
   B. 0. 25%
   C. 0. 3%
   D. 0. 4%
   E. 3%

5. 一患者诊断为心力衰竭，经大量利尿药治疗，出现恶心、四肢无力、心率加快，应首先考虑的电解质紊乱是
   A. 低钠血症
   B. 高钾血症
   C. 高钠血症
   D. 低钾血症
   E. 低钙血症
6. 患者，女性，40 岁。5 日来频繁呕吐，不能进食，神志淡漠，肌无力，腹胀，膝腱反射减弱。为确诊应进行的主要检查是
   A. 血钠
   B. 血钾
   C. 血钙
   D. 血镁
   E. 血 pH
7. 患者，男性，57 岁。急性肾衰竭少尿期，出现呼吸困难、头痛、软瘫、腹胀，心电图示：T 波高尖，PR 间期延长。该患者最可能发生了
   A. 低钾血症
   B. 高钾血症
   C. 水中毒
   D. 尿毒症
   E. 酸中毒

三、A3/A4 型题

（1~2 题共用题干）

患者，女性，40 岁。5 日来频繁呕吐，不能进食，神志淡漠，肌无力，腹胀，膝腱反射减弱。

1. 心电图不应出现的结果是
   A. T 波低平
   B. T 波高耸
   C. ST 段降低
   D. QT 间期延长
   E. 出现 U 波
2. 如做心电图，最有确诊意义的结果是
   A. T 波低平
   B. T 波高耸
   C. QT 间期延长
   D. 出现 U 波
   E. ST 段降低

四、B 型题

（1~3 题共用备选答案）

A. 高渗性脱水
B. 等渗性脱水
C. 低渗性脱水
D. 高钾血症
E. 低钾血症

1. 车祸致左小腿大面积碾压伤患者出现皮肤苍白湿冷、心律不齐、T 波高尖，可能出现
2. 急性肠梗阻患者大量呕吐，脉细速，血压下降，此时电解质紊乱为
3. 长期禁食患者，每日静脉滴注葡萄糖盐水，3 日后患者出现四肢瘫软，肠麻痹，此时电解质紊乱为

参考答案及解析

【参考答案】

一、A1 型题

1. B　2. C　3. E　4. A　5. B

二、A2 型题

1. B　2. A　3. E　4. C　5. D　6. B　7. B

三、A3/A4 型题

1. B　2. D

四、B 型题

1. D　2. B　3. E

【解析】

扫码查看
相关内容

第四节 酸碱平衡失调的护理

一、A1 型题

1. 治疗代谢性酸中毒首选
   A. 5%碳酸氢钠
   B. 11.2%乳酸钠
   C. 3.6%三羟甲基氨基甲烷

D. 5%糖盐水
E. 林格液

2. 下列选项中，呼吸性酸中毒是指
A. 血 pH 升高，二氧化碳结合力（CO_2CP）升高
B. 血 pH 下降，CO_2CP 下降
C. 血 pH 下降，CO_2CP 升高
D. 血 pH 升高，CO_2CP 下降
E. 血 pH 不变，CO_2CP 稍高

二、A2 型题

1. 患者，男性，65 岁。因急性肠梗阻，出现呼吸深、快，呼气有酮味，心率 100 次/分，血压下降，面部潮红，口唇樱红，CO_2CP 低于正常。为纠正其酸碱平衡失调，首选的药物是
A. 生理盐水
B. 5%碳酸氢钠
C. 11.2%乳酸钠
D. 10%葡萄糖液
E. 10%氯化钾

2. 患者，男性，43 岁。胃、十二指肠溃疡病多年，合并瘢痕性幽门梗阻，其主要的病理生理改变是
A. 低钾、低氯性酸中毒
B. 高钾、低氯性碱中毒
C. 高钾、低氯性酸中毒
D. 低钾、低氯性碱中毒
E. 低钾、高氯性碱中毒

3. 患者，女，28 岁。因“幽门梗阻 2 个月，剧烈呕吐 3 天”入院。动脉血气分析示：pH 7.45，$PaCO_2$ 47mmHg，HCO_3^- 37mmol/L，Na^+ 130mmol/L，K^+ 2.5mmol/L，Cl^- 92mmol/L，该患者出现了
A. 呼吸性酸中毒
B. 代谢性碱中毒
C. 代谢性酸中毒
D. 低钾血症合并高氯血症
E. 代谢性碱中毒合并呼吸性酸中毒

三、A3/A4 型题

（1~2 题共用题干）

患者，男性，39 岁。因阵发性腹痛、呕吐 6 小时，以“肠梗阻”入院。患者烦躁、面色发绀、皮肤湿冷、脉搏细弱，血压 90/70mmHg。

1. 患者可能发生的酸碱失衡为
A. 代谢性酸中毒
B. 呼吸性碱中毒
C. 代谢性碱中毒
D. 呼吸性酸中毒
E. 代谢性碱中毒合并呼吸性酸中毒

2. 护理措施不正确的是
A. 吸氧、输液
B. 仰卧中凹卧位
C. 热水袋热敷
D. 监测中心静脉压（CVP）
E. 测尿量

四、B 型题

（1~2 题共用备选答案）
A. 低钾血症
B. 低钠血症
C. 低钾、低氯性碱中毒
D. 高钾血症
E. 呼吸性酸中毒

1. 呼吸道梗阻易导致
2. 急性胃扩张易导致

参考答案及解析

【参考答案】

一、A1 型题
1. A　2. C

二、A2 型题
1. B　2. D

三、A3/A4 型题
1. C　2. C　3. B

四、B 型题
1. E　2. C

【解析】

扫码查看
相关内容

第五节　液体疗法及护理

一、A1 型题

纠正体液紊乱的关键在于第 1 日的处理，第 1 日的补液量为

A. 生理需要量+1/2 累积损失量
B. 生理需要量+1/2 累积损失量
C. 生理需要量+前 1 日继续损失量+1/2 累积损失量
D. 生理需要量
E. 生理需要量+前 1 日继续损失量

二、A2 型题

1. 患者，男性，30 岁。胸部以下大面积烧伤 6 小时入院，入院时 CVP 4cmH_2O，血压 80/60mmHg，尿量 20ml/h，四肢厥冷，呼吸急促。提示

A. 血容量不足
B. 心力衰竭
C. 肾衰竭
D. 呼吸衰竭
E. 输液量过多

2. 患者，男性，45 岁。因车祸致脾破裂入院。患者烦躁不安、皮肤苍白、四肢湿冷。查体：血压 60/30mmHg，脉搏 126 次/分，紧急建立静脉通路。输液应首选

A. 生理盐水
B. 5%葡萄糖溶液
C. 5%碳酸氢钠溶液
D. 平衡盐溶液
E. 5%葡萄糖盐水溶液

参考答案及解析

【参考答案】

一、A1 型题

A

二、A2 型题

1. A　2. D

【解析】

扫码查看
相关内容

第三十章　外科营养支持患者的护理

第一节　概　　述

一、A1 型题

1. 下列不属于营养疗法适应证的是
   A. 近期体重下降了正常体重的 10%以上
   B. 血清白蛋白<40g/L
   C. 连续 7 日以上不能正常进食者
   D. 已确诊为营养不良者
   E. 可能发生高分解代谢的应激状态患者
2. 人体在术后早期应激状态下出现的代谢改变是
   A. 肝糖原合成增加
   B. 高血糖
   C. 肌肉蛋白质分解增强
   D. 大量脂肪分解
   E. 胰岛素水平升高
3. 实施营养疗法的适应证是患者近期体重下降了
   A. 5%以上
   B. 10%以上
   C. 15%以上
   D. 20%以上
   E. 25%以上
4. 不宜应用营养疗法的患者是
   A. 休克
   B. 短肠综合征
   C. 急性胰腺炎
   D. 急性肾衰竭
   E. 大面积烧伤
5. 在营养不良的分类中，又称能量缺乏型营养不良的是
   A. 消耗型营养不良
   B. 水肿型营养不良
   C. 低蛋白型营养不良
   D. 消瘦型营养不良
   E. 混合型营养不良
6. 血浆蛋白质水平降低属于
   A. 消瘦型营养不良
   B. 能量缺乏型营养不良
   C. 低蛋白型营养不良
   D. 混合型营养不良
   E. 蛋白质-能量缺乏型营养不良

二、A2 型题

患者，男性，28 岁。身高 175cm，体重 76kg，其体重范围属于
A. 正常范围
B. 超重
C. 肥胖
D. 消瘦
E. 明显消瘦

参考答案及解析

【参考答案】

一、A1 型题

1. B　2. B　3. B　4. A　5. D　6. C

二、A2 型题

B

【解析】

扫码查看
相关内容

第二节　肠内营养

一、A1 型题

1. 行肠内营养支持治疗的适应证不包括
   A. 意识障碍和昏迷患者
   B. 吞咽和咀嚼困难者
   C. 慢性消耗性疾病
   D. 肠道感染患者
   E. 消化道瘘者
2. 肿瘤化学治疗期间严重呕吐的患者，应采取的最合理的营养方式是
   A. 部分肠内营养
   B. 全量肠内营养
   C. 肠外营养
   D. 单纯葡萄糖输液
   E. 经口进食
3. 下列选项中，属于肠内营养支持的禁忌证的是
   A. 意识障碍
   B. 结核
   C. 大面积烧伤患者
   D. 严重感染
   E. 胃肠道有活动性出血

二、A2 型题

某患者，因进食阻挡感 1 月余，门诊胃镜诊断为食管癌，入院后行上段食管癌根治术，术后给予营养支持。应首选的方式是
   A. 肠内营养
   B. 肠外营养
   C. 要素营养
   D. 非要素营养
   E. 胃肠外营养

三、A3/A4 型题

（1~3 题共用题干）

患者，男性，32 岁。因车祸伤及头部、面部、胸部等多处，伤后昏迷，不能经口进食，遵医嘱置鼻肠管，行肠内营养支持。

1. 下列护理措施正确的是
   A. 输注营养液时可取半卧位
   B. 每周涂拭油膏保持鼻腔润滑
   C. 若胃内容物残留量为 200ml，可继续输注营养液
   D. 营养液量逐渐增加，3 日内达到全量
   E. 若输注过程中患者突然出现呛咳、呼吸急促或咳出类似营养液的痰，应减慢输注速度
2. 患者肠内营养治疗时最多见的并发症是
   A. 高血糖
   B. 胃肠道并发症
   C. 脱管
   D. 喂养管阻塞
   E. 吸入性肺炎
3. 如果患者在输注过程中，发生误吸，下列选项中，错误的做法是
   A. 若为清醒患者鼓励咳嗽
   B. 气管镜清除误吸物
   C. 经鼻导管吸痰
   D. 刺激咽喉部，以排出吸入物
   E. 患者不适应，改用胃肠外营养

四、B 型题

（1~2 题共用备选答案）
   A. 长期禁食、低钾血症患者
   B. 休克晚期弥散性血管内凝血（DIC）患者
   C. 急性肾衰竭、水中毒患者
   D. 胃肠道具备吸收各种营养素的能力及耐受肠内营养制剂的患者
   E. 胃肠道消化吸收功能障碍，病情严重者
1. 经胃肠营养支持适宜
2. 经全胃肠外营养支持适宜

（3~4 题共用备选答案）
   A. 十二指肠造瘘给予
   B. 空肠造瘘管给予
   C. 胃造瘘管给予
   D. 鼻肠管给予
   E. 鼻胃管给予
3. 对于短期、胃肠功能良好的昏迷患者，肠内营养可经
4. 对于胃功能不良，误吸危险较大的患者，肠内营养可经

参考答案及解析

【参考答案】

一、A1 型题

1. D 2. A 3. E

二、A2 型题

A

三、A3/A4 型题

1. A 2. E 3. E

四、B 型题

1. D 2. E 3~4. E、D

【解析】

扫码查看
相关内容

第三节 肠外营养

一、A1 型题

1. 不能用于肠外营养的是
   A. 脂肪乳剂
   B. 葡萄糖
   C. 氨基酸
   D. 维生素
   E. 大分子聚合物
2. 关于肠外营养的护理措施，错误的是
   A. 营养液在无菌环境下配制
   B. 穿刺置管处每日消毒
   C. 需要快速输注
   D. 必须 24 小时内输完
   E. 营养液中严禁添加治疗药物
3. 以下有关肠外营养患者导管的护理的说法，正确的是
   A. 首选周围静脉途径
   B. 可经中心静脉途径采集血液标本
   C. 禁止经中心静脉导管输血
   D. 怀疑导管败血症时，应首选抗生素治疗
   E. 营养支持在 2 周以上者应经周围静脉途径给营养液

二、A2 型题

1. 患儿，11 个月。腹腔感染后形成肠瘘，在治疗过程中为增加机体营养，提高抵抗力，使胃肠道休息。最适宜的方法是
   A. 要素饮食
   B. 液化饮食
   C. 采用动脉营养输入
   D. 采用锁骨下大静脉营养输入
   E. 因是婴幼儿，以上都不妥，只需要静脉输液
2. 一晚期癌症患者，行全胃肠外营养支持，患者可能发生的最严重的代谢并发症是
   A. 肝功能异常
   B. 低钾血症
   C. 高钾血症
   D. 高渗性非酮症性昏迷
   E. 高血糖症
3. 患者，女，40 岁。短肠综合征，长期中心静脉输注营养，下列护理错误的是
   A. 营养液在无菌环境下配制
   B. 输注之前暂存 4℃冰箱中
   C. 配制好的营养液必须在 48 小时内用完
   D. 不可在此静脉输血、给药、取血化验
   E. 每天取少量营养液做细菌培养

三、B 型题

（1~2 题共用备选答案）

A. 葡萄糖
B. 脂肪乳剂
C. 复方氨基酸
D. 电解质
E. 维生素

1. 肠外营养的最主要能源物质是
2. 肠外营养的氮源是

参考答案及解析

【参考答案】

一、A1 型题

1. E 2. C 3. C

二、A2 型题

1. D 2. D 3. C

三、B 型题

1. A 2. C

【解析】

扫码查看
相关内容

第三十一章　外科休克患者的护理

第一节　概　　述

一、A1 型题

1. 休克时反映器官血流灌注最重要的指标是
   A. 神志
   B. 血压
   C. 脉率
   D. 尿量
   E. 肢体温度
2. 各类休克共同的病理生理改变是
   A. 心排血量减少
   B. 有效循环血量锐减
   C. 外周血管阻力升高
   D. 组织细胞坏死
   E. 酸碱平衡失调
3. 休克的治疗原则中，首要的是
   A. 扩容
   B. 纠正酸中毒
   C. 维护心功能
   D. 控制感染
   E. 维护肾功能
4. 休克患者发生出血倾向应首先考虑的是
   A. 酸中毒
   B. 伴发贫血
   C. 血流减慢
   D. 毛细血管脆性增加
   E. 弥散性血管内凝血
5. 休克早期血压的变化是
   A. 收缩压下降，脉压缩小
   B. 收缩压升高，脉压无变化
   C. 收缩压正常，脉压缩小
   D. 收缩压下降，脉压无变化
   E. 收缩压正常，脉压无变化
6. 休克代偿期的临床表现，错误的是
   A. 心率和呼吸增快
   B. 面色苍白
   C. 脉压增大
   D. 手足湿冷
   E. 烦躁不安
7. 治疗休克首要和最基本的措施是
   A. 积极处理原发病
   B. 纠正酸碱平衡失调
   C. 应用血管活性药物
   D. 纠正微循环障碍
   E. 尽快恢复有效血容量

二、A2 型题

患者，女性，26 岁。因被车撞伤 1 小时，急症入院。查体：神志清、烦躁、面色苍白、手足湿冷，心率 120 次/分，血压 86/56mmHg。应首先考虑患者出现
   A. 抑制期中度休克
   B. 代偿期轻度休克
   C. 抑制期重度休克
   D. 疼痛引起
   E. 精神紧张引起

三、B 型题

（1~2 题共用备选答案）
   A. 微动脉、微静脉收缩
   B. 血液处于高凝状态
   C. 静脉回心血量增加
   D. 组织灌注量增加
   E. 毛细血管后括约肌收缩
1. 微循环扩张期表现为
2. 微循环衰竭期表现为

（3~6 题共用备选答案）
   A. 心源性休克
   B. 感染性休克
   C. 低血容量性休克
   D. 过敏性休克
   E. 神经源性休克
3. 绞窄性肠梗阻引起的休克是
4. 心肌梗死引起的休克是
5. 脊髓损伤引起的休克是
6. 输注血浆引起的休克是

参考答案及解析

【参考答案】

一、A1 型题

1. D　2. B　3. A　4. E　5. C　6. C　7. E

二、A2 型题

B

三、B 型题

1. E　2. B　3. B　4. A　5. E　6. D

【解析】

扫码查看
相关内容

第二节　低血容量性休克

A1 型题

1. 肝、脾破裂出血导致低血容量性休克，遵医嘱应快速输入
   A. 营养液
   B. 利尿药
   C. 镇静药
   D. 强心药
   E. 晶体胶体液
2. 肝、脾破裂出血引起的休克属于
   A. 低血容量性休克
   B. 感染性休克
   C. 创伤性休克
   D. 过敏性休克
   E. 心源性休克
3. 低血容量性休克患者首选补充
   A. 平衡盐溶液
   B. 全血
   C. 红细胞
   D. 血浆
   E. 碱性液
4. 以下休克类型中外科最常见的是
   A. 神经性休克
   B. 低血容量性休克
   C. 过敏性休克
   D. 心源性休克
   E. 疼痛性休克

参考答案及解析

【参考答案】

A1 型题

1. E　2. A　3. A　4. B

【解析】

扫码查看
相关内容

第三节　感染性休克

一、A1 型题

1. 感染性休克患者补液应首选
   A. 5%葡萄糖液
   B. 5%碳酸氢钠溶液
   C. 平衡盐溶液
   D. 血浆制品
   E. 新鲜血浆
2. 感染性休克常见的并发症不包括
   A. 呼吸窘迫综合征

B. 肺水肿
C. 心功能障碍
D. 肾功能障碍
E. 弥散性血管内凝血

3. 感染性休克治疗中，应用血管扩张药前最重要的是
A. 采用休克体位
B. 纠正酸碱失调
C. 控制感染
D. 控制原发病
E. 补充血容量

二、A2 型题

患者，男性，46 岁。因急性梗阻性化脓性胆管炎急诊入院。患者寒战、高热，体温 41℃，脉搏 116 次/分，血压 80/60mmHg。其休克类型是
A. 过敏性休克
B. 低血容量性休克
C. 心源性休克
D. 神经性休克
E. 感染性休克

三、A3/A4 型题

（1~3 题共用题干）

患者，男性，37 岁。因剧烈腹痛，伴发热及恶心、呕吐 2 小时急症入院。查体：神志清，面色潮红，手足温暖，血压 80/60mmHg，体温 38.9℃，腹部压痛、反跳痛、腹肌紧张。

1. 该患者最可能的诊断是
A. 过敏性休克
B. 感染性休克
C. 低血容量性休克
D. 神经源性休克
E. 心源性休克

2. 对该患者的处理措施，不正确的是
A. 留置尿管时，预防尿路感染
B. 每 6 小时测体温 1 次
C. 合理应用有效抗生素
D. 严格无菌技术操作
E. 补充血容量

3. 在补液过程中，若患者出现中心静脉压高、血压低，下列处理错误的是
A. 体液量不足，继续大量补液
B. 密切监护
C. 纠正酸中毒
D. 应用血管活性药物
E. 给予强心、利尿药物

参考答案及解析

【参考答案】

一、A1 型题

1. C 2. B 3. E

二、A2 型题

E

三、A3/A4 型题

1. B 2. B 3. A

【解析】

扫码查看
相关内容

第四节 护理措施

一、A1 型题

1. 休克时体温降低，应予以保暖，一般室内温度应保持在
A. 15℃左右
B. 20℃左右
C. 22℃左右
D. 24℃左右
E. 25℃左右

2. 治疗休克的基本措施是
A. 治疗原发病
B. 补充血容量
C. 应用血管活性药物
D. 纠正代谢紊乱
E. 增强心功能

3. 某休克患者的中心静脉压为 4cmH_2O，血压为

80/65mmHg，处理原则为

A. 使用强心药物

B. 用血管扩张药

C. 适当补液

D. 补液试验

E. 充分补液

4. 休克患者的护理措施，不正确的是

A. 保持呼吸道通畅

B. 头和躯干抬高 20°~30°，下肢抬高 15°~20°

C. 严格无菌操作

D. 监测体温变化

E. 电热毯保温

二、A2 型题

患者，女性，45 岁。急性腹膜炎入院已休克，现取中凹卧位，具体的卧姿是头、躯干（上身）和下肢分别抬高

A. 上身 5°~10°、下肢 10°~20°

B. 上身 5°~10°、下肢 20°~30°

C. 上身 10°~15°、下肢 20°~30°

D. 上身 20°~30°、下肢 15°~20°

E. 上身 20°~25°、下肢 20°~25°

参考答案及解析

【参考答案】

一、A1 型题

1. B　2. B　3. E　4. E

二、A2 型题

D

【解析】

扫码查看

相关内容

第三十二章　多器官功能障碍综合征

第一节　概　　述

一、A1 型题

多器官功能障碍中最常见的器官是

A. 心

B. 肺

C. 肾

D. 肝

E. 中枢神经系统

二、A3/A4 型题

（1~2 题共用题干）

患者，男性，58 岁。因车祸伤及头、胸、腹多处，门诊以复合重症外伤收入院。抢救过程中，患者先后出现少尿、肺水肿、呼吸困难、意识障碍、消化道出血等症状。

1. 该患者最可能的诊断是

A. 急性肾衰竭（ARF）

B. 弥散性血管内凝血（DIC）

C. 多器官功能障碍综合征（MODS）

D. 急性呼吸窘迫综合征（ARDS）

E. 柯林（Curling）溃疡

2. 以下治疗措施错误的是

A. 有整体观

B. 充分营养支持

C. 改善呼吸、循环功能

D. 可不用抗生素

E. 积极治疗最先出现的器官衰竭

参考答案及解析

【参考答案】

一、A1 型题

B

二、A3/A4 型题

1. C　2. D

【解析】

扫码查看
相关内容

第二节　急性肾衰竭

一、A1 型题

1. 急性肾衰竭少尿或无尿期致死的主要原因是

A. 低钾血症、水中毒、代谢性酸中毒

B. 高钾血症、低钙血症、水中毒

C. 高钾血症、水中毒、代谢性酸中毒

D. 高钾血症、水中毒、代谢性碱中毒

E. 低钾血症、水中毒、代谢性碱中毒

2. 肾衰竭少尿期，3 日内应严禁食用

A. 含钾食物

B. 含钙食物

C. 含钠食物

D. 含氯食物

E. 含糖食物

3. 肾衰竭少尿期最主要和最危险的并发症是

A. 低钠血症

B. 低钾血症

C. 高钾血症

D. 高钠血症

E. 高钙血症

4. 肾衰竭早期死亡最常见的原因是

A. 高钾血症

B. 酸中毒
C. 水中毒
D. 低钠血症
E. 碱中毒

5. 下列引起肾前性急性肾衰竭的病因是
   A. 急性肾炎
   B. 肾血栓形成
   C. 休克
   D. 汞中毒
   E. 尿路梗阻

二、A2 型题

患者，男性，52 岁。在急性肾衰少尿期治疗期间，患者突然出现呼吸困难、头痛、头晕、软瘫、心律不齐。查体：神志清，心率 42 次/分，腹胀明显。最可能出现了

A. 高钾血症
B. 水中毒
C. 低钾血症
D. 酸中毒
E. 尿毒症

三、B 型题

（1~2 题共用备选答案）

A. 高钠血症、水中毒症
B. 水中毒、低钾血症
C. 高钾血症、酸中毒
D. 脱水、低钾血症及低钠血症
E. 尿量增多，氮质血症及高钾血症仍然存在

1. 急性肾衰竭少尿期的临床特点是
2. 急性肾衰竭多尿后期的临床特点是

参考答案及解析

【参考答案】

一、A1 型题

1. C　2. A　3. C　4. C　5. C

二、A2 型题

A

三、B 型题

1. C　2. D

【解析】

扫码查看
相关内容

第三节　弥散性血管内凝血

一、A1 型题

1. 体外循环结束时为中和肝素应选择的药物是
   A. 维生素 K_1
   B. 鱼精蛋白
   C. 氨甲苯酸
   D. 酚磺乙胺
   E. 白蛋白
2. 弥散性血管内凝血（DIC）患者早期及时应用的治疗药物是
   A. 氨甲苯酸
   B. 6-氨基己酸
   C. 鱼精蛋白
   D. 肝素
   E. 维生素 K
3. 患者，女性，51 岁。感染性休克，处于弥散性血管内凝血早期，行肝素抗凝治疗。在用药前后要测定
   A. 凝血时间
   B. 出血时间
   C. 白细胞计数
   D. 红细胞计数
   E. 血细胞比容

二、A3/A4 型题

（1~2 题共用题干）

患者，男性，41 岁。因车祸伤致颅内血肿，深昏迷、脑疝形成。实施颅内血肿清除及去骨瓣减压手术，术中输血3600ml，术后入重症监护室（ICU），患者出现皮肤紫斑，切口部位有出血。

1. 应首先考虑的诊断是
   A. 弥散性血管内凝血
   B. 多器官功能衰竭
   C. 肾衰竭

D. 呼吸衰竭
E. 循环衰竭

2. 在抢救过程中应及时使用
A. 止血药
B. 抗生素
C. 升压药
D. 抗凝药
E. 利尿药

（3~4 题共用题干）

患者，女性，30 岁。因房屋倒塌导致严重多发伤，心搏呼吸骤停，经紧急复苏后，送往 ICU 进一步抢救治疗。2 日后，患者出现口鼻腔、伤口、消化道及注射部位出血，诊断为 DIC。

3. 对患者进行早期心肺复苏，错误的操作是
A. 心肺复苏使胸骨下陷 2~3cm
B. 胸外心脏按压与人工呼吸的比例为 30：2
C. 人工呼吸频率 10~12 次/分
D. 首先开放气道
E. 胸外心脏按压的部位在胸骨下段

4. 该患者的实验室检查结果不包括
A. 出、凝血时间延长
B. 血浆鱼精蛋白副凝固试验（3P 试验阴性）
C. 凝血酶原时间延长
D. 血小板减少
E. 纤维蛋白原减少

参考答案及解析

【参考答案】

一、A1 型题

1. B 2. D 3. A

二、A3/A4 型题

1. A 2. D 3. A 4. B

【解析】

扫码查看
相关内容

第三十三章　麻醉患者的护理

第一节　概　　述

A1 型题

1. 不属于局部麻醉的是
   A. 神经阻滞
   B. 区域阻滞
   C. 硬膜外麻醉
   D. 臂丛阻滞
   E. 颈丛阻滞
2. 全身麻醉的临床表现不包括
   A. 意识丧失
   B. 运动障碍
   C. 痛觉消失
   D. 肌肉松弛
   E. 反射活动减弱

参考答案及解析

【参考答案】

A1 型题

1. C　2. B

【解析】

扫码查看
相关内容

第二节　全 身 麻 醉

一、A1 型题

1. 在临床麻醉中应用最广泛的全身麻醉方式是
   A. 静脉麻醉
   B. 静脉复合麻醉
   C. 表面麻醉
   D. 吸入麻醉
   E. 椎管内麻醉
2. 适用于冠状动脉粥样硬化性心脏病（简称冠心病）患者的吸入麻醉药物是
   A. 恩氟烷
   B. 异氟烷
   C. 七氟烷
   D. 地氟烷
   E. 氟烷
3. 全身麻醉中最严重的并发症是
   A. 心脏停搏
   B. 肺不张
   C. 肺梗死
   D. 低血压
   E. 室性心律失常
4. 胃大部切除术适宜的麻醉方式是
   A. 表面麻醉
   B. 全身麻醉
   C. 硬膜外麻醉
   D. 局部浸润麻醉
   E. 蛛网膜下腔麻醉
5. 下列选项中，静脉麻醉药氯胺酮使用较大剂量时应注意
   A. 观察尿量
   B. 观察体温
   C. 观察皮肤颜色
   D. 对呼吸的抑制
   E. 观察变态反应

二、A2 型题

1. 患者，女性，50 岁。全身麻醉下行直肠癌根治术，术后尚未清醒，其卧位应取

A. 平卧位
B. 半卧位
C. 侧卧位
D. 俯卧位
E. 去枕仰卧，头偏向一侧

2. 患者，女性，52 岁。在全身麻醉下行胃大部切除术，术中出现呼吸困难并有鼾声，此时应立即对患者进行
A. 吸氧
B. 托起下颌
C. 气管切开
D. 气管插管
E. 环甲膜穿刺

3. 患者，男性，54 岁。全身麻醉术后未清醒，突然出现鼾声。可能出现了
A. 麻醉过深
B. 舌后坠
C. 即将苏醒
D. 喉痉挛
E. 呼吸道被痰液堵塞

三、B 型题

（1~3 题共用备选答案）
A. 正确回答问题
B. 去枕仰卧，头偏向一侧
C. 睫毛反射恢复
D. 舌后坠
E. 防止意外损伤

1. 全身麻醉患者清醒前最重要的护理是
2. 全身麻醉术后出现鼾声可能出现
3. 判断全身麻醉患者完全清醒的标志是

参考答案及解析

【参考答案】

一、A1 型题

1. D　2. C　3. A　4. B　5. D

二、A2 型题

1. E　2. B　3. B

三、B 型题

1. B　2. D　3. A

【解析】

扫码查看
相关内容

第三节　椎管内麻醉

一、A1 型题

1. 腰椎穿刺后的患者颅压过低引起头痛的机制是
A. 脑部血液循环障碍
B. 脑代谢障碍
C. 脑部缺血、缺氧
D. 牵张颅内静脉窦和静脉
E. 脑膜受刺激

2. 硬膜外麻醉最危险的并发症是
A. 血压下降
B. 血管扩张
C. 尿潴留
D. 全脊椎麻醉
E. 呼吸抑制

3. 患者行蛛网膜下腔麻醉术后，持续头痛，抬头或坐起时加重，一般止痛药无效，该患者头痛的原因最可能是
A. 脑脊液流失
B. 颅内压增高
C. 脑血管痉挛
D. 血压低
E. 血压高

二、A2 型题

1. 患者，女性，20 岁。在硬膜外麻醉过程中突然出现意识丧失，呼吸、心搏停止。常见的病因是
A. 导管折断
B. 支气管痉挛
C. 药物毒性反应
D. 肺栓塞
E. 全脊椎麻醉

2. 患者，女性，54 岁。手术前行蛛网膜下腔麻醉，在麻醉穿刺注药后，血压立即下降。主要原因是
A. 麻醉药注入过缓

B. 麻醉平面过低
C. 交感神经抑制
D. 穿刺部位出血
E. 缺氧

3. 患者，男，30岁。拟定在硬膜外麻醉下行阑尾切除术，麻醉开始后10分钟，患者诉恶心、心悸不适，查体：面色苍白、出冷汗、测脉搏125次/分，血压65/32mmHg。首先给予的处理是
A. 头低位
B. 输血
C. 气管插管
D. 吸氧
E. 应用麻黄碱

三、A3/A4型题

（1~2题共用题干）

患者，女性，44岁。诊断为直肠癌，入院后在蛛网膜下腔麻醉下行直肠癌根治术，现为术后第3日，患者取坐位后，自述头痛，平卧后头痛减轻，疑为蛛网膜下腔麻醉后并发症，嘱其平卧休息。

1. 对蛛网膜下腔麻醉后头痛并发症，下列叙述错误的是
A. 疼痛常位于枕部、顶部或颞部
B. 发生在穿刺后6~12小时
C. 抬头或坐起时头痛加重
D. 大多数患者在4日内症状消失
E. 应让患者多活动，并对症处理

2. 患者出现蛛网膜下腔麻醉后头痛，下列选项中最不可能的原因是
A. 蛛网膜血供较差
B. 脑脊液漏出
C. 颅内血管扩张
D. 蛛网膜先天发育不良
E. 血管性头痛

四、B型题

（1~2题共用备选答案）
A. 去枕仰卧位
B. 平卧位
C. 侧卧位
D. 半卧位
E. 俯卧位

1. 蛛网膜下腔麻醉后应采取的卧位是
2. 硬膜外麻醉后应采取的卧位是

参考答案及解析

【参考答案】

一、A1型题
1. D 2. D 3. A

二、A2型题
1. E 2. C 3. E

三、A3/A4型题
1. E 2. D

四、B型题
1. A 2. B

【解析】

扫码查看
相关内容

第四节 局部麻醉

一、A1型题

在局部麻醉药中加入少量肾上腺素的适应证是
A. 指或趾末端手术
B. 高血压患者
C. 心脏病患者
D. 甲状腺功能亢进症（简称甲亢）患者
E. 发热患者

二、A2型题

患者，男性，64岁。局部麻醉下行体表肿瘤切除术，注入麻醉药后5分钟，出现中毒表现。其中毒原因不可能是
A. 年老体弱
B. 用量过大
C. 精神紧张

D. 麻醉药直接入血
E. 浓度过高

三、B 型题

（1~2 题共用备选答案）
A. 普鲁卡因
B. 利多卡因
C. 丁哌卡因
D. 丁卡因
E. 罗哌卡因
1. 黏膜穿透力强，最适用于表面麻醉的是
2. 反复用药易产生耐药性的酰胺类局部麻醉药是

参考答案及解析

【参考答案】
一、A1 型题
E
二、A2 型题
C
三、B 型题
1. D 2. B

【解析】

扫码查看
相关内容

第五节 围麻醉期护理

A1 型题

1. 患者术前肌内注射哌替啶和阿托品的目的不是
A. 减少唾液的分泌
B. 降低胃的运动功能
C. 提供平稳的麻醉诱导
D. 减少忧虑
E. 预防麻醉药毒性反应
2. 麻醉前禁食、禁饮的主要目的是
A. 预防呕吐物误吸
B. 利于腹部手术操作
C. 防止排便于手术台上
D. 利于术后胃肠功能恢复
E. 利于术后膀胱功能恢复
3. 术前应用阿托品的主要作用是
A. 抗焦虑及遗忘
B. 抑制患者情绪激动
C. 镇痛及镇静
D. 减慢心率
E. 抑制涎腺、呼吸道腺体分泌
4. 麻醉前用药的目的不包括
A. 维持血流动力学稳定
B. 提高患者痛阈
C. 抵制呼吸道腺体分泌功能
D. 术后快速清醒
E. 消除患者紧张情绪
5. 阿托品作为麻醉前用药，错误的是
A. 麻醉前半小时肌内注射
B. 常规剂量为 0.5mg
C. 心动过速者不宜应用
D. 可预防局部麻醉药中毒
E. 可减少呼吸道的分泌

参考答案及解析

【参考答案】
A1 型题
1. D 2. A 3. E 4. D 5. D

【解析】

扫码查看
相关内容

第六节　术后镇痛

A1 型题

患者自控镇痛（PCA）中，患者自控静脉镇痛以（　）为主。

A. 阿片类药物
B. 局部麻醉药
C. 药物注入皮下
D. 全身麻醉药
E. 小剂量镇痛药

参考答案及解析

【参考答案】

A1 型题

A

【解析】

扫码查看
相关内容

第三十四章　心肺脑复苏

第一节　概　　述

一、A1 型题

1. 常温下大脑缺血缺氧持续时间超过多少分钟即可造成不可逆性伤害
   A. 1~3 分钟
   B. 4~6 分钟
   C. 7~9 分钟
   D. 10~12 分钟
   E. 13~15 分钟
2. 为避免患者出现不可逆转的脑损害，心肺复苏抢救开始的时间应当不超过
   A. 4 分钟
   B. 6 分钟
   C. 8 分钟
   D. 10 分钟
   E. 15 分钟

二、A2 型题

患者，男性，20 岁。车祸受伤，呼之不应，胸廓无起伏，颈动脉无搏动。心肺初期复苏成功后，更重要的是恢复
   A. 中枢神经功能
   B. 呼吸功能
   C. 循环功能
   D. 代谢功能
   E. 运动功能

参考答案及解析

【参考答案】

一、A1 型题

1. B　2. A

二、A2 型题

A

【解析】

扫码查看
相关内容

第二节　心 肺 复 苏

一、A1 型题

1. 心脏复苏的首选药物是
   A. 肾上腺素
   B. 阿托品
   C. 利多卡因
   D. 碳酸氢钠
   E. 糖皮质激素
2. 心搏骤停患者最重要的诊断依据是
   A. 无意识动作
   B. 意识突然丧失
   C. 颈动脉搏动消失
   D. 血压下降
   E. 双侧瞳孔不等大
3. 判断口对口人工呼吸有效的指标主要是
   A. 发绀减轻
   B. 瞳孔缩小
   C. 抽搐停止
   D. 心搏恢复
   E. 胸廓起伏
4. 对心室颤动患者进行心肺复苏的首选药物是
   A. 碳酸氢钠
   B. 阿托品
   C. 利多卡因

D. 异丙肾上腺素
E. 氯化钙
5. 现场抢救猝死患者首选的方法是
A. 口对口人工呼吸
B. 口对鼻人工呼吸
C. 仰卧胸外心脏按压，人工呼吸
D. 俯卧压背人工呼吸
E. 简易呼吸器加压人工呼吸
6. 初期复苏时首要的关键操作是
A. 电除颤
B. 口对口人工呼吸
C. 心脏按压
D. 简易人工呼吸器使用
E. 保持呼吸道通畅
7. 下列选项中，心肺复苏的方法不恰当是
A. 心前区叩击 2~3 次
B. 胸外心脏按压 100~120 次/分
C. 清理口腔分泌物和异物
D. 单人复苏时，每 30 秒使肺扩张 2 次
E. 双人复苏时，每 5 秒使肺扩张 1 次
8. 心脏复苏时最佳给药途径是
A. 皮下注射
B. 心内注射
C. 静脉注射
D. 皮内注射
E. 肌内注射
9. 复苏时应用肾上腺素的作用不包括
A. 增强心脏自律性
B. 升高血压
C. 可使细颤变粗颤
D. 纠正酸中毒
E. 增加心脏收缩力
10. 下列选项中，二期复苏药物的应用目的不包括
A. 增强心肌收缩力
B. 防治心律失常
C. 纠正酸中毒
D. 减轻脑水肿
E. 补充血容量
11. 下列关于口对口人工呼吸的操作，错误的是
A. 将口唇张开
B. 以左手将其下颌托起，防止舌根后坠
C. 首先吹气 4 次
D. 患者仰卧，头部后仰
E. 以右手捏住其鼻子，以免气体从鼻孔漏出
12. 实施人工呼吸前，下列选项中首要的护理措施是
A. 密切观察患者胸部的起伏情况
B. 将患者安置在空气新鲜的地方
C. 清除呼吸道内的分泌物、呕吐物
D. 取下活动义齿，用开口器打开口腔
E. 为患者取侧卧位并松开领口
13. 心肺复苏是最主要的急救技术之一，初期复苏主要包括
A. 人工循环、气道开放、人工呼吸
B. 吸痰、人工呼吸、氧气吸入
C. 人工呼吸、胸外心脏按压、氧气吸入
D. 吸氧、胸外心脏按压、开放气道
E. 气管插管、开放气道、人工呼吸
14. 心肺复苏的首选给药方式为
A. 皮下
B. 静脉
C. 肌内
D. 心内
E. 吸入
15. 对心室颤动患者进行心肺复苏的首选药物为
A. 碳酸氢钠
B. 阿托品
C. 利多卡因
D. 异丙肾上腺素
E. 氯化钙
16. 正确的胸外心脏按压，是使胸骨下段下移
A. 1~2cm
B. 3~4cm
C. 5~6cm
D. 7~8cm
E. 9~10cm
17. 关于行心肺复苏术时中途换人的叙述，正确的是
A. 抢救中断时间不得超过 2~3 秒
B. 随时可换人
C. 按压、吹气间隙换人
D. 吹气间隙换人
E. 心脏按压间隙换人
18. 进行心肺复苏时，胸外心脏按压的有效指标不包括
A. 出现自主呼吸
B. 动脉收缩压>60mmHg
C. 黏膜转红润
D. 瞳孔由大逐渐缩小
E. 肌张力降低

二、A2 型题

患者，男，48 岁。因车祸导致心搏骤停，疑诊颈椎骨折，若现场为该患者施行抢救，以下处理措施不正确的是

A. 仰头抬颏法开放气道
B. 清除呼吸道分泌物
C. 胸外心脏按压
D. 将患者平卧在地
E. 口对口人工呼吸

三、A3/A4 型题

（1～4 题共用题干）

重症监护室一位心肌梗死患者突发神志不清，心搏呼吸骤停，值班护士立即通知医护人员积极行心肺复苏术。

1. 为恢复患者心搏，下列选项中首选的急救措施是
A. 心内注射药物
B. 胸外心脏按压
C. 心前区叩击
D. 应用药物输液治疗
E. 做心电图确认一下

2. 下列选项中，患者颈动脉搏动时的位置是
A. 下颌角与锁骨中点连线的外 2cm
B. 甲状腺处
C. 胸骨上窝处
D. 喉结旁开 1～2cm 处
E. 下颌角与锁骨中点连线中上 1/3 交界处

3. 胸外按压与人工呼吸比例为
A. 15∶2
B. 30∶2
C. 15∶1
D. 30∶1
E. 20∶1

4. 心肺复苏成功的有效指征：可触及颈动脉搏动，收缩压维持在
A. 45mmHg 以上
B. 50mmHg 以上
C. 60mmHg 以上
D. 65mmHg 以上
E. 80mmHg 以上

（5～6 题共用题干）

患者，男性，27 岁。学习游泳时不慎误入深水区，溺水，经抢救出水，当即发现心搏、呼吸停止。

5. 抢救首先应采取的处理措施是
A. 送往医院
B. 拨打急救电话
C. 立即清理呼吸道积水
D. 立即口对口人工呼吸
E. 立即胸外心脏按压

6. 下一步的处理措施是
A. 拨打急救电话
B. 送往医院
C. 立即心肺复苏
D. 寻找患者家属
E. 密切观察，暂时不予处理

（7～10 题共用题干）

患者，男性，35 岁。心搏骤停初期复苏成功。但患者意识不清，心电图示三度房室传导阻滞，需要继续行二期复苏和后期复苏。

7. 该患者首选的给药途径是
A. 肌内注射
B. 静脉注射
C. 心内注射
D. 气管内滴注
E. 皮下注射

8. 心脏复苏的首选药物是
A. 利多卡因
B. 异丙肾上腺素
C. 阿托品
D. 肾上腺素
E. 去甲肾上腺素

9. 复苏过程中心电图示心室颤动，此时最有效的治疗方法是
A. 应用阿托品
B. 应用肾上腺素
C. 电击除颤
D. 加用碳酸氢钠
E. 应用利多卡因

10. 患者后期复苏采用了低温治疗，需要持续时间至
A. 体温 33～35℃
B. 肌张力正常
C. 血压平稳
D. 神志恢复
E. 呼吸均匀

四、B 型题

（1～2 题共用备选答案）

A. 胸骨下段
B. 胸骨中段
C. 胸骨上段
D. 胸骨中上段
E. 胸骨中下段

1. 对成人行胸外心脏按压的部位是
2. 对小儿行胸外心脏按压的部位是

参考答案及解析

【参考答案】

一、A1 型题

1. A　2. C　3. E　4. C　5. C　6. C　7. E　8. C　9. D　10. D　11. C　12. C　13. A　14. B　15. C　16. C　17. C　18. E

二、A2 型题

A

三、A3/A4 型题

1. B　2. D　3. B　4. C　5～6. C、C　7. B　8. D　9. C　10. D

四、B 型题

1. A　2. B

【解析】

扫码查看
相关内容

第三节　脑复苏及复苏后处理

一、A1 型题

1. 心搏呼吸骤停复苏成功后，观察期间应使
   A. 血压维持略高水平，不必吸氧
   B. 血压维持略高水平，常规吸氧
   C. 血压维持略低水平，不必吸氧
   D. 血压维持略低水平，常规吸氧
   E. 血压不考虑，常规吸氧
2. 心肺脑复苏时，应用 20% 甘露醇的主要作用是
   A. 减轻脑水肿
   B. 防止失钠
   C. 防治肺水肿
   D. 防止心力衰竭
   E. 防止肾衰
3. 下列选项中，促进脑复苏的措施不包括
   A. 脱水疗法
   B. 低温疗法
   C. 激素治疗
   D. 高压氧治疗
   E. 保暖
4. 抢救心搏呼吸骤停时，脑复苏的主要措施是
   A. 解痉、脱水
   B. 镇静、解痉
   C. 脱水、降温
   D. 降温、强心
   E. 强心、镇静
5. 脑复苏中首选的脱水剂为
   A. 尿素
   B. 30% 葡萄糖液
   C. 20% 甘露醇
   D. 呋塞米
   E. 25% 葡萄糖液
6. 体温每降低 1℃可使氧耗率下降
   A. 5%～6%
   B. 3%～4%
   C. 4%～5%
   D. 7%～8%
   E. 6%～7%

二、A2 型题

患者，男性，47 岁。职业为电工，工作时不慎触电，导致心搏呼吸骤停，经复苏成功后，进入重症监护室（ICU），护士对其观察的重点是
   A. 心、脑、肾
   B. 心、肝、肾
   C. 心、肺、脑
   D. 肺、脑、肝
   E. 脑、肝、肾

三、A3/A4 型题

（1～2 题共用题干）

患者，女性，39 岁。胸部受重物撞击后突发心搏呼吸骤停，经心肺复苏后，呼吸循环恢复，为防治脑水肿，遵医嘱给予人工降温。

1. 下列关于人工降温的叙述，正确的是
   A. 降低脑代谢，减少耗氧量，增强脑对缺氧的耐受性
   B. 降温前先戴冰帽、放冰袋，再用辅助降温药

C. 复温时先停辅助降温药，再撤冰袋
D. 降温的目的是将体温保持正常
E. 应用巴比妥类药的目的是，防治患者烦躁

2. 给该患者实施人工降温时宜将体温降至
A. 22~26℃
B. 25~29℃
C. 33~35℃
D. 28~30℃
E. 30~32℃

四、B 型题

（1~2 题共用备选答案）
A. 降温
B. 保暖、脱水
C. 纠正酸中毒
D. 纠正低血压、强心
E. 给予高压氧舱疗法

1. 心肺复苏早期为减轻脑缺氧，可给予
2. 心肺复苏后循环功能不足时，可给予

参考答案及解析

【参考答案】

一、A1 型题

1. B　2. A　3. E　4. C　5. C　6. A

二、A2 型题

C

三、A3/A4 型题

1. A　2. C

四、B 型题

1. A　2. D

【解析】

扫码查看
相关内容

第三十五章　外科重症监护

第一节　概　　述

A1 型题

1. 某医院准备设置一综合性重症监护室（ICU），目前已配备了多功能检测仪、心电图机、呼吸机、除颤仪及急救用具，还需要配置的基本检测治疗设备是
   A. 血气分析仪
   B. B 超机
   C. CT 机
   D. 磁共振成像（MRI）机
   E. 麻醉机
2. 合格的 ICU 护士应具备以下条件，叙述不正确的是
   A. 从事临床护理工作 2 年以上
   B. 经过 ICU 专科培训
   C. 掌握心肺脑复苏及监测技术
   D. 具有高级外语基础
   E. 具有独立工作和处理应急问题的能力
3. 应立即收治 ICU 的患者是
   A. 肾挫伤患者
   B. 冠状动脉粥样硬化性心脏病（简称冠心病）患者
   C. 呼吸衰竭患者
   D. 轻度脱水患者
   E. 阑尾切除术后患者
4. 某医院准备设置一综合性 ICU，目前已配备了多功能检测仪、心电图机、呼吸机、除颤器及急救用具，还需要配置的基本检测治疗设备是
   A. 血气分析仪
   B. B 超机
   C. CT 机
   D. MRI 机
   E. X 线机
5. 关于 ICU 的叙述，正确的是
   A. ICU 的护士总数与病床数之比为（2~3）：1
   B. 病床在 500 张以下的综合性医院，可以设立专科
   C. ICU 是对重症患者进行生理功能监测和及时有效治疗、护理的单位
   D. 病床在 500 张以下的综合性医院，ICU 的床位数占医院病床数的 5%~10%
   E. ICU 收治的对象不包括严重水、电解质紊乱及酸碱平衡失调的患者
6. 下列不属于 ICU 收治对象的是
   A. 急性心肌梗死患者
   B. 多器官功能衰竭（MOF）患者
   C. 慢性阻塞性肺疾病（COPD）患者
   D. 大面积烧伤患者
   E. 急性呼吸窘迫综合征（ARDS）患者

参考答案及解析

【参考答案】

A1 型题

1. A　2. D　3. C　4. A　5. C　6. C

【解析】

扫码查看
相关内容

第二节　重症患者的监测和护理

一、A1 型题

1. 中心静脉压（CVP）正常值的范围是
   A. 2～3cmH_2O
   B. 3～4cmH_2O
   C. 4～5cmH_2O
   D. 5～6cmH_2O
   E. 5～12cmH_2O
2. 测中心静脉压时，测压玻璃管的零点应取平于
   A. 锁骨中点
   B. 右心房中点
   C. 右心室中点
   D. 胸骨柄
   E. 剑突
3. 物理溶解于血液中的氧分子所产生的张力（或压力）是
   A. 动脉血氧分压（PaO_2）
   B. 动脉血氧饱和度（SaO_2）
   C. 动脉血二氧化碳分压（$PaCO_2$）
   D. 缓冲碱（BB）
   E. 一氧化碳（CO）
4. 判断肺和胸廓膨胀度的指标是
   A. 肺内分流量
   B. 肺活量
   C. 潮气量
   D. 无效腔气量
   E. 最小通气量
5. SaO_2的高低取决于
   A. 阴离子隙
   B. 血红蛋白质量
   C. 血浆酸碱度
   D. 动脉血氧分压
   E. 电解质
6. 血气分析检测参数不包括
   A. 酸碱度
   B. 静脉血氧分压
   C. 碳酸氢盐含量
   D. 碱剩余
   E. 动脉血氧饱和度
7. 下列能够准确地反映整个循环情况，有助于判定左心室功能，反映血容量是否充足的指标是
   A. PCWP
   B. CVP
   C. PACP
   D. PAWP
   E. MPAP
8. 下列因素中，对中心静脉压影响最小的是
   A. 右心室排血能力
   B. 静脉回心血量
   C. 静脉血管张力
   D. 血容量
   E. 肺动脉楔压

二、A2 型题

患者，男性，20 岁。发热 1 日，伴腰背酸痛入院。检查：体温 38.6℃，心率 100 次/分，巩膜呈浅柠檬色，皮肤苍白。血红蛋白 90g/L，血清总胆红素 70μmol/L，尿色如茶水。其原因是
   A. 溶血性黄疸
   B. 肝细胞性黄疸
   C. 肝内胆管阻塞性黄疸
   D. 肝外胆管阻塞性黄疸
   E. 先天性非溶血性黄疸

三、B 型题

（1～3 题共用备选答案）
   A. 血、尿肌酐
   B. 3P 试验
   C. 黄疸指数
   D. 血气分析
   E. 斯旺-甘兹（Swan-Ganz）气囊漂浮导管
1. 呼吸系统监护测定选用
2. 循环系统监护测定选用
3. 泌尿系统监护测定选用

（4～6 题共用备选答案）
   A. 11～15mmHg
   B. 35～45mmHg
   C. 70～105mmHg
   D. 80～100mmHg
   E. 60～80mmHg
4. 平均动脉压的正常值是
5. 平均肺动脉压的正常值是
6. 动脉血氧分压的正常值是

参考答案及解析

【参考答案】

一、A1 型题

1. E 2. B 3. A 4. B 5. B 6. B 7. D 8. E

二、A2 型题

A

三、B 型题

1. D 2. E 3. A 4. C 5. A 6. D

【解析】

扫码查看
相关内容

第三十六章　手术前后患者的护理

第一节　手术前患者的护理

A1 型题

1. 属于手术前出、凝血功能检查的是
   A. 血、尿肌酐
   B. 血肌酐
   C. 血小板
   D. 血糖
   E. 血氨
2. 手术前一般准备中，下列哪项是预防切口感染的重要环节
   A. 充足的休息
   B. 术前置胃管
   C. 手术区皮肤准备
   D. 胃肠道准备
   E. 健康教育
3. 对于胃肠道手术，术前常规禁食时间为
   A. 2~4 小时
   B. 4~6 小时
   C. 6~8 小时
   D. 8~12 小时
   E. 12~15 小时

参考答案及解析

【参考答案】

A1 型题

1. C　2. C　3. D

【解析】

扫码查看

相关内容

第二节　手术后患者的护理

一、A1 型题

1. 拔除胃肠减压管的指征为
   A. 腹胀减轻
   B. 有饥饿感
   C. 抽出液减少
   D. 肠蠕动恢复，肛门排气
   E. 患者不能耐受，不合作
2. 术后发生急性胃扩张最重要处理措施是
   A. 给予输液
   B. 洗胃
   C. 灌肠
   D. 禁饮食
   E. 胃肠减压
3. 手术后患者最常见的并发症是
   A. 恶心
   B. 发热
   C. 疼痛
   D. 腹胀
   E. 尿潴留
4. 下列选项中，切口裂开的原因不包括
   A. 营养不良
   B. 剧烈咳嗽
   C. 用力大
   D. 发热
   E. 切口缝合技术有缺陷
5. 外科术后若 3~6 日仍持续发热，则提示
   A. 感染
   B. 低蛋白
   C. 出血

D. 血压较低
E. 营养不良

二、A2 型题

1. 患者，男性，50 岁。行纵隔肿瘤切除术后第 1 日，体温 37.8℃，医生告知为外科手术热，暂给予观察。外科手术热体温一般
A. 不超过 38℃
B. 不超过 38.5℃
C. 不超过 39℃
D. 不超过 37.5℃
E. 不超过 39.5℃
2. 患者，男性，35 岁。蛛网膜下腔麻醉下行阑尾切除术，术后发生尿潴留，其主要原因是
A. 手术部位疼痛
B. 麻醉反应
C. 不习惯卧床排尿
D. 精神紧张
E. 不习惯病室排尿

三、A3/A4 型题

（1~2 题共用题干）
患者，男性，64 岁。行左股骨颈骨折内固定术，术后第 15 日右下肢出现凹陷性水肿，沿静脉走向有触痛。
1. 下列选项中，该患者最可能发生的并发症是
A. 深静脉血栓
B. 静脉炎
C. 血栓性静脉炎
D. 心功能不全
E. 感染
2. 下列对该患者的处理，不正确的是
A. 下肢按摩
B. 监测凝血功能
C. 溶栓治疗
D. 降低血液黏稠度
E. 改善微循环

四、B 型题

（1~3 题共用备选答案）
A. 低半坐卧位
B. 高半坐卧位
C. 去枕仰卧，头偏向一侧
D. 去枕仰卧 5~8 小时
E. 头高足低斜坡卧位
1. 胃大部切除术后的患者应采取
2. 颈、胸部手术后的患者应采取
3. 颅脑手术后，无休克或昏迷的患者应采取

参考答案及解析

【参考答案】

一、A1 型题
1. D　2. E　3. B　4. D　5. A
二、A2 型题
1. A　2. B
三、A3/A4 型题
1. A　2. A
四、B 型题
1. A　2. B　3. E

【解析】

扫码查看
相关内容

第三十七章　手术室护理工作

第一节　概　述

A1 型题

1. 下列手术室区域中属半限制区的是
   A. 更衣室
   B. 休息室
   C. 物品准备间
   D. 洗手间
   E. 手术间
2. 关于手术间的设置和配备，叙述不正确的是
   A. 手术间数与手术台数的比例一般为 1 ∶ (20~25)
   B. 手术室平面设计要求做到分区明确，功能流程短捷，洁污分流，使用合理
   C. 手术间门窗安装要紧密，以免灰尘或飞虫进入
   D. 手术间内只允许放置必需的器具和物品
   E. 手术室应配备 3 路供电设备

参考答案及解析

【参考答案】

A1 型题

1. C　2. E

【解析】

扫码查看
相关内容

第二节　手术物品准备和无菌处理

A1 型题

1. 纤维内镜的消毒灭菌宜用
   A. 戊二醛浸泡法
   B. 煮沸法
   C. 焚烧法
   D. 乙醇浸泡法
   E. 高压蒸汽灭菌法
2. 下列不属于导致手术野污染因素的是
   A. 手术器械
   B. 手术人员的手臂
   C. 患者手术区皮肤
   D. 感染病灶或腹内空腔脏器
   E. 以上都不是
3. 下列化学消毒注意事项中，错误的是
   A. 器械必须洗净擦干后浸泡
   B. 器械必须与药液充分接触
   C. 浸泡后的器械，使用前用无菌生理盐水冲洗
   D. 消毒药液长期有效
   E. 对金属有腐蚀作用的药液，不可用来浸泡器械
4. 煮沸灭菌法，在水中煮沸至 100℃后，杀灭细菌芽孢至少需要煮沸的时间是
   A. 20 分钟
   B. 30 分钟
   C. 40 分钟
   D. 60 分钟
   E. 120 分钟

参考答案及解析

【参考答案】

A1 型题

1. A　2. E　3. D　4. E

【解析】

扫码查看
相关内容

第三节　手术人员的准备

一、A1 型题

穿好手术衣后，手应该放置的正确位置是

A. 上举至双肩以上，下垂至腹部
B. 上举至双肩以下，下垂至腹部
C. 双手交叉放于胸前
D. 双手交叉放于腋前
E. 双手交叉放于腹前

二、B 型题

（1~2 题共用备选答案）

A. 3cm
B. 6cm
C. 8cm
D. 10cm
E. 15cm

1. 手术人员用肥皂水刷手法时，范围应是从指尖到肘上
2. 手术人员用肥皂水刷手法刷手后，乙醇浸泡范围应至肘上

参考答案及解析

【参考答案】

一、A1 型题

C

二、B 型题

1. D　2. B

【解析】

扫码查看
相关内容

第四节　患者的准备

A1 型题

1. 最常见的手术体位是
A. 侧卧位
B. 仰卧位
C. 俯卧位
D. 截石位
E. 颈仰卧位

2. 手术区皮肤消毒不可使用碘酊的是
A. 胸部
B. 背部
C. 颈部
D. 会阴部
E. 腋窝部

3. 下列选项中，手术患者体位的安置要求不包括
A. 保暖

B. 避免血管、神经受压
C. 充分暴露手术区域
D. 保证呼吸、循环通畅
E. 防止各部位肌肉扭伤

参考答案及解析

【参考答案】

A1 型题

1. B 2. D 3. A

【解析】

扫码查看相关内容

第五节 手术配合

A1 型题

1. 下列选项中，巡回护士的职责不包括
   A. 术中正确传递手术用物
   B. 核对患者
   C. 安置体位
   D. 清点核对
   E. 协助手术准备
2. 器械护士和巡回护士的共同责任是
   A. 静脉输液
   B. 管理器械台
   C. 传递器械
   D. 核对患者姓名
   E. 清点器械、敷料

参考答案及解析

【参考答案】

A1 型题

1. A 2. E

【解析】

扫码查看相关内容

第六节 手术中的无菌原则

一、A1 型题

手术人员穿无菌手术衣及戴好无菌手套后，应视为无菌区的是
A. 背部以下
B. 腰部以上
C. 肩部以上
D. 腰部以下
E. 以上全是

二、A2 型题

某实习医生在手术中担任第一助手，手术过程中将手套扎破，手套破损后应如何处理
A. 更换手套及加袖套
B. 用 2% 碘酊擦拭、75% 乙醇脱碘后换手套
C. 更换手套
D. 重新泡手换手套
E. 重新刷手换手套

参考答案及解析

【参考答案】

一、A1 型题

B

二、A2 型题

B

【解析】

扫码查看
相关内容

第三十八章　外科感染患者的护理

第一节　概　　述

A1 型题

1. 关于非特异性感染患者的健康教育，错误的是
   A. 保持皮肤清洁
   B. 防止皮肤损伤
   C. 处理原发病
   D. 治疗相关的全身性疾病
   E. 经常应用抗生素预防感染
2. 感染转为慢性是由于
   A. 局部组织血运不畅
   B. 人体抵抗力太强
   C. 抗生素使用不当
   D. 病灶内细菌太多
   E. 人体抵抗力与致病菌毒性处于相持状态

参考答案及解析

【参考答案】

A1 型题

1. E　2. E

【解析】

扫码查看
相关内容

第二节　浅部软组织的化脓性感染

一、A1 型题

1. 挤压面部“危险三角区”疖的危险是
   A. 易引起眼球后感染
   B. 易引起化脓性海绵状静脉窦炎
   C. 易形成败血症
   D. 易形成痈
   E. 易扩散为急性蜂窝织炎
2. 必须尽早切开引流的急性感染是
   A. 疖
   B. 急性淋巴管炎
   C. 蜂窝织炎
   D. 颈部急性淋巴结肿大
   E. 脓性指头炎
3. 脓肿形成后首要的处理是
   A. 全身支持
   B. 理疗热敷
   C. 切开引流
   D. 外敷消炎膏
   E. 应用抗生素
4. 伤口或病灶近侧皮肤出现“红线”并有压痛是
   A. 静脉炎
   B. 动脉炎
   C. 淋巴结炎
   D. 浅层急性淋巴管炎
   E. 深层急性淋巴管炎
5. 颈部急性蜂窝织炎的最大危险是
   A. 窒息
   B. 吞咽困难
   C. 脓毒症
   D. 败血症
   E. 继发颅内感染
6. 颌下急性蜂窝织炎可导致
   A. 海绵状静脉窦炎
   B. 败血症
   C. 菌血症
   D. 喉水肿
   E. 吞咽困难

二、A2 型题

1. 患者，女性，20 岁。发现背部肿块 1 周，伴疼痛。查体：背部可见直径约 3cm 大小肿块，表面红肿，有压痛，触摸有波动感。应采取的处理方法是
   A. 先抗感染，再手术切除
   B. 口服抗炎药物
   C. 手术切除
   D. 放射治疗
   E. 切开引流
2. 患者，男性，22 岁。1 日前鼻尖处长疖，该患者不应
   A. 休息
   B. 挤压患处
   C. 外敷鱼石脂软膏
   D. 应用抗生素
   E. 湿热敷
3. 患者，女性，60 岁。颈后局限性肿痛 6 天，伴有畏寒症状，体温 38.5℃。就诊时已经使用抗生素 3 天。查体：见颈后发际下方肿胀，皮肤红肿，质地坚韧，界限不清，中央多个小脓头伴坏死组织。白细胞计数 $16\times10^9/L$，中性粒细胞占比 0.9。此时最恰当的处理方法是
   A. 继续抗生素静脉使用
   B. 做“+”或“++”形切口引流
   C. 免疫治疗
   D. 理疗
   E. 外敷中药膏
4. 患者，女性，13 岁。背部有一脓肿，切开后，脓液特点稠厚、黄色、无臭味。感染的细菌可能是
   A. 大肠埃希菌
   B. 金黄色葡萄球菌
   C. 铜绿假单胞菌
   D. 溶血性链球菌
   E. 变形杆菌

三、B 型题

（1~2 题共用备选答案）
   A. 唇痈
   B. 鼻疖
   C. 下肢丹毒
   D. 急性淋巴结炎
   E. 口底、颌下急性蜂窝织炎
1. 需要尽早切开的浅部软组织化脓性感染是
2. 需要接触隔离的浅部软组织化脓性感染是

参考答案及解析

【参考答案】

一、A1 型题

1. B　2. D　3. C　4. D　5. A　6. D

二、A2 型题

1. E　2. B　3. B　4. B

三、B 型题

1. E　2. C

【解析】

扫码查看
相关内容

第三节　手部急性化脓性感染

一、A1 型题

软组织急性化脓性感染，在出现波动前需早期切开引流的是
   A. 疖
   B. 面部疖肿
   C. 转移性脓肿
   D. 脓性指头炎
   E. 急性蜂窝织炎

二、A2 型题

患儿，男，7 岁。3 日前右中指被竹签刺伤，今诉手指疼痛。检查见右中指红肿明显，原刺伤部位中间发白，手指无法弯曲，患儿体温 38℃。最可能的诊断是
   A. 急性蜂窝织炎
   B. 痈
   C. 疖

D. 甲沟炎
E. 指头炎

三、B 型题

（1~2 题共用备选答案）
A. 掌中间隙感染
B. 化脓性腱鞘炎
C. 尺侧滑液囊炎
D. 桡侧滑液囊炎
E. 鱼际间隙感染

1. 小指化脓性腱鞘炎扩展易引起
2. 中指化脓性腱鞘炎扩展易引起

（3~4 题共用备选答案）
A. 大肠埃希菌
B. 白念珠菌
C. 厌氧链球菌
D. 溶血性链球菌
E. 金黄色葡萄球菌

3. 甲沟炎最常见的致病菌为
4. 化脓性腱鞘炎常见的致病菌为

参考答案及解析

【参考答案】

一、A1 型题

D

二、A2 型题

E

三、B 型题

1. C　2. A　3. E　4. E

【解析】

扫码查看
相关内容

第四节　全身性感染

一、A1 型题

1. 关于革兰阳性球菌感染的临床表现，错误的叙述是
A. 发热呈间歇热
B. 面色潮红
C. 腹泻
D. 皮疹
E. 形成转移性脓肿

2. 脓毒症和菌血症的临床表现的相同之处不包括
A. 起病急、病情重、发展快，体温可高达40~41℃
B. 头痛、头晕、食欲缺乏、恶心、呕吐、腹胀、腹泻、大量出汗、贫血
C. 神志淡漠或烦躁、谵妄，甚至昏迷
D. 白细胞计数增多，一般在（20~30）$\times 10^9$以上，出现中毒性颗粒
E. 形成转移性脓肿

二、A2 型题

患儿，女，12 岁。由背痈引起脓毒症，血细菌培养，取血应在
A. 出现新转移脓肿时
B. 用过抗生素后
C. 退热后
D. 寒战、高热时
E. 任何时间

三、B 型题

（1~2 题共用备选答案）
A. 败血症
B. 脓毒败血症
C. 菌血症
D. 毒血症
E. 脓毒症

1. 因致病菌引起的全身性炎症反应，体温、循环、呼吸明显改变的外科感染的统称是
2. 在脓毒症的基础上，血培养检出病原菌的是

参考答案及解析

【参考答案】

一、A1 型题

1. A　2. E

二、A2 型题

D

三、B 型题

1. E　2. C

【解析】

扫码查看
相关内容

第五节　特异性感染

一、A1 型题

1. 破伤风患者在应用镇静药后集中采取护理措施的目的是
   A. 提高工作效率
   B. 增强治疗护理效果
   C. 减少播散机会
   D. 减少刺激引起的抽搐
   E. 防止交叉感染
2. 冲洗气性坏疽创口的溶液是
   A. 3%碘酊
   B. 3%过氧化氢
   C. 5%盐水
   D. 生理盐水
   E. 10%硝酸银溶液
3. 经接触传染的感染病变是
   A. 疖
   B. 痈
   C. 丹毒
   D. 气性坏疽
   E. 急性淋巴结炎
4. 下列选项中，破伤风最早发生强直性痉挛的肌群是
   A. 面肌
   B. 咀嚼肌
   C. 膈肌
   D. 背腹肌
   E. 颈项肌
5. 应用破伤风抗毒素的目的是
   A. 消除毒素来源
   B. 中和血液中游离毒素
   C. 抑制破伤风梭菌生长
   D. 中和神经结合毒素
   E. 杀死破伤风梭菌
6. 破伤风患者最常见的并发症是
   A. 吞咽困难
   B. 尿潴留
   C. 外伤
   D. 肺炎
   E. 肠梗阻
7. 应用破伤风抗毒素（TAT）治疗破伤风的机制是
   A. 杀灭破伤风梭菌
   B. 解痉
   C. 中和游离毒素
   D. 提高人体免疫力
   E. 消除毒素来源

二、A2 型题

1. 患者，男性，34 岁。1 周前左足底被铁针刺伤，自行包扎，昨夜突感胸闷、紧缩感。晨起张口困难、抽搐，诊断为破伤风。该患者引发症状的直接原因是
   A. 破伤风梭菌侵入机体
   B. 患者免疫力低下
   C. 破伤风梭菌在体内迅速繁殖
   D. 破伤风梭菌产生的外毒素作用
   E. 破伤风梭菌的菌体蛋白作用
2. 患者，女性，43 岁。铁钉刺伤足底 8 小时，伤口约 10cm，入院时出血已止，伤口污染较重，创缘肿胀。下列处理正确的是
   A. 冲洗、消毒后包扎
   B. 清创后不予包扎
   C. 清创后一期缝合
   D. 清创后油纱条填塞
   E. 清创后注射破伤风抗毒血清
3. 患者，男性，22 岁。破伤风患者，抽搐频繁，引起肘关节脱位，呼吸道分泌物多。此时首先应采

取的措施是
A. 镇痛
B. 脱位整复
C. 吸痰或气管切开
D. 给大量青霉素
E. 快速应用 TAT

三、A3/A4 型题

（1~3 题共用题干）
患者，男性，40 岁。因右小腿严重外伤后，发生气性坏疽，住院治疗。

1. 首选的处理是
A. 给氧
B. 高压氧疗法
C. 镇痛
D. 手术
E. 加强营养

2. 下列处理不必要的是
A. 高压氧治疗
B. 手术
C. 隔离
D. 应用青霉素
E. 避光安静

3. 该患者外伤后如何处理可避免发生气性坏疽
A. 彻底清创缝合
B. 清创后伤口敞开
C. 应用 TAT
D. 应用青霉素
E. 应用甲硝唑

（4~6 题共用题干）
某患者因破伤风梭菌感染入院，入院后为避免声、光刺激，住在隔离病室，护士在巡视病房时，发现其角弓反张、四肢抽搐、牙关紧闭。

4. 下列选项对该患者最紧急的处理措施是
A. 立即给予氧气吸入
B. 立即做人工呼吸
C. 通知医生，前来诊治
D. 注射破伤风抗毒素
E. 应立即用纱布包裹压舌板，放于上、下磨牙之间

5. 该患者治疗的重要环节是
A. 注射破伤风人体免疫球蛋白
B. 注射 TAT
C. 控制并解除肌痉挛
D. 清除毒素来源
E. 防治并发症

6. 如果患者治愈出院，指导其预防破伤风的关键是
A. 早期、彻底清创
B. 了解破伤风的病因
C. 提高抵抗力
D. 加强自我保护
E. 避免创伤

（7~8 题共用题干）
患者，男，35 岁，建筑工人。2 周前左足底被铁钉刺伤，自行涂红药水、包扎，突感胸闷、紧缩感，晨起刷牙时，张口困难和抽搐，诊断为破伤风，已做清创术和注射破伤风抗毒血清。

7. 破伤风是由下列何类菌所致的
A. 革兰阳性芽孢梭菌
B. 革兰阴性芽孢梭菌
C. 革兰阴性厌氧芽孢梭菌
D. 革兰阳性厌氧芽孢梭菌
E. 厌氧芽孢梭菌

8. 破伤风最初受影响的肌群是
A. 咀嚼肌
B. 面肌
C. 颈项肌
D. 背腹肌
E. 四肢肌群

参考答案及解析

【参考答案】

一、A1 型题
1. D 2. B 3. D 4. B 5. B 6. D 7. C

二、A2 型题
1. D 2. E 3. C

三、A3/A4 型题
1. D 2. E 3. B 4. E 5. C 6. A 7. D 8. A

【解析】

扫码查看
相关内容

第三十九章　损伤患者的护理

第一节　概　　述

一、A1 型题

1. 下列选项中，属于创伤局部并发症的是
   A. 挤压综合征
   B. 急性肾衰竭
   C. 伤口感染
   D. 呼吸衰竭
   E. 伤口压痛
2. 开放性损伤特有的征象是
   A. 局部肿胀
   B. 疼痛
   C. 功能障碍
   D. 伤口
   E. 感染
3. 挤压伤最严重的后果是
   A. 肌肉缺血
   B. 组织坏死
   C. 急性肾衰竭
   D. 失血
   E. 骨折
4. 下列影响创伤愈合的因素不包括
   A. 营养状况
   B. 大量使用皮质激素
   C. 年龄
   D. 性别
   E. 免疫功能低下

二、A2 型题

患者，女性，17 岁。因车祸致腹部开放性损伤，伴少量肠管脱出，正确的紧急处理措施是
   A. 敞开伤口，急诊手术
   B. 用消毒棉垫加压包扎
   C. 迅速将肠管还纳入腹腔
   D. 用凡士林纱布覆盖，腹带加压包扎
   E. 等渗盐水无菌纱布覆盖并妥善包扎

三、B 型题

（1~2 题共用备选答案）
   A. 挫伤
   B. 扭伤
   C. 挤压伤
   D. 撕裂伤
   E. 刺伤
1. 容易引起急性肾衰竭的损伤是
2. 伤口污染和周围组织损伤均较重，易发生坏死和感染的损伤是

参考答案及解析

【参考答案】

一、A1 型题

1. C　2. D　3. C　4. D

二、A2 型题

E

三、B 型题

1. C　2. D

【解析】

扫码查看
相关内容

第二节　清创术与更换敷料

A1 型题

1. 对开放性损伤进行清创术的时限，一般不得超过伤后的
   A. 1~2 小时
   B. 3~5 小时

C. 6~8 小时
D. 9~10 小时
E. 11~16 小时

2. 适用于处理肉芽过度增生的药物是
A. 2%硝酸银
B. 3%氯化钠
C. 5%氯化钠
D. 0.1%依沙吖啶
E. 3%过氧化氢

3. 一般伤口换药后的器械物品处理应为
A. 先浸泡后清洗
B. 先清洗后灭菌
C. 先清洗后浸泡再灭菌
D. 先灭菌后清洗再浸泡
E. 先浸泡后清洗再灭菌

4. 下列不属于清创术的是
A. 麻醉、清创
B. 更换敷料
C. 清洗、去污
D. 缝合、引流
E. 包扎

5. 一般头、面部手术切口拆线的时间是
A. 1~2 日
B. 14 日
C. 4~5 日
D. 10~12 日
E. 7~8 日

参考答案及解析

【参考答案】

A1 型题

1. C 2. A 3. B 4. B 5. C

【解析】

扫码查看
相关内容

第三节 烧 伤

一、A1 型题

1. 属于深Ⅱ度烫伤特点的是
A. 深达皮下
B. 水疱大，壁薄
C. 水疱破后，基底红润
D. 痛觉迟钝
E. 愈合后无瘢痕

2. 下列选项中，烧伤休克期造成休克的主要原因是
A. 大量红细胞丧失
B. 大量水分蒸发
C. 创面渗出
D. 细菌感染中毒
E. 强烈疼痛刺激

3. 烧伤患者的室内温度是
A. 25~27℃
B. 28~32℃
C. 32~35℃
D. 24~26℃
E. 22~24℃

4. Ⅱ度烧伤诊断的主要依据是
A. 烧伤的体表范围
B. 烧伤的原因
C. 感觉和运动丧失的程度
D. 皮肤损伤的深度
E. 烧伤表面的外观

5. 成人大面积烧伤后，液体疗法中，伤后第 1 个 24 小时，晶体与胶体液之比为
A. 1∶2
B. 2∶1
C. 1∶1.5
D. 1.5∶1
E. 1.8∶1

6. 大面积烧伤患者补液，应在第 1 个 8 小时内快速输入总量的
A. 2/3
B. 1/2
C. 1/3

D. 1/4
7. 烧伤的病因不包括
A. 放射线
B. 超声波
C. 光源
D. 热力
E. 化学腐蚀剂
8. 烧伤现场急救的首要任务是
A. 防治感染
B. 镇静镇痛
C. 抢救生命
D. 保护创面
E. 尽快转运
9. 浅Ⅱ度烧伤伤及
A. 真皮深层
B. 表皮
C. 皮肤及皮下组织
D. 真皮浅层
E. 皮肤全层
E. 1/5

二、A2 型题

1. 患者，男性，55 岁。火灾事故中，大面积烧伤后 1 日入院，约占全身面积的 35% 为大小水疱，血压偏低。患者的主要病理生理改变是
A. 休克
B. 心力衰竭
C. 肾衰竭
D. 肝衰竭
E. 感染
2. 患者，男性，54 岁，体重 60kg。工作时不慎烧伤，烧伤面积达 50%，为Ⅱ度烧伤。第 1 日补液总量为
A. 4500ml
B. 5400ml
C. 6000ml
D. 6500ml
E. 8000ml
3. 患者，男性，21 岁。不慎烧伤 2 小时入院。查体发现患者头、颈、面部皮肤出现大小不一的水疱，疼痛明显，躯干前部皮肤创面水疱较小，去疱皮后，创面稍湿，基底苍白与潮红相间，痛觉迟钝。评估该患者其烧伤面积为
A. 19%
B. 22%
C. 25%
D. 28%
E. 30%
4. 患者，男，36 岁。头，面部、躯干部深Ⅱ度烧伤后 12 小时，目前患者最大的危险是
A. 急性呼吸窘迫综合征
B. 肾功能衰竭
C. 急性心力衰竭
D. 低血容量性休克
E. 感染性休克

三、A3/A4 型题

（1~3 题共用题干）

患儿，男，8 岁。被开水烫伤后 4 小时送至急诊。患儿躯干前侧包括会阴部均为薄壁的大水疱，疼痛剧烈，双下肢红斑性改变。

1. 该患儿Ⅱ度烫伤面积是
A. 9%
B. 14%
C. 18%
D. 25%
E. 36%
2. 该患儿躯干前侧烫伤后的深度达到
A. 表皮
B. 真皮浅层
C. 真皮深层
D. 皮下层
E. 肌肉
3. 该患儿双下肢损伤的深度达到
A. 表皮
B. 真皮浅层
C. 真皮深层
D. 皮下层
E. 肌肉

四、B 型题

（1~3 题共用备选答案）
A. 浅Ⅲ度烧伤
B. Ⅲ度烧伤
C. 深Ⅱ度烧伤
D. 浅Ⅱ度烧伤
E. Ⅰ度烧伤
1. 烧伤部位红斑、红肿，无水疱的烧伤为
2. 水疱大小不一，基底潮红湿润，疼痛剧烈，水肿明显的烧伤为
3. 无水疱、痛觉消失、无弹性、干燥如皮革样或呈蜡白、焦黄的烧伤为

参考答案及解析

【参考答案】

一、A1 型题

1. D　2. C　3. B　4. D　5. B　6. B　7. B　8. C　9. D

二、A2 型题

1. A　2. D　3. B　4. D

三、A3/A4 型题

1. B　2. B　3. A

四、B 型题

1. E　2. D　3. B

【解析】

扫码查看
相关内容

第四十章　器官移植患者的护理

第一节　概　　述

一、A1 型题

1. 自体游离皮片移植属于
   A. 细胞移植
   B. 组织移植
   C. 器官移植
   D. 同质移植
   E. 同种移植
2. 器官移植根据移植物来源分类，下列选项错误的是
   A. 自体移植
   B. 同质移植
   C. 同种异体移植
   D. 异种异体移植
   E. 活体移植
3. 存活率最高的移植方法是
   A. 自体移植
   B. 同质移植
   C. 充分配血及组织配型后移植
   D. 异种异体移植
   E. 同种异体移植

二、A2 型题

1. 患者，女性，45 岁。因尿毒症需要肾移植，移植的肾源来自于患者的双胞胎姐姐。此患者的这种移植属于
   A. 自体移植
   B. 同质移植
   C. 同种异体移植
   D. 异种移植
   E. 异种异体移植
2. 患者，男性，45 岁。因慢性肾衰竭，由其爱人捐献他一枚肾，行肾移植手术。此种脏器移植属于
   A. 自体移植
   B. 同种异体移植
   C. 异种异体移植
   D. 支架移植
   E. 同质移植

三、B 型题

（1~2 题共用备选答案）
   A. 自体移植
   B. 异种移植
   C. 同种异体移植
   D. 同质移植
   E. 异位移植
1. 单卵双胎同胞之间的器官移植属于
2. 人与人之间的器官移植属于

（3~4 题共用备选答案）
   A. 游离移植
   B. 吻合移植
   C. 带蒂移植
   D. 尸体供体移植
   E. 活体供体移植
3. 器官或组织来源于心脏死亡供体的移植属于
4. 活体供体移植属于

参考答案及解析

【参考答案】

一、A1 型题

1. D　2. E　3. A

二、A2 型题

1. B　2. B

三、B 型题

1. D　2. C　3~4. D、E

【解析】

扫码查看
相关内容

第二节 器官移植术前准备

一、A1 型题

1. 符合器官移植后慢性排斥反应的特点是
   A. 突发寒战、高热
   B. 移植器官功能迅速衰减
   C. 移植器官肿大，局部疼痛
   D. 可发生在移植后数月至数年
   E. 组织学表现为移植器官的间质弥漫性水肿
2. 保存移植器官的灌注液温度是
   A. -4℃
   B. 0℃
   C. 4℃
   D. 20℃
   E. 36℃
3. 下列选项中，移植术的供者需要进行的免疫学检测是
   A. ABO 血型相容试验
   B. 交叉配合与细胞毒性试验
   C. 人类白细胞抗原（HLA）配型
   D. 混合淋巴细胞培养
   E. 以上各项都是
4. 移植器官的保存和处理，下列选项错误的是
   A. 器官灌洗液快速灌洗
   B. 放入盛有 0℃保存液的无菌塑料袋内
   C. 器官灌洗液 4℃进行灌注
   D. 器官内血液冲洗干净
   E. 在保存液中保存至移植
5. 移植术后急性排异反应发生的时间为
   A. 术后 24 小时
   B. 术后第 5 日至 6 个月内
   C. 术后数年内
   D. 术后 1 个月
   E. 术后 4 周内
6. 器官移植超急性排斥反应一般出现在
   A. 术后 24 小时内
   B. 术后 5 日内
   C. 术后第 5 日至 6 个月内
   D. 术后 1 个月内
   E. 术后 3 个月内
7. 器官移植急性排斥反应发生于移植后
   A. 24 小时
   B. 1~2 周
   C. 1 个月
   D. 6 个月
   E. 48 小时
8. 肾移植供、受者淋巴细胞毒性试验要求
   A. <40%
   B. <30%
   C. <20%
   D. <50%
   E. <10%或为阴性

二、A2 型题

1. 患者，男性，36 岁。行肾移植术，术中肾血液循环恢复 15 分钟后，移植的肾由红转为暗红，出现青紫、坏死。该患者出现的是
   A. 休克
   B. 加速性排斥反应
   C. 超急性排斥反应
   D. 急性排斥反应
   E. 慢性排斥反应
2. 患者，男，46 岁。肾移植术后第 5 天，出现发热，移植区胀痛，白细胞增多，小血管栓塞。患者可能出现了
   A. 急性排斥反应
   B. 超急性排斥反应
   C. 慢性排斥反应
   D. 术后感染
   E. 加速血管性排斥反应

三、A3/A4 型题

（1~2 题共用题干）

患者，男性，45 岁。慢性肾衰竭终末期，拟行肾移植术。

1. 下列选项中，患者移植前准备不包括
   A. 免疫学检测
   B. 心理准备
   C. 免疫抑制药物的应用
   D. 预防性应用感染药物
   E. 呼吸功能训练
2. 如患者行肾移植术，手术后易发生超急性排斥反应的时间为
   A. 6 小时内
   B. 8 小时内
   C. 10 小时内
   D. 12 小时内
   E. 24 小时内

参考答案及解析

【参考答案】

一、A1 型题

1. D　2. C　3. E　4. B　5. B　6. A　7. B　8. E

二、A2 型题

1. C　2. A

三、A3/A4 型题

1. E　2. E

【解析】

扫码查看
相关内容

第三节　皮肤移植患者的护理

一、A1 型题

1. 植皮术中应用最广的皮片是
   A. 刃厚皮片
   B. 点状皮片
   C. 中厚皮片
   D. 带蒂皮片
   E. 全厚皮片
2. 游离植皮术后的护理重点是
   A. 植皮区多层敷料加压包扎
   B. 局部抬高以利静脉回流
   C. 可在术后 1 周换药
   D. 绷带包扎压力均匀
   E. 植皮区肢体制动
3. 关于植皮术的叙述错误的是
   A. 供皮区备皮，小儿不必剃毛
   B. 植皮区肉芽创面术前应勤换药
   C. 创面涂片应无溶血性链球菌存在
   D. 供皮区消毒不可用碘酊
   E. 取下的皮片放在 37℃盐水中保存
4. 游离植皮中用针挑起皮肤削取，皮片面积小，易存活，用于肉芽创面移植容易成功的是
   A. 全厚皮片
   B. 点状植皮
   C. 表层皮片
   D. 中厚皮片
   E. 特厚皮片
5. 植皮术后护理不正确的是
   A. 植皮肢体制动
   B. 皮下有脓液时，不可引流
   C. 抬高患肢
   D. 不可抓摸创面
   E. 保持敷料清洁和干燥

二、B 型题

（1~2 题共用备选答案）

A. 刃厚皮片
B. 中厚皮片
C. 全层皮片
D. 点状植皮
E. 带真皮下血管网植皮

1. 成活率高、愈后不耐磨的是
2. 用途广、存活率高、愈后功能好的游离植皮是

参考答案及解析

【参考答案】

一、A1 型题

1. C　2. E　3. E　4. B　5. B

二、B 型题

1. A　2. B

【解析】

扫码查看
相关内容

第四十一章　肿瘤患者的护理

第一节　概　　述

一、A1 型题

1. 原位癌变的范围是
   A. 到达肌层
   B. 到达浆膜层
   C. 突破基膜
   D. 突破浆膜
   E. 局限于上皮层内
2. 良性肿瘤与恶性肿瘤的根本区别是
   A. 肿块硬度
   B. 细胞分化程度
   C. 生长速度
   D. 表面光滑程度
   E. 疼痛程度
3. 良、恶性肿瘤最有鉴别价值的是
   A. 生长速度
   B. X 线检查
   C. 实验室检查
   D. 病理学检查
   E. 生长方式
4. 下列关于肿瘤化学治疗（简称化疗）的叙述，错误的是
   A. 可大剂量冲击疗法
   B. 可小剂量维持疗法
   C. 可中剂量间断疗法
   D. 多疗程治疗
   E. 避免联合用药
5. 下列选项中，肿瘤三级预防的目的是
   A. 降低病死率
   B. 病因预防
   C. 减少致癌因素
   D. 提高患者生存质量
   E. 降低发病率
6. 国际 TNM 分期法中的 M 是指
   A. 肿瘤部位
   B. 原发肿瘤
   C. 远处转移
   D. 区域淋巴结
   E. 肿瘤的恶性程度
7. 关于癌肿的局部特征，错误的是
   A. 表面高低不平
   B. 固定、不活动
   C. 界限不清
   D. 质地坚硬
   E. 早期就有疼痛
8. 属于烷化类的抗肿瘤药物是
   A. 5-氟尿嘧啶
   B. 甲氨蝶呤
   C. 环磷酰胺
   D. 长春新碱
   E. 丝裂霉素
9. 实体肿瘤首选的治疗方法是
   A. 手术治疗
   B. 放射治疗
   C. 内分泌治疗
   D. 化疗
   E. 免疫治疗
10. 肿瘤诊断有很多方法，定性诊断的检查是
    A. X 线检查
    B. 超声检查
    C. 核素检查
    D. 血管造影检查
    E. 病理学检查
11. 关于肿瘤一级预防的描述，错误的是
    A. 纠正不良饮食习惯
    B. 加强放射防护
    C. 目的是降低癌症死亡率
    D. 治疗慢性炎症
    E. 慎用药物，特别是激素类药物
12. 可对肿瘤进行定性诊断的检查方法是
    A. 癌胚抗原测定
    B. CT 检查
    C. 磁共振成像（MRI）检查
    D. 病理学检查
    E. 纤维内镜检查
13. 关于恶性肿瘤的叙述，正确的是
    A. 常呈浸润性生长

B. 分化良好
C. 容易被手术切除
D. 一般有包膜
E. 生长缓慢

二、A3/A4 型题

(1~3 题共用题干)

患者，女性，59 岁。已确诊为肺癌早期，无远处转移。患者已知道自己的病情，四处求医，寻求偏方。

1. 该患者肿瘤定性诊断的检查是
A. 影像学检查
B. 实验室检查
C. 内镜检查
D. 病理学检查
E. B 超检查
2. 该患者首选的治疗方法应是
A. 手术治疗
B. 放射治疗
C. 化学治疗
D. 中医药治疗
E. 生物治疗
3. 患者的心理反应属于
A. 接受期
B. 愤怒期
C. 磋商期
D. 抑郁期
E. 震惊否认期

三、B 型题

(1~2 题共用备选答案)
A. 塞替派
B. 环磷酰胺
C. 丝裂霉素
D. 长春新碱
E. 5-氟尿嘧啶
1. 属于抗代谢类抗恶性肿瘤药物的是
2. 属于抗生素类抗恶性肿瘤药物的是

参考答案及解析

【参考答案】

一、A1 型题

1. E　2. B　3. D　4. E　5. D　6. C　7. E　8. C　9. A　10. E　11. C　12. D　13. A

二、A3/A4 型题

1. D　2. A　3. C

三、B 型题

1. E　2. C

【解析】

扫码查看
相关内容

第二节　常见体表肿瘤

一、A1 型题

不符合黑痣恶变的表现是
A. 迅速长大
B. 色素减退
C. 出现疼痛
D. 溃烂出血
E. 周围出现色素环

二、B 型题

(1~4 题共用备选答案)
A. 脂肪瘤
B. 交界性肿瘤
C. 纤维瘤
D. 黑色素瘤
E. 癌
1. 肿瘤的生物学行为介于良性和恶性之间称其为
2. 可发生于全身多处，最常见的良性肿瘤是
3. 位于皮肤及皮下的纤维结缔组织肿瘤为
4. 可由黑痣恶变而来，也可自行发生的肿瘤是

参考答案及解析

【参考答案】

一、A1 型题

B

二、B 型题

1. B 2. A 3. C 4. D

【解析】

扫码查看
相关内容

第三节 护 理

一、A1 型题

1. 护理肿瘤放射治疗（简称放疗）患者，应每周检查 1 次白细胞和血小板计数，当白细胞计数降至多少应暂停治疗
   A. $0.5\times10^{9}/L$
   B. $0.8\times10^{9}/L$
   C. $1\times10^{9}/L$
   D. $2\times10^{9}/L$
   E. $3\times10^{9}/L$
2. 恶性肿瘤患者放疗期间血小板计数降至 $80\times10^{9}/L$，应首先
   A. 暂停放疗
   B. 加强营养
   C. 少量输血
   D. 减少放射量
   E. 服用生血药物
3. 肿瘤患者化疗过程中，下列选项中需要暂停用药的表现是
   A. 腹泻
   B. 呕吐频繁
   C. 严重秃发
   D. 白细胞计数 $1.0\times10^{9}/L$
   E. 血小板计数 $10\times10^{9}/L$
4. 肿瘤放疗患者口腔出现假膜时，宜应用的漱口液为
   A. 1%甘草水
   B. 呋喃西林液
   C. 生理盐水
   D. 金银花水
   E. 1.5%过氧化氢溶液
5. 肿瘤患者心理变化过程的第 1 期表现是
   A. 抑郁
   B. 愤怒
   C. 接受
   D. 否认
   E. 协商

二、A2 型题

1. 某护士为一淋巴瘤患者静脉注射氮芥，患者感局部明显疼痛、肿胀，回抽无回血，立即拔出针头，但局部仍痛。处理正确的是
   A. 给镇痛药
   B. 用热水袋热敷
   C. 以 50%硫酸镁湿热敷
   D. 外敷镇痛膏
   E. 局部冷敷，以稀硫代硫酸钠局部封闭
2. 患者李某，静脉注射化疗药物时，感到局部疼痛，护士立即拔出针头，仍感疼痛，下列选项对其处理措施正确的是
   A. 热水袋热敷
   B. 给予镇痛药
   C. 10%硫代硫酸钠局部封闭
   D. 外敷镇痛膏
   E. 局部 50%硫酸镁湿敷
3. 患者，男性，46 岁。肺癌术后化疗，当血白细胞计数降至 $1.0\times10^{9}/L$。首先要
   A. 用生血药
   B. 停用抗癌药
   C. 少量输血
   D. 加强营养
   E. 减少抗癌药量
4. 某女士，恶性肿瘤住院化疗，以下护理管理不妥的是
   A. 病室应安静、舒适
   B. 室温应保持在 18℃左右

C. 定期消毒病室
D. 严格控制探视
E. 适当户外活动

三、B 型题

（1～2 题共用备选答案）
A. 局部红斑有脱屑
B. 局部灰暗有坏死
C. 局部充血有水疱
D. 局部水肿有溃疡
E. 局部坏死有糜烂
1. 放疗中，属于皮肤一度反应的是
2. 放疗中，属于皮肤二度反应的是

参考答案及解析

【参考答案】

一、A1 型题

1. E　2～3. A、D　4. E　5. D

二、A2 型题

1. E　2. E　3. B　4. B

三、B 型题

1～2. A、C

【解析】

扫码查看
相关内容

第四十二章　颅内压增高患者的护理

第一节　颅内压增高

一、A1 型题

1. 成人颅内压增高是指颅内压持续高于
   A. 50mmH_2O
   B. 70mmH_2O
   C. 100mmH_2O
   D. 150mmH_2O
   E. 200mmH_2O
2. 不属于颅内压增高的早期临床表现是
   A. 头痛
   B. 呕吐
   C. 脉搏增快
   D. 意识障碍
   E. 血压升高
3. 颅内压增高的病因不包括
   A. 高碳酸血症
   B. 颅内血肿
   C. 颅中窝骨折
   D. 凹陷性骨折
   E. 颅内肿瘤
4. 颅内压增高的重要客观体征是
   A. 头痛
   B. 呕吐
   C. 视神经乳头水肿
   D. 口渴
   E. 尿频
5. 颅内压增高患者床头抬高 15°~30°的主要目的是
   A. 有利于改善心脏功能
   B. 有利于改善呼吸功能
   C. 有利于颅内静脉回流
   D. 有利于鼻饲
   E. 防止呕吐物误入呼吸道
6. 下列疾病不会发生颅内压增高的是
   A. 脑水肿
   B. 颅内肿瘤
   C. 脑震荡
   D. 硬脑膜下血肿
   E. 脑内血肿
7. 对颅内高压患者的处理，下列选项中错误的是
   A. 密切观察病情变化
   B. 便秘时高压灌肠
   C. 应用脱水剂
   D. 限制液体摄入量
   E. 呼吸不畅可行气管切开
8. 颅内压增高患者的护理措施，正确的是
   A. 平卧位
   B. 不需要控制输液速度
   C. 成人每日输液量控制在 1500ml 以内
   D. 成人保持每日尿量不少于 600ml
   E. 成人每日输入的等渗盐水不超过 1000ml
9. 颅内压增高的患者常采用的体位是抬高床头
   A. 15°~25°
   B. 15°~30°
   C. 20°~30°
   D. 20°~40°
   E. 30°~50°
10. 冬眠低温疗法降温速度以每小时下降（　　）为宜
    A. 0.3℃
    B. 0.7℃
    C. 1.0℃
    D. 1.5℃
    E. 2.0℃
11. 冬眠低温疗法的治疗时间一般为
    A. 2~3 日
    B. 3~5 日
    C. 5~6 日
    D. 7 日以上
    E. 4~6 日
12. 降低颅内压的主要治疗手段是
    A. 过度换气
    B. 脱水疗法
    C. 激素疗法
    D. 冬眠低温疗法
    E. 抗感染
13. 颅内高压三主征是
    A. 头痛、呕吐、视神经乳头水肿
    B. 呕吐、视神经乳头水肿、抽搐

C. 视神经乳头水肿、抽搐、昏迷
D. 抽搐、昏迷、头痛
E. 昏迷、头痛、呕吐

14. 目前治疗颅内高压应用最广泛且效果较好的脱水药物是
A. 50%葡萄糖溶液
B. 20%甘露醇
C. 15%山梨醇溶液
D. 20%人血白蛋白
E. 10%葡萄糖溶液

15. 颅内压增高明显的患者应避免进行的检查是
A. 数字减影血管造影（DSA）
B. 头颅 X 线
C. 计算机断层扫描（CT）
D. 磁共振成像（MRI）
E. 腰椎穿刺

二、A2 型题

某患者因车祸伤及头部，伤后呈昏迷状态，喷射性呕吐数次。查体：视神经乳头水肿，血压 156/76mmHg，心率 52 次/分。该患者治疗呼吸道梗阻最有效的措施是
A. 经鼻腔、口腔吸痰
B. 气管插管
C. 气管切开
D. 翻身拍背
E. 氧气吸入

三、A3/A4 型题

（1～2 题共用题干）

患者，女性，32 岁。2 小时前不慎摔伤头部入院，患者意识不清、烦躁、阵发性抽搐、呕吐，头颅 CT 示广泛性脑挫裂伤，体温 39.8℃，医生欲行冬眠降温疗法。

1. 下列护理措施中错误的是
A. 维持电解质及酸碱平衡
B. 物理降温后用冬眠药物
C. 用药前量体温、脉搏、呼吸、血压
D. 维持直肠内温度在 32～34℃
E. 患者在注射冬眠药物后半小时内不宜翻身或搬运

2. 下列选项中，在给患者降温过程中最需要注意的是
A. 防止出现寒战
B. 防治肺部感染
C. 降温不宜太快
D. 密切观察
E. 不宜翻身

四、B 型题

（1～2 题共用备选答案）
A. 100～200mmH$_2$O
B. 70～150mmH$_2$O
C. 70～200mmH$_2$O
D. 50～100mmH$_2$O
E. 50～100mmH$_2$O

1. 成人颅内压正常值为
2. 儿童颅内压正常值为

参考答案及解析

【参考答案】

一、A1 型题

1. E　2. C　3. C　4. C　5. C　6. C　7. B　8. D　9. B　10. C　11. B　12. B　13. A　14. B　15. E

二、A2 型题

C

三、A3/A4 型题

1. B　2. A

四、B 型题

1. C　2. E

【解析】

扫码查看
相关内容

第二节　脑　　疝

一、A1 型题

1. 当患者出现脑疝时，不宜做的检查是
   A. CT 检查
   B. 腰椎穿刺
   C. MRI 检查
   D. 脑血管造影
   E. 颅脑多普勒检查
2. 小脑幕裂孔疝与枕骨大孔疝的临床表现不同的是
   A. 头痛剧烈
   B. 呕吐频繁
   C. 意识障碍出现较早
   D. 血压升高，脉缓有力
   E. 呼吸骤停出现的时间不同
3. 颅内压增高患者死亡的主要原因是
   A. 窒息
   B. 猝倒
   C. 脑疝
   D. 呼吸衰竭
   E. 循环衰竭
4. 枕骨大孔疝症状不包括
   A. 无意识障碍
   B. 剧烈头痛
   C. 反复呕吐
   D. 颈项强直
   E. 强迫体位
5. 小脑幕裂孔疝时的瞳孔变化是
   A. 逐步缩小
   B. 逐渐散大
   C. 先缩小后散大
   D. 先散大后缩小
   E. 无明显变化

二、A2 型题

患儿，1 岁。外伤致颅内出血。前囟隆起、喷射性呕吐、浅昏迷。提示该患儿可能发生脑疝的表现是
   A. 血压下降
   B. 肌张力降低
   C. 由浅昏迷转为烦躁
   D. 双侧瞳孔不等大
   E. 呼吸加快

三、A3/A4 型题

（1~3 题共用题干）

患者，男性，22 岁。头部外伤后头痛、恶心、呕吐入院，CT 检查示颅骨线形骨折。3 日后患者头痛加重，喷射性呕吐 2 次，昏迷。查体：右侧瞳孔散大，对光反射消失，左侧肢体肌张力增高。

1. 此时患者最可能发生了
   A. 脑震荡
   B. 脑挫裂伤
   C. 颅内血肿
   D. 枕骨大孔疝
   E. 小脑幕裂孔疝
2. 此时患者的颅内压至少高于
   A. 50mmH_2O
   B. 80mmH_2O
   C. 120mmH_2O
   D. 150mmH_2O
   E. 200mmH_2O
3. 目前对该患者的护理错误的是
   A. 吸氧
   B. 静脉快速补液
   C. 应用利尿药和激素
   D. 做好急诊手术准备
   E. 静脉快速输入脱水剂

参考答案及解析

【参考答案】

一、A1 型题

1. B　2. C　3. C　4. A　5. C

二、A2 型题

D

三、A3/A4 型题

1. E　2. E　3. B

【解析】

扫码查看
相关内容

第四十三章　颅脑损伤患者的护理

第一节　颅骨骨折

一、A1 型题

1. 出现“熊猫眼征”的颅骨骨折是
   A. 颅盖骨折
   B. 颅前窝骨折
   C. 颅中窝骨折
   D. 颅后窝骨折
   E. 颅盖合并颅中窝骨折
2. 脑脊液漏患者禁忌耳鼻冲洗的目的是避免
   A. 脑疝
   B. 头痛
   C. 颅内压下降
   D. 颅内继发感染
   E. 昏迷
3. 颅底骨折的表现不包括
   A. 骨折畸形
   B. 脑脊液鼻漏
   C. 外耳道脑脊液漏
   D. 耳后乳突区皮下淤血
   E. 耳后及枕下部皮下淤血
4. 颅底骨折的治疗重点是
   A. 防治脑水肿
   B. 防治颅内感染
   C. 整复陷入骨片
   D. 处理脑脊液漏
   E. 处理脑神经损伤
5. 对颅骨凹陷性骨折诊断最有意义的是
   A. 扪得局限性下陷区
   B. 头部 X 线平片
   C. 脑受压引起神经系统定位体征
   D. 头部外伤史
   E. 头部 X 线切线位片
6. 脑脊液耳漏，严禁冲洗、堵塞、腰椎穿刺主要是为了防止
   A. 形成脑疝
   B. 头痛
   C. 颅内压下降
   D. 颅内感染
   E. 颅内压升高
7. 颅底骨折易导致颅内感染的原因是
   A. 抵抗力下降
   B. 脑脊液逆流
   C. 内开放骨折
   D. 合并软组织出血
   E. 颅底骨面凹凸不平
8. 颅骨骨折患者，预防逆行性颅内感染措施错误的是
   A. 为估计漏出脑脊液量，在外耳道口或鼻前庭疏松放置干棉球
   B. 预防气颅要避免用力咳嗽、打喷嚏、排便
   C. 可通过腰椎穿刺测颅内压
   D. 消毒鼻前庭或外耳道，每日 2 次
   E. 鼻腔，耳道禁忌冲洗和滴药
9. 脑脊液漏患者的护理不正确的是
   A. 冲洗鼻腔耳道的堵塞
   B. 避免用力咳嗽、打喷嚏、擤鼻涕
   C. 避免用力排便
   D. 避免经鼻腔置胃管、吸痰
   E. 避免鼻导管给氧

二、A2 型题

1. 患者，女性，26 岁。头部撞伤疼痛 15 小时。神志清，眼睑青紫，眼结膜下出血，嗅觉丧失，有淡红色液体从鼻腔流出。最可能的诊断是
   A. 眼外伤
   B. 颅前窝骨折
   C. 颅中窝骨折
   D. 颅后窝骨折
   E. 面部软组织损伤
2. 患者，男性，41 岁。由高空摔下致颅底骨折，合并脑脊液耳漏。其脑脊液漏出是通过
   A. 额窦
   B. 蝶窦
   C. 筛窦
   D. 乳突气房
   E. 硬脑膜破裂口

三、B 型题

（1~2 题共用备选答案）
A. X 线摄片
B. CT 检查
C. 临床检查
D. 磁共振成像（MRI）检查
E. B 超检查
1. 颅盖线形骨折的诊断主要依靠
2. 颅底线形骨折的诊断主要依靠

参考答案及解析

【参考答案】

一、A1 型题

1. B 2. D 3. A 4. B 5. E 6. D 7. B 8. C 9. A

二、A2 型题

1. B 2. E

三、B 型题

1. A 2. B

【解析】

扫码查看
相关内容

第二节 脑 损 伤

一、A1 型题

1. 治疗脑挫裂伤的关键是
A. 应用营养神经药物
B. 手术
C. 防治脑水肿
D. 应用抗生素
E. 增加营养
2. 最常见的颅内血肿是
A. 头皮下血肿
B. 硬脑膜下血肿
C. 脑内血肿
D. 硬脑膜外血肿
E. 硬脑膜内血肿
3. 应立即进行手术治疗的脑外伤是
A. 脑挫裂伤
B. 蛛网膜下腔出血
C. 脑震荡
D. 硬脑膜外血肿
E. 颅底骨折伴脑脊液耳漏
4. 脑损伤患者预防癫痫发作的药物是
A. 苯妥英钠
B. 地西泮
C. 苯巴比妥钠
D. 阿托品
E. 东莨菪碱
5. 不符合脑震荡表现的是
A. 逆行性遗忘
B. 有中间清醒期
C. 意识障碍不超过 30 分钟
D. 头痛、头晕
E. 脑脊液检查无异常

二、A2 型题

1. 患者，女性，36 岁。重型颅脑损伤行血肿清除术后 20 小时，患者清醒后，继而出现呕吐，意识障碍，格拉斯哥昏迷评分（GCS）11 分。急诊 CT 检查，见右颞顶不规则阴影。患者可能出现了
A. 颅内感染
B. 颅内急性脓肿
C. 颅内血肿
D. 皮下血肿
E. 帽状腱膜血肿
2. 患者，男性，35 岁。走路不慎滑倒，头部触地，当即昏迷约 30 分钟，醒后头痛、恶心，50 分钟后，再次昏迷。该患者最可能是
A. 脑震荡
B. 脑挫伤
C. 脑裂伤
D. 脑内血肿
E. 硬脑膜外血肿
3. 患儿，男，13 岁。上学途中被车撞倒，昏迷 20 分钟，醒后头痛，四肢活动自如，次日感头痛加剧，呕吐数次，嗜睡而来就诊。目前首要的处理措施是
A. 镇痛、镇吐

B. 抗感染、休息
C. 限盐、限水，进一步观察
D. 脱水、利尿，进一步检查
E. 急诊开颅探查

4. 患者，男性，26 岁。因车祸伤及头部 1 小时入院，头部受伤后立即出现意识丧失，25 分钟后清醒。清醒后对伤前事情不能记忆，自述仍有头痛，未查出神经系统阳性体征。应诊断为
A. 脑缺氧
B. 脑缺血
C. 脑水肿
D. 脑震荡
E. 脑痴呆

5. 患者，女性，20 岁。头部外伤后 2 日。患者受伤时立即昏迷，20 分钟后清醒，头痛，呕吐 2 次。半小时前又出现昏迷，检查右侧瞳孔散大，对光反消失，左侧肢体瘫痪。目前最根本的处理是
A. 冬眠低温治疗
B. 应用脱水剂
C. 紧急手术治疗
D. 应用利尿药
E. 应用糖皮质激素

三、A3/A4 型题

（1~4 题共用题干）

患者，女性，45 岁。被人用铁器击伤头部，立即出现昏迷，送医院途中清醒，与家人交谈，但头痛、呕吐明显，后再度出现昏迷。入院查体：呈昏迷状态，右侧肢体无自主运动。CT 示颅骨内板与脑表面之间有弓形密度增高影。

1. 该患者最可能的诊断是
A. 原发性脑干损伤
B. 脑挫裂伤
C. 急性硬脑膜下血肿
D. 急性硬脑膜外血肿
E. 急性脑内血肿

2. 患者颅内血肿的出血部位在
A. 硬脑膜下腔
B. 颅骨与硬脑膜之间
C. 脑实质内
D. 蛛网膜下腔
E. 脑间隙

3. 该患者最有效的处理措施是
A. 手术清除血肿
B. 头部冷敷
C. 降低颅内压
D. 冬眠降温
E. 密切观察

4. 若患者术后需要放置引流管，引流袋应低于创腔
A. 21cm
B. 23cm
C. 30cm
D. 36cm
E. 40cm

四、B 型题

（1~3 题共用备选答案）
A. 脑震荡
B. 脑挫伤
C. 脑裂伤
D. 脑膜外血肿
E. 脑膜下血肿

1. 头部受到撞击后，发生一过性神经功能障碍，无肉眼可见的神经病理变化，显微镜下，神经组织结构紊乱。判断为
2. 暴力作用头部后，脑组织受到破坏较轻，软脑膜尚完整。判断为
3. 脑实质血管破裂，会导致

参考答案及解析

【参考答案】

一、A1 型题
1. C 2. B 3. D 4. A 5. B

二、A2 型题
1. C 2. E 3. D 4. D 5. C

三、A3/A4 型题
1. D 2. B 3. A 4. C

四、B 型题
1. A 2. B 3. E

【解析】

扫码查看
相关内容

第三节 护 理

一、A1 型题

下列关于颅脑损伤的护理措施，错误的是
A. 首先抢救窒息、大出血等危急伤情
B. 对躁动患者不可强加约束
C. 及时处理高热
D. 疼痛明显时可用吗啡镇痛
E. 伤后 3 日仍不能进食者给予鼻饲

二、A2 型题

1. 患者，男性，32 岁。建筑工地意外事故致头部外伤、昏迷，入院住重症监护室（ICU）。在以下观察中非必须的是
A. 瞳孔
B. 呕吐
C. 尿量
D. 肢体活动
E. 昏迷指数
2. 患者，男性，58 岁。颅脑损伤后出现昏迷，查体时唤之睁眼，回答问题错误，躲避刺痛。其意识障碍的程度按格拉斯哥昏迷评分应为
A. 16 分
B. 13 分
C. 11 分
D. 8 分
E. 5 分
3. 患者，男性，44 岁。因头部外伤紧急送医，CT 检查诊断为左侧硬脑膜外血肿，收入院，准备行急诊手术。术前准备时，错误的措施是
A. 禁食、禁饮
B. 备皮
C. 检查血、尿常规，出、凝血时间
D. 根据需要备血
E. 术前灌肠或腹泻剂

三、A3/A4 型题

（1~2 题共用题干）

患者，男性，42 岁。6 小时前头部外伤后当即意识丧失，20 分钟后清醒，诉头痛，呕吐 3 次。1 小时前患者再次出现昏迷，格拉斯哥昏迷评分为 7 分，右侧瞳孔散大，对光反射消失，左侧肢体肌张力增高，膝腱、跟腱反射亢进。
1. 患者再次昏迷的主要原因是
A. 脑缺血
B. 脑水肿
C. 脑震荡
D. 脑挫裂伤
E. 颅内血肿
2. 格拉斯哥昏迷评分项目包括
A. 瞳孔变化、言语反应、运动反应
B. 库欣反应、言语反应、睁眼反应
C. 睁眼反应、言语反应、运动反应
D. 库欣反应、睁眼反应、运动反应
E. 瞳孔变化、睁眼反应、库欣反应

参考答案及解析

【参考答案】

一、A1 型题

D

二、A2 型题

1. C 2. C 3. E

三、A3/A4 型题

1. E 2. C

【解析】

扫码查看
相关内容

第四十四章　颈部疾病患者的护理

第一节　解剖生理概要

A1 型题

甲状腺素的主要作用包括
A. 增加全身组织细胞的氧耗量和热量产生
B. 促进蛋白质、脂肪、碳水化合物的分解
C. 促进生长发育和组织分化
D. 影响体内水的代谢
E. 以上全是

参考答案及解析

【参考答案】

A1 型题

E

【解析】

扫码查看
相关内容

第二节　甲状腺功能亢进症

一、A1 型题

1. 原发性甲状腺功能亢进症（简称甲亢）的主要原因是
A. 手术创伤
B. 过度劳累
C. 病毒感染
D. 自身免疫
E. 精神创伤

2. 甲状腺大部分切除术后，发生甲状旁腺功能减退抽搐是因为损伤了
A. 甲状旁腺
B. 单侧喉返神经
C. 喉上神经外侧支
D. 双侧喉返神经
E. 喉上神经内侧支

3. 甲亢术前药物准备的目的是
A. 减轻甲亢症状
B. 减少术中出血
C. 预防术后复发
D. 预防甲状腺危象
E. 减少术后并发症

4. 下列选项中，临床上最常见的甲状腺功能亢进症是
A. 原发性甲亢
B. 桥本病
C. 异源性促甲状腺素（TSH）综合征
D. 垂体性甲亢
E. 多结节性甲状腺肿伴甲状腺功能亢进

5. 下列选项不属于甲状腺危象发生原因的是
A. 应激
B. 严重突眼
C. ^{131}I 治疗反应
D. 甲亢症状未能很好控制
E. 术前准备不充分

6. 甲状腺功能亢进症患者具有特征性的神经系统症状是
A. 烦躁多虑
B. 兴奋性增高
C. 神经过敏
D. 注意力分散
E. 双手平伸时手指细颤

7. 甲亢达到手术指标，脉率需要在
A. 90 次/分以下

B. 100次/分以下
C. 120次/分以下
D. 140次/分以下
E. 150次/分以下
8. 甲亢术后最危急的并发症是
A. 术后呼吸困难和窒息
B. 甲状旁腺损伤
C. 喉返神经损伤
D. 喉上神经损伤
E. 甲状腺危象
9. 甲状腺功能亢进症患者，术后出现声音嘶哑是由于
A. 喉水肿
B. 甲状腺切除过多
C. 喉返神经损伤
D. 喉上神经损伤
E. 喉痉挛

二、A2 型题

1. 患者，男性，55岁。因原发性甲状腺功能亢进症住院，今日在全身麻醉下行甲状腺双叶次全切除术，术后24小时，患者出现烦躁不安，体温39℃，脉搏142次/分。此时患者最可能出现的并发症是
A. 切口出血
B. 喉水肿
C. 甲状腺危象
D. 甲状旁腺损伤
E. 切口感染
2. 患者甲状腺大部切除手术后第3日，出现手足疼痛，指尖针刺感并有轻微抽搐。护士应准备好
A. 氯化钾
B. 苯巴比妥
C. 碘剂
D. 碳酸氢钠
E. 葡萄糖酸钙
3. 患者，女性，24岁。在甲状腺次全切除术后4小时，突感呼吸困难，颈部肿胀，口唇发绀。紧急处理第一步应
A. 气管切开
B. 吸氧
C. 注射呼吸兴奋药
D. 请麻醉医师插管
E. 立即拆开颈部缝线，去除血块
4. 患者，女性，29岁。因甲亢行甲状腺大部切除术，术后返回病房后，护士就要求其回答问题。目的是为了评估患者有无
A. 意识障碍
B. 神经损伤
C. 麻醉清醒
D. 记忆受损
E. 痰液阻塞

三、A3/A4 型题

（1~2题共用题干）

患者，女性，43岁。因甲亢行甲状腺大部分切除术，手术后30小时患者出现进行性呼吸困难，口唇发绀，伤口纱布上有少量鲜血渗透。

1. 护士最先考虑的原因是
A. 喉水肿
B. 气管塌陷
C. 痰液堵塞气道
D. 切口内出血压迫气管
E. 双侧喉返神经损伤
2. 对该患者的处理，最紧急的措施是
A. 环甲膜穿刺
B. 气管插管
C. 观察病情
D. 托起患者下颌
E. 敞开伤口，迅速除去血肿

（3~5题共用题干）

患者，女性，42岁。因甲状腺癌行甲状腺癌根治术，术后第2日出现面部及手足的疼痛性痉挛，发作频繁，并引起呼吸困难。

3. 该患者最可能的并发症是
A. 气管软化
B. 双侧喉返神经损伤
C. 局部血肿压迫
D. 甲状旁腺损伤
E. 双侧喉上神经损伤
4. 其处理措施不妥当的是
A. 补充钙剂
B. 口服双氢速固醇油剂
C. 多食肉、奶、蛋等食物
D. 监测血钙浓度的变化
E. 立即静脉注射10%葡萄糖酸钙或氯化钙
5. 如果患者出院后仍有抽搐发作，应加服
A. 口服双氢速固醇油剂
B. 氯化钙
C. 10%葡萄糖酸钙
D. 维生素 D_3
E. 维生素 E

四、B 型题

（1~3 题共用备选答案）

A. 原发性甲亢
B. 继发性甲亢
C. 高功能腺瘤
D. 单纯性甲状腺肿
E. 甲状腺癌

1. 甲状腺腺体内有单个的自主性高功能结节，患者无眼球突出属于
2. 甲状腺腺体呈弥散性肿大，双侧对称，伴有眼球突出属于
3. 甲状腺腺体呈结节状，双侧不对称，不伴有眼球突出属于

（4~5 题共用备选答案）

A. 甲状腺危象
B. 喉返神经损伤
C. 喉上神经内支损伤
D. 喉上神经外支损伤
E. 甲状旁腺损伤

4. 甲状腺功能亢进患者术后出现声音嘶哑、失音的原因是
5. 甲状腺功能亢进患者术后出现音调降低的原因是

参考答案及解析

【参考答案】

一、A1 型题

1. D 2. A 3. A 4. A 5. B 6. E 7. A 8. A 9. C

二、A2 型题

1. C 2. E 3. E 4. B

三、A3/A4 型题

1. D 2. E 3. D 4. C 5. D

四、B 型题

1. C 2. A 3. B 4~5. B、D

【解析】

扫码查看
相关内容

第三节 单纯性甲状腺肿

一、A1 型题

单纯性甲状腺肿的主要病因是

A. 甲状腺素分泌障碍
B. 环境缺碘
C. 脑垂体功能障碍
D. 甲状腺素合成障碍
E. 机体生长速度过快

二、A2 型题

1. 患者，女性，60 岁。甲状腺肿大 20 年，下列与压迫邻近组织无关的症状是

A. 呼吸困难
B. 吞咽困难
C. 头面部淤血
D. 咳粉红色泡沫痰
E. 声音嘶哑

2. 患者，女性，23 岁。生长在高原缺碘区，1 年前发现颈前部结节状肿物，现肿物变化不大，无任何不适。最可能的诊断是

A. 甲状腺腺瘤
B. 甲状腺癌
C. 单纯性甲状腺肿
D. 甲状腺功能亢进症
E. 桥本甲状腺炎

参考答案及解析

【参考答案】

一、A1 型题

B

二、A2 型题

1. D 2. C

【解析】

扫码查看
相关内容

第四节 甲状腺肿瘤

A1 型题

1. 甲状腺肿瘤颈淋巴结清扫术者术后功能锻炼应至少持续至
   A. 出院后 1 个月
   B. 出院后 2 个月
   C. 出院后 3 个月
   D. 出院后 4 个月
   E. 出院后半年
2. 甲状腺癌的类型中，是成人甲状腺癌最主要的类型和儿童甲状腺癌的全部的是
   A. 乳头状癌
   B. 滤泡状腺癌
   C. 未分化癌
   D. 髓样癌
   E. 实体瘤
3. 关于甲状腺乳头状癌的叙述，正确的是
   A. 生长较缓慢，较早出现颈部淋巴结转移
   B. 结节多为单发，表面光滑，边界清楚，生长慢
   C. 发展迅速，早期即可发生颈部淋巴结转移
   D. 发展迅速，经血液循环转移至肺、肝、骨及中枢神经系统
   E. 恶性程度中等，来源于滤泡旁降钙素分泌细胞
4. 下列甲状腺肿瘤恶性程度最高，预后最差的是
   A. 甲状腺腺瘤
   B. 乳头状腺癌
   C. 滤泡状腺癌
   D. 未分化癌
   E. 髓样癌

参考答案及解析

【参考答案】

A1 型题

1. C 2. A 3. A 4. D

【解析】

扫码查看
相关内容

第五节 常见颈部肿块

一、A1 型题

与甲状腺发育有关的先天性畸形，多见于 15 岁以下儿童的颈部肿块是
A. 甲状腺舌管囊肿
B. 颈淋巴结结核
C. 慢性淋巴结炎
D. 恶性淋巴瘤

E. 转移性肿瘤

二、B 型题

（1～3 题共用备选答案）

A. 可形成寒性脓肿

B. 可随伸舌上下移动

C. 是原发性淋巴结的恶性肿瘤

D. 可分泌 5-羟色胺和降钙素

E. 常继发于面部的炎症病变

1. 甲状腺舌管囊肿
2. 颈淋巴结结核
3. 慢性淋巴结炎

参考答案及解析

【参考答案】

一、A1 型题

A

二、B 型题

1. B　2. A　3. E

【解析】

扫码查看

相关内容

第四十五章　乳房疾病患者的护理

第一节　解剖生理概要

A1 型题

乳房淋巴液输出的最主要途径是
A. 经肋间淋巴管→胸骨旁淋巴结
B. 经胸大肌外侧缘淋巴管→腋窝淋巴结
C. 经胸大、小肌间淋巴结→锁骨下淋巴结
D. 经皮下交通淋巴管→对侧
E. 经深部淋巴网→肝脏

参考答案及解析

【参考答案】

A1 型题

B

【解析】

扫码查看
相关内容

第二节　急性乳腺炎

一、A1 型题

1. 急性乳腺炎脓肿形成后最主要的治疗措施是
A. 局部湿热敷
B. 病灶周围封闭
C. 及早切开引流
D. 全身应用抗生素
E. 吸尽乳汁，托起患乳

2. 下列选项中，最常见的急性乳腺炎的致病菌是
A. 金黄色葡萄球菌
B. 肺炎链球菌
C. 溶血性链球菌
D. 铜绿假单胞菌
E. 大肠埃希菌

3. 下列关于急性乳腺炎的治疗，错误的是
A. 停止哺乳
B. 排空乳汁
C. 局部冷敷
D. 应用抗生素
E. 物理治疗

4. 乳房脓肿切开引流的切口选择应该是
A. “十十” 切口
B. “十” 字切口
C. 弧形设口
D. 放射状口
E. 低位横切口

5. 急性化脓性乳腺炎好发于
A. 产后 3~4 周
B. 产后 5~6 周
C. 产后 4~5 周
D. 产后 6~7 周
E. 产后 1~2 周

6. 下列关于预防急性乳腺炎的措施中，不正确的是
A. 避免乳汁淤积
B. 防止乳头破损
C. 保持乳头清洁
D. 矫正乳头内陷
E. 常用抗生素

二、A2 型题

1. 患者，女性，26 岁。产后 4 周，母乳喂养，1 日前出现右乳胀痛，伴畏寒、发热，白细胞计数为 13×10^9/L，其感染的致病菌最可能是
A. 无芽孢厌氧菌

B. 大肠埃希菌
C. 白念珠菌
D. 金黄色葡萄球菌
E. 溶血性链球菌

2. 患者，女性，28 岁。足月顺产一男婴，产后半个月，产妇寒战，高热，右乳红肿热痛，局部压痛，诊为乳腺炎，下列护理措施不必要的是
A. 托起患乳
B. 吸乳器吸尽患乳乳汁
C. 局部热敷
D. 给高热量、高蛋白、易消化饮食
E. 绝对卧床

3. 患者，女性，28 岁。产后 1 个月，乳房胀痛，局部红肿、疼痛，以急性乳腺炎收入院，急性乳腺炎的临床表现不包括
A. 患侧乳房胀痛
B. 寒战、高热
C. 乳腺有弥漫性增厚
D. 脓肿可自行向外溃破
E. 局部红、肿、热，患侧腋窝淋巴结肿大

三、B 型题

（1~3 题共用备选答案）
A. 乳房钼靶 X 线
B. 乳腺导管造影
C. B 超
D. 活体组织病理学检查
E. 红外线检查

1. 年轻女性乳腺检查首选
2. 单孔乳腺导管溢液检查首选
3. 老年女性乳腺肿块检查首选

参考答案及解析

【参考答案】

一、A1 型题

1. C　2. A　3. C　4. D　5. A　6. E

二、A2 型题

1. D　2. E　3. C

三、B 型题

1. A　2. B　3. D

【解析】

扫码查看
相关内容

第三节　乳房良性肿块

一、A1 型题

1. 乳腺囊性增生病的特点是
A. 乳头溢血
B. 乳房周期性胀痛
C. 乳房内孤立肿块
D. 乳房呈橘皮样改变
E. 乳房持续性胀痛

2. 以非手术治疗为主的乳房疾病是
A. 乳腺癌Ⅰ期
B. 乳腺癌Ⅱ期
C. 乳腺纤维腺瘤
D. 乳腺导管内乳头状瘤
E. 乳腺囊性增生病

二、A2 型题

1. 患者，女性，40 岁。近 1 个月发现有少量鲜血从乳头溢出，但乳房内未触及明显肿块，亦无疼痛。考虑诊断为
A. 乳腺纤维腺瘤
B. 乳腺囊性增生病
C. 乳腺炎症
D. 乳腺导管内乳头状瘤
E. 乳腺癌

2. 患者，女性，41 岁。右乳肿块，界限不清，肿块多并呈串珠状，周期性疼痛。此肿物最可能是
A. 乳腺囊性增生病
B. 急性乳腺炎
C. 乳腺纤维瘤
D. 乳腺导管内乳头状瘤
E. 乳腺癌

三、A3/A4 型题

（1~2 题共用题干）

患者，女性，26 岁。每次月经来潮前数日自觉双侧乳房胀痛，能触及边界不清的多数小结节状物，

月经期过后减轻。

1. 此症状应考虑为
   A. 乳腺导管内乳头状瘤
   B. 乳腺癌
   C. 乳腺囊性增生病
   D. 慢性乳腺炎
   E. 乳腺纤维腺瘤
2. 下列选项中，对该病的处理不正确的是
   A. 注意观察
   B. 抗雌激素治疗
   C. 中药调理
   D. 手术治疗
   E. 1~2 年到医院复查

四、B 型题

（1~2 题共用备选答案）
A. 单纯乳房切除术
B. 乳腺肿块切除术
C. 乳癌根治术
D. 乳房切开引流术
E. 乳腺区段切除术

1. 乳腺纤维腺瘤可行
2. 乳腺导管内乳头状瘤可行

参考答案及解析

【参考答案】

一、A1 型题

1. B　2. E

二、A2 型题

1. D　2. A

三、A3/A4 型题

1. C　2. E

四、B 型题

1. B　2. E

【解析】

扫码查看
相关内容

第四节　乳　腺　癌

一、A1 型题

1. 为避免手术后乳腺癌复发，应指导患者避免妊娠的期限是
   A. 1 年
   B. 2 年
   C. 3 年
   D. 4 年
   E. 5 年
2. 与乳腺癌发生有直接关系的激素是
   A. 己烯雌酚
   B. 人绒毛膜促性腺激素
   C. 促肾上腺皮质激素
   D. 雌酮
   E. 肾上腺皮质激素
3. 乳腺癌根治术后患者，患侧手部及腕部进行早期功能锻炼的时间是术后
   A. 24 小时
   B. 2~3 日
   C. 3~4 日
   D. 4~5 日
   E. 5 日以后
4. 乳腺癌淋巴转移的最常见部位是
   A. 腋窝
   B. 锁骨下
   C. 锁骨上
   D. 胸骨旁
   E. 肝
5. 乳腺癌根治术后，为减少和避免术后积液，尽快恢复患侧上肢功能，锻炼开始的时间正确的是
   A. 12 小时内，可做伸指、握拳、曲腕等锻炼
   B. 24 小时内，可做手指爬墙、梳头等锻炼
   C. 术后 3~5 日，可做上举运动
   D. 术后 1 周，可做外展肩关节的运动
   E. 术后 2 周，可活动肘部
6. 乳腺癌 I 期患者，其癌肿直径不超过
   A. 1cm
   B. 2cm

C. 4cm
D. 5cm
E. 6cm

7. 乳腺癌的晚期表现不包括
A. 橘皮样改变
B. 乳头内陷
C. 酒窝征
D. 卫星结节
E. 与周围组织分界不清，尚可推动

8. 乳腺癌 TNM 分期中 T、N、M 的意义，下列选项错误的是
A. N 为淋巴结
B. T 为淋巴结
C. T 为原发肿瘤
D. M_0为无远处转移
E. M_1为有远处转移

9. 乳腺癌血运转移中最常见的远处转移部位是
A. 淋巴
B. 骨骼
C. 颅内
D. 子宫
E. 肺

10. 乳房的 B 超检查不能显示的乳腺癌是
A. 直径小于 1.0cm 的乳腺癌
B. 直径小于 2.0cm 的乳腺癌
C. 直径小于 0.8cm 的乳腺癌
D. 直径小于 0.5cm 的乳腺癌
E. 直径小于 1.5cm 的乳腺癌

11. 乳腺癌术后进行健康指导，对预防复发有直接作用的是
A. 加强营养
B. 继续功能锻炼
C. 5 年内避免妊娠
D. 定期复查
E. 参加体育活动

12. 乳腺癌根治术后，利于伤口愈合的主要措施是
A. 加强营养
B. 保持皮瓣下引流通畅
C. 鼓励咳痰
D. 患肢锻炼
E. 应用抗生素

13. 乳房皮肤容易出现“橘皮样”改变的乳腺疾病是
A. 乳腺癌
B. 乳腺纤维腺瘤
C. 乳腺肉瘤
D. 急性乳腺炎
E. 乳腺囊性增生病

14. 乳癌患者出现皮肤凹陷提示癌肿侵犯了
A. 大乳管
B. Cooper 韧带
C. 皮内淋巴管
D. 胸大肌
E. 胸筋膜

二、A2 型题

患者，女性，47 岁。发现乳房外上象限有一直径 4cm 大小的肿块，质硬，表面高低不平，活动度小，乳头回缩，同侧腋窝淋巴结可触及 2 个小肿块。此为
A. 乳腺癌Ⅰ期
B. 乳腺癌Ⅱ期
C. 乳腺癌Ⅲ期
D. 乳腺囊性增生病恶性变
E. 乳腺纤维腺瘤恶性变

三、A3/A4 型题

（1~2 题共用题干）

患者，女性，43 岁。右乳房内肿块大小 4cm×3cm，质硬、可活动，乳房皮肤表面呈橘皮样，右腋下 1.5cm×1.0cm 活动的淋巴结 2 个，质硬，病理证实为乳腺癌淋巴结转移。

1. 患者乳房皮肤出现橘皮样改变的原因是
A. 癌肿侵及乳腺导管
B. 癌细胞侵入大片皮肤
C. 癌肿侵及乳房悬韧带
D. 癌细胞堵塞皮下淋巴管
E. 癌肿与皮肤或深部组织粘连

2. 对预防复发最重要的出院指导是
A. 加强营养
B. 定期复查
C. 避孕 5 年
D. 定期乳房自查
E. 加强功能锻炼

（3~5 题共用题干）

患者，女性，35 岁。体检发现右侧乳房肿块 1 日，门诊以原位癌收入院。

3. 下列选项中，乳腺原位癌的临床表现不包括
A. 酒窝征
B. 无痛单发小肿块
C. 无意中发现
D. 多位于乳房外上象限
E. 与周围组织分界不清

4. 患者及家属要求手术，其手术方式宜选择

A. 乳腺癌根治术
B. 乳腺癌改良根治术
C. 单纯乳房切除术
D. 乳腺癌扩大根治术
E. 保留乳房的乳腺癌切除术

5. 如患者手术后，指导患侧功能锻炼，应达到的目的是
A. 手摸到对侧肩部
B. 肩能平举
C. 肘能屈伸
D. 手能摸到同侧耳朵
E. 手指能高举过头、自行梳理头发

（6~7 题共用题干）

患者，女性，33 岁。左乳发现一 4cm×3cm 大小肿块，与周围组织粘连，边界不清，同侧腋窝淋巴结肿大。

6. 最可能的诊断是
A. 乳腺癌
B. 乳腺囊性增生病
C. 乳腺纤维腺瘤
D. 乳腺导管内乳头状瘤
E. 乳腺炎

7. 该患者欲行手术治疗，备皮范围为
A. 胸部、同侧腋下、上臂
B. 胸部、同侧腋下
C. 胸部、上臂
D. 胸部、同侧腋下，颈部
E. 胸部、双侧腋下

参考答案及解析

【参考答案】

一、A1 型题

1. E　2. D　3. A　4. A　5. D　6. B　7. E　8. B　9. E　10. D　11. C　12. B　13. A　14. B

二、A2 型题

B

三、A3/A4 型题

1. D　2. C　3. A　4. C　5. E　6. A　7. B

【解析】

扫码查看
相关内容

第四十六章　胸部损伤患者的护理

第一节　解剖生理概要

A1 型题

胸膜腔内压为

A. 3000~4000cmH_2O

B. −10~−8cmH_2O

C. 8~10cmH_2O

D. 20~30cmH_2O

E. −30~20cmH_2O

参考答案及解析

【参考答案】

A1 型题

B

【解析】

扫码查看
相关内容

第二节　肋骨骨折

一、A1 型题

1. 闭合性多根多处肋骨骨折患者首要的急救措施是
   A. 镇静、镇痛
   B. 吸氧
   C. 输液
   D. 应用抗生素
   E. 局部加压包扎固定
2. 肋骨骨折好发于
   A. 1~3 肋
   B. 4~7 肋
   C. 8~9 肋
   D. 10~12 肋
   E. 位置不固定
3. 胸外伤后，出现胸壁软化，是因为
   A. 单根肋骨单处骨折
   B. 相邻多根多处肋骨骨折
   C. 单根肋骨多处骨折
   D. 胸骨骨折
   E. 多根肋骨单处骨折
4. 产生胸部连枷胸的原因是
   A. 胸骨骨折
   B. 胸壁内陷
   C. 多根肋骨多处骨折
   D. 单根肋骨单处骨折
   E. 单根肋骨多处骨折

二、A2 型题

1. 患者，男性，30 岁。胸部损伤，多根肋骨多处骨折，出现反常呼吸。其原因为
   A. 疼痛
   B. 胸壁软化
   C. 肋间神经损伤
   D. 气胸
   E. 血胸
2. 患者，男性，34 岁。右侧第 4~7 肋骨折，呼吸极度困难，发绀，出冷汗。检查：血压 65/40mmHg，右胸饱满，气管向左侧移位，叩诊鼓音，颈、胸部有广泛皮下气肿。首要的处理方法是
   A. 立即吸氧
   B. 开胸探查
   C. 输血、补液
   D. 胸腔穿刺排气减压
   E. 气管插管辅助呼吸

三、A3/A4 型题

（1~3 题共用题干）

患者，男性，61 岁。1 小时前不慎摔伤胸部而入院。自述胸闷、胸痛，深呼吸时加剧。查体：左侧胸壁可触及骨擦音，左侧反常呼吸。

1. 下列选项中，首先判断该患者最有可能的诊断为
   A. 血胸
   B. 闭合性气胸
   C. 血气胸
   D. 张力性气胸
   E. 多发性肋骨骨折
2. 该患者入院护理的首要步骤为
   A. 了解健康情况
   B. 热情接待，介绍环境
   C. 准备急救物品，等待值班医生
   D. 填写各种表格，完成入院护理评估单
   E. 安置半坐卧位，测量生命体征，吸氧，输液，通知医生
3. 下列选项中，该患者首要的处理原则是
   A. 固定胸廓
   B. 药物镇痛
   C. 保持呼吸道通畅
   D. 预防感染
   E. 胸腔闭式引流

参考答案及解析

【参考答案】

一、A1 型题

1. E　2. B　3. B　4. C

二、A2 型题

1. B　2. D

三、A3/A4 型题

1. E　2. E　3. A

【解析】

扫码查看
相关内容

第三节　气　　胸

一、A1 型题

1. 开放性气胸的患者首要的处理措施是
   A. 抽气减压
   B. 清创
   C. 封闭伤口
   D. 开胸探查
   E. 纠正休克
2. 张力性气胸患者，急救时首先要采取的措施是
   A. 闭式胸膜腔引流
   B. 胸腔穿刺排气
   C. 厚敷料加压包扎
   D. 迅速补液
   E. 人工辅助呼吸
3. 关于胸部损伤的急救护理，下列选项错误的处理是
   A. 少量气胸，密切观察病情变化
   B. 开放性气胸应立即放置胸腔闭式引流管
   C. 张力性气胸应立即穿刺抽气或胸腔闭式引流
   D. 积气较多的闭合性气胸应穿刺抽气
   E. 连枷胸的急救应用厚敷料包扎患处，消除反常呼吸
4. 下列关于气胸的说法，不正确的是
   A. 闭合性气胸肺萎缩 40% 可无明显症状
   B. 开放性气胸时可出现纵隔扑动
   C. 积气较多的闭合性气胸应穿刺抽气
   D. 分为闭合性、开放性、高压性 3 类
   E. 张力性气胸应立即穿刺抽气或胸腔闭式引流
5. 下列关于张力性气胸穿刺排气的部位，正确的是
   A. 腋中线第 6~8 肋间
   B. 锁骨中线第 4 肋间
   C. 腋后线第 6~8 肋间
   D. 锁骨中线第 2 肋间
   E. 锁骨中线第 6~8 肋间

二、A2 型题

患者，男性，33 岁。左胸部受伤后，烦躁不安，查体：脉搏 110 次/分，血压 80/60mmHg；左胸叩诊鼓音，呼吸音消失，左颈胸广泛皮下气肿，首要的急救措施是

A. 吸氧
B. 镇静、镇痛
C. 穿刺排气
D. 剖胸探查
E. 补充血容量

三、B 型题

（1~2 题共用备选答案）

A. 健侧肺受压
B. 小肺泡破裂
C. 伤侧肺萎陷
D. 纵隔扑动
E. 胸膜腔内压高于大气压

1. 开放性气胸的特殊病理变化是
2. 张力性气胸的特殊病理变化是

参考答案及解析

【参考答案】

一、A1 型题

1. C　2. B　3. B　4. A　5. D

二、A2 型题

C

三、B 型题

1. D　2. E

【解析】

扫码查看
相关内容

第四节　血　　胸

一、A1 型题

心脏和大血管受损破裂引起死亡的主要原因是
A. 有效循环血容量减少
B. 回心血量减少
C. 心脏排血阻力增加
D. 肺泡表面活性物质减少
E. 肺及弥散功能障碍

二、A2 型题

1. 患者，男性，35 岁。因利器损伤胸部导致血胸，胸腔穿刺抽出不凝血，是因为
A. 出血量太大
B. 弥散性血管内凝血
C. 凝血因子减少
D. 心、肺、膈肌活动去纤维蛋白作用
E. 胸腔内渗出液的稀释作用

2. 患者，男性，32 岁。因车祸伤及胸部 3 小时入院，为了诊断是否有血胸，最简单可靠的诊断依据是
A. 气管向健侧移位
B. 呼吸困难、发绀
C. 胸部 X 线检查有液平面
D. 患侧腋中线第 6~7 肋间穿刺抽出不凝血
E. 胸部超声探及液平面

参考答案及解析

【参考答案】

一、A1 型题

A

二、A2 型题

1. D　2. D

【解析】

扫码查看
相关内容

第五节　护　理

一、A1 型题

1. 关于胸腔闭式引流的叙述，错误的是
   A. 水封瓶液面低于引流管胸腔出口平面 60~80cm
   B. 衔接紧密，防止漏气
   C. 长玻璃管水柱随呼吸波动，提示引流通畅
   D. 气胸引流管置于患侧第 2 肋间
   E. 拔管时患者可自由呼吸
2. 关于胸腔闭式引流患者的护理措施，叙述错误的是
   A. 引流瓶低于引流平面 60~100cm
   B. 水封瓶长玻璃管没入水中 3~4cm
   C. 水柱上下波动 4~6cm 为正常
   D. 搬动患者时，双重夹闭引流管
   E. 在患者呼气末屏气时迅速拔管

二、A2 型题

1. 患者，男性，25 岁。肋骨骨折后合并气胸，急诊行胸腔闭式引流术。以下对胸腔闭式引流护理的说法，错误的是
   A. 嘱患者勿折叠、扭曲、压迫管道
   B. 嘱患者翻身时勿牵拉引流管
   C. 保持水封瓶长管没入水中 6~8cm
   D. 指导患者多做深呼吸运动
   E. 更换引流瓶时应双重夹闭引流管
2. 患者，男性，37 岁。胸腔术后胸腔闭式引流管不慎自胸壁伤口脱出，首要的措施是
   A. 急呼医生处理
   B. 将引流管重新插入胸腔
   C. 手指捏紧引流口皮肤，勿使进气
   D. 急送手术室
   E. 吸氧

三、A3/A4 型题

（1~3 题共用题干）

患者，女性，40 岁。因车祸伤及前胸部 2 小时而入院。入院查体：精神差，面色苍白，血压 86/54mmHg，脉搏 109 次/分，呼吸困难，气管向健侧移位，胸腔穿刺抽出不凝血及气体。

1. 该患者行胸腔穿刺抽出不凝血的原因是
   A. 胸腔内存在抗凝物质
   B. 出血量太大
   C. 肺及膈肌的去纤维化作用
   D. 凝血因子减少
   E. 胸腔内渗出液的稀释作用
2. 下列抢救过程中，护士错误的做法是
   A. 吸氧，保持呼吸道通畅
   B. 采取休克卧位，多路输液途径输液
   C. 密切观察病情变化
   D. 协助医师做胸腔闭式引流
   E. 配血，边抢救边详细记录
3. 医师给患者行胸腔闭式引流术后，患者需要带着胸腔引流管做检查，搬动时最应注意的是
   A. 注意水柱波动情况
   B. 双向夹闭引流管，以防空气进入
   C. 保持引流通畅
   D. 注意观察引流液的性质、量并记录
   E. 引流瓶不高于胸腔引流口平面

（4~5 题共用题干）

患者，男性，42 岁。因车祸后 1 小时送至医院，主诉胸闷、胸痛。查体：神志清，体温 36.5℃，脉搏 130 次/分，呼吸 30 次/分，血压 90/60mmHg，右侧胸痛明显，右肺呼吸音低，右下肢骨折。胸部 X 线片示右侧 5、6 肋骨骨折，右侧液气胸。

4. 首先应采取的措施是
   A. 镇静
   B. 骨折固定
   C. 镇痛
   D. 胸腔闭式引流
   E. 吸氧
5. 目前护理措施中最重要的是
   A. 密切观察病情
   B. 预防感染
   C. 维持呼吸功能
   D. 减轻疼痛与不适
   E. 补充血容量，维持正常心排量

四、B 型题

（1~3 题共用备选答案）

A. 腋中线和腋后线之间第 6~8 肋间
B. 锁骨中线第 7 肋间
C. 锁骨中线第 6~8 肋间
D. 第 4~7 肋骨
E. 锁骨中线第 2 肋间

1. 胸腔穿刺引流气体，穿刺部位为
2. 胸腔积液，放置引流管的位置为
3. 肋骨骨折的多发部位是

参考答案及解析

【参考答案】

一、A1 型题

1. E　2. E

二、A2 型题

1. C　2. C

三、A3/A4 型题

1. C　2. E　3. B　4. D　5. E

四、B 型题

1. E　2. A　3. D

【解析】

扫码查看
相关内容

第四十七章　脓胸患者的护理

第一节　急性脓胸

一、A1 型题

1. 关于急性脓胸的症状及体征的叙述，错误的是
   A. 气促
   B. 体温高达 40℃
   C. 白细胞计数增多
   D. 胸廓饱满
   E. 杵状指
2. 急性脓胸多为继发性感染，最主要的原发病灶来自
   A. 支气管
   B. 肺部
   C. 胸腔
   D. 纵隔
   E. 食管
3. 急性脓胸最主要的致病菌是
   A. 链球菌
   B. 厌氧菌
   C. 肺炎链球菌
   D. 大肠埃希菌
   E. 金黄色葡萄球菌
4. 急性脓胸最常见的病因是
   A. 外伤
   B. 败血症
   C. 肝脓肿
   D. 肺脓肿
   E. 化脓性心包炎

二、A2 型题

患者，男性，35 岁。于 2 周前冲凉后出现咳嗽，咳黄痰并伴高热寒战，在诊所静脉输注抗生素治疗后症状有所缓解。3 日前，出现胸痛伴呼吸困难，胸部 X 线片示右侧胸腔有外高内低弧形密度增高阴影，胸腔穿刺抽出脓液，目前应采取的措施是
   A. 胸腔开放引流
   B. 胸腔闭式引流
   C. 应用广谱抗生素
   D. 尽早开胸清除感染病灶
   E. 全身支持治疗

三、A3/A4 型题

（1~3 题共用题干）

患儿，3 岁。诊断脓胸，住院第 2 日发生呼吸困难、喘憋、烦躁、心率快，右下肺叩诊浊音，右上肺叩诊鼓音。

1. 最可能发生了
   A. 气胸
   B. 脓气胸
   C. 呼吸衰竭
   D. 心力衰竭
   E. 支气管胸膜瘘
2. 最适当的治疗是
   A. 呼吸机辅助治疗
   B. 胸腔穿刺抽脓
   C. 胸腔穿刺抽脓
   D. 使用强心药
   E. 更换抗生素
3. 若胸腔积液为黏稠黄色液体，最可能的致病菌是
   A. 铜绿假单胞菌
   B. 大肠埃希菌
   C. 肺炎链球菌
   D. 流感嗜血杆菌
   E. 金黄色葡萄球菌

参考答案及解析

【参考答案】

一、A1 型题

1. E　2. B　3. E　4. D

二、A2 型题

B

三、A3/A4 型题

1. B　2. C　3. E

【解析】

扫码查看
相关内容

第二节　慢性脓胸

一、A1 型题

关于慢性脓胸的描述，错误的是

A. 急性脓胸病程超过 3 个月
B. 在壁胸膜、脏胸膜之间形成脓腔壁
C. 肋间隙变窄
D. 纵隔向健侧移位
E. 可出现脊柱侧凸

二、A2 型题

患者，男性，48 岁。反复咳嗽、咳脓痰、低热 3 个月入院，CT 示左侧胸腔积液。放置胸腔引流管后，每日引出 100~200ml 脓液，近 3 日出现进食后呛咳、高热不退。欲诊断食管胸膜瘘的简单方法为

A. 口服亚甲蓝液
B. 脓腔造影
C. 口服甲紫
D. 口服泛影葡胺
E. 胸腔注入亚甲蓝液

参考答案及解析

【参考答案】

一、A1 型题

D

二、A2 型题

A

【解析】

扫码查看
相关内容

第三节　护　　理

一、A1 型题

下列关于脓胸的护理，叙述不正确的是

A. 加强营养，可少量多次输血
B. 保持呼吸道通畅，加强呼吸锻炼
C. 保持胸腔闭式引流通畅
D. 疼痛较重时，应用镇痛药物
E. 半坐卧位，支气管胸膜瘘患者取健侧卧位

二、A2 型题

1. 患者，男性，84 岁。因反复咳嗽、咳痰 20 年，发热 5 日入院。查体：体温 39℃。B 超示双侧胸腔积液，透声差，左侧有 4cm 深的液性暗区。放置胸腔闭式引流管，引出黄色黏稠脓液 120ml。护士挤压引流管的目的是

A. 重建胸腔负压

B. 防止引流管打折
C. 预防感染
D. 保持引流通畅
E. 防止引流液倒流

2. 患者，男性，45 岁。胸闷、低热、咳嗽 2 个月。查体：右侧呼吸音低。胸部 X 线片显示患侧胸膜增厚、肋间隙变窄。胸膜腔穿刺抽出黄色脓液。诊断为慢性脓胸后，行胸膜纤维板剥脱术。术后应重点观察的是
A. 鼓励患者加强营养
B. 保持呼吸通畅
C. 指导患者做肺功能训练
D. 保持引流管通畅
E. 生命体征及引流液的性质和量

三、A3/A4 型题

（1~2 题共用题干）

患者，男性，25 岁。胸部受伤住院 5 日后突发寒战、高热，胸痛，呼吸急促。查体：体温 39.2℃，呼吸 26 次/分，脉搏 100 次/分，血压 130/85mmHg，右胸部呼吸音消失，叩诊呈浊音，胸腔积液。

1. 为明确诊断，简单而可靠的方法是
A. B 超检查
B. CT 检查
C. 胸腔穿刺
D. 血常规检查
E. 剖胸探查

2. 目前对该患者主要的处理措施是
A. 抗感染
B. 镇痛
C. 胸腔穿刺抽脓
D. 吸氧
E. 降温

参考答案及解析

【参考答案】

一、A1 型题

E

二、A2 型题

1. D　2. E

三、A3/A4 型题

1. C　2. A

【解析】

扫码查看
相关内容

第四十八章　肺癌患者外科治疗的护理

第一节　概　　述

一、A1 型题

1. 肺癌的综合治疗中，主要的治疗方法是
   A. 化学治疗（简称化疗）
   B. 放射治疗（简称放疗）
   C. 手术治疗
   D. 中医中药
   E. 免疫治疗
2. 多见于女性的肺癌类型是
   A. 鳞状细胞癌（简称鳞癌）
   B. 腺癌
   C. 腺鳞癌
   D. 大细胞癌
   E. 小细胞癌
3. 肺癌最常见的病理类型是
   A. 鳞状细胞癌
   B. 支气管肺泡癌
   C. 小细胞癌
   D. 腺癌
   E. 大细胞癌
4. 下列选项中，不是肺癌的转移途径的是
   A. 直接扩散
   B. 血液转移
   C. 淋巴结转移
   D. 种植转移
   E. 支气管转移
5. 下列关于肺癌的叙述，不正确的是
   A. 多数起源于支气管分泌上皮，因此也称支气管肺癌
   B. 以男性多见，男女之比为（3~5）∶1
   C. 和大量吸烟、化学物质、放射性物质有关
   D. 周围型肺癌早期多无症状
   E. 人体内在的免疫状态、代谢活动等，对肺癌也产生影响
6. 少数肺癌患者会出现非转移性的全身症状如
   A. 皮质醇增多症
   B. 膈肌麻痹
   C. 颈静脉怒张
   D. 声音嘶哑
   E. 霍纳（Horner）综合征
7. 对放疗最敏感的肺癌类型是
   A. 大细胞癌
   B. 鳞癌
   C. 小细胞癌
   D. 腺癌
   E. 黏液癌
8. 早期肺癌首选的治疗是
   A. 化疗
   B. 放疗
   C. 对症治疗
   D. 手术治疗
   E. 中医中药治疗
9. 肺癌早期最常见的症状是
   A. 反复咯血
   B. 呼吸困难
   C. 胸痛
   D. 刺激性干咳
   E. 发热
10. 晚期肺癌患者出现面部、颈部、上肢静脉怒张，考虑癌肿压迫
    A. 颈内静脉
    B. 颈外静脉
    C. 下腔静脉
    D. 上腔静脉
    E. 锁骨下静脉

二、A2 型题

患者，女性，34 岁。刺激性咳嗽，痰中带血丝 2 个月，全身乏力，出现杵状指、骨关节痛 1 个月。应高度怀疑为
A. 骨癌
B. 风湿病
C. 肺癌
D. 痛风
E. 上呼吸道感染

三、A3/A4 型题

（1~4 题共用题干）

患者，男性，68 岁。因刺激性咳嗽 2 个月，诊断

为左侧原发性支气管肺癌，为求手术治疗入院，查体：肥胖体形，血压156/101mmHg，既往有糖尿病病史5年，有吸烟史40年。

1. 护士评估时，发现与患者患肺癌最有关系的因素是
   A. 吸烟40年
   B. 母亲有高血压
   C. 发现糖尿病5年
   D. 体重过重
   E. 退休前是司机
2. 护士需采集患者的痰标本做细胞学检查，目的是查找
   A. 黏液管型
   B. 红细胞
   C. 癌细胞
   D. 致病菌
   E. 白细胞
3. 拟对该患者行左肺癌根治术，术前护理措施不妥当的是
   A. 鼓励戒烟
   B. 提供高蛋白、高热量、高维生素饮食
   C. 介绍手术和术后情况
   D. 让患者卧床休息，减少活动
   E. 倾听患者对手术的忧虑
4. 若患者行左肺癌根治术，现为术后第2日，该患者的最佳体位是
   A. 头低足高位
   B. 半坐卧位，床头抬高30°~45°
   C. 患侧卧位
   D. 健侧卧位
   E. 平卧位

四、B型题

（1~3题共用备选答案）
   A. 腺癌
   B. 鳞癌
   C. 小细胞未分化癌
   D. 大细胞癌
   E. 细支气管肺泡癌
1. 肺癌最常见的病理类型为
2. 肺癌恶性程度最高的类型为
3. 癌细胞分化程度低，常在发生脑转移后才被发现的肺癌为

参考答案及解析

【参考答案】

一、A1型题

1. C 2. B 3. D 4. D 5. A 6. A 7. C 8. D 9. D 10. D

二、A2型题

C

三、A3/A4型题

1. A 2. C 3. D 4. B

四、B型题

1~2. A、C 3. D

【解析】

扫码查看
相关内容

第二节 护 理

一、A1型题

1. 肺切除术前护理，下列措施中错误的是
   A. 术前训练患者学会胸式呼吸
   B. 慢性肺结核患者，术前应抗结核治疗1周以上
   C. 手术前应检查心、肺、肝、肾等器官功能
   D. 痰多者可服祛痰药，鼓励其咳嗽及体位引流
   E. 对慢性肺部化脓性疾病，应使用抗生素控制感染
2. 胸腔闭式引流过程中发生意外，下列护理措施中不妥当的是
   A. 引流管连接处松脱应迅速将橡胶管对折捏紧，消毒后再连接引流管
   B. 引流瓶破损立即用止血钳夹住引流管再换引流瓶
   C. 负压吸引中出现胸痛难忍应减低负压
   D. 引流管自胸壁脱出后应立即将该管迅速插入胸膜腔

E. 引流瓶倾倒，应及时扶起

3. 全肺切除术后患者 24 小时补液量控制在
   A. 1000ml
   B. 1500ml
   C. 2000ml
   D. 2200ml
   E. 2500ml

二、A2 型题

1. 患者，男性，66 岁。有吸烟史 30 年，近 1 个月出现刺激性干咳，CT 诊断为左肺中心型肺癌，行左全肺切除术后第 1 日。对该患者的护理措施不妥的是
   A. 术后禁食期间应静脉输液，以维持液体平衡
   B. 如无禁忌，在胸腔引流管拔除后即可下床活动
   C. 24 小时输液量为2500ml，滴速以每分钟 60 滴为宜
   D. 术后应使用足量抗生素防治感染
   E. 除常规测血压、脉搏、呼吸、体温外，应注意有无术后并发症
2. 患者，男，72 岁。肺癌术后第 4 天，体温 38.6℃，咳嗽，有痰，不容易咳出。下列护理措施错误的是
   A. 遵医嘱应用抗生素
   B. 雾化吸入
   C. 应用止咳药物
   D. 鼓励深呼吸，有效咳嗽
   E. 必要时给予吸痰

三、A3/A4 型题

（1~2 题共用题干）

患者，男性，58 岁。胸痛、痰中带血丝 3 月余，胸部 X 线片示右肺上叶有一不规则肿块阴影。既往有结核病史。拟诊肺癌。

1. 入院后 1 周在全身麻醉下行右上肺叶切除术，术后第 1 日患者最适宜的体位是
   A. 平卧位
   B. 左侧卧位
   C. 右侧卧位
   D. 头低足高卧位
   E. 半卧位
2. 术后 24 小时内最常见的并发症是
   A. 肺炎
   B. 肺不张
   C. 出血
   D. 心脏并发症
   E. 支气管胸膜瘘

（3~6 题共用题干）

患者，男性，48 岁。因咳嗽、咳痰 1 个月，抗感染治疗不佳，近 1 周出现骨关节疼痛、肿大而入院。查体：右肺呼吸音减弱，锁骨上或腋下淋巴结未扪及肿大。入院检查后诊断：右肺中心型肺癌，拟实行右全肺切除术。

3. 下列对该患者的术前护理措施不妥当的是
   A. 减轻焦虑
   B. 卧床休息，减少活动
   C. 遵医嘱应用抗生素
   D. 加强呼吸功能锻炼指导
   E. 注意口腔卫生，若有龋齿要先行治疗
4. 患者行右全肺切除术后第 1 日的护理措施，不正确的是
   A. 维持生命体征平稳
   B. 适当给予镇痛药
   C. 保持胸腔闭式引流通畅
   D. 鼓励患者早期下床活动
   E. 严格掌握液体的输注速度及量
5. 患者行胸腔闭式引流管夹闭，若开放放液时，患者突然出现胸闷、心悸，正确的处理措施是
   A. 吸氧
   B. 让患者平卧位
   C. 立即通知医生
   D. 保持引流管通畅
   E. 立即夹闭引流管
6. 患者出现上述症状的原因为
   A. 引流管阻塞
   B. 直立性低血压
   C. 缺氧
   D. 纵隔移位
   E. 放液量过度

参考答案及解析

【参考答案】

一、A1 型题

1. A 2. D 3. C

二、A2 型题

1. C 2. C

三、A3/A4 型题

1. B 2. C 3. B 4. C 5. E 6. D

【解析】

扫码查看
相关内容

第四十九章　食管癌患者的护理

第一节　解剖生理概要

A1 型题

1. 食管由内向外分层不包括
   A. 固有层
   B. 黏膜肌层
   C. 黏膜下层
   D. 纤维膜
   E. 浆膜层
2. 有关食管的描述，错误的是
   A. 食管的第 1 个生理性狭窄位于环状软骨下缘平面
   B. 食管的第 2 个生理性狭窄位于主动脉弓水平位
   C. 食管的第 3 个生理性狭窄位于食管穿过膈肌裂孔处
   D. 食管由黏膜、黏膜下层、肌层和外膜构成
   E. 食管壁有浆膜层

参考答案及解析

【参考答案】

A1 型题

1. E　2. D

【解析】

扫码查看
相关内容

第二节　食　管　癌

一、A1 型题

1. 食管癌致食管梗阻，术前插胃管，胃管不能顺利通过。应采取的恰当措施是
   A. 通知医生，放弃胃管
   B. 用力强行插入
   C. 用内窥镜协助置入
   D. 置于梗阻部位以上，于术中直视下插入
   E. 术后回病房后重新插入
2. 食管癌患者早期最常见的临床表现是
   A. 进食哽噎感
   B. 胸骨后烧灼感
   C. 胸痛、声音嘶哑
   D. 进行性吞咽困难
   E. 进行性营养不良
3. 食管癌中晚期的临床表现不包括
   A. 持续性胸背痛
   B. 进食呛咳
   C. 胸骨后烧灼感
   D. 进行性吞咽困难
   E. 声音嘶哑
4. 治疗食管癌的首选方法是
   A. 中药治疗
   B. 化学治疗（简称化疗）
   C. 内镜治疗
   D. 放疗
   E. 手术治疗
5. 消化道手术患者，术前饮食要求为
   A. 普食
   B. 流质饮食 1 周
   C. 流质饮食 3 日
   D. 流质饮食 2 日
   E. 禁食 2 日
6. 食管癌进行食管吞钡双重对比造影不可见
   A. 食管黏膜皱襞紊乱、粗糙或有中断现象
   B. 大的充盈缺损

C. 局限性管壁僵硬，蠕动中断
D. 小龛影
E. 食管有明显的不规则狭窄

7. 食管癌中、晚期典型的临床表现是
A. 进行性营养不良
B. 进食哽噎感
C. 胸痛、声音嘶哑
D. 进行性吞咽困难
E. 胸骨后疼痛

8. 对进食后有滞留或反流的食管癌患者术前减轻局部充血、水肿的措施是
A. 营养支持
B. 加强口腔卫生
C. 术前禁食
D. 术前1日晚生理盐水洗胃
E. 纠正水、电解质、酸碱失衡

9. 食管癌根治术后的饮食护理，下列选项错误的是
A. 禁食硬质、带刺食物
B. 肠功能恢复后即可进流食
C. 术后2周进无渣半流质
D. 饭后2小时内取半卧位
E. 术后2~3日内严格禁饮食

10. 食管癌患者出现大量呕血，常提示肿瘤侵入
A. 喉返神经
B. 气管
C. 主动脉
D. 肺
E. 肝

二、A2型题

1. 患者，男性，64岁。因进食哽噎感1个月，以进干硬食物为著，加重1周而入院。自述吸烟史20余年，现仍可进普食。最有可能的诊断是
A. 食管炎
B. 肺癌
C. 胃炎
D. 胃癌
E. 食管癌

2. 患者，男性，75岁。1个月前无明显诱因出现进食时胸骨后烧灼样疼痛，3日前行胃镜检查取病理，诊断为食管癌。入院后行食管癌根治术，术后胃肠减压的护理错误的是
A. 保持胃管通畅，妥善固定胃管
B. 严密观察引流物的量、性状、气味
C. 术后3~4日内持续胃肠减压
D. 术后8小时可从胃管内抽吸出少量血性液
E. 术后10小时后引流液颜色将逐渐变浅

3. 患者，男，50岁。因“进食困难1个月”就诊，入院后诊断为食管癌。护士查房过程中患者主诉腹胀恶心，头晕，四肢无力。患者最可能发生了
A. 等渗性脱水
B. 高渗性脱水
C. 低渗性脱水
D. 低钾血症
E. 低钙血症

4. 患者，男，34岁。食管癌手术，术后未清醒进入复苏区应重点观察
A. 尿量
B. 血压
C. 体温
D. 脉搏
E. 加上床挡板，防止坠床

三、A3/A4型题

（1~2题共用题干）

患者，女性，64岁。行食管癌根治术后第5日，突然出现呼吸困难、寒战，体温升高至39.0℃，脉搏119次/分。查体：左侧呼吸音低，叩诊浊音。自述胸闷。

1. 该患者应高度怀疑出现了
A. 穿孔
B. 感染
C. 出血
D. 腹膜炎
E. 吻合口瘘

2. 如出现上述并发症，下列处理措施不妥的是
A. 嘱患者多饮水，积极降温
B. 加强抗感染治疗
C. 密切观察生命体征
D. 严格禁饮食
E. 行胸腔闭式引流护理

（3~5题共用题干）

患者，男性，65岁。因无明显诱因出现进食阻挡感2个月，加重1周而入院。近1个月患者体重下降明显。查体：声音无嘶哑，锁骨上未触及肿大淋巴结。胃镜病理示食管鳞状细胞癌，拟行食管癌根治术。

3. 若行食管癌根治术，术前护理不妥的是
A. 术前1日晚进行清洁灌肠
B. 加强营养支持，进食高热量食物
C. 训练有效咳痰及腹式深呼吸

D. 注意休息，必要时可用镇静药物
E. 术日晨插胃管到测量长度

4. 该患者如行食管癌根治术，手术后 3 日首要的护理措施为
A. 保持胃肠减压通畅
B. 加强呼吸道管理
C. 保持胸腔引流通畅
D. 饮食护理
E. 加强肠外营养支持

5. 如术后第 5 日患者胃管不慎脱出，下列选项正确的处理措施为
A. 立即通知医师，重新插入
B. 让患者试饮水，如无不适，暂不插入
C. 严密观察病情，暂不插入
D. 在胃镜引导下插入
E. 重新插入时，应缓慢

四、B 型题

（1~2 题共用备选答案）
A. 声音嘶哑
B. 大量呕血
C. 食管气管瘘
D. 呛咳及肺部感染
E. 食物反流

1. 食管癌肿侵入气管，可形成
2. 食管癌肿侵入主动脉，溃烂破裂，可引起

（3~4 题共用备选答案）
A. 纤维食管镜检查
B. 超声内镜检查
C. 放射性核素检查
D. 食管吞钡 X 线双重造影检查
E. 计算机断层扫描（CT）检查

3. 利用某些亲肿瘤的核素进行检查，对早期食管癌病变的发现有帮助的是
4. 临床已有症状需要明确食管癌诊断的检查是

（5~9 题共用备选答案）
A. 3~4 日
B. 5~6 日
C. 5~10 日
D. 2~10 日
E. 2~3 日

5. 食管癌根治术后胸腔闭式引流管拔除的时间为
6. 食管癌患者进全清流质的时间为术后
7. 食管癌根治术后胃肠减压一般拔出的时间为
8. 吻合口瘘多发生与食管癌手术后
9. 乳糜胸多发生于食管、贲门癌术后

参考答案及解析

【参考答案】

一、A1 型题

1. D　2. A　3. C　4. E　5. C　6. B　7. D　8. D　9. B　10. C

二、A2 型题

1. E　2. E　3. D　4. E

三、A3/A4 型题

1. E　2. A　3. E　4. B　5. C

四、B 型题

1~2. C、B　3. C　4. A　5. E　6. B　7. A　8. C　9. D

【解析】

扫码查看
相关内容

第五十章　心脏疾病患者的护理

第一节　概　　述

A1 型题

1. 以检查心脏和大血管的形态及其缺损为目的的检查方法是
   A. 心导管检查术
   B. 冠状动脉造影术
   C. 心血管造影术
   D. 心电图监测
   E. 血压监测
2. 因冠状动脉粥样硬化性心脏病（简称冠心病）需要做冠状动脉造影术，进行造影检查前，必须做好
   A. 抗生素过敏试验
   B. 凝血试验
   C. 对比剂过敏试验
   D. 心电图监测
   E. 血压监测

参考答案及解析

【参考答案】

A1 型题

1. C　2. C

【解析】

扫码查看
相关内容

第二节　冠状动脉粥样硬化性心脏病

一、A1 型题

1. 冠心病外科治疗必须进行的辅助检查是
   A. 心脏 CT
   B. 心血管造影
   C. 心导管检查
   D. 超声心动图
   E. 选择性冠状动脉造影
2. 冠状动脉粥样硬化性心脏病确诊的依据是
   A. 心电图
   B. 超声心动图
   C. X 线检查
   D. 动态心电图
   E. 冠状动脉造影
3. 冠状动脉旁路手术患者术前 3 日停用抗凝素的目的是
   A. 防止血液稀释
   B. 防止心律失常
   C. 防止心动过速
   D. 防止术中出血不止
   E. 减轻洋地黄毒性反应
4. 引发冠心病的最重要危险因素是
   A. 高血脂
   B. 高龄
   C. 高血糖
   D. 高体重
   E. 大量饮酒
5. 冠状动脉粥样硬化性心脏病患者的饮食不需要限制
   A. 高胆固醇食物
   B. 高动物脂肪食物
   C. 高糖食物
   D. 高钠食物
   E. 高钙食物

二、A3/A4 型题

（1~4 题共用题干）

患者，男性，50 岁。冠心病，拟行冠状动脉旁

路手术。术前 2 日患者出现情绪低落，四肢发凉，食欲缺乏，胸闷。既往有多年吸烟史。
1. 此时对患者术前护理重要的是
   A. 戒烟
   B. 保暖
   C. 吸氧
   D. 营养支持
   E. 心理疏导
2. 该患者术前可用的药物是
   A. 肝素
   B. 呋塞米
   C. 奎尼丁
   D. 毛花苷 C
   E. 硝酸甘油
3. 关于该患者术前饮食护理，正确的是
   A. 低脂肪、高胆固醇饮食
   B. 高脂肪、高胆固醇饮食
   C. 低脂肪、低胆固醇饮食
   D. 高蛋白、高胆固醇饮食
   E. 低蛋白、高胆固醇饮食
4. 患者术后使用带气囊的气管导管，对其护理正确的是
   A. 每 1~2 小时放气 1 次
   B. 每 2~3 小时放气 1 次
   C. 每 4~6 小时放气 1 次
   D. 每 8~10 小时放气 1 次
   E. 每 12~24 小时放气 1 次

参考答案及解析

【参考答案】

一、A1 型题

1. E　2~3. E、D　4. A　5. E

二、A3/A4 型题

1. E　2. E　3. C　4. C

【解析】

扫码查看
相关内容

第三节　体 外 循 环

一、A1 型题

1. 人工心肺机的作用不包括
   A. 取代心脏进行循环
   B. 调节血液温度
   C. 防止血栓形成
   D. 过滤血
   E. 调节氧和二氧化碳的交换
2. 体外循环下行二尖瓣机械瓣膜置换术后，出院指导中最重要的是
   A. 不使用阿司匹林，维生素 K
   B. 半年内避免重体力劳动
   C. 合理饮食，防寒保暖
   D. 按时服用抗凝药物
   E. 避免过度激动
3. 不符合体外循环后低心排血量综合征的表现是
   A. 脉压小
   B. 心率快
   C. 中枢性高热
   D. 血压下降
   E. 中心静脉压减少

二、A3/A4 型题

（1~2 题共用题干）

患者，男性，66 岁。风湿性心脏病，行联合瓣膜置换术后 10 小时，心包、纵隔引流量多，应用止血药物后，多次挤压引流管，有血凝块出现，引流量少。患者出现动脉血压下降，脉压减小，心率增快，中心静脉压持续升高，心音遥远。
1. 该患者可能出现了以下哪种情况
   A. 血容量不足
   B. 心脏压塞
   C. 右心功能不全
   D. 左心功能不全
   E. 低心排血量综合征
2. 下列选项中，如为该诊断正确的处理措施为
   A. 加快输液速度，增加有效循环血量
   B. 强心、利尿治疗

C. 应用强心药物
D. 强心、利尿、扩血管治疗
E. 做好术前准备，立即开胸止血

参考答案及解析

【参考答案】

一、A1 型题

1. C　2. D　3. C

二、A3/A4 型题

1. B　2. E

【解析】

扫码查看
相关内容

第五十一章　腹外疝患者的护理

第一节　概　　述

一、A1 型题

1. 腹外疝的常见原因不包括
   A. 腹部切口愈合不良
   B. 老年人慢性便秘
   C. 腹壁神经损伤
   D. 婴儿经常啼哭
   E. 剧烈运动
2. 引起腹外疝的 2 个主要原因是
   A. 妊娠和体力劳动
   B. 腹水和便秘
   C. 腹壁强度降低和腹腔内压力升高
   D. 外伤和感染造成的腹壁缺损
   E. 腹股沟管和股管宽大
3. 腹外疝的发病基础是
   A. 腹壁薄弱
   B. 营养不良
   C. 腹腔内压力升高
   D. 腹部穿透伤
   E. 继发于腹腔内脏器的损伤
4. 绞窄性疝与嵌顿性疝的主要区别在于
   A. 疝块大小
   B. 疝内容物能否回纳
   C. 有无肠梗阻表现
   D. 疝块有无压痛
   E. 疝内容物有无血运障碍
5. 关于腹外疝，下列选项叙述错误的是
   A. 腹壁存在薄弱环节或缺损
   B. 疝内容物是腹腔脏器
   C. 腹外疝、斜疝嵌顿者最多
   D. 疝囊是腹膜壁层的一部分
   E. 疝外被盖是指疝囊以外的筋膜组织和肌肉，不包括皮下组织及皮肤
6. 疝内容物最常见的是
   A. 十二指肠和空肠
   B. 横结肠和升结肠
   C. 小肠和大网膜
   D. 乙状结肠和降结肠
   E. 横结肠和盲肠
7. 腹外疝疝环主要是指
   A. 疝内容物突出的部分
   B. 疝外被盖组织
   C. 腹壁缺损或薄弱处
   D. 疝囊颈部
   E. 壁腹膜的一部分

二、A2 型题

患者，女性，58 岁。便秘多年，近半年来站立时右侧腹股沟区出现一半球形肿块。平卧时可消失，诊为腹股沟直疝，该疝的类型是
   A. 难复性疝
   B. 绞窄性疝
   C. 嵌顿性疝
   D. 滑动性疝
   E. 易复性疝

三、B 型题

（1~3 题共用备选答案）
   A. 易复性疝
   B. 滑动性疝
   C. 嵌顿性疝
   D. 绞窄性疝
   E. 难复性疝
1. 站立时肿块变大，平卧后消失的疝是
2. 疝块突然增大，不能回纳，伴有疼痛并引起肠瘘的疝是
3. 疝环较小，腹腔内压力突然升高时疝块变大，不能回纳，但尚未发生血运障碍的疝是

参考答案及解析

【参考答案】

一、A1 型题

1. E 2. C 3. A 4. E 5. E 6. C 7. C

二、A2 型题

E

三、B 型题

1. A 2. D 3. C

【解析】

扫码查看
相关内容

第二节 腹股沟疝

一、A1 型题

1. 嵌顿性疝手法复位后，护士应特别注意观察
   A. 生命体征
   B. 腹部情况
   C. 局部有无疼痛
   D. 局部有无肿块
   E. 局部是否溃破
2. 下列关于腹股沟直疝的叙述，错误的是
   A. 多见于老年人
   B. 疝块由直疝三角突出，不进入阴囊
   C. 疝块呈半球形，基底较宽
   D. 回纳疝块后压迫内环，疝块仍可出现
   E. 疝囊颈位于腹壁下动脉的外侧
3. 关于直疝三角，下列选项中，叙述错误的是
   A. 腹股沟斜疝由此突出
   B. 外侧边为腹壁下动脉
   C. 内边为腹直肌外侧缘
   D. 底边为腹股沟韧带内侧
   E. 腹股沟斜疝内环位于其外侧
4. 下列关于腹股沟直疝的叙述，正确的是
   A. 多见于青壮年男性
   B. 还纳后压迫内环，不能阻止疝突出
   C. 多为单侧，右侧较左侧多
   D. 疝内容物可进入阴囊
   E. 疝块位于腹股沟韧带上方

二、A2 型题

1. 患者，男性，68 岁。腹股沟斜疝发生嵌顿 5 小时来院诊治。诉腹部绞痛、腹胀、呕吐。查体：疝块紧张发硬、压痛明显，不能回纳腹腔，腹膜刺激征明显。目前最主要的处理是
   A. 手法复位
   B. 紧急手术
   C. 解痉、镇痛
   D. 静脉输液、抗感染
   E. 继续观察，暂不处理
2. 患儿，男，9 个月。腹股沟斜疝，拟非手术治疗，主要是因为
   A. 小儿耐受力差不宜手术
   B. 麻醉困难
   C. 手术易感染
   D. 有自愈可能性
   E. 手术复发率高
3. 患者，女性，22 岁。右侧腹股沟斜疝，嵌顿 2 小时就诊。腹部查体：右下腹包块，有轻压痛，腹肌无明显肌紧张、无反跳痛。该患者最恰当的处理是
   A. 择期手术治疗
   B. 试行手法还纳
   C. 佩戴疝带
   D. 不可还纳应紧急手术
   E. 以上处理都不对
4. 患儿，男，8 岁。哭闹时于右腹股沟区突然出现肿块伴疼痛 6 小时，肿块较硬，不能还纳，有压痛，无反跳痛，考虑为
   A. 右侧绞窄性斜疝
   B. 右侧嵌顿性股疝
   C. 右侧嵌顿性直疝
   D. 右侧嵌顿性斜疝
   E. 右侧绞窄性直疝

三、A3/A4 型题

（1~2 题共用题干）

患者，男性，62 岁。5 年来站立、咳嗽时反复出现左侧腹股沟肿块，呈梨形，平卧可消失，12 小时

前搬家具时肿块增大，有明显疼痛，平卧和手推均不能回纳，肛门停止排便、排气，诊断为腹外疝，入院治疗。

1. 该患者最合适的治疗措施是
   A. 立即手术
   B. 手法复位
   C. 药物镇痛
   D. 平卧观察
   E. 抗生素治疗
2. 患者治疗后即将出院，护士给予指导，其中不正确的是
   A. 出院后 3 个月内避免重体力劳动
   B. 减少和消除引起腹外疝复发的因素
   C. 调整饮食习惯，保持排便通畅
   D. 定期随访，疝复发时可在家中观察
   E. 注意避免增加腹内压的动作，如剧烈咳嗽等

（3~6 题共用题干）

患者，男性，62 岁。有慢性便秘多年。近半年来发现站立时阴囊部位出现肿块，呈梨形，平卧时可还纳。体检发现外环扩大，嘱患者咳嗽时指尖有冲击感，平卧回纳肿块后，手指压迫内环处，站立咳嗽，肿块不再出现，诊为腹外疝，拟行疝成形术。

3. 此患者可诊断为
   A. 腹股沟斜疝
   B. 腹股沟直疝
   C. 股疝
   D. 脐疝
   E. 切口疝
4. 为了避免术后疾病复发术前准备中最重要的是
   A. 灌肠
   B. 排尿
   C. 备皮
   D. 治疗便秘
   E. 麻醉前用药
5. 术后当天患者宜采用的体位是
   A. 半卧位
   B. 端坐位
   C. 斜坡卧位
   D. 头低足高位
   E. 平卧位，膝、髋关节微曲
6. 术后预防阴囊血肿的主要措施是
   A. 保持适当卧位
   B. 不可过早下床活动
   C. 应用止血药物
   D. 保持敷料清洁、干燥
   E. 托起阴囊、伤口用沙袋压迫

参考答案及解析

【参考答案】

一、A1 型题

1. B　2. E　3. A　4. B

二、A2 型题

1. B　2. D　3. B　4. D

三、A3/A4 型题

1. A　2. D　3. A　4. D　5. E　6. E

【解析】

扫码查看
相关内容

第三节 股　疝

一、A1 型题

股疝易嵌顿，主要是因为
   A. 患者年龄大
   B. 患者肥胖
   C. 股管解剖特点
   D. 患者多为经产妇
   E. 骨盆宽大

二、A2 型题

患者，女性，45 岁。突发下腹部疼痛并呕吐 2 小时入院，查体：左腹股沟区有一半球形突起，肠鸣音亢进。最佳治疗方法是
   A. 手法复位
   B. 解痉镇痛
   C. 应用抗生素
   D. 补充血容量
   E. 急诊手术治疗

参考答案及解析

【参考答案】

一、A1 型题

C

二、A2 型题

E

【解析】

扫码查看
相关内容

第四节　其他腹外疝

一、A1 型题

1. 关于脐疝的叙述错误的是
   A. 婴幼儿应尽早采取手术治疗
   B. 成人脐疝为后天性，较少见
   C. 成人应行手术治疗
   D. 小儿脐疝多属于易复性
   E. 小儿 2 岁后，如脐环直径大于 1.5cm，可行手术治疗
2. 发生切口疝的因素中最主要的是
   A. 术后腹胀
   B. 切口感染
   C. 低蛋白血症
   D. 安置引流管过久
   E. 缝合技术欠妥

二、A2 型题

患儿，女，3 个月。脐部可复性肿块，在哭闹、咳嗽时疝块脱出，安静平卧时消失，诊断为脐疝。关于脐疝的叙述不正确的是
   A. 对该患儿应积极采取手术疗法
   B. 婴儿脐疝多为易复性疝
   C. 婴儿脐疝可自行愈合
   D. 婴儿脐疝极少发生嵌顿和绞窄
   E. 多为脐环闭锁不全或脐部组织不够坚强所致

参考答案及解析

【参考答案】

一、A1 型题

1. A　2. B

二、A2 型题

A

【解析】

扫码查看
相关内容

第五节　护　　理

A1 型题

1. 腹股沟斜疝患者在常规修补术后平卧位，患侧膝下垫一软枕，使髋关节微屈的目的是
   A. 防止阴囊血肿
   B. 防止术后复发
   C. 减轻切口张力
   D. 防止深静脉血栓形成
   E. 防止尿潴留
2. 下列关于腹股沟疝修补术后的护理措施错误的是
   A. 保持大小便通畅
   B. 用阴囊托或丁字带托起阴囊

C. 腹股沟手术区可用沙袋压迫
D. 尽早下床活动
E. 3 个月内避免重体力劳动

3. 下列选项中，关于疝的护理措施错误的是
A. 急诊手术不用禁饮食，胃肠减压
B. 备皮避免剃破皮肤
C. 术前排尿，防止损伤膀胱
D. 积极处理疝的诱发因素
E. 保持排便通畅

4. 关于斜疝患者的术后护理，错误的是
A. 切口处沙袋压迫
B. 早期下床活动
C. 托起阴囊
D. 伤口处勿感染
E. 防止腹压增加

参考答案及解析

【参考答案】

A1 型题

1. C　2. D　3. A　4. A

【解析】

扫码查看
相关内容

第五十二章　急性化脓性腹膜炎患者的护理

第一节　解剖生理概要

一、A1 型题

1. 急性化脓性腹膜炎患者发生休克的主要原因是
   A. 剧烈疼痛
   B. 腹膜吸收大量毒素，血容量减少
   C. 肠内积液刺激
   D. 大量呕吐失液
   E. 腹胀引起呼吸困难
2. 人体最大的体腔是
   A. 盆腔
   B. 胸膜腔
   C. 腹膜腔
   D. 蛛网膜下腔
   E. 硬脊膜外腔
3. 进行护理查体时发现患者咳嗽并伴有胸痛，应考虑
   A. 过敏反应
   B. 病变累及胸膜
   C. 痰液过多
   D. 肺通气障碍
   E. 肺换气障碍

二、A2 型题

患者，男，25 岁。转移性右下腹痛 24 小时，麦氏点压痛、反跳痛，右下腹肌紧张，考虑为急性阑尾炎。其炎症侵犯层次至少已达
   A. 脏腹膜
   B. 黏膜层
   C. 黏膜下层
   D. 壁腹膜
   E. 肌层

参考答案及解析

【参考答案】

一、A1 型题

1. B　2. C　3. B

二、A2 型题

D

【解析】

扫码查看
相关内容

第二节　急性化脓性腹膜炎

一、A1 型题

1. 原发性腹膜炎与继发性腹膜炎的主要区别是
   A. 腹痛性质
   B. 有无腹膜刺激征
   C. 腹腔内有无原发病灶
   D. 腹腔是否与外界相通
   E. 病原菌种类
2. 下列选项中，急性腹膜炎最主要的症状是
   A. 腹泻
   B. 发热
   C. 腹痛
   D. 腹胀
   E. 恶心、呕吐
3. 急性腹膜炎非手术疗法的护理措施，下列选项中错误的是
   A. 定时测体温、脉搏、呼吸、血压，记录液体出入量
   B. 观察腹部体征的演变趋势
   C. 一般取半卧位，应用抗生素控制感染

D. 全流质饮食并用胃肠减压
E. 静脉输液、输血，纠正水、电解质、酸碱失衡，提高机体免疫力

4. 诊断急性腹膜炎最可靠的腹部体征是
A. 腹胀
B. 腹膜刺激征
C. 板状腹
D. 腹式呼吸减弱
E. 肠鸣音消失

5. 下列关于急性腹膜炎手术的适应证，不包括
A. 腹腔内病变较严重
B. 原因不明的腹膜炎
C. 弥漫性腹膜炎无局限趋势
D. 原发性腹膜炎
E. 一般情况差，腹腔渗液较多，中毒症状明显

6. 腹膜刺激征是指
A. 腹痛、腹胀、肠鸣音亢进
B. 压痛、反跳痛、腹肌紧张
C. 腹胀、压痛、反跳痛
D. 恶心、呕吐、腹泻、压痛
E. 发热、腹痛、压痛

二、A2 型题

1. 患者，男性，30 岁。饱餐后突发上腹持续性疼痛 2 小时。查体：全腹有压痛，腹肌紧张，肝浊音界消失。对其诊断最有价值的检查是
A. 血常规检查
B. 腹部 CT 检查
C. 立位腹部平片
D. 血淀粉酶测定
E. 纤维胃镜检查

2. 患者，女性，43 岁。继发性腹膜炎入院，其发病原因可以除外
A. 肠穿孔
B. 盆腔感染
C. 胆囊炎穿孔
D. 急性阑尾炎穿孔
E. 急性胃穿孔

参考答案及解析

【参考答案】

一、A1 型题

1. C　2. C　3. D　4. B　5. D　6. B

二、A2 型题

1. C　2. B

【解析】

扫码查看
相关内容

第三节　腹腔脓肿

一、A1 型题

急性腹膜炎后最常见的残余脓肿为
A. 盆腔脓肿
B. 膈下脓肿
C. 肝脓肿
D. 肾脓肿
E. 脾周围脓肿

二、A2 型题

1. 患者，男性，45 岁。突发剧烈腹痛，恶心、呕吐，体温 38.8℃，以“急性化脓性腹膜炎”收入院。入院后急查血白细胞计数 18×10^9/L，患者出现里急后重感，B 超检查发现盆腔有较大的脓肿。应采取的治疗措施为
A. 持续胃肠减压
B. 应用抗生素治疗
C. 热水坐浴
D. 物理透热治疗
E. 手术治疗

2. 患者，女性，42 岁。胃溃疡穿孔合并急性慢性腹膜炎，手术后 5 日体温 39℃，每日排便次数 7～8 次，有排便不尽感。下列可能性最大的是
A. 肠粘连
B. 肠炎
C. 细菌性痢疾
D. 盆腔脓肿
E. 肠间隙脓肿

参考答案及解析

【参考答案】

一、A1 型题

A

二、A2 型题

1. B　2. D

【解析】

扫码查看
相关内容

第四节　护　　理

一、A1 型题

1. 腹膜炎手术后胃管拔除、开始进食的指征是
   A. 腹痛减轻或消失
   B. 血压平稳
   C. 有饥饿感
   D. 体温恢复正常
   E. 肠鸣音恢复，肛门排气
2. 腹膜炎术后采取半卧位的主要目的是
   A. 有利于血液循环
   B. 可预防膈下脓肿
   C. 减少切口张力
   D. 有利于肺部气体交换
   E. 有利于肠蠕动恢复
3. 在病因诊断不明时，对急性腹膜炎患者的处理措施，不正确的是
   A. 胃肠减压
   B. 禁食
   C. 半卧位
   D. 输液维持水、电解质平衡
   E. 用镇痛剂镇痛
4. 急腹症手术后，为预防肠粘连最重要的护理措施是
   A. 深呼吸和有效咳嗽
   B. 保持有效的胃肠减压
   C. 鼓励患者早期活动
   D. 保持腹腔引流通畅
   E. 遵医嘱使用抗生素

二、A3/A4 型题

（1~3 题共用题干）

患者，男性，45 岁。因外伤性小肠穿孔，在硬膜外麻醉下行肠穿孔修补、腹腔引流术。手术过程顺利，安全返回病房，测血压 120/80mmHg，脉搏 90 次/分。

1. 下列选项中，该患者术后进食的指征是
   A. 腹胀消失
   B. 肛门排气
   C. 术后 2~3 日
   D. 胃肠减压吸出液减少
   E. 无恶心、呕吐
2. 该患者腹腔引流管的护理，错误的是
   A. 保持引流通畅
   B. 妥善固定，避免脱落
   C. 观察引流量及性质
   D. 每日定时冲洗引流管
   E. 严格掌握拔管指征
3. 若手术后第 5 日，患者体温再次升高至 39℃，大便次数增多，为黏液便，并有尿频、尿急症状，首先考虑的并发症是
   A. 肠间脓肿
   B. 膈下脓肿
   C. 盆腔脓肿
   D. 切口感染
   E. 急性肠炎

三、B 型题

（1~3 题共用备选答案）

A. 流质
B. 半流质
C. 禁食
D. 软食
E. 低脂饮食

1. 急性腹膜炎术前应
2. 急性腹膜炎术后拔出胃管应
3. 胆石症术后 1 个月应

参考答案及解析

【参考答案】

一、A1 型题

1. E　2. B　3. E　4. C

二、A3/A4 型题

1. B　2. D　3. C

三、B 型题

1. C　2. C　3. E

【解析】

扫码查看
相关内容

第五十三章　腹部损伤患者的护理

第一节　概　　述

一、A1 型题

1. 闭合性损伤造成腹腔内出血的常见原因是
   A. 肠管破裂
   B. 肠系膜损伤
   C. 腹膜后血肿
   D. 实质脏器破裂
   E. 膀胱破裂
2. 下列选项中，空腔脏器破裂的主要临床表现是
   A. 弥漫性腹膜炎
   B. 急性内出血
   C. 急性肠梗阻
   D. 创伤性休克
   E. 感染中毒性休克
3. 腹部闭合性损伤最常见的受损内脏是
   A. 小肠
   B. 肾
   C. 肝
   D. 肠系膜
   E. 脾
4. 对于腹内脏器损伤诊断阳性率可达 90% 以上的检查是
   A. 诊断性腹腔穿刺和腹腔灌洗术
   B. B 超检查
   C. X 线检查
   D. CT 检查
   E. 腹腔镜检查

二、A2 型题

1. 患者，男性，35 岁。汽车撞伤左上腹 4 小时，脉搏 120 次/分，血压 70/40mmHg，全腹压痛、反跳痛、肌紧张，肝浊音界存在，肠鸣音减弱。进一步的检查是
   A. 腹部 CT 检查
   B. 多普勒超声检查
   C. 诊断性腹腔穿刺
   D. 腹部立位 X 线平片
   E. 胃肠钡餐造影检查
2. 患者，男性，18 岁。闭合性腹部损伤 2 小时，腹痛、呕吐。患者精神紧张、面色苍白、四肢湿冷、无尿。血压 70/50mmHg，脉搏 120 次/分，腹腔抽出不凝固血液。其最根本的处理原则是
   A. 镇静、镇痛
   B. 补充血容量
   C. 应用利尿药
   D. 抗休克同时剖腹探查
   E. 禁饮食，持续胃肠减压

参考答案及解析

【参考答案】

一、A1 型题

1. D　2. A　3. E　4. A

二、A2 型题

1. C　2. D

【解析】

扫码查看
相关内容

第二节　常见实质性脏器损伤

一、A1 型题

1. 由脾破裂出血引起的休克属于
   A. 低血容量性休克
   B. 创伤性休克
   C. 感染性休克
   D. 过敏性休克
   E. 心源性休克
2. 肝破裂的腹腔穿刺液性质为
   A. 黄色混浊液体
   B. 有粪臭味的血性渗液
   C. 棕褐色脓液
   D. 稀薄白色脓性液
   E. 不凝固血液
3. 对实质性脏器破裂并发休克时处理原则是
   A. 全力抢救休克
   B. 立即手术
   C. 先抢救休克，待休克好转后再手术
   D. 抢救休克的同时进行手术
   E. 先抢救休克，如休克无好转再手术
4. 腹腔穿刺抽出不凝血，可提示为
   A. 肝破裂
   B. 胃溃疡穿孔
   C. 胃溃疡出血
   D. 胆囊穿孔
   E. 膀胱破裂
5. 脾破裂的治疗方式是
   A. 输血
   B. 输液
   C. 手术
   D. 止血药物
   E. 镇痛药

二、A2 型题

1. 患者，男性，44 岁。车祸致右上腹损伤 2 小时，面色苍白、四肢湿冷、腹痛、腹膜刺激征明显，脉搏 120 次/分，血压 70/50mmHg。该患者出现腹膜刺激征的原因最可能是
   A. 血液刺激
   B. 胃酸刺激
   C. 胰液刺激
   D. 尿液刺激
   E. 胆汁刺激
2. 患者，男性，29 岁。左季肋部撞伤 6 小时，持续腹痛。B 超见腹内有少量积液，腹穿抽到少量不凝固血液。患者可能的诊断是
   A. 肝破裂
   B. 脾破裂
   C. 肾损伤
   D. 空肠破裂
   E. 胰腺损伤
3. 患者，男性，18 岁。闭合性腹部损伤 2 小时，腹痛、呕吐，精神紧张，面色苍白，四肢湿冷，无尿，血压 70/50mmHg，脉搏 120 次/分，腹腔抽出不凝固血液。其根本处理措施是
   A. 镇静镇痛
   B. 补充血容量
   C. 应用利尿药
   D. 抗休克，同时剖腹探查
   E. 禁饮食，持续胃肠减压

参考答案及解析

【参考答案】

一、A1 型题

1. A　2. E　3. D　4. A　5. C

二、A2 型题

1. E　2. B　3. D

【解析】

扫码查看
相关内容

第三节　常见空腔脏器损伤

一、A1 型题

1. 腹部空腔脏器中最容易损伤的是
   A. 胆囊
   B. 胃
   C. 小肠
   D. 结肠
   E. 大肠
2. 有些结肠位于腹膜后，受伤后常导致严重的
   A. 腹膜炎
   B. 腹痛
   C. 腹膜后感染
   D. 腹腔内积气
   E. 腹腔内出血

二、A2 型题

患者，男性，31 岁。腹部疼痛 7 小时。腹部查体：全腹部有压痛，反跳痛和肌紧张。行腹部穿刺抽出含少量食物残渣的混浊液体，最可能的诊断是
   A. 胰破裂
   B. 肾破裂
   C. 脾破裂
   D. 胃穿孔
   E. 肠系膜血栓形成

参考答案及解析

【参考答案】

一、A1 型题

1. C　2. C

二、A2 型题

D

【解析】

扫码查看
相关内容

第四节　护　　理

一、A1 型题

腹部损伤的急救，下列选项中错误的是
   A. 对开放性损伤应及时包扎腹壁伤口
   B. 如有内脏脱出，勿予强行回纳腹腔，以免加重腹腔感染
   C. 合并伤出现威胁患者生命的紧急情况，应先行处理
   D. 预防休克，尽早转运
   E. 如有肠管、大网膜脱出，原则上应回纳到腹腔，以免加重内脏脏器损伤

二、A2 型题

患者，男性，26 岁。腹部被扎伤后，有少量肠管脱出。现场处理原则是
   A. 立即送回腹腔
   B. 用清洁碗覆盖后再包扎
   C. 用无菌溶液冲洗后送回腹腔
   D. 用等渗盐水冲洗后敷料包扎
   E. 用清洁敷料覆盖

参考答案及解析

【参考答案】

一、A1 型题

E

二、A2 型题

B

【解析】

扫码查看
相关内容

第五十四章　胃、十二指肠疾病患者的护理

第一节　解剖生理概要

A1 型题

1. 胃壁从外向内依次分为
   A. 浆膜层、黏膜层、黏膜下层和肌层
   B. 浆膜层、黏膜下层、黏膜层和肌层
   C. 浆膜层、肌层、黏膜下层和黏膜层
   D. 黏膜层、肌层、浆膜层和黏膜下层
   E. 黏膜层、肌层、黏膜下层和浆膜层
2. 黏膜层中，分泌胃蛋白酶和凝乳酶原的细胞是
   A. 主细胞
   B. 壁细胞
   C. 黏液细胞
   D. G 细胞
   E. D 细胞
3. 十二指肠不包括的部分是
   A. 球部
   B. 降部
   C. 水平部
   D. 升部
   E. 尾部
4. 胃壁主细胞分泌的是
   A. 碱性黏液
   B. 促胃液素
   C. 胃蛋白酶原
   D. 盐酸
   E. 抗贫血因子

参考答案及解析

【参考答案】

A1 型题

1. C　2. A　3. E　4. C

【解析】

扫码查看
相关内容

第二节　胃、十二指肠溃疡的外科治疗

一、A1 型题

1. 十二指肠溃疡的典型临床表现是
   A. 可向右肩部放射
   B. 夜间痛不明显
   C. 持续性绞痛
   D. 夏季好发
   E. 饥饿痛
2. 手术治疗胃、十二指肠溃疡的适应证不包括
   A. 急性穿孔
   B. 并发大出血
   C. 并发瘢痕性幽门梗阻
   D. 癌变
   E. 经常反酸
3. 胃大部切除术后吻合口梗阻出现呕吐，呕吐物为
   A. 食物
   B. 胆汁
   C. 食物和胆汁
   D. 宿食
   E. 胃液
4. 溃疡病致瘢痕性幽门梗阻最典型的临床表现为
   A. 呕吐
   B. 腹胀
   C. 消瘦

D. 贫血
E. 脱水

5. 胃大部切除术后 2 日内，除生命体征外应重点观察的是
A. 神志
B. 伤口敷料
C. 肠鸣音
D. 腹胀
E. 胃管引流液

6. 柏油样便见于
A. 胃、十二指肠溃疡大出血
B. 溃疡性结肠炎
C. 痢疾
D. 结肠癌
E. 胃穿孔

7. 胃、十二指肠溃疡大出血最好发的部位是
A. 胃大弯
B. 胃窦
C. 胃体
D. 胃小弯和十二指肠
E. 胃底

8. 下列关于胃、十二指肠溃疡的特点的叙述，正确的是
A. 直径一般大于 2cm
B. 多为多发性溃疡
C. 可引起出血和穿孔
D. 一般局限于黏膜层
E. 多与慢性胃炎有关

9. 胃、十二指肠溃疡穿孔非手术治疗期间，最关键的措施是
A. 补液，纠正水、电解质紊乱
B. 禁食、胃肠减压
C. 严密观察病情
D. 应用抗生素
E. 半卧位

10. 十二指肠溃疡患者上腹部疼痛的典型节律是
A. 疼痛—进食—缓解
B. 疼痛—进食—疼痛
C. 缓解—疼痛—进食
D. 进食—疼痛—缓解
E. 进食—缓解—疼痛

11. 下列选项中，关于胃、十二指肠溃疡急性大出血的护理，错误的是
A. 应用止血药物
B. 流质饮食，待出血停止后改半流质饮食
C. 安静卧床，必要时给予镇静药
D. 定时测血压、脉搏，记录呕血或便血量
E. 输液、输血治疗休克和纠正贫血，以血压恢复稍低于正常值为宜

12. 胃、十二指肠溃疡并发休克的护理措施不正确的是
A. 取半卧位
B. 禁饮食、输液
C. 胃肠减压
D. 严密观察血压、脉搏
E. 应用抗生素

13. 胃、十二指肠溃疡穿孔非手术治疗期间最关键的措施是
A. 禁食
B. 胃肠减压
C. 半卧位
D. 补液，纠正水、电解质紊乱
E. 严密观察病情

14. 胃肠减压期间，若胃管堵塞，首先应该
A. 重新置管
B. 减压吸引
C. 加压吸引
D. 暂停吸引
E. 用生理盐水 10~20ml 冲洗胃管

15. 胃穿孔的 X 线检查所见为
A. 双侧横膈抬高
B. 膈下游离气体
C. 胃泡扩张
D. 肠管扩张
E. 胃内有液平面

16. 幽门梗阻术术前用温盐水洗胃的目的是
A. 纠正脱水
B. 纠正低氯、低钾和碱中毒
C. 纠正营养不良
D. 减轻胃壁水肿和炎症
E. 缓解梗阻症状

17. 胃大部切除术后进食呕吐，呕吐物含食物，不含胆汁，可能是
A. 吻合口梗阻
B. 输入段梗阻
C. 输出段梗阻
D. 倾倒综合征
E. 十二指肠残端破裂

二、A2 型题

1. 患者，男性，45 岁。饱餐后突发上腹刀割样剧烈疼痛，并迅速蔓延至全腹 2 小时，伴恶心、呕吐。

查体：面色苍白，体温 37℃，脉搏 90 次/分，血压 105/75mmHg，腹式呼吸消失，全腹有压痛、反跳痛及肌紧张，肝浊音界缩小，肠鸣音消失，拟诊为胃溃疡穿孔。有助于诊断的辅助检查是
A. 磁共振成像（MRI）
B. 选择性腹腔动脉造影
C. CT
D. 立位 X 线腹部透视或平片
E. B 超
2. 患者，女性，38 岁。每次餐后 30~60 分钟上腹部有烧灼感，持续 1~2 小时。此腹痛特点应考虑是
A. 慢性胃炎
B. 食管炎
C. 胃溃疡
D. 十二指肠溃疡
E. 胰腺炎
3. 患者，男性，52 岁。患消化性溃疡多年，空腹痛，进食后缓解。1 日前突然大量呕吐，呕吐物为隔餐食物，有酸臭味。应考虑患者并发了
A. 食管炎
B. 急性胃炎
C. 胆石症
D. 幽门梗阻
E. 急性胰腺炎
4. 患者，男性，50 岁。胃大部切除术后 10 小时，出现面色苍白、四肢湿冷、脉细速症状，胃肠减压瓶内有 60ml 鲜红色液体。此时应首先采取的措施为
A. 急查血常规
B. 经胃管注入去甲肾上腺素
C. 患者平卧，加快输液速度
D. 静脉滴注止血药
E. 配血，做好术前准备
5. 患者，男性，55 岁。胃大部切除术后出现头晕、乏力。查血红蛋白 80g/L，其贫血的原因是
A. 铁损失过多
B. 铁摄入不足
C. 铁利用障碍
D. 铁吸收不良
E. 铁需要量增加
6. 患者，男性，76 岁。因上腹部不适 20 日，呕吐 3 日，门诊以十二指肠溃疡瘢痕性幽门梗阻收入院。患者呕吐量大，为宿食，带腐败酸臭味，呕吐后胃部不适感减轻。自述有十二指肠溃疡病史 20 年。查体：消瘦、贫血貌，上腹部可见胃型。宜采用的手术方式为
A. 高选择性迷走神经切断术
B. 胃空肠吻合术，加迷走神经切断术
C. 胃大部切除术
D. 幽门环肌切断术
E. 选择性迷走神经切断术
7. 患者，女性，76 岁。因十二指肠溃疡行胃大部切除术（毕Ⅱ式）后第 4 日，突发右上腹剧痛，局部有明显压痛、反跳痛、肌紧张。实验室检查：白细胞计数 $12\times10^9/L$，中性粒细胞占比 0.82。该患者最有可能的诊断是
A. 近侧空肠段梗阻
B. 急性胰腺炎
C. 急性胆囊炎穿孔
D. 胃肠吻合口破裂
E. 十二指肠残端破裂

三、A3/A4 型题

（1~2 题共用题干）

患者，男性，40 岁。十二指肠溃疡病史 5 年，2 小时前饱餐后突然腹痛难忍，伴恶心、呕吐。查体：脉搏 85 次/分，血压 110/75mmHg，腹式呼吸减弱，腹膜刺激征（+），移动性浊音（+），肠鸣音消失。

1. 为协助诊断，最简单而可靠的辅助检查是
A. B 超
B. CT
C. X 线摄片
D. 血常规
E. 腹腔穿刺
2. 在诊断未明确前首要的处理措施是
A. 半卧位休息
B. 镇静、镇痛、吸氧
C. 禁饮食、持续胃肠减压
D. 纠正水、电解质紊乱
E. 全身应用抗生素

（3~4 题共用题干）

患者，男性，48 岁。行胃大部切除术（毕Ⅱ式）后第 6 日，进食半小时后，出现上腹胀痛和饱胀不适、恶心、头晕、心悸，晕倒在床边，伴大汗淋漓，面色苍白。

3. 该患者最有可能发生了
A. 远侧空肠段梗阻
B. 十二指肠残端破裂
C. 吻合口梗阻
D. 近侧空肠段梗阻
E. 早期倾倒综合征

4. 下列选项对该患者采取的护理措施错误的是
   A. 立即平卧位
   B. 少量多餐，温度适合的饮食
   C. 即刻给患者补充糖分
   D. 暂时限制饮水
   E. 纠正电解质紊乱

（5~6 题共用题干）

患者，男性，48 岁。有溃疡病史 10 年，近期进食后上腹部不适、饱胀感、恶心、嗳气带有酸臭味，呕吐量大，为宿食。查体：消瘦，上腹部可见胃型。实验室检查：低氯、低钾性碱中毒。

5. 该患者最可能的诊断是
   A. 绞窄性肠梗阻
   B. 急性胰腺炎
   C. 急性胆囊炎
   D. 瘢痕性幽门梗阻
   E. 动力性肠梗阻
6. 如患者行手术治疗，术前 3 日需要温盐水洗胃的目的是
   A. 防止呕吐
   B. 减轻腹部饱胀感
   C. 纠正电解质紊乱
   D. 减轻胃壁水肿和炎症
   E. 解除梗阻，有利于术后吻合口的愈合

（7~9 题共用题干）

患者，男性，40 岁。突发性上腹部剧痛 3 小时，伴呕吐和恶心，体格检查：腹平，全腹明显疼痛，呈板样强直，肠鸣音消失，肝浊音界消失。

7. 此时的诊断应首先考虑为
   A. 急性阑尾炎穿孔伴腹膜炎
   B. 急性机械性肠梗阻
   C. 急性胰腺炎
   D. 急性消化性溃疡穿孔伴腹膜炎
   E. 急性胆囊炎伴腹膜炎
8. 此时最具针对性的检查是
   A. 血常规
   B. 血淀粉酶测定
   C. 腹部 X 线平片
   D. 腹部 CT
   E. B 超
9. 在体检中肠鸣音消失的原因是
   A. 肠坏死
   B. 肠血运障碍
   C. 机械性肠梗阻
   D. 剧痛而不敢腹式呼吸
   E. 炎症刺激而致肠麻痹

四、B 型题

（1~3 题共用备选答案）
   A. 吻合口梗阻
   B. 吻合口出血
   C. 十二指肠残端破裂
   D. 倾倒综合征
   E. 空肠输出袢梗阻

1. 患者，男性，48 岁。毕Ⅱ式胃大部切除术后 7 日，进食少量流质饮食后出现呕吐，呕吐物为食物和胆汁。应考虑
2. 患者，男性，45 岁。毕Ⅱ式胃大部切除术后 10 日，进食流质饮食后 20 分钟出现乏力、心悸、出汗，平卧后缓解。应考虑
3. 患者，男性，52 岁。毕Ⅱ式胃大部切除术后 5 日，突发上腹刀割样疼痛伴恶心、呕吐，腹膜刺激征明显。应考虑

参考答案及解析

【参考答案】

一、A1 型题

1. E　2. E　3. A　4. A　5. E　6. A　7. D　8. C　9. B　10. A　11. B　12. A　13. B　14. E　15. B　16. D　17. A

二、A2 型题

1. D　2. C　3. D　4. C　5. D　6. B　7. E

三、A3/A4 型题

1. C　2. C　3. E　4. C　5. D　6. D　7. D　8. C　9. E

四、B 型题

1. E　2. D　3. C

【解析】

扫码查看
相关内容

第三节 胃 癌

A1 型题

1. 胃癌最好发的部位是
   A. 胃小弯
   B. 贲门部
   C. 胃窦部
   D. 胃底部
   E. 胃体部
2. 胃癌最主要的转移途径是
   A. 直接蔓延
   B. 淋巴转移
   C. 血行转移
   D. 腹腔内种植
   E. 盆腔内种植
3. 诊断早期胃癌的最有效的方法是
   A. 纤维胃镜
   B. 磁共振成像
   C. CT
   D. 胃钡餐透视
   E. 胃电图检查
4. 早期胃癌首选的治疗方法是
   A. 免疫治疗
   B. 放射治疗
   C. 中医中药
   D. 化学治疗
   E. 手术
5. 胃癌按组织学的分型中，占绝大多数的是
   A. 腺癌
   B. 乳头状腺癌
   C. 管状腺癌
   D. 黏液腺癌
   E. 印戒细胞癌

参考答案及解析

【参考答案】

A1 型题

1. C 2. B 3. A 4. E 5. A

【解析】

扫码查看
相关内容

第五十五章 肠疾病患者的护理

第一节 解剖生理概要

A1 型题

空肠回肠的静脉血最终汇入
A. 下腔静脉
B. 肠系膜上静脉
C. 门静脉
D. 肠系膜下静脉
E. 髂内静脉

参考答案及解析

【参考答案】

A1 型题

C

【解析】

扫码查看
相关内容

第二节 阑 尾 炎

一、A1 型题

1. 关于急性阑尾炎非手术治疗的护理措施，错误的是
A. 半卧位卧床休息
B. 禁食
C. 应用有效抗生素
D. 可用哌替啶镇痛
E. 禁用泻药及灌肠

2. 阑尾炎患者进行腰大肌试验应采取的体位是
A. 俯卧位
B. 头低足高位
C. 头高足低位
D. 左侧卧位
E. 仰卧屈膝位

3. 下列关于阑尾炎的叙述，不正确的是
A. 术后血压平稳后即可取半卧位
B. 术后 24 小时可鼓励下床活动
C. 最重要的体征是右下腹局限性疼痛
D. 典型症状是右下腹转移性疼痛
E. 小儿及老年阑尾炎患者，病情较轻，抵抗力弱，应尽量非手术治疗

4. 急性阑尾炎发病的最重要原因是
A. 阑尾系膜较短，容易发生扭曲
B. 阑尾与盲肠相通处开口狭小
C. 阑尾黏膜下淋巴组织增生
D. 阑尾腔内机械性梗阻
E. 阑尾动脉容易发生血运障碍

5. 急性阑尾炎早期上腹部及脐周疼痛是由于
A. 内脏神经反射
B. 胃肠功能紊乱
C. 合并腹膜炎
D. 躯体神经反射
E. 合并胃肠炎

6. 大多数阑尾炎患者开始腹痛的位置是
A. 右上腹
B. 上腹部或脐周
C. 右下腹
D. 右腰部
E. 耻骨上部

7. 不必急于手术的是
A. 老年急性阑尾炎
B. 急性阑尾炎穿孔
C. 妊娠急性阑尾炎

D. 阑尾周围脓肿
E. 小儿急性阑尾炎

8. 急性阑尾炎的病理类型不包括
A. 急性化脓性阑尾炎
B. 急性单纯性阑尾炎
C. 急性妊娠期阑尾炎
D. 坏疽性及穿孔性阑尾炎
E. 阑尾周围脓肿

二、A2 型题

1. 患者，男性，56 岁。1 日前右下腹有转移性腹痛，麦氏点有固定的压痛，现腹痛突然加剧，范围扩大，腹肌紧张。应考虑是
A. 单纯性阑尾炎
B. 化脓性阑尾炎
C. 坏疽性阑尾炎
D. 阑尾周围脓肿
E. 阑尾穿孔腹膜炎

2. 患者，女性，34 岁。急性化脓性阑尾炎行阑尾切除术后 2 日，出现寒战、高热、黄疸、肝大。最有可能出现了
A. 急性胰腺炎
B. 并发胆道感染
C. 脓毒性肝炎
D. 传染性肝炎
E. 门静脉炎

3. 患者，男性，26 岁。上腹痛、发热、恶心 5 小时后，出现右下腹痛。查体：右下腹固定性压痛，无腹肌紧张及反跳痛。应考虑为阑尾炎，其病理类型为
A. 单纯性阑尾炎
B. 化脓性阑尾炎
C. 阑尾穿孔
D. 坏疽性阑尾炎
E. 阑尾周围脓肿

三、A3/A4 型题

（1~4 题共用题干）

患者，男性，28 岁。转移性右下腹疼痛 24 小时，麦氏点压痛、反跳痛，右下腹肌紧张，白细胞计数 $15\times10^9/L$，中性粒细胞占比 0.9，诊断为急性阑尾炎，拟急诊手术。

1. 患者最可能的病理类型为
A. 急性单纯性阑尾炎
B. 急性化脓性阑尾炎
C. 急性穿孔性阑尾炎
D. 急性坏疽性阑尾炎
E. 阑尾周围脓肿

2. 患者仰卧，屈曲右髋和右膝并被动内旋引起右下腹疼痛，提示患者阑尾的位置在
A. 盲肠前，接近腹壁
B. 盆腔内，接近直肠
C. 盲肠后，接近腰大肌
D. 盲肠上，接近横结肠
E. 盲肠下，接近闭孔内肌

3. 手术前最主要的护理是
A. 补充血容量
B. 右下腹皮肤准备
C. 肥皂水灌肠通便
D. 半卧位，应用抗生素
E. 12 小时禁食，4 小时禁饮

4.（假设信息）患者行阑尾切除术后 8 小时，面色苍白、肢冷、烦躁不安。查体：体温 38.2℃，呼吸 26 次/分，脉搏 100 次/分，血压 80/60mmHg，伤口敷料被血性液体渗透。应考虑并发了
A. 肠瘘
B. 盆腔脓肿
C. 切口感染
D. 切口裂开
E. 腹腔内出血

四、B 型题

（1~2 题共用备选答案）
A. 诊断性手术
B. 根治术
C. 治疗性手术
D. 姑息手术
E. 美容性手术

1. 淋巴结活体组织学检查为
2. 阑尾切除术为

参考答案及解析

【参考答案】

一、A1 型题

1. D 2. D 3. E 4. D 5. A 6~7. B、D 8. C

二、A2 型题

1. E 2. E 3. A

三、A3/A4 型题

1. B 2. E 3. D 4. E

四、B 型题

1. A 2. C

【解析】

扫码查看
相关内容

第三节 肠梗阻

一、A1 型题

1. 属于绞窄性肠梗阻的是
   A. 肠麻痹性肠梗阻
   B. 肠扭转
   C. 肠套叠
   D. 粘连性肠梗阻
   E. 蛔虫性肠梗阻
2. 符合绞窄性肠梗阻的辅助检查结果是
   A. 血红蛋白降低
   B. 血红细胞和中性粒细胞计数正常
   C. 尿比重降低
   D. 直肠指检时指套染血
   E. X 线腹部平片可见多个阶梯状排列的气液平面
3. 腹膜炎引起的肠梗阻属于
   A. 机械性绞窄性肠梗阻
   B. 机械性单纯性肠梗阻
   C. 麻痹性肠梗阻
   D. 血运性肠梗阻
   E. 痉挛性肠梗阻
4. 肠梗阻患者采用胃肠减压的目的
   A. 减少胃内容物流入腹腔
   B. 降低胃肠道内压力和膨胀程度
   C. 减少毒素吸收
   D. 观察有无出血
   E. 防止急性胃扩张
5. 最常见的肠梗阻类型是
   A. 蛔虫性肠梗阻
   B. 粘连性肠梗阻
   C. 痉挛性肠梗阻
   D. 麻痹性肠梗阻
   E. 血运性肠梗阻
6. 单纯性肠梗阻最早出现的临床表现是
   A. 可见肠型、肠蠕动波
   B. 腹胀较明显
   C. 有腹膜刺激征
   D. 持续性腹痛阵发性加剧
   E. 阵发性腹绞痛伴肠鸣音亢进
7. 肠梗阻患者，胃肠减压引出血性液体应警惕
   A. 咽部出血
   B. 食管出血
   C. 胃出血
   D. 鼻出血
   E. 绞窄性肠梗阻
8. 下列关于麻痹性肠梗阻的说法，不正确的是
   A. 溢出性呕吐
   B. 腹痛不明显
   C. 腹部有不对称局限性隆起
   D. 多继发于急性腹膜炎
   E. 肠鸣音减弱或消失
9. 肠梗阻患者术后为恢复肠功能、防止肠粘连的护理主要是
   A. 每日蒸汽吸入
   B. 保持口腔清洁
   C. 咳嗽时双手捧腹
   D. 注意饮食卫生
   E. 早期活动，直立行走
10. 下列哪种肠梗阻适合手术治疗
    A. 痉挛性肠梗阻
    B. 绞窄性肠梗阻
    C. 麻痹性肠梗阻
    D. 蛔虫堵塞引起的肠梗阻
    E. 单纯粘连性肠梗阻

二、A2 型题

1. 患者，男性，56 岁。急性化脓性阑尾炎。行阑尾切除术后 3 日，腹胀，伴溢出性呕吐。检查：全腹均匀膨胀，肠鸣音减弱，考虑肠梗阻。其肠梗阻的类型是
   A. 绞窄性肠梗阻

B. 血运性肠梗阻
C. 痉挛性肠梗阻
D. 麻痹性肠梗阻
E. 机械性肠梗阻

2. 患者，男性，30 岁。因急性肠梗阻入院，现患者出现明显腹膜刺激征。X 线检查显示孤立、胀大的肠袢，且不受体位和时间的影响。应首先考虑诊断是
A. 机械性肠梗阻
B. 麻痹性肠梗阻
C. 痉挛性肠梗阻
D. 绞窄性肠梗阻
E. 粘连性肠梗阻

3. 患者，男性，68 岁。急性阑尾炎穿孔手术治疗后 5 日。持续腹胀，肛门无排气、排便，全腹有轻压痛及反跳痛，肠鸣音消失，腹部 X 线显示小肠、结肠胀气。可能的诊断为
A. 粘连性肠梗阻
B. 小肠低位梗阻
C. 麻痹性肠梗阻
D. 急性小肠高位梗阻
E. 急性小肠不全性梗阻

4. 患儿，2 岁。因阵发性啼哭、烦躁不安、不肯进食、呕吐，粪便为黏液血便 3 小时而入院。查体：体温 39℃，脉搏 130 次/分。白细胞计数 10×10^9/L，中性粒细胞占比 0.9。应采取的措施为
A. 急诊手术
B. 空气灌肠复位
C. 胃肠减压
D. 物理降温
E. 应用抗生素

5. 患者，男性，47 岁。因机械性肠梗阻入院，出现最早和最主要的病理生理改变是
A. 中毒
B. 感染
C. 水、电解质紊乱
D. 呼吸困难
E. 心功能不全

6. 患者，女性，50 岁。胆囊切除术后 2 个月出现腹痛、频繁呕吐，呕吐物为胃内容物，腹部有轻压痛，无反跳痛。正确的处理措施是
A. 胃肠减压
B. 纠正休克
C. 解痉镇痛
D. 立即手术
E. 应用抗生素

三、B 型题

（1~3 题共用备选答案）
A. 肠系膜血栓
B. 异物堵塞肠腔
C. 急性弥漫性腹膜炎
D. 肠道功能紊乱
E. 水、电解质紊乱

1. 机械性肠梗阻见于
2. 血运性肠梗阻见于
3. 麻痹性肠梗阻见于

（4~7 题共用备选答案）
A. 肠扭转
B. 粘连性肠梗阻
C. 肠套叠
D. 蛔虫性肠梗阻
E. 麻痹性肠梗阻

4. 饱食后剧烈运动易引起
5. 驱虫不当易引起
6. 婴幼儿肠功能紊乱易引起
7. 最易发生绞窄的是

（8~10 题共用备选答案）
A. 高位肠梗阻
B. 结肠梗阻
C. 绞窄性肠梗阻
D. 麻痹性肠梗阻
E. 不完全性肠梗阻

8. 呕吐出现早且频繁可见于
9. 有少量排便排气可见于
10. 血性呕吐物可见于

参考答案及解析

【参考答案】

一、A1 型题

1. B 2. D 3. C 4. B 5. B 6. E 7. E 8. C 9. E 10. B

二、A2 型题

1. D 2. D 3. C 4. B 5. C 6. A

三、B 型题

1. B 2. A 3. C 4. A 5. D 6. C 7. A 8. A 9. E 10. C

【解析】

扫码查看
相关内容

第四节 肠 瘘

一、A1 型题

1. 肠瘘是引起下列哪项酸碱平衡紊乱的原因
   A. 代谢性酸中毒
   B. 代谢性碱中毒
   C. 呼吸性酸中毒
   D. 呼吸性碱中毒
   E. 高血钾
2. 低位肠瘘患者的主要病理生理改变是
   A. 严重脱水
   B. 低血容量性休克
   C. 继发性感染
   D. 严重的负氮平衡
   E. 肝衰竭
3. 肠瘘血生化检查时最常见的电解质紊乱是
   A. 低钾、低钠
   B. 低钾、高钠
   C. 高钾、高钠
   D. 高钾、低钠
   E. 低钾、钠正常

二、A3/A4 型题

（1~2 题共用题干）

患者，男性，46 岁。因高位小肠瘘入院，为保护局部皮肤，遵医嘱在瘘口处放置持续负压吸引管和滴液管。

1. 每日等渗盐水的冲洗量为
   A. 1000~2000ml
   B. 2000~3000ml
   C. 2000~4000ml
   D. 3000~5000ml
   E. 5000ml 以上
2. 负压的压力应当为
   A. 3.0~3.6kPa
   B. 3.6~4.0kPa
   C. 4.0~6.6kPa
   D. 6.6~8.0kPa
   E. 10~20kPa

参考答案及解析

【参考答案】

一、A1 型题

1. A 2. C 3. A

二、A3/A4 型题

1. D 2. E

【解析】

扫码查看
相关内容

第五节　大　肠　癌

一、A1 型题

1. 预测直肠癌预后及监测复发的免疫学检查是
   A. 甲胎蛋白（AFP）测定
   B. 癌胚抗原（CEA）测定
   C. 癌抗原 125（CA125）测定
   D. 组织多肽抗原（TPA）测定
   E. 癌抗原 50（CA50）测定
2. 初筛大肠癌的检查方法是
   A. 粪便隐血检查
   B. X 线气钡造影
   C. 直肠检查
   D. 肠镜检查
   E. CT 检查
3. 下列疾病，可导致里急后重的是
   A. 直肠癌
   B. 肠结核
   C. 食管炎
   D. 甲状腺功能亢进症（简称甲亢）
   E. 急性胃炎
4. 直肠癌患者的粪便呈
   A. 脓血便
   B. 鲜血便
   C. 柏油便
   D. 果酱样便
   E. 无血便
5. 下列选项中，直肠癌误诊的最主要原因是
   A. 癌肿位置太高
   B. 早期症状不明显
   C. 应用抗炎药物后有效
   D. 没有进行肛门直肠指检
   E. 患者就医太晚
6. 大肠癌手术后人工肛门的护理，下列选项错误的是
   A. 造瘘口用钳夹或暂时缝闭者，可在术后 2~3 日开放
   B. 起初粪便稀薄，次数较多，因此应取右侧卧位
   C. 后期教会患者自己护理造瘘口和人工肛门袋使用方法
   D. 以后粪便逐渐变稠，只用清水洗净皮肤，保持局部干净即可
   E. 稀便对皮肤有刺激作用，应及时更换敷料，并用凡士林纱布覆盖造瘘口，周围皮肤用氧化锌软膏加以保护
7. 结肠癌最早出现的临床表现多为
   A. 排便习惯及粪便性状改变
   B. 腹痛
   C. 肠梗阻症状
   D. 腹部肿块
   E. 贫血
8. 诊断结肠癌的相关指标是
   A. 碱性磷酸酶
   B. 癌胚抗原
   C. 乳酸脱氢酶
   D. 酸性磷酸酶
   E. 甲胎蛋白

二、A2 型题

患者，男性，50 岁。1 个月来粪便带少量鲜血和黏液，排便习惯改变。对该患者简单而重要的检查是
   A. 直肠镜
   B. 肛门镜
   C. 直肠指检
   D. 纤维结肠镜
   E. X 线钡灌肠造影

三、A3/A4 型题

（1~2 题共用题干）

患者，男性，65 岁。因直肠癌入院。患者步入病房，精神和睡眠较差。3 日后在全身麻醉下行直肠癌根治术。有腹部人工肛门。经治疗和护理于手术后第 10 日出院。

1. 患者术前主要的护理问题是
   A. 自理缺陷
   B. 完全性尿失禁
   C. 排便失禁
   D. 有受伤的危险
   E. 焦虑
2. 患者术后 1 周主要的护理问题是
   A. 有误吸的危险
   B. 有受伤的危险
   C. 排便失禁
   D. 自理缺陷
   E. 尿潴留

（3~5 题共用题干）

患者，男性，65 岁。因出现排便次数增多不成

形，便中带血，持续性腹部隐痛 1 个月而入院。粪便隐血试验（+），肛门指诊可触及肿块。

3. 该患者最可能的诊断为
   A. 肛周脓肿
   B. 直肠癌
   C. 结肠癌
   D. 肛瘘
   E. 肠梗阻
4. 患者如行直肠癌根治术，术前行肠道准备不妥当的是
   A. 术前应用肠道抗生素同时给予维生素 K
   B. 术前 2~3 日进流质并酌情补液
   C. 服用缓泻剂
   D. 术晨清洁灌肠
   E. 需要切除肛管直肠的患者灌肠后行坐浴，女性患者行阴道冲洗
5. 下列关于手术后护理措施，错误的是
   A. 留置导尿管
   B. 半卧位
   C. 保持胃肠减压通畅
   D. 观察生命体征
   E. 可用肥皂水灌肠，保持排便通畅

四、B 型题

（1~2 题共用备选答案）
   A. A 期
   B. B 期
   C. C1 期
   D. C2 期
   E. D 期
1. 大肠癌癌肿已穿透肠壁但无淋巴结转移，在杜克分期中属于
2. 大肠癌癌肿已穿透肠壁，肠系膜根部淋巴结肿大，在杜克分期中属于

参考答案及解析

【参考答案】

一、A1 型题

1. B　2. A　3. A　4. A　5. D　6. B　7. A　8. B

二、A2 型题

C

三、A3/A4 型题

1. E　2. C　3. B　4. D　5. E

四、B 型题

1. B　2. D

【解析】

扫码查看
相关内容

第五十六章　直肠肛管疾病患者的护理

第一节　解剖生理概要

A1 型题

1. 肛管括约肌功能主要依靠哪种结构的作用
   A. 外括约肌的深部
   B. 内括约肌
   C. 肛提肌
   D. 肛管直肠环
   E. 外括约肌皮下部
2. 肛管与直肠的交界线是
   A. 齿状线
   B. 希尔顿线
   C. 肛管直肠线
   D. 肛门白线
   E. 肛门皮肤线

参考答案及解析

【参考答案】

A1 型题

1. D　2. A

【解析】

扫码查看
相关内容

第二节　常见直肠肛管良性疾病

一、A1 型题

1. 肛裂的好发部位是
   A. 前正中线
   B. 后正中线
   C. 左侧
   D. 右侧
   E. 任何部位
2. Ⅰ度内痔患者排便时
   A. 无明显症状
   B. 出现无痛性出血
   C. 有喷射状出血
   D. 痔块脱出，可自行回纳
   E. 痔块脱出，不能自行回纳
3. 直肠肛管周围脓肿是指
   A. 内痔合并感染所形成的脓肿
   B. 外痔合并感染所形成的脓肿
   C. 直肠膀胱陷窝内的脓肿
   D. 肛门旁粉瘤感染所形成的脓肿
   E. 直肠肛管周围软组织内或其周围间隙感染所形成的脓肿
4. 最常见的直肠肛管周围脓肿是
   A. 肛门周围脓肿
   B. 直肠黏膜下脓肿
   C. 骨盆直肠间隙脓肿
   D. 直肠后间隙脓肿
   E. 坐骨肛管间隙脓肿
5. 下列选项中，肛裂的临床特征是
   A. 疼痛、便秘、出血
   B. 脓血便、疼痛、肛门痉挛
   C. 里急后重、疼痛
   D. 肛门烧灼感、黑便、便秘
   E. 肛门痉挛、出血
6. 肛裂形成的直接原因为
   A. 肛管皮下脓肿破溃
   B. 局部解剖因素
   C. 长时间腹泻致机械性创伤
   D. 肛管齿状线附近慢性炎症

E. 干硬粪团致肛管皮肤撕裂

7. 下列关于直肠肛管良性疾病的叙述，正确的是
A. 外痔有血便和疼痛
B. 内痔有疼痛，无血便
C. 肛裂不出现便秘
D. 肛瘘有疼痛及便血
E. 肛裂的疼痛有 2 次高峰

8. 内痔的好发部位多在截石位的
A. 3、5、10 点
B. 1、5、9 点
C. 1、6、11 点
D. 3、7、9 点
E. 3、7、11 点

9. 肛裂“三联征”是指同时存在
A. 肛裂、“前哨痔”及肛乳头肥大
B. 肛裂、直肠肛管周围脓肿、肛瘘
C. 肛裂、肛瘘及肛乳头肥大
D. 肛裂、肛瘘、痔
E. 肛裂、混合痔及肛乳头肥大

10. 血栓性外痔主要的临床表现为
A. 瘙痒
B. 肛门不适
C. 肛门剧痛
D. 便血
E. 果酱样便

二、A2 型题

1. 患者，女性，36 岁。肛门皮肤有乳头状突起的肛瘘外口，挤压外口可见少量分泌物排出。在此种情况发生前，患者最可能患的是
A. 肛裂
B. 外痔
C. 内痔
D. 直肠脱垂
E. 直肠肛管周围脓肿

2. 患者，女性，49 岁。因内痔住院，拟行手术治疗，经检查发现直肠后正中位有一痔核。相当的截石位是
A. 3 点
B. 4 点
C. 6 点
D. 10 点
E. 12 点

3. 患者，男性，30 岁。入院诊断为肛周脓肿，其主要症状是
A. 肛门瘙痒
B. 反复便秘
C. 反复形成脓肿
D. 排便时及排便后肛周剧烈疼痛
E. 肛周持续性跳动性疼痛

4. 患者，女性，28 岁。3 日前肛门周围持续性跳痛，肛周皮肤红肿，有硬结和压痛，有波动感。首选的治疗方法是
A. 抗生素治疗
B. 热水坐浴
C. 局部理疗
D. 局部涂消肿止痛酊
E. 手术切开排脓

5. 患者，男，36 岁。肛门不适 1 年，今晨排便后肛门剧痛就诊。医生诊断为混合痔。护士对患者解释混合痔应是
A. 内痔与前哨痔同时存在
B. 外痔与前哨痔同时存在
C. 肛瘘与前哨痔同时存在
D. 内痔、外痔在不同位置同时存在
E. 直肠上、下静脉丛吻合处形成的内外痔

三、B 型题

（1~2 题共用备选答案）
A. 手术切除
B. 挂线疗法
C. 注射硬化剂
D. 口服抗生素
E. 胶圈套扎术

1. 陈旧性肛裂的治疗方法是
2. 高位肛瘘主要的治疗方法是

（3~4 题共用备选答案）
A. 肛裂
B. 直肠息肉（无蒂）
C. 肛瘘
D. 直肠肛管周围脓肿
E. 内痔嵌顿

3. 患者，男性，26 岁。用力排便后，肛门有一肿物脱出，不能回复，伴有疼痛，便后肛门滴血。最可能的诊断是
4. 患者肛门周围外口可见数个外口，排出脓性液，外口呈红色乳头状突起，有压痛。最可能的诊断是

（5~7 题共用备选答案）
A. 肛裂
B. 骨盆直肠间隙脓肿
C. 肛门周围脓肿

D. 坐骨肛管间隙脓肿
E. 肛瘘
5. 疼痛、肿胀和局部压痛的是
6. 发病初期即出现寒战、发热等症状，局部可出现持续性胀痛的是
7. 常与前哨痔、乳头肥大同时存在的是

参考答案及解析

【参考答案】

一、A1 型题

1. B 2. B 3. E 4. A 5. A 6. E 7. E 8. E 9. A 10. C

二、A2 型题

1. E 2. C 3. E 4. E 5. E

三、B 型题

1. A 2. B 3. E 4. C 5. C 6. D 7. A

【解析】

扫码查看相关内容

第三节 护 理

一、A1 型题

1. 关于人工肛门的护理，错误的是
A. 保持造口袋粘贴牢固、无渗漏
B. 及时更换造瘘口敷料
C. 观察造口及排泄物性状
D. 右侧卧位
E. 避免进食产气食物
2. 关于肛管排气，不恰当的一项是
A. 肛管插入深度为 15~18cm
B. 与肛管连接的橡胶管插入盛水瓶中
C. 在患者腹部沿顺时针方向做环形按摩
D. 帮助患者更换体位
E. 肛管保留 1 小时以上
3. 行肛瘘切除术后，每日需要行温水坐浴和换药的患者合理的安排是
A. 清晨先换药
B. 先温水坐浴
C. 先排便，再换药，后坐浴
D. 先坐浴，再换药，后排便
E. 先排便，再坐浴后换药

二、A2 型题

患者，男性，55 岁。直肠癌根治术后，开放结肠造口时患者的体位是
A. 仰卧位
B. 右侧卧位
C. 左侧卧位
D. 半卧位
E. 坐位

三、B 型题

（1~2 题共用备选答案）
A. 左侧卧位
B. 右侧卧位
C. 膝胸位
D. 截石位
E. 蹲位
1. 给一般患者行直肠指检时的常用体位是
2. 给年老体弱患者行直肠指检时的常用体位是

参考答案及解析

【参考答案】

一、A1 型题

1. D 2. E 3. E

二、A2 型题

C

三、B 型题

1. C 2. A

【解析】

扫码查看相关内容

第五十七章　门静脉高压症患者的护理

第一节　解剖生理概要

A1 型题

门静脉与腔静脉之间的交通支不包括
A. 胃-脾静脉
B. 前腹壁交通支
C. 腹膜后交通支
D. 胃底、食管下段交通支
E. 直肠下端、肛管交通支

参考答案及解析

【参考答案】

A1 型题

A

【解析】

扫码查看
相关内容

第二节　门静脉高压症

一、A1 型题

1. 引起门静脉高压症的主要原因是
A. 酒精性肝硬化
B. 血吸虫性肝硬化
C. 肝炎后肝硬化
D. 巴德-基亚里综合征
E. 肝外门静脉血栓形成
2. 门腔静脉吻合术的主要目的是
A. 减少腹水形成
B. 降低门静脉压力
C. 消除脾功能亢进
D. 改善肝功能
E. 阻断侧支循环
3. 肝后型门静脉高压症的病因包括
A. 血吸虫性肝硬化
B. 巴德-基亚里综合征
C. 肝门区肿瘤压迫
D. 肝外门静脉血栓形成
E. 肝炎后肝硬化
4. 门静脉高压症患者脾切除术后，要定期监测血小板计数，目的是
A. 防止血栓形成
B. 观察有无出血倾向
C. 观察有无再生障碍性贫血
D. 观察有无急性白血病
E. 观察有无缺铁性贫血
5. 门静脉高压症形成后首先出现的是
A. 肝大
B. 脾大
C. 腹水
D. 呕血
E. 交通支扩张
6. 门静脉高压症分流术后患者下床活动时间通常为
A. 早期
B. 术后 3 日
C. 术后 1 周
D. 术后 10 日
E. 术后 2 周
7. 门静脉高压症外科手术的最主要目的是
A. 治疗脾功能亢进
B. 治疗顽固性腹水

C. 治疗肝性脑病
D. 预防肝功能衰竭
E. 预防和治疗消化道出血

8. 门静脉高压症的主要临床表现不包括
A. 血小板增多
B. 脾大
C. 脾功能亢进
D. 食管静脉曲张
E. 呕血

9. 为预防门静脉高压症术后肝性脑病，应用抗生素，用药时间一般开始于术前
A. 2~3 日
B. 5 日
C. 6 日
D. 10 日
E. 15 日

10. 门静脉高压症患者的术前护理措施不包括
A. 严重贫血可输新鲜血
B. 常规放置胃管
C. 给予高碳水化合物，高维生素、低脂饮食
D. 有腹水者应控制水和钠的入量
E. 应避免进食干硬、刺激性强或含有鱼刺、骨渣的食物

11. 下列选项中，门静脉高压症的术后护理措施不正确的是
A. 密切观察有无内出血或休克发生
B. 警惕肠系膜血管血栓形成
C. 注意观察处理脾切除发热
D. 分流术后早期下床活动
E. 注意患者意识，防治肝性脑病

12. 分流术最大的缺点是
A. 手术难度大
B. 易发生血栓
C. 不能减轻腹水
D. 易诱发肝性脑病
E. 不能纠正脾功能亢进

13. 门静脉高压症最危险的并发症是
A. 食管-胃底静脉曲张破裂出血
B. 全血细胞减少
C. 肝性脑病
D. 腹水
E. 静脉栓塞

14. 门静脉高压患者出血后采取的措施，错误的是
A. 输血、输液
B. 应用静脉止血药物
C. 应用保肝药物
D. 应用肥皂水灌肠
E. 应用三腔双囊管压迫止血

15. 门静脉高压症的主要表现为
A. 恶心、呕吐
B. 出血倾向和贫血
C. 脾大、侧支循环建立与开放、腹水
D. 蜘蛛痣和肝掌
E. 肝病面容

二、A2 型题

1. 患者，男性，49 岁。门静脉高压症入院，拟行手术治疗。患者术前一般不放胃管，是为了
A. 减少插管的痛苦
B. 以免引起恶心
C. 以免引起呕吐
D. 防止出血
E. 防止胃液丢失

2. 患者，男性，43 岁。患门静脉高压症多年，拟行分流术。术前灌肠禁用肥皂水，是防止
A. 碱中毒
B. 肝性脑病
C. 术后腹胀
D. 肝衰竭
E. 术后腹泻

3. 患者，男性，37 岁。门静脉高压症，施行脾切除、脾肾静脉吻合术后 8 日。患者于术后 4 日起即高热不退，呃逆不止，上腹胀，食欲缺乏，切口愈合良好。首先应考虑的是
A. 肺部感染
B. 膈下感染
C. 伤口感染
D. 左侧胸膜炎
E. 左肺肺炎、肺不张

4. 患者，男，57 岁。门静脉高压症多年，患者的主要病理生理改变是
A. 门-腔静脉交通支扩张、黄疸、肝大
B. 腹水、门-腔静脉交通支扩张、黄疸
C. 肝大、脾大、腹水
D. 黄疸、肝大、脾大
E. 脾大、腹水、门-腔静脉交通支扩张

三、B 型题

（1~2 题共用备选答案）
A. 单纯脾切除术
B. 肝移植术
C. 脾-肾静脉分流术

D. 门-腔静脉分流术
E. 贲门周围血管离断术
1. 对门静脉高压症所致上消化道大出血首选的急诊手术方法是
2. 对门静脉高压症所致顽固性腹水效果较好的手术方法是

参考答案及解析

【参考答案】

一、A1 型题

1. C　2. B　3. B　4. A　5. B　6. A　7. E　8. A　9. A　10. B　11. D　12. D　13. A　14. D　15. C

二、A2 型题

1. D　2. B　3. B　4. E

三、B 型题

1. E　2. B

【解析】

扫码查看
相关内容

第五十八章　肝脏疾病患者的护理

第一节　解剖生理概要

A1 型题

1. 人体最大的实质性器官是
   A. 肝
   B. 肺
   C. 肾
   D. 心脏
   E. 脾
2. 肝结构和功能的基本单位是
   A. 肝细胞索
   B. 肝小叶
   C. 肝叶
   D. 肝窦
   E. 肝段

参考答案及解析

【参考答案】

A1 型题

1. A　2. B

【解析】

扫码查看
相关内容

第二节　原发性肝癌

一、A1 型题

1. 引起原发性肝癌的原因不包括
   A. 乙型病毒性肝炎
   B. 肝硬化
   C. 饮食中含多量粗纤维
   D. 长期饮用蓝绿藻污染水
   E. 黄曲霉真菌
2. 原发性肝癌的常见并发症不包括
   A. 肝性脑病
   B. 癌旁综合征
   C. 消化道出血
   D. 急性胰腺炎
   E. 感染
3. 原发性肝癌肝区疼痛的特点是
   A. 间歇性隐痛
   B. 持续性胀痛
   C. 刀割样疼痛
   D. 阵发性绞痛
   E. 烧灼样疼痛
4. 肝癌患者常见的首发症状是
   A. 恶心、呕吐
   B. 消瘦
   C. 肝区疼痛
   D. 黄疸
   E. 贫血
5. 肝癌的术前护理不正确的是
   A. 适量输血和白蛋白
   B. 给予维生素 K_1
   C. 术前晚用肥皂水灌肠
   D. 全面检查肝功能和凝血功能
   E. 术前 3 日口服肠道不吸收抗生素
6. 原发性肝癌术后最常见的并发症是
   A. 癌肿破裂出血
   B. 肝性脑病
   C. 上消化道出血
   D. 肠穿孔
   E. 继发感染

7. 对诊断原发性肝癌具有较高特异性的检查是
   A. CT 检查
   B. B 超检查
   C. 放射性核素肝扫描
   D. 血清甲胎蛋白（AFP）测定
   E. 选择性肝动脉造影
8. 亲体肝移植术前准备中，错误的是
   A. 供受者血型相符
   B. 需要经过伦理鉴定
   C. 供受者之间有血缘关系即可
   D. 供体身体健康符合捐献标准
   E. 供者剩余肝重量/供者体重>0.8%
9. 使用三腔双囊管时，正确的护理措施是
   A. 出血停止后即可拔管
   B. 置管期间每 12 小时放气 5 分钟
   C. 食道囊和胃囊各注气约 30ml
   D. 拔管后 24 小时仍需要严密观察
   E. 先向食道囊注气。再向胃囊注气
10. 关于肝癌早期诊断，哪一项检查最有意义
    A. 肝功能检查
    B. 血清酶学检查
    C. 甲胎蛋白动态测定
    D. 同位素肝扫描
    E. 超声检查

二、A2 型题

1. 患者，男性，40 岁。乙型病毒性肝炎病史 20 年，健康查体时甲胎蛋白 700μg/ml，最可能的诊断是
   A. 急性肝史
   B. 原发性肝癌
   C. 肝硬化合并门静脉高压症
   D. 阿米巴性肝脓肿
   E. 细菌性肝脓肿
2. 患者，女性，45 岁。因肝癌行肝叶切除术。手术后第 2 日，体温 37.9C，患者不宜过早下床活动的主要原因是
   A. 防止肝脓肿
   B. 防止肝断面出血
   C. 有利于患者恢复体力
   D. 有利于患者伤口愈合
   E. 防止肝性脑病
3. 患者，男性，56 岁。肝癌肝叶切除术后第 1 日，患者感腹痛、心悸、气促、出冷汗，血压 80/60mmHg。首先应考虑为
   A. 胆汁性腹膜炎
   B. 肠梗阻
   C. 肝断面出血
   D. 膈下脓肿
   E. 盆腔脓肿

三、A3/A4 型题

（1~2 题共用题干）

患者，男性，50 岁。早期肝癌，拟行肝叶切除术。

1. 在进行术前肠道准备时应选择
   A. 不灌肠
   B. 1 日碱性液灌肠
   C. 1 日酸性液灌肠
   D. 3 日碱性液灌肠
   E. 3 日酸性液灌肠
2. 术后病情平稳后应取
   A. 平卧位，避免过早活动
   B. 平卧位，尽早活动
   C. 半卧位，尽早活动
   D. 半卧位，避免过早活动
   E. 半卧位，不限制活动

（3~6 题共用题干）

患者，男性，42 岁。因出现肝区隐痛，右肩牵涉痛，食欲缺乏、全身乏力 2 个月入院。查体：肋下可及肿大的肝、质硬。实验室检查：AFP 1002μg/L。

3. 该患者最有可能的诊断是
   A. 肝血管瘤
   B. 肝囊肿
   C. 肝炎后肝硬化
   D. 原发性肝癌
   E. 细菌性肝脓肿
4. 下列最有诊断意义的化验是
   A. 碱性磷酸酶（ALP）
   B. 癌胚抗原（CEA）
   C. 血清酶
   D. 乳酸脱氢酶（LDH）
   E. AFP
5. 如行肝手术，术前护理措施不妥当的是
   A. 高蛋白、高脂肪、高维生素饮食
   B. 配血
   C. 术前 2 日口服肠道不吸收抗生素
   D. 灌肠，适量输血或白蛋白
   E. 术前晚、术日晨清洁
6. 该患者在硬膜外麻醉下行半肝切除术，其术后护理措施不妥当的是
   A. 吸氧
   B. 保肝治疗
   C. 加强引流管护理

D. 鼓励患者早下床活动

E. 做好并发症的预防和护理

参考答案及解析

【参考答案】

一、A1 型题

1. C　2. D　3. B　4~5. C、C　6. A　7. D　8. C　9. D　10. C

二、A2 型题

1. B　2. B　3. C

三、A3/A4 型题

1. C　2. D　3. D　4. E　5. A　6. D

【解析】

扫码查看
相关内容

第三节　肝　脓　肿

一、A1 型题

1. 细菌性肝脓肿患者术后拔除引流管的指征是每日引流液应少于
   A. 5ml
   B. 10ml
   C. 15ml
   D. 20ml
   E. 25ml
2. 细菌性肝脓肿的主要症状是
   A. 黄疸
   B. 右上腹肌紧张
   C. 恶心、呕吐
   D. 局部皮肤凹陷性水肿
   E. 寒战、高热，肝区疼痛、肝大
3. 阿米巴性肝脓肿的临床特点不包括
   A. 不规则发热、盗汗
   B. 发病缓慢，病程较长
   C. 穿刺抽得黄白色脓液
   D. 肝区疼痛
   E. 阿米巴抗体检测阳性
4. 关于细菌性肝脓肿引流的护理，下列说法错误的是
   A. 每日更换引流瓶
   B. 引流管应妥善固定，患者半卧位
   C. 12~14 日后应拔除引流管
   D. 密切观察脓腔引流液的性质和量
   E. 每日用生理盐水多次或持续冲洗脓腔

二、A2 型题

患者，男性，30 岁。高热、右上腹痛 3 日，B 超检查提示肝脓肿，曾有胆囊炎病史。其感染来源最可能的是
A. 胆道感染
B. 阑尾炎
C. 右膈下脓肿
D. 脓血症
E. 急性胰腺炎

三、A3 型题

（1~3 题共用题干）

患者，男性，60 岁。肝炎病史 3 年，近 2 周出现右上腹饱胀伴高热。体检发现右上腹叩痛，肝肋下 2 指、质中，脾肋下未及。B 超发现肝右叶 5cm×8cm 不均实质占位。

1. 下列检查有助于排除肝癌诊断的是
   A. 白细胞明显增多
   B. AFP 阳性
   C. CEA 阴性
   D. ALT 轻度升高
   E. 清蛋白与球蛋白比例倒置
2. 经抗感染治疗后肝区疼痛缓解，体温下降，可能的诊断为
   A. 慢性肝炎
   B. 肝癌晚期
   C. 肝脓肿
   D. 转移性肝癌
   E. 肝血管瘤
3. 为明确诊断建议
   A. 肝动脉造影
   B. 肝穿刺
   C. 手术探查

D. 腹腔镜

E. 肝核素扫描

参考答案及解析

【参考答案】

一、A1 型题

1. B　2. E　3. C　4. C

二、A2 型题

A

三、A3 型题

1. A　2. C　3. B

【解析】

扫码查看
相关内容

第五十九章　胆道疾病患者的护理

第一节　解剖生理概要

A1 型题

胆汁的主要成分不包括
A. 淀粉酶
B. 胆固醇
C. 胆汁酸盐
D. 卵磷脂
E. 胆色素

参考答案及解析

【参考答案】

A1 型题

A

【解析】

扫码查看
相关内容

第二节　胆道疾病的特殊检查及护理

A1 型题

1. 胆道疾病的检查宜首选
A. 静脉胆道造影
B. B 超
C. 口服胆囊造影
D. 计算机断层扫描（CT）
E. 经皮肝穿刺胆道造影（PTC）

2. 有关 B 超检查胆道疾病的优点的描述不正确的
A. 确诊率高
B. 安全、无痛苦
C. 术前不需要禁食、禁水
D. 无任何禁忌证
E. 是无损伤检查法

参考答案及解析

【参考答案】

A1 型题

1. B　2. C

【解析】

扫码查看
相关内容

第三节　胆石症和胆道感染

一、A1 型题

1. T 管拔除的时间一般为
   A. 3 日
   B. 5 日
   C. 7 日
   D. 10 日
   E. 14 日
2. T 管拔管前试行夹管后应特别注意观察的内容是
   A. 饮食、睡眠
   B. 神志、血压和脉搏
   C. 粪便的颜色
   D. 腹痛、发热、黄疸
   E. 引流口有无渗液
3. 胆道 T 管引流的患者，胆道远端通畅的表现是
   A. 腹痛和黄疸减轻，引流量增多
   B. 体温正常，引流量增多
   C. 上腹胀痛，引流量骤减
   D. 食欲好转，黄疸消退，引流量减少
   E. 黄疸消退，引流量增多，食欲无变化
4. 急性重症型胆管炎的首要治疗原则是
   A. 使用有效抗生素
   B. 在抗休克的同时，尽早行胆管引流术
   C. 禁饮食，胃肠减压
   D. 行急性胆囊引流术
   E. 纠正水、电解质和酸碱平衡紊乱
5. 下列关于肝内胆管结石特点的叙述，错误的是
   A. 可局限于一叶肝内胆管
   B. 以肝右叶居多
   C. 部分可排出形成肝外胆管结石
   D. 具有肝内胆管狭窄的病理变化
   E. 具有胆管炎或肝胆管癌的病理变化
6. 胆石症患者出现急性重症胆管炎时的特殊表现是
   A. 胆囊肿大
   B. 血压下降伴意识不清
   C. 高热、寒战
   D. 上腹绞痛
   E. 黄疸明显
7. 急性梗阻性化脓性胆管炎最常见的梗阻原因是
   A. 胆管肿瘤
   B. 胆管蛔虫
   C. 胆管结石
   D. 胆管炎症
   E. 胆管损伤
8. 下列对急性梗阻性化脓性胆管炎的叙述，错误的是
   A. 治疗原则是紧急手术，抢救生命
   B. 胆管结石是最常见的病因
   C. 患者可能出现休克症状
   D. 疼痛放射至左肩部及左背部
   E. 中性粒细胞占比明显升高
9. 预防尿酸盐结石可服用
   A. 氧化镁或维生素 B_6
   B. 氯化铵
   C. 碳酸氢钠
   D. 氯化钾
   E. 别嘌醇
10. 胆道感染疾病中最严重的类型是
   A. 急性胆囊炎、胆石症
   B. 胆管结石
   C. 胆道蛔虫病
   D. 肝内胆管结石
   E. 急性梗阻性化脓性胆管炎
11. 胆总管探查手术后，拔除 T 管引流的指征是
   A. 术后 1 周，疼痛消失
   B. 术后 1 周，引流量减少
   C. 术后 2 周，引流量减少，造影通畅
   D. 术后 2 周，引流量增加
   E. 术后体温正常，白细胞不高
12. 胆管结石所致的病理生理改变不包括
   A. 肝胆管癌
   B. 胆囊穿孔
   C. 胆管狭窄
   D. 胰腺炎
   E. 肝脓肿
13. 胆囊结石的治疗原则是
   A. 体外震波碎石
   B. 溶石疗法
   C. 胆囊切除
   D. 胆囊切开取石
   E. 胆囊造口

二、A2 型题

1. 患者，女性，35 岁。右上腹阵发性绞痛伴恶心、呕吐 5 小时，墨菲（Murphy）征阳性。进一步检查应首选

A. 腹部 CT
B. 腹部 B 超
C. 腹部磁共振成像（MRI）
D. 腹部 X 线平片
E. 经皮肝穿刺造影

2. 患者，女性，53 岁。化脓性胆管炎，剖腹术后病情危重。下列处理不妥的是
A. 入重症监护室
B. 每 10 分钟观察 1 次血压、脉搏、呼吸
C. 每 15 分钟观察 1 次神志
D. 每 15 分钟观察 1 次肢体活动
E. 术后应用抗生素

3. 患者，女性，54 岁。有胆石症多年，3 日前因急性腹痛、寒战、高热、黄疸来门诊治疗，无好转，现神志不清，血压 80/50mmHg。考虑是
A. 胆道蛔虫病伴感染
B. 急性胰腺炎
C. 急性胆囊炎
D. 胆总管结石
E. 急性梗阻性化脓性胆管炎

4. 患者，女性，43 岁。行胆总管切开取石。T 管引流术后 12 日，体温正常，无黄疸，每日引流透明黄色胆汁 50ml，患者下床活动时不慎将 T 管脱出。正确的处理为
A. 做好术前准备
B. 从瘘口插入 T 管或设置引流管支持
C. 半卧位，胃肠减压
D. 输液，应用抗生素
E. 观察病情，暂不做处理

三、A3/A4 型题

（1~3 题共用题干）

患者，女性，58 岁。剑突下持续性疼痛 6 小时，寒战、高热伴黄疸。既往有类似发作史。神志淡漠，体温 39℃，血压 80/60mmHg，脉搏 120 次/分，剑突下压痛，肌紧张。白细胞计数 26×10^9/L，中性粒细胞占比 0.95。肝区叩击痛，血清胰淀粉酶 240 索莫吉单位。

1. 此患者最可能的诊断为
A. 急性胰腺炎
B. 溃疡病穿孔
C. 胆道蛔虫病
D. 急性胆囊炎
E. 急性梗阻性化脓性胆管炎

2. 目前最关键的治疗原则是
A. 及时使用抗生素
B. 及时补充血容量
C. 及时用升压药
D. 紧急胆道减压手术
E. 应用肾上腺皮质激素

3. 若此患者采用手术治疗，预计患者术后引流管至少留置
A. 24 小时
B. 5 日
C. 7 日
D. 14 日
E. 20 日

四、B 型题

（1~3 题共用备选答案）
A. 急症手术行胆总管引流
B. 急症手术行腹腔引流
C. 胆囊切除
D. 胆囊造瘘
E. 给予解痉镇痛

1. 慢性胆囊炎需要
2. 急性重症胆管炎需要
3. 坏疽性胆囊炎胆囊穿孔，病情危重需要

（4~5 题共用备选答案）
A. 草酸盐结石
B. 磷酸盐结石
C. 尿酸盐结石
D. 碳酸盐结石
E. 胱氨酸结石

4. 易在碱性尿液中形成的结石是
5. X 线不能显影的尿路结石是

（6~7 题共用备选答案）
A. 腹痛，寒战、高热，黄疸
B. 进行性加重的无痛性黄疸
C. 腹痛，寒战、高热，黄疸，休克，精神症状
D. 间歇性黄疸
E. 新生儿 7 日内轻微黄疸

6. 急性梗阻性化脓性胆管炎的患者，常见的症状是
7. 胰头癌患者常见的症状是

参考答案及解析

【参考答案】

一、A1 型题

1. E　2. D　3. D　4. B　5. B　6. B　7. C　8. D　9. C　10. E　11. C　12. B　13. C

二、A2 型题

1. B　2. D　3. E　4. E

三、A3/A4 型题

1. E　2. D　3. D

四、B 型题

1. E　2. A　3. B　4. B　5. E　6. C　7. B

【解析】

扫码查看
相关内容

第四节　胆道蛔虫病

一、A1 型题

1. 肠蛔虫病患者服驱虫药的时间是
   A. 饭后半小时
   B. 无严格要求
   C. 饭前半小时
   D. 饭中
   E. 空腹或睡前
2. 胆道蛔虫病引起腹部剧痛时，蛔虫常在
   A. 十二指肠
   B. 胰腺管
   C. 胆总管内
   D. 胆囊内
   E. 胆囊管内

二、A2 型题

患者，男性，30 岁。突发右上腹痛 12 小时，为阵发性钻顶样绞痛，无黄疸。体温 37.5℃，心率 78 次/分，血压 110/70mmHg。腹软，剑突下有轻压痛，无反跳痛及肌紧张，肠鸣音正常。应考虑
   A. 急性胰腺炎
   B. 急性胆囊炎
   C. 急性化脓性胆管炎
   D. 胆道蛔虫病
   E. 急性胃、十二指肠溃疡穿孔

参考答案及解析

【参考答案】

一、A1 型题

1. E　2. C

二、A2 型题

D

【解析】

扫码查看
相关内容

第六十章　胰腺疾病患者的护理

第一节　解剖生理概要

A1 型题

1. 胃肠道中起消化作用的最主要消化液是
   A. 胃液
   B. 胰液
   C. 肠液
   D. 唾液
   E. 胆汁
2. 胰腺的内分泌有胰岛的多种细胞构成，其中以(　)数量最多。
   A. B 细胞
   B. A 细胞
   C. C 细胞
   D. D 细胞
   E. 胰岛细胞
3. 胰腺疾病和胆管疾病互相关联的解剖学基础是
   A. 胆总管与副胰管汇合形成十二指肠乳头
   B. 胆总管与主胰管汇合形成共同通道或共同开口
   C. 胰腺炎或胰腺癌肿时可压迫胆总管
   D. 均受肝胆汁分泌的影响
   E. 胰腺和肝外胆管相毗邻，关系密切

参考答案及解析

【参考答案】

A1 型题

1. B　2. A　3. B

【解析】

扫码查看
相关内容

第二节　急性胰腺炎

一、A1 型题

1. 有关急性胰腺炎患者尿淀粉酶与血清淀粉酶描述正确的是
   A. 两者同时增高
   B. 尿淀粉酶先增高
   C. 血清淀粉酶先增高
   D. 尿淀粉酶不增高
   E. 尿淀粉酶持续增高
2. 急性胰腺炎的病理生理变化是胰腺发生了
   A. 自身消化
   B. 化脓性炎症
   C. 浆液性炎症
   D. 纤维素性炎症
   E. 肉芽肿性炎症
3. 腹痛剧烈的急性胰腺炎患者宜
   A. 低脂肪流质饮食
   B. 低蛋白流质饮食
   C. 低碳水化合物流质饮食
   D. 高维生素半流质饮食
   E. 禁食
4. 急性胰腺炎患者出现(　　)提示有并发症发生
   A. 咳铁锈色痰
   B. 胸痛
   C. 寒战、高热
   D. 淀粉酶值持续增高
   E. 淀粉酶值降后复升
5. 出血坏死性胰腺炎的最常见并发症是
   A. 消化道出血
   B. 慢性胰腺炎

C. 化脓性腹膜炎
D. 胰腺假性囊肿
E. 休克

6. 急性胰腺炎主要的临床症状是
A. 腹痛
B. 恶心、呕吐
C. 腹胀
D. 休克
E. 皮肤瘀点

7. 急性胰腺炎患者不可使用的镇痛药是
A. 阿托品
B. 东莨菪碱
C. 山莨菪碱
D. 吗啡
E. 哌替啶

8. 出血坏死型胰腺炎时的卡伦（Cullen）征是指
A. 胁腹皮肤呈灰紫色斑
B. 脐周皮肤呈灰紫色斑
C. 胁腹皮肤青紫
D. 脐周皮肤青紫
E. 脐周皮肤红斑

9. 下列对急性胰腺炎有重要诊断意义的检查是
A. CT
B. 血清、尿淀粉酶
C. B 超
D. 白细胞计数
E. 腹腔穿刺

10. 急性胰腺炎主要的临床表现是
A. 抽搐
B. 腹胀
C. 腹痛
D. 恶心、呕吐
E. 发热

11. 血清淀粉酶显著增高常见于
A. 胰腺炎
B. 溃疡病
C. 急性肝炎
D. 肝硬化
E. 心肌炎

二、A2 型题

1. 患者，女性，59 岁。饮酒后腹痛伴呕吐 3 日。查体：体温 37.9℃，中上腹部压痛，无肌紧张，怀疑为急性胰腺炎。最有意义的实验室检查是
A. 胆碱酯酶
B. 血清、尿淀粉酶
C. 乳酸脱氢酶
D. 透明质酸酶
E. 血肌酸激酶

2. 患者，女性，60 岁。暴饮暴食后突发急性胰腺炎入院，观察时要警惕该患者可能发生的最常见并发症是
A. 休克
B. 化脓感染
C. 中毒性脑病
D. 肾衰竭
E. 胰腺假性囊肿

3. 患者，男性，40 岁。于夜宴时暴饮暴食，酒醉后腹部突然剧烈疼痛，恶心、呕吐，急诊入观察室，确诊为急性胰腺炎。引发本病最可能的原因是
A. 大肠埃希菌
B. 免疫反应
C. 结核分枝杆菌
D. 幽门螺杆菌
E. 自体消化

参考答案及解析

【参考答案】

一、A1 型题

1. C　2. A　3. E　4. D　5. E　6. A　7. D　8. D　9. B　10. C　11. A

二、A2 型题

1. B　2. A　3. E

【解析】

扫码查看
相关内容

第三节　胰腺癌及壶腹周围癌

一、A1 型题

1. 胰腺癌最常用的辅助诊断和随访项目是
   A. 血清、尿淀粉酶
   B. 糖类抗原 19-9
   C. 血清胆红素
   D. 氨基转移酶
   E. 血糖与尿糖值
2. 胰头癌的主要临床特点是
   A. 进行性无痛性黄疸
   B. 肝大
   C. 胆囊肿大
   D. 上腹部隐痛
   E. 食欲缺乏、消瘦、乏力
3. 胰腺癌有明显黄疸的患者术前必须补充的维生素是
   A. 维生素 A
   B. B 族维生素
   C. 维生素 C
   D. 维生素 D
   E. 维生素 K
4. 怀疑患者为壶腹周围癌时，对明确诊断最有针对性的检查是
   A. 血清、尿淀粉酶
   B. 肝功能
   C. 经内镜逆行胆胰管成像（ERCP）检查
   D. B 超检查
   E. CT 检查
5. 胰腺癌的影像学检查中，可以同时进行活检的是
   A. B 超
   B. CT
   C. 磁共振成像（MRI）
   D. ERCP
   E. 经皮穿刺肝胆道成像（PTC）

二、A2 型题

1. 患者，男性，53 岁。巩膜轻度黄疸 1 周。近 2 个月感觉上腹部不适及隐痛，食欲缺乏和消瘦明显。血清胆红素 368μmol/L，碱性磷酸酶升高；B 超示胰头部有一 3cm×2cm 包块，胆总管轻度扩张；CT 示胰头部占位。经充分术前准备行胰十二指肠切除术。术后护理措施错误的是
   A. 保持各种引流管通畅，观察引流液的量和颜色
   B. 给予高蛋白、高糖、高维生素、低脂饮食
   C. 密切观察腹部体征变化，防止吻合口瘘
   D. 持续氧气吸入，鼓励患者腹式呼吸
   E. 严格记录出入量，维持水、电解质平衡
2. 患者，男性，64 岁。近 1 个月腹部隐痛、食欲缺乏、消瘦、乏力，全身黄染、瘙痒。查体：腹软，右上腹轻压痛，可触及包块；肝肋下 5cm，质中；胆囊及脾未触及。应考虑为
   A. 胃癌
   B. 肝癌
   C. 胆囊癌
   D. 结肠癌
   E. 胰头及壶腹癌
3. 患者，男性，48 岁。因胰腺癌接受胰十二指肠切除术，术后对患者进行饮食指导时，下列叙述正确的是
   A. 严格限制盐的摄入
   B. 应摄入低脂饮食
   C. 需要控制蛋白质摄入
   D. 必须低糖饮食
   E. 无饮食限制

参考答案及解析

【参考答案】

一、A1 型题

1. B　2. A　3. E　4. C　5. D

二、A2 型题

1. B　2. E　3. B

【解析】

扫码查看
相关内容

第六十一章　外科急腹症患者的护理

第一节　概　　述

一、A1 型题

1. 炎症性病变所致急腹症的特点是
   A. 发病突然
   B. 刀割样疼痛
   C. 肠鸣音亢进
   D. 有固定压痛点，可伴有反跳痛和肌紧张
   E. 阵发性腹痛
2. 对暂时难以明确诊断的急腹症患者应采取的处理措施是
   A. 应用镇静、镇痛药物
   B. 积极剖腹探查
   C. 应用泻药清理肠道
   D. 给予温盐水灌肠
   E. 抗休克、抗感染治疗
3. 内脏神经痛特点的叙述，不正确的是
   A. 痛觉迟钝，对刺、割、灼等刺激不敏感
   B. 对较强的张力和压力性刺激所致疼痛较敏感
   C. 痛感弥散，定位不准确
   D. 能准确反映病变刺激的部位，且感觉敏锐
   E. 疼痛过程缓慢、持续，常伴有焦虑、不安、恐怖等情绪反应

二、A3/A4 型题

（1～4 题共用题干）

患者，男性，30 岁。3 小时前被汽车撞伤左上腹，即出现腹部剧痛，头晕、心悸、呕吐。查体：面色苍白，出冷汗，心率 120 次/分，血压 78/56mmHg，腹稍胀，腹式呼吸减弱，腹膜刺激征（+），以左上腹为著，移动性浊音（+），肠鸣音消失，肝浊音界存在。实验室检查：红细胞计数、血红蛋白、血细胞比容均下降。

1. 该患者诊断为闭合性腹部损伤，考虑最可能损伤的脏器为
   A. 胃
   B. 脾
   C. 肝
   D. 胰腺
   E. 膀胱
2. 对协助诊断有意义的检查不包括
   A. 血常规检查
   B. CT 检查
   C. B 超检查
   D. 腹腔穿刺
   E. 肺功能测定
3. 下列选项中，术前护理要点不包括
   A. 术前通便灌肠
   B. 药物皮肤过敏试验
   C. 术前常规禁饮食
   D. 配血、备皮
   E. 常规实验室检查
4. 抗休克措施中错误的是
   A. 平卧位
   B. 置热水袋加温
   C. 吸氧输液
   D. 测每小时尿量
   E. 测中心静脉压

三、B 型题

（1～3 题共用备选答案）

A. 胃十二指肠穿孔
B. 急性结石性胆囊炎
C. 急性胰腺炎
D. 急性阑尾炎
E. 急性机械性肠梗阻

1. 墨菲征阳性见于
2. 腹部 X 线平片查见膈下游离气体见于
3. 听诊腹部高调肠鸣音见于

（4～8 题共用备选答案）

A. 炎症性病变
B. 出血性病变
C. 穿孔性病变
D. 梗阻性病变
E. 绞窄性病变

4. 在外科急腹症中，一般起病较缓的是
5. 在外科急腹症中，腹痛突然，呈刀割样持续性剧痛的是
6. 在外科急腹症中，多在外伤后迅速发生，也见于

肝癌破裂出血的是
7. 在外科急腹症中，起病较急，以阵发性绞痛为主的是
8. 在外科急腹症中，病情发展迅速，常呈持续性腹痛阵发性加重或持续性剧痛的是
（9~13 题共用备选答案）
A. 腹腔炎症、出血
B. 机械性肠梗阻
C. 溃疡穿孔
D. 麻痹性肠梗阻
E. 胆道蛔虫病
9. 刀割样锐痛见于
10. 阵发性绞痛见于
11. 持续性钝痛见于
12. 以持续性胀痛为特征的是
13. 常表现间歇性剑突下“钻顶样”剧痛的是
（14~15 题共用备选答案）
A. 脓液
B. 带粪臭的血性液体
C. 粪样液
D. 清亮液体
E. 胆汁
14. 小肠穿孔腹腔穿刺液为
15. 绞窄性肠梗阻腹腔穿刺液为

参考答案及解析

【参考答案】

一、A1 型题

1. D 2. E 3. D

二、A3/A4 型题

1. B 2. E 3. A 4. B

三、B 型题

1. B 2. A 3. E 4. A 5. C 6. B 7. D 8. E 9. C 10. B 11. A 12. D 13. E 14. C 15. B

【解析】

扫码查看
相关内容

第二节 护 理

A1 型题

1. 急腹症诊断尚不明确或病情观察期间应慎用
A. 盐酸甲氧氯普胺
B. 吗啡
C. 地塞米松
D. 地西泮
E. 阿托品
2. 急腹症观察期间病情好转的表现是
A. 生命体征恶化
B. 血白细胞计数、中性粒细胞占比上升
C. 腹痛无缓解
D. 腹膜刺激症状局限化
E. 血红细胞计数进行性下降
3. 对急腹症患者疼痛的护理错误的是
A. 病情观察期间应慎用镇痛药
B. 一般可以针刺镇痛
C. 对已决定手术的患者，可以适当应用镇痛药
D. 与患者交谈，并给予安慰和鼓励
E. 对诊断不明确或未确定治疗时，可以适当应用镇痛药

参考答案及解析

【参考答案】

A1 型题

1. B　2. D　3. E

【解析】

扫码查看
相关内容

第六十二章　周围血管疾病患者的护理

第一节　下肢静脉曲张

一、A1 型题

1. 下肢静脉曲张的病因不包括
   A. 静脉壁薄弱
   B. 下肢肌肉收缩减退
   C. 静脉瓣膜缺陷
   D. 浅静脉压力升高
   E. 长期负重工作致腹压增高
2. 下肢静脉曲张中禁忌做高位结扎及剥脱术的类型是
   A. 交通支瓣膜闭锁不全
   B. 浅静脉瓣膜闭锁不全
   C. 深静脉阻塞
   D. 小腿有色素沉着
   E. 小腿有慢性溃疡
3. 大隐静脉曲张术后早期活动的主要目的是防止
   A. 患肢淤血
   B. 患肢僵硬
   C. 术后复发
   D. 血栓形成
   E. 血管痉挛
4. 下肢深静脉回流是否通畅的检查试验是
   A. 交通静脉瓣膜功能试验
   B. 深静脉通畅试验
   C. 大隐静脉瓣膜功能试验
   D. 下肢静脉测压
   E. 直腿抬高试验
5. 属于原发性下肢静脉曲张的病因是
   A. 下肢浅静脉壁薄弱
   B. 妊娠子宫
   C. 盆腔内肿瘤
   D. 下肢深静脉阻塞
   E. 下肢深静脉瓣膜功能不全
6. 大隐静脉曲张做下肢深静脉回流试验，嘱患者快速下蹲起立 20 次左右，曲张静脉更加充盈，应采用
   A. 曲张静脉剥脱术
   B. 大隐静脉高位结扎术
   C. 高位结扎+曲张静脉剥脱术
   D. 5%鱼肝油酸钠注射治疗
   E. 以上都不对
7. 关于下肢静脉曲张剥脱术后的护理，正确的是
   A. 卧床休息 5 日
   B. 患肢制动
   C. 只允许床上活动
   D. 早期下床活动
   E. 1 周后方可行走
8. 决定能否行手术治疗下肢静脉曲张的试验是
   A. 曲氏试验Ⅰ
   B. 曲氏试验Ⅱ
   C. 深静脉通畅试验
   D. 静脉测压
   E. 皮肤温度

二、A2 型题

1. 患者，男性，47 岁。下肢静脉曲张，做大隐静脉瓣膜功能试验时，塌陷的大隐静脉在 30 秒内由上而下迅速充盈。提示为
   A. 交通瓣膜闭锁不全
   B. 股静脉瓣膜闭锁不全
   C. 深静脉阻塞
   D. 下肢供血不足
   E. 大隐静脉瓣膜闭锁不全
2. 患者，男性，45 岁。从事仓库管理员 20 年。双下肢内侧皮下静脉隆起、迂曲、呈团块状，足靴区色素沉着，诊断为原发性下肢静脉曲张。病因不包括
   A. 长时间站立工作
   B. 静脉壁薄弱
   C. 从事负重工作
   D. 工作环境寒冷
   E. 静脉瓣膜发育不良

三、A3/A4 型题

（1~3 题共用题干）

患者，女性，45 岁。右小腿可见隆起、迂曲的大隐静脉，行走后患者酸痛，诊断为下肢浅静脉曲张。

1. 为确定下肢浅静脉曲张的原因，方法最可靠的是
   A. 下肢静脉造影检查
   B. 下肢静脉压测定
   C. 多普勒超声检查
   D. 大隐静脉瓣膜功能试验
   E. 深静脉通畅试验
2. 如行大隐静脉剥脱术，术后护理不妥当的是
   A. 患肢放平
   B. 保持弹性绷带适宜的松紧度
   C. 早期活动患肢
   D. 术后 24 小时下床缓步走动
   E. 观察有无并发症发生
3. 大隐静脉剥脱术后弹力绷带一般维持包扎时间为
   A. 3 日
   B. 1 周左右
   C. 2 周左右
   D. 3 周左右
   E. 1~3 个月

参考答案及解析

【参考答案】

一、A1 型题

1. B　2. C　3. D　4. B　5. A　6. E　7. D　8. C

二、A2 型题

1. E　2. D

三、A3/A4 型题

1. A　2. A　3. E

【解析】

扫码查看
相关内容

第二节　血栓闭塞性脉管炎

一、A1 型题

1. 血栓闭塞性静脉炎的早期表现是
   A. 湿性坏疽
   B. 血栓形成
   C. 间歇性跛行
   D. 疼痛
   E. 肌肉萎缩
2. 血栓闭塞性脉管炎局部缺血期的表现是
   A. 患肢持续性疼痛
   B. 静息痛
   C. 趾端溃疡
   D. 间歇性跛行
   E. 足背动脉搏动消失
3. 对血栓闭塞性脉管炎患者的护理，错误的是
   A. 绝对戒烟
   B. 患肢避免受寒
   C. 保持局部清洁
   D. 患肢用热水袋保暖
   E. 防止患肢外伤
4. 血栓闭塞性脉管炎的病因病理，错误的是
   A. 与男性激素紊乱有一定关系
   B. 长期在湿冷环境下工作可诱发
   C. 多发生在下肢血管
   D. 与吸烟有关
   E. 是一种周围血管慢性化脓性病变
5. 引起血栓闭塞性脉管炎的常见原因为
   A. 大量饮酒
   B. 缺乏锻炼
   C. 低盐饮食
   D. 长期吸烟
   E. 高糖饮食
6. 血栓闭塞性脉管炎患者，处于局部缺血期。护士对患者日常生活中的健康指导内容正确的是
   A. 少吸烟
   B. 减少体位改变，尽量维持同一姿势
   C. 坚持勃格运动
   D. 出现溃疡或坏疽时应增加患肢活动量
   E. 患肢疼痛时可任意服用止痛药

二、A2 型题

1. 患者，男性，52 岁。近年出现左小腿发凉，间歇性跛行。应考虑为
   A. 脉管炎坏疽期

B. 下肢大隐静脉曲张
C. 下肢小隐静脉曲张
D. 脉管炎局部缺血期
E. 脉管炎营养障碍期

2. 患者，女性，46 岁。化脓性胆管炎手术后 10 日，多次下肢静脉输液并发血栓性静脉炎。对该患者的护理措施不妥的是
A. 停止在患处静脉输液
B. 抬高患肢
C. 局部制动
D. 局部按摩
E. 局部硫酸镁湿热敷

参考答案及解析

【参考答案】

一、A1 型题

1. C　2. D　3. D　4. E　5. D　6. C

二、A2 型题

1. D　2. D

【解析】

扫码查看
相关内容

第六十三章　泌尿、男性生殖系统疾病的主要症状和检查

第一节　常见症状

一、A1 型题

1. 患者排尿开始时有血尿，以后逐渐变清，预示病变部位在
   A. 前尿道
   B. 后尿道
   C. 膀胱基底部
   D. 输尿管
   E. 肾
2. 镜下血尿是指每高倍视野中红细胞至少
   A. 3 个
   B. 4 个
   C. 5 个
   D. 6 个
   E. 7 个
3. 全程血尿提示病变部位多在
   A. 膀胱
   B. 输尿管
   C. 肾
   D. 后尿道
   E. 膀胱或其以上尿路
4. 少尿是指
   A. 尿量每小时少于 300ml
   B. 尿量每日少于 100ml
   C. 尿量每小时少于 400ml
   D. 尿量每日少于 400ml
   E. 尿量每日少于 500ml
5. 乳糜尿最常见的原因为
   A. 肿瘤
   B. 结核
   C. 结石
   D. 丝虫病
   E. 梗阻

二、A2 型题

患者，男性，42 岁。因尿痛、血尿入院，经检查为初始血尿。考虑病变在
   A. 肾
   B. 输尿管
   C. 膀胱颈部或尿道
   D. 膀胱及以上部位
   E. 后尿道

三、A3/A4 型题

（1~4 题共用题干）

患者，女性，40 岁。因排尿异常入院，入院后诊断为急性尿路感染。

1. 主诉最有可能是
   A. 尿流中断
   B. 尿失禁
   C. 尿液异常
   D. 尿潴留
   E. 膀胱刺激征
2. 下列情况最可能出现于该患者的是
   A. 膀胱容量 300ml
   B. 24 小时尿量 400ml
   C. 每次尿量 400~500ml
   D. 离心尿液每高倍视野白细胞超过 5 个
   E. 一天排尿次数为 3~5 次
3. 若患者有肉眼血尿，下列叙述正确的是
   A. 初始血尿提示出血部位在膀胱三角
   B. 1000ml 液含 0.5ml 血液
   C. 全程血尿提示出血部位在膀胱或者以下部位
   D. 其尿液镜下每高倍视野可见 2 个红细胞
   E. 终末血尿提示出血在后尿道或者膀胱三角区
4. 如果该患者需要做血管造影明确肾脏血管情况，下列叙述错误的是
   A. 造影后鼓励患者多饮水
   B. 造影后局部加压包扎，平卧 6 小时
   C. 造影后观察足背动脉搏动情况
   D. 造影前做碘过敏试验
   E. 有出血倾向的患者不宜做该检查

四、B 型题

（1~2 题共用备选答案）
   A. 尿急
   B. 尿潴留
   C. 排尿困难

D. 尿失禁
E. 尿瘘
1. 膀胱内尿液不能控制而随时流出称为
2. 有尿意即迫不及待地要排尿且难以自控，但尿量却很少称为

参考答案及解析

【参考答案】

一、A1 型题

1. A 2. A 3. E 4. D 5. D

二、A2 型题

C

三、A3/A4 型题

1. E 2. D 3. E 4. B

四、B 型题

1. D 2. A

【解析】

扫码查看
相关内容

第二节 辅助检查

A1 型题

1. 导尿不适用于
A. 测定膀胱容量
B. 收集尿标本
C. 探查尿道有无狭窄
D. 膀胱内药物灌注
E. 急性尿道炎所致尿潴留
2. 判断肾功能最简便，但影响因素较多，结果不够精确可靠的方法为
A. 尿比重测定
B. 血肌酐和血尿素氮测定
C. 内生肌酐清除率
D. 前列腺液检查
E. 尿细菌学检查
3. 肾功能损害的早期指标是
A. 内生肌酐清除率
B. 血尿素氮
C. 酚红排泄试验
D. 血肌酐
E. 尿 β_2 微球蛋白
4. 内生肌酐清除率下降提示
A. 肾衰竭
B. 心力衰竭
C. 肝昏迷
D. 呼吸衰竭
E. 脑出血

参考答案及解析

【参考答案】

A1 型题

1. E 2. A 3. A 4. A

【解析】

扫码查看
相关内容

第六十四章　泌尿系损伤患者的护理

第一节　肾　损　伤

一、A1 型题

1. 肾损伤的主要临床表现不包括
   A. 发热
   B. 排尿困难
   C. 休克
   D. 血尿
   E. 腰腹部肿块
2. 肾损伤非手术治疗应绝对卧床
   A. 2~3 日
   B. 1 周
   C. 2 周
   D. 2~4 周
   E. 4~6 周
3. 肾损伤患者进行非手术治疗后，以下护理措施不正确的是
   A. 严密监测生命体征
   B. 严密观察血尿变化
   C. 尽早下床活动
   D. 止痛、止血
   E. 应用抗生素

二、A2 型题

患者，女性，30 岁。左腰部被撞伤 1 小时因左腰痛、尿色红来院就诊。查血压 120/70mmHg，心率 78 次/分，呼吸平稳，左腰部稍肿伴明显压痛，腹软无压痛，诊断肾损伤。护理中应特别强调
   A. 鼓励多饮水
   B. 应用广谱抗生素
   C. 绝对卧床休息
   D. 镇静镇痛
   E. 常规保留导尿管

三、A3/A4 型题

（1~2 题共用题干）

患者，男性，25 岁。因腹部刀刺伤 2 小时入院。查体：意识恍惚，血压 80/50mmHg，体温 38.5℃，腹部可见开放性伤口，腰部肿块，疼痛剧烈，血尿。

1. 该患者最可能的诊断是
   A. 膀胱破裂
   B. 输尿管损伤
   C. 脾破裂
   D. 肾损伤
   E. 尿道外伤
2. 该患者首要的治疗措施是
   A. 使用镇静镇痛药物
   B. 急诊手术
   C. 急查尿常规
   D. 迅速补液，抗休克
   E. 行输尿管镜明确出血部位

参考答案及解析

【参考答案】

一、A1 型题

1. B　2. D　3. C

二、A2 型题

C

三、A3/A4 型题

1. D　2. D

【解析】

扫码查看
相关内容

第二节 膀胱损伤

一、A1 型题

1. 膀胱造瘘拔管时间为 2 周以上，其目的是防止
   A. 膀胱出血
   B. 外源性感染
   C. 尿性腹膜炎
   D. 患者活动不便
   E. 伤口不愈合
2. 提示膀胱损伤的表现是
   A. 血尿
   B. 充溢性尿失禁
   C. 排尿障碍而膀胱空虚
   D. 下腹部腹膜刺激征
   E. 导尿管不易插入

二、A2 型题

1. 患儿，男，5 岁。车祸伤致骨盆骨折后 7 小时，患者出现小腹压痛及腹肌紧张，伴排尿困难，导尿试验可以顺利将导尿管插入膀胱，注入 200ml 液体后抽出量明显减少，最有可能的诊断是
   A. 前尿道断裂
   B. 后尿道断裂
   C. 肾挫伤
   D. 膀胱损伤合并球道损伤
   E. 膀胱破裂
2. 患者，男性，35 岁。下腹外伤，可疑膀胱破裂，简单有效的检查方法是
   A. 耻骨上膀胱穿刺
   B. 下腹部 X 线平片
   C. 膀胱造影
   D. 膀胱注水试验
   E. 腹穿
3. 患者，女性，36 岁。因不慎撞伤下腹部 30 分钟入院。查体：腹部疼痛，腹肌紧张，出现血尿及尿瘘。最可能的诊断是
   A. 输尿管损伤
   B. 肾损伤
   C. 膀胱损伤
   D. 前尿道损伤
   E. 后尿道损伤

参考答案及解析

【参考答案】

一、A1 型题

1. C　2. C

二、A2 型题

1. E　2. D　3. C

【解析】

扫码查看
相关内容

第三节 尿道损伤

一、A1 型题

1. 尿道损伤的患者首选的检查是
   A. B 超
   B. CT
   C. 磁共振成像（MRI）
   D. 尿道 X 线摄片
   E. 逆行尿道造影
2. 尿道损伤后，有排尿困难，导尿管能插入膀胱，应将导尿管留置
   A. 2~3 周
   B. 5 日
   C. 3 周
   D. 10 日
   E. 4 周
3. 尿道裂伤后最易造成的并发症是
   A. 尿瘘
   B. 尿道狭窄

C. 勃起功能障碍或阴茎萎缩
D. 尿失禁
E. 慢性尿道周围脓肿

4. 尿道裂伤引起的急性尿潴留，最有效的措施是
A. 按摩腹部
B. 热敷
C. 强行导尿
D. 膀胱穿刺式造瘘术
E. 改变排尿姿势

5. 尿道球部损伤的常见原因是
A. 高处跌下
B. 下腹部撞击
C. 会阴部骑跨伤
D. 腹部挤压
E. 骨盆骨折

6. 尿道损伤术后，为预防尿道狭窄应采取的主要措施是
A. 控制感染
B. 留置导尿管 7~10 天
C. 多饮水、勤排尿
D. 后期应定期做尿道扩张
E. 局部理疗

二、A2 型题

1. 患者，女性，30 岁。因不慎跌倒导致外阴裂伤，右侧大阴唇裂口长约 3cm，活动出血，下列处理措施中错误的是
A. 建立静脉通道
B. 给予止血药物
C. 给予抗感染药物
D. 阴道塞纱布止血
E. 给予止痛药物

2. 患者，男性，28 岁。下船时不慎跌倒，会阴部骑跨于船沿上，立即出现尿道口滴血，之后不能排尿，发生尿潴留。检查发现会阴部、阴茎、阴囊明显肿胀，诊断为尿道球部断裂，予手术治疗。为了预防术后尿道狭窄，主要采取的措施是
A. 预防感染
B. 留置导尿管 2~4 周
C. 局部理疗
D. 后期应定期做尿道扩张
E. 多饮水

三、B 型题

（1~2 题共用备选答案）
A. 尿道球部
B. 尿道阴茎部
C. 尿道膜部
D. 尿道前列腺部
E. 阴茎悬垂部

1. 骑跨伤所致的尿道损伤多发生于
2. 骨盆骨折所致的尿道损伤多发生于

（3~4 题共用备选答案）
A. 输尿管损伤
B. 肾损伤
C. 后尿道损伤
D. 膀胱损伤
E. 前尿道损伤

3. 会阴骑跨伤易引起
4. 骨盆骨折易引起

参考答案及解析

【参考答案】

一、A1 型题

1. D　2. A　3. B　4. D　5. C　6. D

二、A2 型题

1. D　2. B

三、B 型题

1. A　2. C　3. E　4. C

【解析】

扫码查看
相关内容

第六十五章　泌尿系结石患者的护理

第一节　概　　述

A1 型题

1. 下列不属于尿路结石病因的是
   A. 尿液 pH 值改变
   B. 尿液中钙、草酸或尿酸排出量增加
   C. 尿路淤滞
   D. 尿路损伤
   E. 饮食成分和水分摄入量
2. 下列选项中，尿路结石最常见的类型是
   A. 上尿路结石
   B. 尿道结石
   C. 肾结石
   D. 输尿管结石
   E. 下尿路结石

参考答案及解析

【参考答案】

A1 型题

1. D　2. A

【解析】

扫码查看
相关内容

第二节　上尿路结石

一、A1 型题

1. 为促使保守治疗尿路结石患者排出结石，最适宜的运动方式是
   A. 跳跃
   B. 散步
   C. 气功
   D. 游泳
   E. 长跑
2. 适用于非手术治疗的结石直径应小于
   A. 0. 6cm
   B. 1. 0cm
   C. 1. 5cm
   D. 2. 0cm
   E. 2. 5cm
3. 体外冲击波碎石的适应证最适宜于的结石是
   A. 结石直径小于 5cm
   B. 结石直径小于 4cm
   C. 结石直径小于 3cm
   D. 结石直径大于 2. 5cm
   E. 结石直径小于 2cm
4. 肾结石患者的主要症状是
   A. 活动后镜下血尿
   B. 尿频、尿急
   C. 排尿困难
   D. 尿失禁
   E. 无痛性血尿
5. 肾输尿管结石保守疗法的适应证为
   A. 结石小于直径 0. 6cm
   B. 结石小于直径 1cm
   C. 有尿路感染
   D. 年老体弱者
   E. 肾功能欠佳
6. 体外冲击波碎石（ESWL）护理要点不包括
   A. 在 X 线、B 超定位下使用
   B. 间隔时间不超过 7 日
   C. 治疗后注意观察排尿情况
   D. 最适宜于结石直径<2cm 的结石

E. 大多数上尿路结石适用此法

7. 为促进非手术治疗的尿路结石患者排出结石，最适宜的运动方式是
   A. 跳跃
   B. 长跑
   C. 散步
   D. 瑜伽
   E. 游泳

二、A2 型题

1. 患者，女性，48 岁。左肾结石 1.0cm×1.1cm 大小，并伴有左肾轻度积水，经 4 个月非手术治疗后复查结石位置无变动，其治疗措施首选
   A. 行左肾切开取石术
   B. 嘱患者多喝水，多运动
   C. 行体外冲击波碎石
   D. 应用解痉镇痛药
   E. 应用抗生素
2. 青年男性，运动后发生腰部绞痛，继而出现肉眼血尿，最可能的诊断是
   A. 肾肿瘤
   B. 输尿管肿瘤
   C. 膀胱肿瘤
   D. 尿道肿瘤
   E. 上尿路结石
3. 患者，男，45 岁。术后 3 个月突然发生右下腹疼痛，伴有恶心，无发热。既往有同样发作史。查体：腹平软，右下腹深压痛，无反跳痛及肌紧张，右肋脊角叩痛。尿镜检：红细胞 10~15 个/高倍视野，血白细胞计数 $9.6\times10^9/L$。首先考虑为
   A. 急性阑尾炎
   B. 右侧肾输尿管结石
   C. 右侧斜疝
   D. 膀胱结石
   E. 右侧肾结核
4. 患者，男，42 岁。运动后突然感右腰部剧烈疼痛，呈刀割样，并沿输尿管向同侧下腹和会阴部放射，患者极度恐惧，面色苍白，出冷汗，肾区叩击痛，诊断为右肾结石。此时最适当的处理方法是
   A. 口服抗生素
   B. 解痉止痛
   C. 手术取石
   D. 大量饮水
   E. ESWL

三、A3/A4 型题

（1~2 题共用题干）

患者，男性，30 岁。夜间突发肾绞痛，伴恶心、呕吐、血尿，疑为肾输尿管结石。

1. 为明确诊断并了解病肾功能情况，最好选用的辅助检查是
   A. 尿液检查
   B. B 超检查
   C. 尿路 X 线平片
   D. 静脉尿路造影
   E. 逆行肾盂造影
2. 当前对该患者首要的处理是
   A. 应立即应用阿托品、哌替啶缓解疼痛
   B. 嘱咐患者多饮水、多运动
   C. 选用有效抗生素预防感染
   D. 体外冲击波碎石
   E. 急诊手术取石

四、B 型题

（1~3 题共用备选答案）

A. 排尿困难，排尿痛
B. 尿流突然中断
C. 膀胱刺激症状
D. 镜下血尿
E. 肾绞痛

1. 输尿管结石梗阻时会出现
2. 尿道结石的主要症状是
3. 膀胱结石的主要症状是

参考答案及解析

【参考答案】

一、A1 型题

1. A 2. A 3. E 4. A 5. A 6. B 7. A

二、A2 型题

1. C 2. E 3. B 4. B

三、A3/A4 型题

1. D 2. A

四、B 型题

1. E 2. A 3. C

【解析】

扫码查看
相关内容

第三节 膀胱结石

一、A1 型题

膀胱结石的典型症状是

A. 膀胱刺激症状
B. 排尿突然中断
C. 排尿困难
D. 血尿
E. 恶心、呕吐

二、A2 型题

患者，排尿时常出现中断，变换体位后方可继续排尿，同时伴有膀胱刺激症状及终末血尿。应考虑为

A. 尿道结石
B. 肾结石
C. 输尿管结石
D. 膀胱结石
E. 膀胱肿瘤

三、A3/A4 型题

（1~2 题共用题干）

患者，男性，53 岁。2 个月前开始出现明显的尿频、尿急、尿痛，有时排尿突然中断并感疼痛，常有终末血尿。

1. 该患者最有可能的诊断是
   A. 前列腺增生
   B. 尿路感染
   C. 膀胱结石
   D. 尿道结石
   E. 泌尿系统肿瘤
2. 下列护理措施错误的是
   A. 饮食指导
   B. 可遵医嘱应用镇痛药物
   C. 饮水后多活动
   D. 嘱卧床休息
   E. 鼓励患者多饮水，保持尿量在1500ml左右

四、B 型题

（1~2 题共用备选答案）

A. 排尿突然中断
B. 尿频、尿急、尿痛
C. 有尿意但不能排尿
D. 排尿困难
E. 排尿淋漓不尽

1. 膀胱结石患者排尿的典型症状是
2. 前列腺增生患者最主要的症状是

参考答案及解析

【参考答案】

一、A1 型题

B

二、A2 型题

D

三、A3/A4 型题

1. C　2. E

四、B 型题

1. A　2. D

【解析】

扫码查看
相关内容

第四节　尿道结石

A1 型题

1. 尿道结石的主要症状不包括
   A. 排尿困难
   B. 尿痛
   C. 尿潴留
   D. 点滴状排尿
   E. 体位变换后可排尿
2. 前尿道结石的治疗，最常用的方法是
   A. 多饮水、运动排石
   B. 体外震波碎石
   C. 尿道切开取石
   D. 中药排石
   E. 经尿道钩取或钳出结石

参考答案及解析

【参考答案】

A1 型题

1. E　2. E

【解析】

扫码查看
相关内容

第五节　护　理

一、A1 型题

1. 尿石症患者应保证每日尿量大于
   A. 1200ml
   B. 1300ml
   C. 2000ml
   D. 2500ml
   E. 3000ml
2. 下列关于肾结石的护理，错误的是
   A. 每日饮水 3000ml 以上
   B. 巨大肾结石体外冲击波碎石治疗后即健侧卧位
   C. 用过滤网过滤尿液，注意碎石排出情况
   D. 肾绞痛的患者可给予解痉镇痛药
   E. 酸化或碱化尿液
3. 有尿路结石病史的人，饮食护理应
   A. 尿酸盐结石者多吃动物肝、肾
   B. 含钙结石者多吃土豆、坚果
   C. 含钙结石者宜食用含纤维丰富的食物
   D. 尿酸结石者宜服用含嘌呤高的食物
   E. 含钙结石者宜食用菠菜、番茄

二、A3/A4 型题

（1~2 题共用备选答案）

A. 仰卧位
B. 头高足低位
C. 头低位
D. 右侧卧位
E. 左侧卧位

1. 结石位于肾盂，碎石后需要采取的体位是
2. 结石位于肾下盏，碎石后需要采取的体位是

参考答案及解析

【参考答案】

一、A1 型题

1. C　2. B　3. C

二、A3/A4 型题

1. B　2. C

【解析】

扫码查看
相关内容

第六十六章　肾结核患者的护理

第一节　概　　述

一、A1 型题

1. 病变主要在肾，临床表现主要在膀胱的疾病是
   A. 肾肿瘤
   B. 肾结石
   C. 肾结核
   D. 急性肾盂肾炎
   E. 慢性肾盂肾炎
2. 肾脏的结核感染主要来自于
   A. 肺结核
   B. 肠结核
   C. 骨结核
   D. 脑结核
   E. 淋巴结核
3. 肾结核的临床表现不包括
   A. 血尿
   B. 发热、盗汗
   C. 排尿困难、排尿中断
   D. 尿频、尿急、尿痛
   E. 脓尿
4. 结核分枝杆菌感染人体，进入肾皮质形成小病灶，患者免疫力较强使病灶愈合，未出现症状。此病理类型是
   A. 肾小球结核
   B. 肾小管结核
   C. 病理肾结核
   D. 临床结核
   E. 肾盂结核
5. 肾结核患者最早出现的症状是
   A. 终末血尿
   B. 尿频
   C. 低热
   D. 肾区疼痛
   E. 膀胱刺激症状
6. 下列属于肾结核的全身症状的是
   A. 盗汗
   B. 消瘦
   C. 贫血
   D. 食欲缺乏
   E. 以上都是
7. 肾结核晚期的主要症状是
   A. 全程血尿
   B. 慢性进行性膀胱刺激症状
   C. 肾绞痛
   D. 全身结核中毒症状
   E. 脓尿
8. 诊断肾结核最可靠的依据是
   A. 膀胱镜见到膀胱黏膜有炎症
   B. 尿培养结核分枝杆菌阳性
   C. 尿中有大量脓细胞
   D. 附睾触及结节
   E. 尿中找到抗酸杆菌
9. 肾结核的血尿为
   A. 初始血尿
   B. 无痛性血尿
   C. 运动后血尿
   D. 全程血尿
   E. 肉眼或显微镜下血尿
10. 确定肾结核治疗方案的检查方法中，最重要的影像学检查是
   A. 膀胱镜检查
   B. 尿液检查
   C. 超声检查
   D. 磁共振成像
   E. X 线检查

二、A2 型题

患者，男性，29 岁。1 年来排尿次数增多，伴尿急、尿痛。夜间有低热、盗汗。实验室检查：酸性尿，镜下见大量红细胞及白细胞，尿抗酸杆菌培养阳性，该致病菌是
   A. 大肠埃希菌
   B. 破伤风梭菌
   C. 真菌
   D. 结核分枝杆菌
   E. 铜绿假单胞菌

三、A3/A4 型题

（1~3 题共用题干）

患者，男性，38 岁。主诉尿频、尿急、尿痛半年，加重 3 日入院。既往肺结核病史 5 年。自述夜尿 5~6 次/夜。尿常规示白细胞（++），红细胞（+++）。

1. 首先考虑的诊断是
   A. 慢性膀胱炎
   B. 急性膀胱炎
   C. 肾结核
   D. 前列腺增生
   E. 肾肿瘤
2. 下列选项中，对明确诊断最有价值的辅助检查是
   A. 尿液检查
   B. 血常规
   C. 腹部平片
   D. 泌尿系统造影
   E. CT 检查
3. 对于该疾病的叙述不正确的是
   A. 典型症状表现在肾而不在膀胱
   B. 全身症状常不明显
   C. 结核性脓肾时可出现腰部肿块
   D. 必须早期、联合、适量、全程规律用药
   E. 尿液中含有大量的脓细胞，严重时尿液可呈洗米水状

四、B 型题

（1~2 题共用备选答案）

A. 尿频、尿急、尿痛
B. 血尿、脓尿
C. 膀胱挛缩
D. 一侧肾结核、对侧肾积水
E. 午后潮热、盗汗

1. 肾结核的最典型临床表现是
2. 泌尿系统结核与非结核性感染共同的临床表现是

参考答案及解析

【参考答案】

一、A1 型题

1. C　2. A　3. C　4. C　5. B　6. E　7~8. D、B　9. E　10. E

二、A2 型题

D

三、A3/A4 型题

1. C　2. A　3. A

四、B 型题

1. A　2. B

【解析】

扫码查看相关内容

第二节　护　　理

一、A1 型题

1. 肾结核行肾切除术前应给予抗结核药治疗时间为
   A. 3 日
   B. 1 周
   C. 10 日
   D. 2~4 周
   E. 1 个月
2. 肾结核术后还需要抗结核治疗的时间为
   A. 2 周
   B. 1 个月
   C. 2 个月
   D. 6~9 个月
   E. 5 个月

二、A3/A4 型题

（1~3 题共用题干）

患者，男性，42 岁。曾有肺结核病史 7 年，2 周前出现尿频、尿急、尿痛，并逐渐加重，且伴有排尿终末阶段的肉眼可见血尿。该患者被诊断为肾结核入院进行治疗。

1. 本疾病最可能的致病途径是
   A. 输尿管梗阻
   B. 细菌由尿道逆行侵入泌尿系统

C. 结核分枝杆菌经血液播散到肾
D. 细胞异常增生
E. 结石形成

2. 若该患者行保留肾的手术治疗，则术前应用抗结核药物
A. 5 周
B. 3 周
C. 2 周
D. 4 周
E. 3~6 个月

3. 若患者行手术治疗，术后护理措施错误的是
A. 继续抗结核治疗 6 个月
B. 卧床 7~14 日，适当活动
C. 术后注意观察体温及血白细胞计数变化
D. 观察第 1 次排尿的时间、尿量、颜色
E. 待肛门排气后开始进食易消化、营养素完全的食物

参考答案及解析

【参考答案】

一、A1 型题

1. D　2. D

二、A3/A4 型题

1. C　2. D　3. B

【解析】

扫码查看
相关内容

第六十七章　泌尿系梗阻患者的护理

第一节　概　　述

一、A1 型题

1. 泌尿系统梗阻最严重的后果是
   A. 肾结石
   B. 肾积水
   C. 肾功能损伤
   D. 肾小球滤过率下降
   E. 肾衰竭
2. 泌尿系统梗阻的基本病理改变是
   A. 肾积水
   B. 梗阻以上的尿路扩张
   C. 肾损害
   D. 菌血症
   E. 肾实质萎缩

参考答案及解析

【参考答案】

A1 型题

1. E　2. B

【解析】

扫码查看
相关内容

第二节　良性前列腺增生

一、A1 型题

1. 老年男性尿潴留最常见的原因是
   A. 尿道狭窄
   B. 膀胱结石
   C. 膀胱肿瘤
   D. 良性前列腺增生
   E. 膀胱结核
2. 前列腺增生患者最重要的症状是
   A. 尿频
   B. 排尿困难
   C. 尿潴留
   D. 血尿
   E. 尿路刺激征
3. 老年男性泌尿系统梗阻常见的病因是
   A. 包皮过长
   B. 结石、损伤
   C. 盆腔内疾病
   D. 先天性畸形
   E. 前列腺增生
4. 尿路梗阻后最常见的并发症是
   A. 膀胱刺激征
   B. 继发感染
   C. 尿潴留
   D. 尿路结石
   E. 肾积水

二、A2 型题

1. 患者，男性，65 岁。前列腺增生切除术后，短期内禁止肛管排气和灌肠。是为了防止
   A. 疼痛
   B. 出血
   C. 肠穿孔
   D. 感染
   E. 大便失禁
2. 患者，男性，64 岁。尿频及排尿困难 5 年余，无心肺疾病，血压 160/100mmHg，诊断为良性前列腺增生，残余尿量 200ml。合适的治疗方

法是
A. α 受体阻断药
B. 开放式前列腺电切术
C. 体外高强度聚焦超声
D. 经尿道前列腺电切术
E. 经尿道高温治疗

3. 患者，男，70 岁。尿频，排尿困难，尿滴沥，尿不成线 1 年，曾发生急性尿潴留 4 次，经检查确诊为良性前列腺增生，肝肾检查未见异常。对此患者最佳的治疗方法是
A. 长期留置尿管
B. 尿道扩张
C. 抗感染治疗
D. 手术治疗
E. 服用 5α 还原酶抑制药

参考答案及解析

【参考答案】

一、A1 型题

1. D 2. B 3. E 4. B

二、A2 型题

1. B 2. D 3. D

【解析】

扫码查看
相关内容

第三节 急性尿潴留

一、A2 型题

1. 患者，男性，72 岁。既往有排尿困难史多年，受凉感冒后下腹胀痛，不能排尿，直肠指检前列腺肥大。该患者首要的处理措施是
A. 镇痛
B. 导尿
C. 抗感染
D. 急诊前列腺切除术
E. 急诊耻骨上膀胱造瘘术

2. 患者，男性，42 岁。腹部手术后 3 日拔出尿管，近 16 小时未排尿。其尿潴留类型属于
A. 机械性梗阻
B. 动力性梗阻
C. 先天性梗阻
D. 急性梗阻
E. 慢性梗阻

二、A3/A4 型题

（1~5 题共用题干）

患者，男性，73 岁。因下腹部膨隆饱满，触之疼痛入院，自述 24 小时未排尿，入院后诊断为前列腺增生，急性尿潴留。

1. 该患者的尿潴留属于
A. 机械性梗阻
B. 先天性梗阻
C. 动力性梗阻
D. 急性梗阻
E. 慢性梗阻

2. 对于该患者其早期最可能出现的症状是
A. 尿频
B. 尿潴留
C. 尿急
D. 尿痛
E. 排尿困难

3. 为解除尿潴留的最佳措施是
A. 尿道扩张
B. 膀胱区热敷
C. 膀胱穿刺造瘘
D. 留置导尿管
E. 听流水声

4. 若患者需要行 TURP 治疗，术后护理措施错误的是
A. 术后 3~5 日尿液颜色清即可拔出尿管
B. 冲洗速度依据尿色而定，色深则慢，色浅则快
C. 指导患者术后 1 周逐渐离床活动
D. 生理盐水冲洗膀胱 3~7 日
E. 禁止灌肠

5. 若患者行经尿道前列腺电切术（TURP）治疗后发生经尿道电切（TUR）综合征，下列叙述错误的是

A. 严重者可出现肺水肿、脑水肿、心力衰竭
B. 因为术后大量冲洗液被吸收致血容量急剧增加，出现的高容量性低钠血症
C. 患者可在几小时内出现烦躁、呕吐、抽搐、昏迷
D. 术前要协助医生探扩尿道
E. 一旦出现遵医嘱应用利尿药、脱水剂，减慢输液速度

参考答案及解析

【参考答案】

一、A2 型题

1. B 2. B

二、A3/A4 型题

1. A 2. A 3. D 4. B 5. B

【解析】

扫码查看
相关内容

第六十八章　泌尿系肿瘤患者的护理

第一节　肾　　癌

A1 型题

1. 下列选项中，肾癌最常见的转移部位是
   A. 肝
   B. 肺
   C. 骨骼
   D. 肾上腺
   E. 对侧肾
2. 肾癌出现血尿时表明肿瘤已发展到
   A. 穿破肾包膜
   B. 穿入肾盂肾盏
   C. 淋巴转移
   D. 血行转移
   E. 癌细胞种植到膀胱
3. 肾癌的典型 3 大症状是
   A. 血尿、肿块、腰痛
   B. 血尿、肿块、高血压
   C. 血尿、发热、腰痛
   D. 肿块、发热、高血压
   E. 肿块、红细胞沉降率快、高血压
4. 泌尿及男性生殖系统各部位均可发生肿瘤，大多数为恶性。最常见的是
   A. 阴茎癌
   B. 膀胱癌
   C. 肾癌
   D. 前列腺癌
   E. 阴道癌
5. 肾癌常发生于
   A. 肾小盏
   B. 肾小管
   C. 肾大盏
   D. 肾小球
   E. 肾乳头

参考答案及解析

【参考答案】

A1 型题

1. B　2. B　3. A　4. B　5. B

【解析】

扫码查看
相关内容

第二节　膀　胱　癌

一、A1 型题

1. 确诊膀胱肿瘤最重要的检查方法是
   A. B 超检查
   B. 膀胱造影
   C. 膀胱镜检查
   D. 放射性核素检查
   E. 尿液细胞学检查
2. 膀胱癌的危险因素不包括
   A. 色氨酸代谢异常
   B. 腺性膀胱炎
   C. 烟酸代谢异常
   D. 长期尿失禁
   E. 长期接触苯胺类化学物质
3. 膀胱癌最常见和最早出现的症状是
   A. 全程无痛，肉眼血尿

B. 排尿困难
C. 尿频、尿急、尿痛
D. 尿潴留
E. 下腹部包块

二、A2 型题

患者，男性，43 岁。膀胱内的乳头状瘤，就诊时医生告诉患者，应尽早手术，因为易发生
A. 结石
B. 出血
C. 感染
D. 尿潴留
E. 恶变

三、A3/A4 型题

（1~4 题共用题干）

患者，男性，67 岁。因尿急、尿频、尿痛并伴有肉眼可见血尿症状就诊，初步拟诊为膀胱癌。

1. 诊断该病最直接重要的方法是
A. CT 检查
B. B 超检查
C. 尿液检查
D. 膀胱镜检查
E. 尿脱落细胞学检查

2. 下列首选的治疗方法是
A. 经尿道膀胱肿瘤切除术
B. 膀胱部分切除术
C. 根治性膀胱全切
D. 放射治疗
E. 化学治疗（简称化疗）

3. 以下关于该病的叙述，正确的是
A. 大多数病例会出现远处转移
B. 属中等恶性
C. 多数患者没有血尿症状
D. 首选方法是化疗
E. 在我国泌尿生殖肿瘤中仅次于前列腺癌，位居第 2 位

4. 关于该患者的治疗护理措施，叙述错误的是
A. 术后保持切口清洁，应用广谱抗菌药物预防感染
B. 原位排尿新膀胱的护理，术后 3 周保证各引流管通畅
C. 若患者行回肠膀胱腹壁造口，在回肠内留置尿管需要经常冲洗
D. 若行膀胱全切，术后引流管每小时引出大于 200ml 以上且易凝固提示继发出血
E. 膀胱灌注化疗药后将药物保留在膀胱 2 小时，每半小时变换体位

四、B 型题

（1~2 题共用备选答案）
A. 静脉肾盂造影
B. 肾动脉造影
C. X 线检查
D. B 超检查
E. 膀胱镜检查

1. 诊断膀胱癌最直接、可靠的检查是
2. 用于早期诊断肾癌的常用检查是

参考答案及解析

【参考答案】

一、A1 型题

1. C　2. D　3. A

二、A2 型题

E

三、A3/A4 型题

1. D

2. A　3. B　4. D

四、B 型题

1. E　2. D

【解析】

扫码查看
相关内容

第三节　前列腺癌

一、A1 型题

1. 前列腺癌多数起源于前列腺的外周带，98%为
   A. 鳞状细胞癌（简称鳞癌）
   B. 腺癌
   C. 腺鳞癌
   D. 大细胞癌
   E. 小细胞癌
2. 前列腺癌血行转移最多见于
   A. 肝
   B. 肺
   C. 脑
   D. 肾
   E. 脊柱、骨盆

二、A2 型题

患者，男性，57 岁。排尿困难 3 个月，B 超检查可见前列腺增大，血清总前列腺特异性抗原（PSA）为 20μg/L。为明确诊断，最可靠的检查方法是
   A. 前列腺 CT
   B. 前列腺磁共振成像（MRI）
   C. 经直肠腔内超声
   D. 前列腺穿刺活体组织检查
   E. 直肠指检

参考答案及解析

【参考答案】

一、A1 型题

1. B　2. E

二、A2 型题

D

【解析】

扫码查看
相关内容

第六十九章　骨科患者的一般护理

第一节　牵引术与护理

一、A1 型题

1. 下列关于骨牵引的护理，不正确的是
   A. 牵引针不可左右移动
   B. 床脚抬高 15~30cm
   C. 去除牵引孔的血痂
   D. 鼓励患者进行功能锻炼
   E. 维持肢体在整复或固定的位置
2. 行牵引后床脚应抬高高度为
   A. 10~15cm
   B. 15~20cm
   C. 15~30cm
   D. 20~30cm
   E. 30~50cm
3. 关于牵引的叙述正确的是
   A. 如果患者主诉疼痛可减轻牵引重量
   B. 牵引后患者可随意在床上活动
   C. 皮牵引比骨牵引效果更好
   D. 关节感染需制动时最好采用骨牵引
   E. 牵引后必须观察肢端血循环

二、A2 型题

患者，男性，37 岁。右股骨下端骨折，经闭合复位后采用胫骨结节牵引。该患者牵引术后不会发生的并发症是
   A. 压疮
   B. 皮肤破溃
   C. 失用性骨质疏松
   D. 牵引针孔感染
   E. 足下垂

参考答案及解析

【参考答案】

一、A1 型题

1. C　2. C　3. E

二、A2 型题

C

【解析】

扫码查看
相关内容

第二节　石膏绷带术与护理

一、A1 型题

1. 以下关于石膏固定患者护理的描述，正确的是
   A. 患肢抬高
   B. 给足量镇痛药
   C. 禁止活动患肢
   D. 患肢取休息位固定
   E. 石膏内肢体出现疼痛时应首先填塞衬垫
2. 为了预防石膏固定患者患肢失用性骨质疏松，正确的做法是
   A. 患肢做肌肉舒缩活动
   B. 石膏固定不能过紧
   C. 对未固定的肢体做热敷
   D. 石膏固定患肢于舒适体位
   E. 寒冷季节时肢体远端应注意保暖
3. 石膏或夹板外固定后，应重点观察
   A. 石膏变形
   B. 血液循环是否受阻
   C. 松脱
   D. 压疮

E. 骨折再移位

4. 骨折患者在石膏绷带包扎过程中，不正确的操作是

A. 浸泡石膏时，将石膏完全浸没水中，待其不再冒气泡时，从水中取出

B. 打开石膏卷后迅速按所需长度在木板上来回折叠 6~8 层

C. 包石膏绷带时肢端外露，以便观察

D. 包石膏绷带时可以用手指按压石膏

E. 石膏干固后在石膏表面用颜色笔注明日期

二、A2 型题

1. 患者，男性，57 岁。右侧桡骨远端伸直型骨折，行手法复位石膏绷带固定后 2 日，患者诉右手麻木。局部检查：右手掌指部位肿胀、发绀，手指活动障碍，指动脉未触及搏动。目前最主要的处理措施是

A. 抬高患肢

B. 局部热敷

C. 剪开石膏

D. 应用活血药物

E. 加强功能锻炼

2. 患儿，男，9 岁。胫骨中段骨折。拆除石膏绷带后发现小腿肌萎缩，膝关节屈伸范围减小。应考虑

A. 缺血性肌挛缩

B. 骨化性肌炎

C. 关节僵硬

D. 关节强直

E. 神经损伤

三、A3/A4 型题

（1~2 题共用题干）

患者，男性，34 岁。3 小时前因车祸伤及右小腿，当即感到右小腿疼痛剧烈，肿胀明显，不敢活动。X 线检查显示右胫、腓骨中段骨折。经闭合复位后右小腿石膏固定。

1. 如果患者石膏固定后诉伤肢疼痛，错误的处理是

A. 抬高患肢以利于回流

B. 及时报告医师

C. 石膏开窗检查

D. 应用镇痛药物

E. 密切观察肢端血运

2. 患者恢复后，要拆除石膏，下列注意事项中错误的是

A. 石膏拆除后，用温水清洗皮肤

B. 拆石膏前需向患者解释，拆石膏无痛感，消除紧张、顾虑

C. 石膏拆除后可以用乙醇清洗

D. 清洗后可以在皮肤处涂抹润肤霜，并按摩局部

E. 石膏拆除后，患肢刚开始活动时可能稍有不适，以后逐渐减轻

参考答案及解析

【参考答案】

一、A1 型题

1. A　2. A　3. B　4. D

二、A2 型题

1. C　2. C

三、A3/A4 型题

1. D　2. C

【解析】

扫码查看
相关内容

第三节　功能锻炼

A1 型题

下列选项中，骨折早期功能锻炼的方式是

A. 以肢体的舒张为主

B. 进行肢体的等长舒缩

C. 活动骨折上下的关节

D. 进行关节的抗阻力活动

E. 配合理疗和体疗

参考答案及解析

【参考答案】

A1 型题

B

【解析】

扫码查看
相关内容

第七十章　骨折患者的护理

第一节　概　　述

一、A1 型题

1. 属于骨折早期并发症的是
   A. 脂肪栓塞
   B. 关节僵硬
   C. 畸形愈合
   D. 创伤性关节炎
   E. 缺血性骨坏死
2. 肱骨中下 1/3 交界处骨折，最易引起的神经损伤为
   A. 桡神经
   B. 正中神经
   C. 尺神经
   D. 腋神经
   E. 肌皮神经
3. 骨折的早期可以出现
   A. 畸形愈合
   B. 内脏损伤
   C. 缺血性骨坏死
   D. 创伤性关节炎
   E. 关节僵硬
4. 易并发休克的骨折是
   A. 锁骨骨折
   B. 股骨颈骨折
   C. 尺桡骨骨折
   D. 股骨干骨折
   E. 胫腓骨骨折
5. 影响骨折愈合的最主要因素是
   A. 高龄
   B. 粉碎性骨折
   C. 伤口感染
   D. 血液供应不良
   E. 复位时过度牵引
6. 诊断骨折最可靠的方法是
   A. 局部疼痛
   B. 功能障碍
   C. 局部畸形
   D. X 线检查
   E. 外伤史

二、A2 型题

1. 患者，男性，28 岁。右大腿被汽车压伤 3 小时，局部高度肿胀，压痛明显，右下肢不能主动活动，可有骨擦感，入院初步诊断为右腿骨折。其主要依据为
   A. 压痛明显
   B. 右下肢不能主动活动
   C. 局部高度肿胀
   D. 下肢跛行
   E. 有骨擦感
2. 患者，男性，20 岁。右小腿中下段闭合性骨折 24 小时，患肢明显肿胀，局部皮下淤血，足趾呈屈曲状，活动受限。可能的并发症是
   A. 神经损伤
   B. 血管栓塞
   C. 骨筋膜室综合征
   D. 脂肪栓塞
   E. 局部软组织感染
3. 患者，女性，57 岁。左胫腓骨下 1/3 开放性骨折，行清创缝合石膏固定治疗，3 个月后局部仍有压痛，X 线显示骨折线尚存在，骨折对位良好。影响该患者骨折愈合最主要的因素是
   A. 骨折部位血液供应差
   B. 开放性骨折
   C. 年龄大
   D. 营养缺乏
   E. 石膏固定

三、B 型题

（1~2 题共用备选答案）
   A. 嵌插骨折
   B. 病理性骨折
   C. 青枝骨折
   D. 螺旋形骨折
   E. 粉碎性骨折
1. 骨肿瘤引起的骨折为
2. 属于不完全骨折的是

参考答案及解析

【参考答案】

一、A1 型题

1. A　2. A　3. B　4. D　5. D　6. D

二、A2 型题

1. E　2. C　3. A

三、B 型题

1. B　2. C

【解析】

扫码查看
相关内容

第二节　常见的四肢骨折

一、A1 型题

1. 开放性骨折最重要的治疗措施是
   A. 心理护理
   B. 早期彻底清创，使用抗生素
   C. 立即使用破伤风抗毒素（TAT）
   D. 立即复位固定
   E. 镇静、镇痛
2. 骨筋膜室综合征的主要治疗措施是
   A. 抬高患肢
   B. 应用扩血管药物
   C. 手术探查血管
   D. 密切观察有无肾功能损害
   E. 内部血肿切开减压
3. 最易引起股骨头坏死的是
   A. 股骨头下骨折
   B. 股骨干中 1/3 段骨折
   C. 股骨转子间骨折
   D. 股骨干上 1/3 段骨折
   E. 股骨颈基底骨折
4. 儿童锁骨发生青枝骨折，采用三角巾悬吊的时间一般至少为
   A. 1 周
   B. 2 周
   C. 3 周
   D. 4 周
   E. 5 周

二、A2 型题

患者，女性，65 岁。晨练时跌倒，右手掌撑地后腕部剧烈疼痛，活动受限遂来院就诊。查体：右腕部明显肿胀畸形，活动受限。侧面观腕关节呈“银叉”畸形，正面观呈“枪刺样”畸形。最可能的诊断是
   A. 腕骨骨折
   B. 柯莱斯（Colles）骨折
   C. 史密斯（Smith）骨折
   D. 孟氏骨折
   E. 盖氏骨折

三、A3/A4 型题

（1~2 题共用题干）

患者，男性，23 岁。因车祸伤 30 分钟就诊。主诉小腿局部剧烈疼痛，不能活动。检查发现，小腿段肿胀较重，可见骨折端外露，出现反常活动。入院第 2 日出现患肢小腿部红肿、持续剧烈疼痛，足背动脉搏动微弱等症状。

1. 该患者的首优护理诊断是
   A. 疼痛
   B. 躯体活动障碍
   C. 焦虑
   D. 皮肤完整性受损
   E. 知识缺乏
2. 患者入院后第 2 日出现的情况，可能是发生了
   A. 血管损伤
   B. 神经损伤
   C. 感染
   D. 骨筋膜室综合征
   E. 肌肉损伤

四、B 型题

（1~2 题共用备选答案）

   A. 动、静脉损伤
   B. 脂肪栓塞
   C. 缺血性骨坏死
   D. 缺血性挛缩

E. 周围神经血管损伤
1. 股骨颈骨折可能发生
2. 肱骨髁上骨折极易发生

参考答案及解析

【参考答案】
一、A1 型题
1. B　2. E　3. A　4. C
二、A2 型题
B
三、A3/A4 型题
1. A　2. D
四、B 型题
1. C　2. E
【解析】

扫码查看
相关内容

第三节　脊柱骨折和脊髓损伤

一、A1 型题

1. 脊髓损伤最轻微的类型是
   A. 脊髓震荡
   B. 脊髓挫伤
   C. 脊髓休克
   D. 脊髓断裂
   E. 脊髓受压
2. 脊髓半切征是指
   A. 会阴皮肤鞍状感觉消失，括约肌功能及性功能障碍
   B. 损伤平面以下的感觉、运动及反射功能部分丧失
   C. 损伤平面以下的感觉、运动及反射功能完全丧失
   D. 损伤平面以下同侧肢体的运动和深感觉丧失，对侧肢体的痛觉和温度觉丧失
   E. 损伤平面以下同侧肢体的痛觉和温度觉丧失，对侧肢体的运动和深感觉丧失
3. 腰椎损伤患者应该采用下列选项中的何种翻身方式
   A. 轴式翻身
   B. 先翻背部
   C. 先翻下身
   D. 不能翻身
   E. 随意翻身
4. 脊髓损伤的特征性临床表现是
   A. 截瘫
   B. 神经损伤
   C. 肢体感觉障碍
   D. 损伤平面以下肢体运动感觉障碍
   E. 偏瘫
5. 颈椎骨折合并脱位的患者出现高热时，最佳的降温措施是
   A. 药物降温
   B. 物理降温
   C. 多饮水
   D. 尽早应用抗生素
   E. 以上都对
6. 关于截瘫患者的护理措施中，不正确的是
   A. 防止泌尿系统并发症
   B. 2 小时翻身 1 次，夜间例外
   C. 防止肺部并发症
   D. 保持排便通畅
   E. 功能训练

二、A2 型题

患者，男性，56 岁。被车撞伤腰部，当即感腰部疼痛，双下肢活动障碍。下列搬运患者的方式最正确的是
   A. 3 人同时平托患者搬运
   B. 1 人背起患者搬运
   C. 1 人抬头，1 人抬腿搬运
   D. 1 人抱起患者搬运
   E. 以上均可

参考答案及解析

【参考答案】

一、A1 型题

1. A 2. D 3. A 4. D 5. B 6. B

二、A2 型题

A

【解析】

扫码查看
相关内容

第四节 骨盆骨折

一、A1 型题

1. 骨盆的组成部分不包括
   A. 髂骨
   B. 耻骨
   C. 坐骨
   D. 骶尾骨
   E. 髋骨
2. 骨盆骨折合并尿道损伤和休克时，处理顺序应是
   A. 骨盆牵引固定、抗休克、处理尿道损伤
   B. 骨盆牵引固定、处理尿道损伤、抗休克
   C. 抗休克、处理尿道损伤、骨盆牵引固定
   D. 抗休克、骨盆牵引固定、处理尿道损伤
   E. 处理尿道损伤、抗休克、骨盆牵引固定

二、A2 型题

1. 患者，男性，55 岁。被车从下腹部碾过导致骨盆骨折。来院时面色苍白、腹痛，脉搏 124 次/分，血压 65/30mmHg，腹肌紧张，腹腔穿刺抽出不凝血，无尿。此时不恰当的处理是
   A. 建立静脉通道
   B. 给氧
   C. 抽取血标本备血
   D. 搬动患者拍 X 线片检查
   E. 保暖
2. 患者，男性，22 岁。车祸致骨盆损伤。查体：生命体征平稳，X 线片示耻骨联合分离 3cm。最恰当的处理是
   A. 卧床休息 3~4 周
   B. 多头带做骨盆环行固定
   C. 骨盆兜悬吊固定
   D. 耻骨弓上缘钢板螺钉内固定
   E. 卧石膏床

三、B 型题

（1~2 题共用备选答案）
   A. 卧床休息 3~4 周
   B. 骨盆兜带悬吊牵引
   C. 骨外固定架固定
   D. 手术钢板内固定
   E. 石膏床固定
1. 骨盆环完整的骨盆单处骨折患者应
2. 骨盆环多处骨折患者应

参考答案及解析

【参考答案】

一、A1 型题

1. E 2. C

二、A2 型题

1. D 2. C

三、B 型题

1~2. A、D

【解析】

扫码查看
相关内容

第五节　关节脱位

一、A1 型题

1. 鉴别肱骨髁上骨折与肘关节脱位，主要检查
   A. 有无肿胀
   B. 有无畸形
   C. 肘后三点关系是否正常
   D. 有无肱动静脉损伤
   E. 有无桡神经损伤
2. 杜加试验阳性的关节脱位是
   A. 腕关节
   B. 肘关节
   C. 肩关节
   D. 髋关节
   E. 踝关节
3. 诊断关节脱位最可靠的方法是
   A. 外伤史
   B. 疼痛
   C. 局部压痛
   D. 功能障碍
   E. X 线检查
4. 下列选项中，最常见的肩关节脱位类型是
   A. 前脱位
   B. 后脱位
   C. 盂上脱位
   D. 盂下脱位
   E. 半脱位
5. 关节脱位特有的体征是
   A. 畸形、肿胀、压痛
   B. 畸形、弹性固定、关节盂空虚
   C. 畸形、肿胀、骨擦音
   D. 肿胀、压痛、瘀斑
   E. 肿胀、畸形、反常活动
6. 关节脱位治疗以手法复位为主，最好在伤后(　　)周内进行
   A. 1
   B. 2
   C. 3
   D. 4
   E. 5
7. 下列最易发生关节脱位的部位是
   A. 肘关节
   B. 肩关节
   C. 踝关节
   D. 膝关节
   E. 髓关节

二、A2 型题

患者，男性，31 岁。在上臂外展外旋时肩部受外力作用，当即患肢不能活动，疼痛，呈方肩畸形，杜加征阳性。应考虑为
   A. 肱骨头骨折
   B. 肱骨颈骨折
   C. 肘关节脱位
   D. 肩关节骨折
   E. 肩关节脱位

参考答案及解析

【参考答案】

一、A1 型题

1. C　2. C　3. E　4. A　5. B　6. A　7. B

二、A2 型题

E

【解析】

扫码查看
相关内容

第六节　断肢再植

一、A1 型题

1. 断离肢体的现场保护方法是
   A. 无菌敷料包裹后冷冻
   B. 无菌或清洁敷料包裹后干燥冷藏
   C. 无菌生理盐水冲洗后用无菌敷料包扎冷藏
   D. 肝素盐水灌注后用无菌敷料包裹冷冻
   E. 无菌处理后浸润于 4℃左右的生理盐水中
2. 断离肢体的保存方法是
   A. 无菌单包裹后室温保存
   B. 无菌单包裹后冷冻保存
   C. 浸泡于 2~4℃的无菌溶液中
   D. 无菌单包裹外套塑料袋干燥冷藏
   E. 无菌单包裹浸泡于 2~4℃的生理盐水中
3. 保存断肢的适宜温度为
   A. −8℃
   B. −4℃
   C. 0℃
   D. 4℃
   E. 10℃

二、A2 型题

患者，女性，28 岁。左手腕受伤不慎离断，断肢的保存方法是
   A. 生理盐水浸泡
   B. 10%葡萄糖液浸泡
   C. 伤口外用抗生素
   D. 干燥，包裹，4℃左右冷藏
   E. −5℃以下低温冷冻保存

参考答案及解析

【参考答案】

一、A1 型题

1~3. B、D、D

二、A2 型题

D

【解析】

扫码查看
相关内容

第七十一章　骨与关节感染患者的护理

第一节　化脓性骨髓炎

一、A1 型题

1. 下列关于急性血源性化脓性骨髓炎的叙述，正确的是
   A. 常见于青壮年人
   B. 多发生于长骨干骺端
   C. 有低热、乏力、盗汗、消瘦等表现
   D. 患肢疼痛不明显
   E. 术后闭式灌洗引流时，冲洗液滴注速度应由慢逐渐加快
2. 急性血源性化脓性骨髓炎患者为了做血细菌培养，取血应在
   A. 用过抗生素后
   B. 出现新转移脓肿时
   C. 退热后
   D. 寒战、高热时
   E. 任何时间
3. 急性血源性化脓性骨髓炎最常见的致病菌为
   A. 产气荚膜杆菌
   B. 大肠埃希菌
   C. 流感嗜血杆菌
   D. 乙型溶血性链球菌
   E. 溶血性金黄色葡萄球菌
4. 急性血源性化脓性骨髓炎未能彻底治疗的后果是
   A. 慢性骨髓炎
   B. 化脓性关节炎
   C. 失用综合征
   D. 病理性骨折
   E. 感染性休克
5. 下列关于急性血源性化脓性骨髓炎的处理，错误的是
   A. 根据药物敏感试验结果用药
   B. 早期用药
   C. 联合用药
   D. 体温平稳 3 日后，停用抗生素
   E. 大量抗生素治疗不能控制时应采用局部钻孔引流

二、B 型题

（1~2 题共用备选答案）
   A. 发病后 1 周
   B. 发病后 2 周
   C. 发病后 3 周
   D. 发病后 1 个月
   E. 发病后 2 个月
1. 急性血源性化脓性骨髓炎 X 线出现异常的时间至少为
2. 骨与关节结核 X 线出现异常的时间一般为

参考答案及解析

【参考答案】

一、A1 型题

1. B　2. D　3. E　4. A　5. D

二、B 型题

1. B　2. E

【解析】

扫码查看
相关内容

第二节 化脓性关节炎

A1 型题

1. 下列选项中，化脓性关节炎最常见的致病菌是
   A. 金黄色葡萄球菌
   B. 溶血性链球菌
   C. 大肠埃希菌
   D. 淋病奈瑟球菌
   E. 白色葡萄球菌
2. 关于化脓性关节炎浆液纤维素渗出期的叙述不正确的是
   A. 预后关节功能部分受损
   B. 关节软骨无明显改变
   C. 滑膜充血、渗出
   D. 滑膜水肿
   E. 如得到合理治疗，关节功能可完全恢复

参考答案及解析

【参考答案】

A1 型题

1. A 2. A

【解析】

扫码查看
相关内容

第三节 骨与关节结核

一、A1 型题

1. 全身骨结核发病居首位的部位是
   A. 肩关节
   B. 髋关节
   C. 膝关节
   D. 脊柱
   E. 肘关节
2. 下列关于骨和关节结核的叙述，错误的是
   A. 此病大多继发于消化系统
   B. 患者有低热、体重减轻
   C. 活动期血红细胞沉降率加快
   D. 一般在发病后 2 个月可显示病变
   E. 好发于青少年

二、A2 型题

1. 患者，女性，38 岁。5 年前曾患过肺结核，近 3 个月来常感腰背部疼痛，时有低热、盗汗。体检：胸 11～12 棘突明显压痛。为确诊应进行的检查是
   A. 红细胞沉降率
   B. 旧结核菌素（OT）试验
   C. X 线
   D. CT
   E. 血常规
2. 患儿，男，8 岁。左髋部疼痛，跛行，伴低热、盗汗、食欲缺乏 3 周。查体：体温 37.6℃，左髋部活动受限，Thomas 征（+），髋关节 X 线片见关节间隙略窄，边缘性骨破坏。下列治疗不恰当的是
   A. 抗结核药物治疗
   B. 固定制动
   C. 加强功能锻炼
   D. 支持疗法
   E. 局部注药

三、A3/A4 型题

（1～2 题共用题干）

患者，男性，26 岁。2 个月前出现腰痛，可摸到腰腹部肿块，并出现下午低热，夜间盗汗，体重减轻，在医院诊断为腰椎结核，给予抗结核治疗。

1. 下列不属于抗结核治疗的原则是
   A. 遵医嘱规律用药
   B. 一旦确诊，立即应用抗结核药物

C. 查红细胞沉降率正常后可停止用药
D. 联合用药
E. 坚持长期用药

2. 该患者的护理诊断不包括
A. 疼痛
B. 营养失调
C. 低效性呼吸型态
D. 躯体活动障碍
E. 潜在并发症：抗结核药物不良反应

四、B 型题

（1~2 题共用备选答案）
A. X 线检查
B. CT 检查
C. 抗酸染色
D. 关节镜检查
E. 结核菌素试验

1. 发现早期微小骨结核的检查方法是
2. 确诊早期滑膜结核的重要检查是

参考答案及解析

【参考答案】

一、A1 型题

1. D 2. A

二、A2 型题

1. D 2. C

三、A3/A4 型题

1. C 2. C

四、B 型题

1. B 2. D

【解析】

扫码查看
相关内容

第七十二章　骨肿瘤患者的护理

第一节　概　　述

一、A1 型题

1. 恶性骨肿瘤的主要治疗方法是
   A. 姑息治疗
   B. 按摩等物理疗法
   C. 放射治疗（简称放疗）
   D. 免疫治疗
   E. 以手术治疗为主，辅以化学治疗（简称化疗）、放疗、免疫及中药治疗
2. 属于良性骨肿瘤的是
   A. 骨髓瘤
   B. 尤因肉瘤
   C. 骨软骨瘤
   D. 骨肉瘤
   E. 骨巨细胞瘤

二、A2 型题

患者，男性，16 岁。股骨下端疼痛，不敢活动 3 天入院。入院后查体发现股骨下端单一肿块，入院后精神紧张，不言不语。对该患者首要的护理措施是
   A. 收集病史
   B. 告知治疗方案
   C. 缓解疼痛
   D. 介绍病区环境
   E. 主动与患者沟通，了解其紧张原因

三、B 型题

（1~2 题共用备选答案）
   A. 骨质破坏
   B. 可见 Codman 三角
   C. 呈多处虫蛀状
   D. 密度不均，边缘不清楚，有明显的骨膜反应
   E. 葱皮样改变
1. 尤因肉瘤的 X 线表现特点是
2. 恶性骨肿瘤的 X 线表现特点是

参考答案及解析

【参考答案】

一、A1 型题

1. E　2. C

二、A2 型题

E

三、B 型题

1. E　2. D

【解析】

扫码查看
相关内容

第二节　常见骨肿瘤

一、A1 型题

1. 骨软骨瘤的临床特点是
   A. 常见部位是手或足的管状骨
   B. 局部红肿、疼痛
   C. 多数无症状，无意中发现骨性肿块
   D. X 线显示骨破坏，膨胀改变
   E. 肿瘤生长迅速
2. 最多见的恶性原发性骨肿瘤是
   A. 骨髓瘤
   B. 纤维肉瘤
   C. 骨软骨瘤

D. 骨肉瘤
E. 骨巨细胞瘤
3. 我国常见的潜在恶性骨肿瘤是
A. 骨巨细胞瘤
B. 骨囊肿
C. 骨软骨瘤
D. 骨肉瘤
E. 纤维肉瘤
4. 骨软骨瘤的好发部位在
A. 扁骨
B. 长管状骨骨干
C. 脊椎骨
D. 长管状骨干骺端
E. 短管状骨干骺端
5. “Codman 三角”或“日光射线”现象多见于
A. 皮脂瘤
B. 骨巨细胞瘤
C. 脂肪肉瘤
D. 骨软骨瘤
E. 骨肉瘤

二、A2 型题

患者，男性，23 岁。2 周前出现右下肢疼痛，夜间为甚，行 X 线检查可见“Codman 三角”。该患者最可能的诊断是
A. 骨巨细胞瘤
B. 骨髓瘤
C. 骨肉瘤
D. 骨软骨瘤
E. 骨瘤

三、B 型题

（1~2 题共用备选答案）
A. 蒂状、杵状或鹿角状
B. “日光射线”现象
C. Codman 三角
D. 葱皮状骨膜反应
E. 肥皂泡样骨质破坏阴影
1. 骨软骨瘤 X 线检查可见
2. 骨巨细胞瘤 X 线检查可见

参考答案及解析

【参考答案】

一、A1 型题

1. C　2. D　3. A　4. D　5. E

二、A2 型题

C

三、B 型题

1. A　2. E

【解析】

扫码查看
相关内容

第七十三章　腰腿痛及颈肩痛患者的护理

第一节　腰椎间盘突出症

一、A1 型题

1. 腰椎间盘突出症患者的临床表现不包括
   A. 腰痛
   B. 腰部活动受限
   C. 拾物试验阳性
   D. 会阴部感觉迟钝
   E. 直腿抬高试验阳性
2. 直腿抬高试验阳性时，患者下肢抬高的度数是在
   A. 60°以内
   B. 65°以内
   C. 70°以内
   D. 75°以内
   E. 80°以内
3. 腰椎间盘突出症的基本病因是
   A. 妊娠
   B. 腰部急性损伤
   C. 车祸撞伤腰椎
   D. 长期反复弯腰扭转
   E. 腰椎间盘退行性变
4. 腰椎间盘突出最易发生的部位是
   A. $L_{1\sim2}$和$L_{4\sim5}$
   B. $L_{1\sim3}$和$L_{4\sim5}$
   C. $L_{4\sim5}$和$L_5\sim S_1$
   D. $L_{2\sim3}$和S_1
   E. $L_{3\sim4}$和$L_{4\sim5}$
5. 腰椎间盘突出症最重要的体征是
   A. 直腿抬高加强试验（-）
   B. 椎间隙压痛
   C. 直腿抬高试验（-）
   D. 直腿抬高试验（+）
   E. 压头试验（+）
6. 腰椎间盘突出症患者手术后 1 周开始腰肌和臀肌等长收缩锻炼的目的是预防
   A. 神经根粘连
   B. 骨质疏松
   C. 血肿形成
   D. 伤口感染
   E. 肌肉萎缩
7. 腰椎管狭窄手术后最先需要处理的并发症是
   A. 马尾神经损伤
   B. 手术部位血肿
   C. 压疮
   D. 椎间感染
   E. 脑脊液漏
8. 腰椎间盘突出症保守治疗时的卧位宜取
   A. 平卧位
   B. 抬高床头 20°
   C. 患侧卧位
   D. 健侧卧位
   E. 抬高床头 35°

二、A2 型题

1. 患者，男性，42 岁。诊断为腰椎间盘突出症。患者最早出现的症状应是
   A. 间歇性跛行
   B. 腰部活动受限
   C. 下肢反射痛
   D. 腰痛
   E. 坐骨神经痛
2. 患者，男性，48 岁。腰椎间盘突出症病史 2 年，并逐年加重，已严重影响生活及工作，且出现尿便障碍。其治疗方法应选择
   A. 按摩
   B. 牵引
   C. 物理治疗
   D. 手术
   E. 用药
3. 患者，女性，53 岁。因腰椎间盘突出症拟行腰椎间盘突出物摘除术，术前护理措施不妥的是
   A. 绝对卧硬板床
   B. 抬高床尾 20°，屈膝，放松背部肌肉
   C. 保持有效牵引
   D. 避免弯腰、长期站立或上举重物
   E. 可戴腰围下床活动

三、A3/A4 型题

（1~3 题共用题干）

患者，男性，32 岁。出现放射性腰痛 4 个月，疼痛从下腰部向臀部、大腿后方、小腿外侧、足背或足外侧放射，并伴麻木感。咳嗽、排便或打喷嚏时疼痛加剧。体检：小腿肌力减弱，直腿抬高试验及加强试验阳性。

1. 以下选项中，属于客观资料的是
   A. 麻木感
   B. 腰痛
   C. 直腿抬高试验阳性
   D. 咳嗽时疼痛加剧
   E. 排便时疼痛加剧
2. 对该患者采取的措施不妥当的是
   A. 心理护理
   B. 多下床锻炼
   C. 骨盆牵引
   D. 药物镇痛
   E. 初期绝对卧硬板床休息，卧床 3 周后戴腰围开始下床活动
3. 若患者采用手术治疗，下列术后护理措施错误的是
   A. 术后 1 日开始进行直腿抬高练习
   B. 术后注意观察伤口处渗血情况及引流是否通畅
   C. 术后 1 周开始腰背肌锻炼和行走训练
   D. 预防压疮的发生
   E. 预防便秘

四、B 型题

（1~2 题共用备选答案）

A. 感觉异常
B. 肌力下降
C. 腰肌痉挛
D. 神经源性间歇性跛行
E. 腰痛伴坐骨神经痛

1. 腰椎间盘突出症的主要临床表现是
2. 腰椎管狭窄症的主要临床表现是

（3~4 题共用备选答案）

A. 双侧大腿和小腿前侧疼痛
B. 腰、臀、下肢有麻木感
C. 大小便功能障碍
D. 直腿抬高试验阳性
E. 外踝及足内侧触觉减退

3. 腰椎间盘突出症马尾神经受压表现为
4. 腰椎间盘突出症坐骨神经受压表现为

参考答案及解析

【参考答案】

一、A1 型题

1. C 2. A 3. E 4. C 5. D 6. E 7. E 8. B

二、A2 型题

1. D 2. D 3. E

三、A3/A4 型题

1. C 2. B 3. C

四、B 型题

1. E 2. D 3. C 4. D

【解析】

扫码查看
相关内容

第二节 颈 椎 病

一、A1 型题

1. 颈椎病发生发展最基本的原因是
   A. 颈椎间盘退行性变
   B. 颈椎急性损伤
   C. 颈椎慢性损伤
   D. 椎动脉解剖异常
   E. 先天性颈椎管狭窄
2. 颈椎病最常见的类型是
   A. 神经根型
   B. 椎动脉型
   C. 混合型
   D. 交感型
   E. 脊髓型

3. 以眩晕为主要症状的颈椎病属于
   A. 交感神经型
   B. 脊髓型
   C. 复合型
   D. 神经根型
   E. 椎动脉型

二、A2 型题

患者，女性，55 岁。双上肢麻木、无力，放电样疼痛，感觉减退，肌力下降，腱反射消失，压头试验阳性。其颈椎病的类型是
   A. 椎动脉型
   B. 脊髓型
   C. 神经根型
   D. 交感神经型
   E. 混合型

三、A3/A4 型题

（1~2 题共用题干）

患者，男性，47 岁。自述间歇性头痛、眩晕 6 个月，突然变换体位或头部转动时偶有加重现象，有时出现视物模糊。今日上班时突然晕倒而就诊，经磁共振成像（MRI）检查为“椎动脉型颈椎病”。

1. 若该患者采用手术治疗，术前评估不包括
   A. 病房环境
   B. 患者的职业特点
   C. 采取过的治疗措施
   D. 此次发病的诱因
   E. 有无其他疾病
2. 若该患者采用非手术治疗，下列护理措施不恰当的是
   A. 抬高头部，保持颈部伸直
   B. 调整好颈托和围领的松紧度，保持清洁、干燥
   C. 行枕颌带牵引时，重量要适宜，不可随意增减
   D. 观察患者的情绪变化，给予心理疏导
   E. 指导患者适应现状，提高生活自理能力

四、B 型题

（1~3 题共用备选答案）
   A. 神经根型颈椎病
   B. 脊髓型颈椎病
   C. 椎动脉型颈椎病
   D. 交感神经型颈椎病
   E. 复合型颈椎病
1. 一过性脑缺血表现见于
2. 压头试验阳性体征见于
3. 随病情加重，可发生自上而下的上神经运动元性瘫痪见于

（4~5 题共用备选答案）
   A. 神经根型颈椎病
   B. 脊髓型颈椎病
   C. 椎动脉型颈椎病
   D. 交感神经型颈椎病
   E. 复合型颈椎病
4. 头痛可不明显、四肢麻木无力、双手持物困难、走路如踩棉花。最可能的诊断为
5. 眩晕、视物障碍、耳鸣、耳聋、恶心、呕吐、猝倒。最可能的诊断为

参考答案及解析

【参考答案】

一、A1 型题

1. A　2. A　3. E

二、A2 型题

C

三、A3/A4 型题

1. A　2. A

四、B 型题

1. C　2. A　3. B　4. B　5. D

【解析】

扫码查看
相关内容

第四部分　妇产科护理学

第七十四章　女性生殖系统解剖与生理

第一节　外生殖器

A1 型题

1. 不属于女性外生殖器的是
   A. 阴阜
   B. 阴蒂
   C. 阴道
   D. 小阴唇
   E. 前庭大腺
2. 性兴奋时润滑阴道的分泌物来自
   A. 子宫颈腺
   B. 前庭大腺
   C. 阴道黏膜腺体
   D. 子宫颈分泌物
   E. 尿道旁腺
3. 女性外阴伤后最易发生血肿的部位是
   A. 会阴部
   B. 大阴唇
   C. 小阴唇
   D. 阴阜部
   E. 阴蒂部

参考答案及解析

【参考答案】

A1 型题

1. C　2. B　3. B

【解析】

扫码查看
相关内容

第二节　内生殖器

一、A1 型题

1. 卵子从卵巢排出后，正常受精部位在
   A. 输卵管峡部
   B. 输卵管壶腹部
   C. 输卵管伞部
   D. 输卵管间质部
   E. 子宫腔
2. 下列关于输卵管的解剖特点，由内向外依次可分为
   A. 峡部、间质部、壶腹部、伞端
   B. 峡部、伞端、间质部、壶腹部
   C. 间质部、壶腹部、伞端、峡部
   D. 伞端、壶腹部、峡部、间质部
   E. 间质部、峡部、壶腹部、伞端
3. 下列关于卵巢的叙述，正确的是
   A. 绝经后卵巢代偿性增大
   B. 产生卵子及激素
   C. 正常如鸡蛋大小
   D. 卵巢组织分为 2 部分，内为皮质
   E. 卵巢表面有腹膜
4. 下列关于子宫的叙述，不正确的是
   A. 是产生月经和孕育胎儿的空腔器官
   B. 子宫前面扁平，后面稍突出，呈倒置的梨形
   C. 子宫位于盆腔中央
   D. 非妊娠期成人子宫腔容积为 50ml

E. 子宫体与子宫颈相接的最狭窄部分为子宫峡部

5. 自两侧子宫角前面，向前下斜行，终止于大阴唇上端维持子宫前倾的韧带是

A. 子宫圆韧带

B. 子宫主韧带

C. 子宫阔韧带

D. 子宫骶韧带

E. 骨盆漏斗韧带

6. 固定子宫颈正常位置的重要组织是

A. 子宫骶韧带

B. 子宫阔韧带

C. 子宫主韧带

D. 骨盆漏斗韧带

E. 子宫圆韧带

7. 关于女性生殖道感染的防御机制，叙述正确的是

A. 阴道 pH 在 4.5~5.5

B. 外阴与阴道毗邻

C. 输卵管细长的解剖结构

D. 外阴皮肤为柱状上皮

E. 子宫颈黏液栓的形成

二、A2 型题

患者，女性，34 岁，已婚未孕。今日来院体检，妇科检查：外阴已婚未产式，宫颈光滑。对阴道解剖的叙述，正确的是

A. 前穹隆顶端为腹腔最低处

B. 阴道腔上窄下宽

C. 位于膀胱和尿道之间

D. 开口于阴道前庭前半部

E. 阴道后穹隆顶端为直肠子宫陷凹

参考答案及解析

【参考答案】

一、A1 型题

1. B　2. E　3. B　4. D　5. A　6. C　7. E

二、A2 型题

E

【解析】

扫码查看
相关内容

第三节　骨　　盆

A1 型题

1. 坐骨结节间径的平均值为

A. 9cm

B. 9.3cm

C. 9.5cm

D. 10cm

E. 11cm

2. 下列关于正常骨盆入口平面的叙述，正确的是

A. 横椭圆形

B. 纵椭圆形

C. 正三角形

D. 正圆形

E. 倒三角形

3. 下列关于中骨盆平面的叙述，正确的是

A. 正圆形

B. 纵椭圆形

C. 横椭圆形

D. 正三角形

E. 倒三角形

4. 下列关于骨盆组成的说法，正确的是

A. 2 块耻骨，2 块坐骨，1 块尾骨

B. 2 块坐骨，1 块尾骨，1 块骶骨

C. 2 块耻骨，1 块尾骨，1 块骶骨

D. 2 块髋骨，1 块尾骨，1 块骶骨

E. 2 块髂骨，1 块尾骨，1 块骶骨

5. 下列选项中，两坐骨结节内侧缘间的距离是

A. 坐骨结节间径

B. 坐骨棘间径

C. 髂耻间径

D. 骶耻间径

E. 真结合径

参考答案及解析

【参考答案】

A1 型题

1. A　2. A　3. B　4. D　5. A

【解析】

扫码查看
相关内容

第四节　女性一生各阶段的生理特点

一、A1 型题

1. 卵巢功能最稳定、生育最旺盛的时期为
   A. 青春期
   B. 儿童期
   C. 性成熟期
   D. 老年期
   E. 更年期
2. 女性青春期开始的最重要标志是
   A. 音调变高
   B. 乳房丰满
   C. 月经初潮
   D. 骨盆变宽
   E. 阴毛出现

二、B 型题

（1~2 题共用备选答案）
   A. 儿童期
   B. 青春期
   C. 性成熟期
   D. 围绝经期
   E. 老年期
1. 36 岁女性属于
2. 50 岁女性属于

参考答案及解析

【参考答案】

一、A1 型题

1. C　2. C

二、B 型题

1. C　2. D

【解析】

扫码查看
相关内容

第五节　卵巢的周期性变化及内分泌功能

一、A1 型题

1. 排卵多发生在
   A. 上次月经后 5~6 日
   B. 上次月经后 14 日
   C. 下次月经前 7~8 日
   D. 下次月经前 14 日
   E. 随意时间
2. 影响子宫内膜由增生期转化为分泌期变化的激素是
   A. 人绒毛膜促性腺激素（hCG）
   B. 雄激素
   C. 催乳素
   D. 孕激素

E. 雌激素

3. 使乳腺管增生的激素是
   A. 雌激素
   B. 雄激素
   C. 孕激素
   D. 人绒毛膜促性腺激素
   E. 胎盘催乳素

二、A2 型题

1. 患者，女性，27 岁。宫颈黏液分泌增多，稀薄。此种变化受何种激素的影响
   A. hCG
   B. 催乳素
   C. 孕激素
   D. 雌激素
   E. 雄激素
2. 患者，女性，24 岁。宫颈黏液分泌减少，而且变得稠厚。产生此种变化的激素是
   A. hCG
   B. 催乳素
   C. 雌激素
   D. 孕激素
   E. 雄激素

参考答案及解析

【参考答案】

一、A1 型题

1. D　2. D　3. A

二、A2 型题

1. D　2. D

【解析】

扫码查看相关内容

第六节　子宫内膜的周期性变化及月经周期的调节

一、A1 型题

1. 关于月经周期调节激素的周期性变化，说法不正确的是
   A. 卵泡刺激素（FSH）在月经来潮前达到最低水平
   B. 黄体生成素（LH）在月经来潮前达到最低水平
   C. LH 在排卵 24 小时前达到高峰
   D. 雌激素在月经来潮前达到高峰
   E. 孕激素在月经来潮前降至最低水平
2. 关于月经，叙述不正确的是
   A. 每次月经量约 80ml
   B. 月经血不凝固
   C. 经期一般为 3~7 日
   D. 第 1 次月经来潮称初潮
   E. 初潮的年龄受多种因素的影响
3. 下列激素中属于下丘脑调节月经的主要激素是
   A. 卵泡刺激素
   B. 孕激素
   C. 雌激素
   D. 黄体生成素
   E. 促性腺激素释放激素

二、A2 型题

1. 已婚女性，月经规律，月经周期第 26 日取子宫内膜检查所见：腺体缩小，内膜水肿消失，螺旋小动脉痉挛性收缩，有坏死，内膜下血肿。该内膜为月经的
   A. 月经期
   B. 增生期
   C. 分泌期早期
   D. 分泌期晚期
   E. 月经前期
2. 患者，女性，24 岁。月经周期为 28 日，现在是月经干净后第 8 日。宫颈黏液涂片显示典型羊齿植物叶状结晶，表明其处于
   A. 月经前期
   B. 月经期
   C. 排卵后期
   D. 妊娠期
   E. 接近排卵期

参考答案及解析

【参考答案】

一、A1 型题

1. D　2. A　3. E

二、A2 型题

1. D　2. E

【解析】

扫码查看
相关内容

第七十五章　妊娠期妇女的护理

第一节　妊 娠 生 理

一、A1 型题

1. 正常脐带中应含有
   A. 1 条静脉，2 条动脉
   B. 1 条静脉，1 条动脉
   C. 2 条静脉，1 条动脉
   D. 2 条静脉，2 条动脉
   E. 2 条静脉，3 条动脉
2. 受精卵开始着床是在受精后
   A. 1~3 日
   B. 3~4 日
   C. 6~7 日
   D. 8~9 日
   E. 10~12 日
3. 胎儿主要器官发育形成时期是在妊娠开始
   A. 5 周
   B. 6 周
   C. 7 周
   D. 8 周
   E. 10 周
4. 关于胎盘的功能，下列选项错误的是
   A. 阻止病毒通过
   B. 营养物质供应
   C. 合成酶和激素
   D. 排泄胎儿代谢产物
   E. 气体交换
5. 下列关于羊水的叙述，正确的是
   A. 正常足月妊娠羊水量为 500ml
   B. 任何时期羊水量多于 1000ml 为羊水过多
   C. 任何时期羊水量少于 500ml 为羊水过少
   D. 妊娠期，羊水可减少因胎动给母亲带来的不适感
   E. 羊水呈中性或弱酸性
6. 妊娠晚期羊水的最主要来源是
   A. 胎儿尿液
   B. 胎儿血液
   C. 胎儿血清
   D. 母体血液
   E. 母体血清

二、B 型题

（1~3 题共用备选答案）
   A. 8 周末
   B. 16 周末
   C. 20 周末
   D. 28 周末
   E. 36 周末
1. 胚胎发育初具人形的时间是妊娠
2. 孕妇自觉胎动的时间最早在妊娠
3. 妊娠多长时间可以用 B 超分辨出胎儿的性别

（4~6 题共用备选答案）
   A. 羊膜、叶状绒毛膜、底蜕膜
   B. 初级绒毛、二级绒毛、三级绒毛
   C. 绒毛膜、羊膜
   D. 底蜕膜、包蜕膜、真蜕膜
   E. 胎盘、胎膜、脐带、羊水
4. 胎膜组成包括
5. 胎盘组成包括
6. 胎儿附属物包括

参考答案及解析

【参考答案】

一、A1 型题

1. A　2. C　3. D　4. A　5. D　6. A

二、B 型题

1. A　2. B　3. B　4. C　5. A　6. E

【解析】

扫码查看
相关内容

第二节　妊娠期母体变化

一、A1 型题

1. 关于正常妊娠期妇女血液成分变化的叙述，正确的是
   A. 血浆减少
   B. 白细胞减少
   C. 中性粒细胞减少
   D. 红细胞沉降率加快
   E. 血小板减少
2. 关于妊娠期母体血液循环系统的生理变化，下列叙述不正确的是
   A. 血容量从妊娠 32~34 周开始增加
   B. 血浆增加多于红细胞增加
   C. 血液处于高凝状态
   D. 后期心脏向左上移位
   E. 出现妊娠生理性贫血
3. 下列不属于妊娠期下腔静脉压增高引起的症状的是
   A. 外阴静脉曲张
   B. 痔疮
   C. 右侧肾盂肾炎
   D. 仰卧位低血压综合征
   E. 下肢静脉曲张
4. 关于孕期血液及循环系统改变，下列说法错误的是
   A. 血液呈高凝状态
   B. 血容量增加
   C. 红细胞沉降率增加
   D. 血胆固醇降低
   E. 血小板数无明显改变
5. 怀孕后子宫大小由原来的 5ml 增加至
   A. 2000ml
   B. 3000ml
   C. 3500ml
   D. 4000ml
   E. 5000ml

二、A2 型题

妊娠 35 周孕妇，长时间仰卧后，出现头晕、心率加快等低血压表现。出现这种情况的主要原因是
   A. 脉率增快
   B. 脉压增大
   C. 脉压减小
   D. 回心血量减少
   E. 回心血量增加

参考答案及解析

【参考答案】

一、A1 型题

1. D　2. A　3. C　4. D　5. E

二、A2 型题

D

【解析】

扫码查看
相关内容

第三节　妊 娠 诊 断

一、A1 型题

1. 自我监测胎儿安危最适宜的方法是
   A. 定期查尿妊娠试验
   B. 胎动计数
   C. 尿雌三醇测定
   D. 胎心电子监护
   E. 自测宫高和腹围
2. 孕妇不需要立即就诊的症状是
   A. 寒战、发热
   B. 阴道流血
   C. 腹部疼痛
   D. 胎动计数突然增加
   E. 头痛、视物模糊、胸闷

3. 早期妊娠诊断最早、最重要的症状是
   A. 停经
   B. 尿频
   C. 早孕反应
   D. 乳房胀痛
   E. 基础体温居高不下
4. 下列可以确诊早孕的是
   A. 停经
   B. 恶心、呕吐
   C. 乳房增大
   D. 子宫增大
   E. B 超显示胎心
5. 初孕妇初感胎动时间一般在妊娠
   A. 14~15 周
   B. 15~17 周
   C. 18~20 周
   D. 20~22 周
   E. 22~24 周
6. 关于妊娠期妇女子宫底高度的叙述正确的是
   A. 妊娠 3 个月末位于脐耻之间
   B. 妊娠 4 个月末位于脐下 1 横指
   C. 妊娠 5 个月末位于脐上 3 横指
   D. 妊娠 6 个月剑突下 2 横指
   E. 妊娠 10 个月位于脐与剑突之间

二、A2 型题

24 岁初产妇，末次月经记不清。产科检查：腹围 94cm，宫高 33cm（宫底在脐与剑突之间），胎头入盆，胎心位于脐右下方。其妊娠周数估计为
   A. 22 周
   B. 30 周
   C. 32 周
   D. 35 周
   E. 40 周

三、A3/A4 型题

（1~2 题共用题干）

李某，34 岁，初产妇。第 1 次产前门诊，主诉自己平时月经规律，28 日 1 次，持续 4 日。现已停经 8 周，极度疲乏，乳房触痛明显。

1. 除以上体征，护士应考虑到若该妇女怀孕，其另一个推想体征是
   A. 妊娠纹
   B. 胎动感
   C. 恶心
   D. 妊娠斑
   E. 晕厥
2. 化验报告提示尿妊娠反应（+），此试验的目的是查体内的哪种激素
   A. 缩宫素
   B. 黄体酮
   C. 雌激素
   D. 人绒毛膜促性腺激素（hCG）
   E. 黄体生成素

四、B 型题

（1~2 题共用备选答案）
   A. 脐耻之间
   B. 脐上 1 横指
   C. 脐上 3 横指
   D. 脐与剑突之间
   E. 剑突下 2 横指
1. 妊娠满 24 周手测子宫底高度是
2. 妊娠满 32 周手测子宫底高度是

参考答案及解析

【参考答案】

一、A1 型题

1. B　2. D　3. A　4. E　5. C　6. E

二、A2 型题

E

三、A3/A4 型题

1. C　2. D

四、B 型题

1~2. B、D

【解析】

扫码查看
相关内容

第四节　胎产式、胎先露、胎方位

一、A1 型题

1. 有关胎先露的描述，是横产式的有
   A. 肩先露
   B. 头先露
   C. 面先露
   D. 臀先露
   E. 枕先露
2. 关于胎产式，下列描述错误的是
   A. 胎产式是胎儿身体长轴与母亲身体长轴的关系
   B. 胎儿身体长轴与母亲身体长轴平行称纵产式
   C. 胎儿身体长轴与母亲身体长轴垂直称横产式
   D. 在足月分娩过程中，横产式可转换为纵产式
   E. 胎儿身体长轴与母亲身体长轴交叉成角度称斜产式

二、A2 型题

患者，女性，妊娠 37 周。产前检查在宫底可触及圆而硬的胎头，胎背在母腹右侧，胎心在脐上右侧听到。其胎方位是
   A. 骶左前位
   B. 枕左前位
   C. 枕右前位
   D. 骶右前位
   E. 肩右前位

三、B 型题

（1~4 题共用备选答案）
   A. 胎方位
   B. 胎产式
   C. 胎势
   D. 胎先露
   E. 横产式
1. 胎体纵轴与母体纵轴的关系称为
2. 最先进入骨盆入口的胎儿部分称
3. 胎儿先露部的指示点与母体骨盆前、后、左、右、横的关系，称为
4. 胎儿纵轴与母体纵轴垂直称为

参考答案及解析

【参考答案】

一、A1 型题

1. A　2. D

二、A2 型题

D

三、B 型题

1. B　2. D　3. A　4. E

【解析】

扫码查看
相关内容

第五节　产前检查

一、A1 型题

1. 末次月经为 2017 年 11 月 28 日，推算预产期为
   A. 2018 年 8 月 5 日
   B. 2018 年 9 月 5 日
   C. 2018 年 8 月 21 日
   D. 2018 年 9 月 7 日
   E. 2018 年 8 月 13 日
2. 单纯扁平骨盆，骨盆外测量小于正常值的径线是
   A. 骶耻内径
   B. 骶耻外径
   C. 髂棘间径
   D. 髂嵴间径
   E. 坐骨结节间径
3. 胎方位是枕右前时，在孕妇腹壁上听胎心音，最清楚的部位可能在
   A. 脐部右下方
   B. 脐部左上方
   C. 脐部右侧方
   D. 脐部左侧方

E. 脐部右上方

4. 妊娠28周后听胎心部位，叙述不正确的是
A. 骶右前位，在母体脐上右侧听最响
B. 枕左前位，胎心在母体右下腹听最响
C. 肩先露，在母体脐附近听最响
D. 骶左前，在母体脐上左侧听最响
E. 枕右前位，在母体右侧听最响

5. 自我监测胎儿安危最适宜的方法是
A. 定期查尿妊娠试验
B. 胎动计数
C. 尿雌三醇测定
D. 胎心电子监护
E. 自测宫高和腹围

二、A2 型题

1. 某孕妇，30岁。妊娠36周，来院做常规妇科复查，必查的项目是
A. 骨盆外测量
B. 内诊检查
C. 测宫底高度
D. 胸部X线检查
E. 血hCG

2. 某孕妇，28岁。妊娠33周。触诊胎头在腹部右侧，胎臀在腹部左侧，胎心在脐周听到。胎先露为
A. 枕先露
B. 肩先露
C. 面先露
D. 足先露
E. 臀先露

参考答案及解析

【参考答案】

一、A1 型题

1. B 2. B 3. A 4. B 5. B

二、A2 型题

1. C 2. B

【解析】

扫码查看
相关内容

第六节 妊娠期常见症状及其护理

一、A1 型题

1. 有关妊娠期护理指导中下列哪项是错误的
A. 妊娠期饮食应多样化，防止偏食
B. 孕妇用药要慎重
C. 孕妇被动吸烟，对胎儿同样有影响
D. 睡眠时多取右侧卧位
E. 妊娠前3个月及后2个月禁性生活

2. 不是妊娠期出现的正常反应是
A. 水肿
B. 便秘
C. 体温过高
D. 轻微腰背痛
E. 下肢肌肉痉挛

二、A2 型题

妊娠9周孕妇，不正确的体征是
A. 有早孕反应
B. 出现尿频现象
C. 乳房增大，乳晕着色
D. 在耻骨联合上触及子宫底
E. 尿妊娠试验阳性

参考答案及解析

【参考答案】

一、A1 型题

1. D　2. C

二、A2 型题

D

【解析】

扫码查看

相关内容

第七十六章　分娩期妇女的护理

第一节　影响分娩的因素

一、A1 型题

1. 临产后的主要产力是
   A. 腹肌收缩力
   B. 膈肌收缩力
   C. 肛提肌收缩力
   D. 子宫收缩力
   E. 阴道收缩力
2. 枕左前位胎头入盆衔接时的径线是
   A. 枕下前囟径
   B. 枕额径
   C. 双颞径
   D. 双顶径
   E. 枕颏径
3. 分娩的主力是
   A. 产妇向下屏气力量
   B. 膈肌收缩力
   C. 腹肌收缩力
   D. 子宫收缩力
   E. 肛提肌收缩力
4. 关于软产道的组成，下列选项正确的是
   A. 由子宫体、子宫下段、子宫颈及阴道组成的通道
   B. 由子宫体、子宫底、子宫颈及阴道组成的通道
   C. 由子宫体、子宫颈及阴道组成的通道
   D. 由子宫颈、阴道及骨盆底软组织组成的通道
   E. 由子宫下段、子宫颈、阴道及骨盆底软组织组成的通道
5. 下列不属于临产后子宫收缩特点的是
   A. 缩复作用
   B. 对称性
   C. 节律性
   D. 延展性
   E. 极性

二、A2 型题

初产妇，33 岁。妊娠 39 周，不规则子宫收缩 3 小时。B 超检查：胎头双顶径 10cm。该孕妇最适合的分娩方式是
A. 剖宫产
B. 自然分娩
C. 胎头吸引
D. 产钳助产
E. 会阴侧切

参考答案及解析

【参考答案】

一、A1 型题

1. D　2. B　3. D　4. E　5. D

二、A2 型题

A

【解析】

扫码查看
相关内容

第二节　正常分娩妇女的护理

一、A1 型题

1. 决定能否经阴道分娩的重要观察项目是
   A. 规律子宫收缩
   B. 宫口扩张程度
   C. 胎头下降程度
   D. 胎心
   E. 胎膜早破

2. 产程划分中，宫颈扩张期是指
A. 从规律子宫收缩开始至宫口全开
B. 从规律子宫收缩至子宫颈扩张
C. 从宫颈扩张 3cm 至宫口开全
D. 从规律子宫收缩至胎儿娩出
E. 从宫颈口开全至胎儿娩出
3. 衔接是指胎头
A. 进入中骨盆
B. 顶骨进入骨盆入口平面
C. 双顶径进入骨盆入口平面
D. 顶骨已出骨盆出口平面
E. 双顶径达中骨盆平面
4. 胎头衔接是指胎头颅骨最低点接近或达到坐骨棘水平，最先进入骨盆入口平面的是
A. 额骨
B. 枕骨
C. 双顶径
D. 双肩径
E. 枕下前囟径
5. 胎儿完成内旋转的动作是指
A. 胎头双顶径与母体骨盆入口前后径一致
B. 胎头双顶径与母体骨盆入口横径一致
C. 胎头双顶径与母体骨盆入口斜径一致
D. 胎头矢状缝与母体骨盆入口斜径一致
E. 胎头矢状缝与母体中骨盆及出口前后径一致
6. 阿普加（Apgar）评分所评定的内容有
A. 呼吸、心率、皮肤颜色、哭声、肌张力
B. 呼吸、心率、脉搏、哭声、肌张力
C. 呼吸、心率、皮肤颜色、喉反射、肌张力
D. 呼吸、心率、脉搏、喉反射、肌张力
E. 呼吸、心率、体温、哭声、肌张力
7. 最常见的胎方位是
A. 枕左前位
B. 枕右前位
C. 枕左横位
D. 枕右横位
E. 枕左后位
8. 产程进展的重要标志是
A. 子宫收缩频率
B. 子宫收缩强度
C. 胎头下降
D. 胎膜破裂
E. 疼痛程度
9. 正常情况下初产妇第一产程的时间是
A. 1~3 小时
B. 5~8 小时
C. 11~12 小时
D. 16~18 小时
E. 20~24 小时
10. 正常分娩时为预防产后出血，肌内注射缩宫素的时机
A. 胎头娩出后
B. 胎头着冠时
C. 胎头拨露时
D. 胎儿娩出后
E. 胎盘娩出后
11. 下列关于新生儿娩出后的处理，正确的是
A. 娩出后立即剪断脐带，并进行脐部护理
B. 娩出后及时清理呼吸道
C. 5 分钟后行 Apgar 评分
D. 新生儿清洗后，打足印于新生儿病历上
E. 娩出后立即擦去胎脂
12. 产妇分娩后应在产房内观察时间
A. 35 分钟
B. 1 小时
C. 1.5 小时
D. 2 小时
E. 2.5 小时
13. 临产后观察先露下降程度的标志是
A. 耻骨弓
B. 坐骨结节水平
C. 骶尾关节
D. 坐骨棘水平
E. 骶骨岬
14. 下列不属于胎盘剥离征象的是
A. 子宫体变硬呈球形
B. 子宫底升高达脐上
C. 外露的脐带自行延长
D. 胎盘剥离后降至子宫下段
E. 阴道少量流血
15. 贯穿于分娩全过程的动作是
A. 内旋转
B. 衔接
C. 下降
D. 屈曲
E. 外旋转
16. 关于产程分期的叙述，正确的是
A. 第一产程初产妇需要 11~12 小时
B. 第一产程初产妇需要 8~10 小时
C. 第二产程初产妇需要 2~3 小时
D. 第二产程经产妇需要 1~2 小时
E. 第三产程初产妇与经产妇均需要 40 分钟

17. 产妇进入第二产程的标志是
A. 产妇出现排尿困难
B. 产妇子宫口开全
C. 胎头部分露于阴道口
D. 产妇有排便感
E. 产妇屏气向下用力

18. 临产的标志是
A. 见红，规律宫缩，胎头下降
B. 规律宫缩，胎头下降，宫口扩张
C. 见红，破膜，宫口扩张
D. 规律宫缩，破膜，胎头下降
E. 见红，破膜，规律宫缩

二、A2 型题

1. 初产妇，妊娠 38 周。骨盆外测量正常，胎头双顶径 8.5cm，规律子宫收缩 4 小时，宫口开大 1cm，未破膜，头先露。此时较合适的处理是
A. 抬高床尾
B. 做肛门检查 3 小时 1 次
C. 采取膀胱截石位
D. 每 2~4 小时排空膀胱
E. 滴注缩宫素

2. 某产妇自然分娩一女婴，胎盘胎膜娩出完整，宫缩好，阴道流血不多，产后 2 小时观察内容不包括
A. 阴道流血量
B. 子宫收缩情况
C. 血压及脉搏
D. 乳汁分泌情况
E. 膀胱充盈情况

3. 某新生儿娩出后 1 分钟内情况：皮肤青紫，吸痰器清理呼吸道时患儿有恶心表现，四肢稍弯曲，心率 90 次/分，呼吸浅、慢、不规则。此新生儿评分应得
A. 0 分
B. 1 分
C. 4 分
D. 6 分
E. 8 分

4. 第一胎孕足月，10 日前出现不规律子宫收缩，并且常于夜间出现，清晨消失。于 30 分钟前见红，估计此孕妇分娩最晚开始时间是
A. 5~8 日
B. 4~6 日
C. 2~3 日
D. 24~48 小时
E. 10~12 小时

5. 初产妇，妊娠 40 周临产，规律子宫收缩 5 小时。阴道检查：宫口开大 6cm，头位，先露-1，胎膜未破。产妇目前处于
A. 第三产程
B. 潜伏期延长
C. 正常潜伏期
D. 第二产程
E. 正常活跃期

三、A3/A4 型题

（1~2 题共用题干）

产妇，32 岁。孕 1 产 1，妊娠 40 周。因临产由急诊收入产房，护士为其做产科检查，结果是子宫收缩规律，宫口开大 10cm，胎心 140 次/分。

1. 该产妇已进入第几产程
A. 未进入产程
B. 进入第一产程
C. 进入第二产程
D. 进入第三产程
E. 进入第四产程

2. 该产程护理措施正确的是
A. 灌肠
B. 导尿
C. 协助产妇淋浴
D. 协助产妇上产床做好接生准备
E. 每 1 小时听胎心 1 次

（3~4 题共用题干）

初产妇，32 岁。宫内妊娠 39 周。于昨晚感觉腹部一阵阵发紧，每半个小时 1 次，每次持续 3~5 分钟，今天早上孕妇感觉腹部疼痛，每 5~6 分钟 1 次，每次持续 45 秒左右。

3. 昨晚孕妇的情况是
A. 出现规律子宫收缩
B. 属于孕妇紧张造成的子宫收缩，尚未临产
C. 属于先兆临产
D. 进入第一产程
E. 进入第二产程

4. 临产后，该产妇不宜灌肠的情况是
A. 初产妇宫口开大 2cm
B. 胎膜未破
C. 无阴道出血
D. 胎儿窘迫
E. 心功能 Ⅰ 级

（5~6 题共用题干）

初产妇，27 岁。阴道助娩一男婴，产后 1.5 小

时，在产房观察。

5. 在产房观察期间，重点内容应除外
   A. 产妇饮食情况
   B. 膀胱充盈情况
   C. 宫底高度
   D. 子宫收缩、阴道出血量
   E. 阴道有无血肿

6. 产后 6 小时未排尿，子宫收缩好，出血不多，查体：宫底脐上 1 指。可能的原因是
   A. 宫腔积血
   B. 子宫复旧不良
   C. 尿潴留
   D. 卵巢肿瘤
   E. 腹胀

四、B 型题

（1~2 题共用备选答案）

A. 从胎儿娩出到胎盘娩出
B. 从宫口开全到胎儿娩出
C. 从有规律子宫收缩到宫口开全
D. 从有规律子宫收缩到胎儿娩出
E. 从有规律子宫收缩到胎儿胎盘娩出

1. 第一产程指
2. 第二产程指

（3~4 题共用备选答案）

A. 衔接
B. 下降
C. 俯屈
D. 内旋转
E. 复位

3. 能使枕横径变为枕下前囟径的动作是
4. 使胎头的矢状缝和中骨盆及出口后径一致的动作是

参考答案及解析

【参考答案】

一、A1 型题

1. C　2. A　3~4. C、C　5. E　6. C　7. A　8. C　9. C　10. D　11. B　12. D　13. D　14. E　15. C　16. A　17. B　18. B

二、A2 型题

1. D　2. D　3. C　4. D　5. E

三、A3/A4 型题

1. C　2. D　3. C　4. D　5. A　6. C

四、B 型题

1. C　2. B　3. C　4. D

【解析】

扫码查看
相关内容

第七十七章　产褥期妇女的护理

第一节　产褥期母体变化

A1 型题

1. 胎盘附着面的子宫内膜完全修复需要到产后
   A. 2 周
   B. 3 周
   C. 4 周
   D. 5 周
   E. 6 周
2. 初乳是指产后几日内的乳汁
   A. 2 日
   B. 5 日
   C. 7 日
   D. 10 日
   E. 14 日
3. 下列具有促进乳汁分泌作用的是
   A. 吸吮动作
   B. 前列腺素
   C. 口服溴隐亭
   D. 孕激素制剂
   E. 大剂量雌激素制剂
4. 关于产后恢复排卵的时间，叙述正确的是
   A. 哺乳产妇在产后 6~8 个月
   B. 哺乳产妇在产后 2~4 个月
   C. 哺乳产妇约在产后 10 周
   D. 不哺乳产妇约在产后 12 周
   E. 不哺乳产妇约在产后 10 周
5. 下列对产褥期妇女的叙述，正确的选项是
   A. 产后 2 周内宫颈完全恢复至正常状态
   B. 宫颈外口于产后 3 日恢复到未孕状态
   C. 产后 10 日，腹部检查触不到宫底
   D. 宫体恢复到未孕大小需要 4 周
   E. 会阴侧切缝合伤口在 2 日内愈合
6. 以下关于产后血液及循环系统变化的叙述，正确的是
   A. 血容量于产后 4 周恢复至未孕状态
   B. 中性粒细胞与淋巴细胞较产前无改变
   C. 红细胞计数和血红蛋白较产前无改变
   D. 回心血量减少
   E. 产褥早期血液处于高凝状态
7. 产后体循环血容量增加的时间是在产后
   A. 4 小时内
   B. 8 小时内
   C. 20 小时内
   D. 48 小时内
   E. 72 小时内

参考答案及解析

【参考答案】

A1 型题

1. E　2. C　3. A　4. E　5. C　6. E　7. E

【解析】

扫码查看
相关内容

第二节　产褥期妇女的护理

一、A1 型题

1. 产后血性恶露一般持续
   A. 7~8 日
   B. 3~4 日
   C. 1~2 日

D. 4~10 日
E. 5~6 日

2. 正常产妇在产后第 1 日的生命体征变化为
A. 体温↓、脉搏↓、呼吸↑、血压↑
B. 体温↑、脉搏↓、呼吸↓、血压正常
C. 体温↑、脉搏↑、呼吸↑、血压正常
D. 体温↑、脉搏↓、呼吸↑、血压↑
E. 体温↑、脉搏↑、呼吸↑、血压↑

3. 关于产褥期保健内容，错误的是
A. 产褥期禁止性交
B. 产褥期后应做好计划生育
C. 分娩后 4 周进行产后复查。
D. 产后 42 日做产后健康检查
E. 产后访视至少 3 次

4. 下列关于恶露的叙述，正确的是
A. 血性恶露持续时间延长但无臭味
B. 正常恶露总量为 600ml
C. 正常恶露含有血液及细菌，并有血腥味和臭味
D. 正常恶露持续 4~8 周
E. 产后子宫蜕膜脱落，含有血液、坏死蜕膜经阴道排出为恶露

5. 正常恶露有血腥味，但无臭味，一般持续时间是
A. 1~2 周
B. 3~4 周
C. 4~5 周
D. 2~3 周
E. 4~6 周

6. 预防产褥感染的措施中，错误的是
A. 加强妊娠期教育
B. 及时治疗贫血
C. 妊娠晚期禁性交
D. 产后第 2 日坐浴
E. 防止产后出血

7. 产后督促产妇排尿的时间应为
A. 产后 4~6 小时
B. 产后 7~8 小时
C. 产后 1~2 小时
D. 产后 9~12 小时
E. 产后 2~3 小时

二、A2 型题

1. 患者，女性，32 岁。第 2 胎。正常产后 1 日，自述下腹部阵痛。查体：体温 37.8℃，宫底脐下 1 指、质硬、无压痛，双侧附件压痛（-），恶露无臭味，血常规示：白细胞计数 12×10^9/L，中性粒细胞占比 0.6。该产妇最可能的诊断是
A. 子宫内膜炎
B. 子宫收缩不良
C. 胎盘残留
D. 产褥感染
E. 产后宫缩痛

2. 患者，产妇，27 岁。孕 1 产 1。自然分娩后 1 日，感下腹阵痛，可忍受。该产妇问责任护士正常子宫收缩痛持续的时间，护士回答正确的是
A. 产后 3~4 日
B. 产后 5~7 日
C. 产后 8~15 日
D. 产后 20~25 日
E. 产后 42 日

3. 产妇自然分娩后 2~3 日，突感阵发性腹部疼痛，婴儿吸吮其乳房时疼痛加重。疼痛的原因最可能是
A. 宫腔内胎盘残留
B. 宫腔内胎膜残留
C. 产褥感染
D. 子宫复旧不良
E. 产后宫缩痛

4. 患者，女性，28 岁。阴道分娩后发生尿潴留，以下解除尿路梗阻措施错误的是
A. 提供隐蔽的排尿环境
B. 热敷下腹部
C. 给予利尿药
D. 温水冲洗会阴
E. 听流水声

三、A3/A4 型题

（1~2 题共用备选答案）
A. 产后 10 天
B. 产后 4 周
C. 产后 4~6 周
D. 产后 24 小时
E. 产后 6 周

1. 正常产褥期的时间是
2. 正常恶露持续的时间是

参考答案及解析

【参考答案】

一、A1 型题

1. B 2. B 3. C 4. E 5. E 6. D 7. A

二、A2 型题

1. E 2. A 3. E 4. C

三、A3/A4 型题

1. E 2. C

【解析】

扫码查看
相关内容

第三节 母乳喂养

一、A1 型题

1. 含铁量最低的食物是
   A. 乳类
   B. 蛋黄
   C. 肝
   D. 肉类
   E. 动物血
2. 造成乳头皲裂的主要原因是
   A. 乳头凹陷
   B. 乳头肿胀
   C. 分娩后开奶晚
   D. 未做到按需哺乳
   E. 婴儿含接姿势不良
3. 指导产妇正确哺乳，下列哪个选项是错误的
   A. 每隔 3~4 小时哺乳 1 次
   B. 哺乳后头高位排除胃内空气
   C. 按需哺乳
   D. 哺乳可取坐位或侧卧位
   E. 防止哺乳时乳房堵住新生儿鼻孔
4. 急性乳腺炎患者的护理措施，错误的是
   A. 停止母乳喂养
   B. 给予高蛋白、低脂肪饮食
   C. 局部热敷
   D. 定时测量体温脉搏、呼吸
   E. 定时用吸乳器吸空乳汁

二、A2 型题

1. 初产妇，30 岁。1 日前经阴道顺产一正常男婴，现乳房胀痛，检查乳房肿胀，无红肿。首选的护理措施应为
   A. 吸乳器吸乳
   B. 煎服生麦芽
   C. 应用抗生素
   D. 让新生儿多吸吮
   E. 乳房冷敷
2. 患者，女性，22 岁。某公司文秘。妊娠 39 周入院待产，因工作忙，未坚持到孕妇学校学习，护士为其讲解母乳喂养知识。其复述正确的是
   A. 哺乳必须取坐位
   B. 产后 1 小时开始哺乳
   C. 母乳喂养 1 次/小时
   D. 吸吮时婴儿要用口含住全部乳头及大部分乳晕
   E. 产后喂哺期不需要避孕
3. 患者，女性，29 岁。足月顺产一男婴，产后半个月，产妇寒战、高热，右乳红、肿、热、痛，局部压痛。诊断为乳腺炎，下列护理不必要的是
   A. 托起患乳
   B. 局部热敷
   C. 吸引器吸尽患乳乳汁
   D. 给予清淡饮食
   E. 绝对卧床

参考答案及解析

【参考答案】

一、A1 型题

1. A 2. E 3. A 4. A

二、A2 型题

1. D 2. D 3. E

【解析】

扫码查看
相关内容

第七十八章　新生儿保健

第一节　正常新生儿的生理解剖特点与护理

一、A1 型题

1. 新生儿生理性体重下降占体重的
   A. 2%～5%
   B. 2%～15%
   C. 7%～20%
   D. 9%～15%
   E. 5%～10%
2. 关于新生儿护理的叙述，下列选项正确的是
   A. 人工喂养牛奶，易于新生儿消化
   B. 房间温度保持在 28～30℃
   C. 新生儿母乳喂养的次数应严格规定好
   D. 新生儿沐浴的最佳水温是 38～42℃
   E. 牛奶使用前不宜煮沸，以防其中的蛋白质变性，微量元素丢失
3. 下列关于正常新生儿的叙述，正确的是
   A. 脐带通常在第 2 日脱落
   B. 多数新生儿在生后 48 小时内排出第 1 次胎便
   C. 常规用抗生素预防感染
   D. 呼吸表浅，频率较快
   E. 生理体重下降一般达到出生体重的 15%
4. 生理性黄疸出现在出生后
   A. 1 日
   B. 2～3 日
   C. 4～5 日
   D. 6～7 日
   E. 8～10 日
5. 预防新生儿感染的措施，下列选项不妥的是
   A. 沐浴后用 75%乙醇消毒脐带
   B. 接种乙肝疫苗、卡介苗
   C. 接触新生儿前需要洗手或消毒双手
   D. 勤换尿布，排便后用温水洗臀部
   E. 沐浴应选择在哺乳前进行
6. 某新生儿出生后第 3 日，对其生命体征叙述，正确的是
   A. 脉搏 90 次/分
   B. 呼吸 30～40 次
   C. 心率 100 次/分
   D. 体温 38.7℃
   E. 胸式呼吸为主
7. 关于预防新生儿臀红的措施，不正确的是
   A. 勤换尿布
   B. 避免尿液和粪便长时间刺激
   C. 垫塑料布防止床单潮湿
   D. 排便后用温水洗净臀部
   E. 包裹不可过松或过紧

二、A2 型题

1. 某新生女婴，出生后第 4 日，下列评估提示异常的是
   A. 体温 37℃
   B. 脐带未脱落
   C. 体重比出生时下降 12%
   D. 阴道外口少量血迹
   E. 皮肤轻度黄染
2. 足月顺产女婴，产后 5 天，给婴儿洗澡时，发现该婴儿乳房稍肿大，尿布上有少量血性分泌物。可能的原因是
   A. 畸形
   B. 遗传疾病
   C. 尿布使用不当
   D. 泌尿系感染
   E. 生理现象

三、B 型题

（1～4 题共用备选答案）
   A. 2～3 日
   B. 3～7 日
   C. 2～3 周
   D. 10～14 日
   E. 7～10 日
1. 脐带脱落的时间为
2. 产后新生儿恢复出生时体重的时间为
3. 生理性黄疸开始出现的时间为
4. 生理性黄疸消退的时间为

参考答案及解析

【参考答案】

一、A1 型题

1. E　2. D　3. D　4. B　5. E　6. B　7. C

二、A2 型题

1. C　2. E

三、B 型题

1. B　2. E　3. A　4. D

【解析】

扫码查看
相关内容

第二节　婴儿抚触

A1 型题

1. 足月新生儿出生后开始进行婴儿抚触的最适宜时间是
   A. 即刻
   B. 2 小时后
   C. 12 小时后
   D. 24 小时后
   E. 72 小时后
2. 婴儿抚触的目的不包括
   A. 促进新生儿神经系统的发育，增加其应激能力
   B. 稳定情绪减少哭闹，增加和改善睡眠
   C. 促进血液循环及皮肤新陈代谢
   D. 加快免疫系统的完善，提高免疫力
   E. 可以加快提前断奶时间

参考答案及解析

【参考答案】

A1 型题

1. D　2. E

【解析】

扫码查看
相关内容

第七十九章　胎儿宫内窘迫及新生儿窒息的护理

第一节　胎儿宫内窘迫的护理

一、A1 型题

1. 下列选项中，胎儿窘迫存在的可能征象是
   A. 羊水流出
   B. 胎儿颅内血肿
   C. 羊水混浊呈绿色
   D. 听胎心遥远
   E. 子宫收缩乏力
2. 下列属于急性胎儿窘迫临床表现的是
   A. 胎心 180 次/分
   B. 胎心 150 次/分
   C. 胎盘功能减退
   D. 胎动进行性减少
   E. 胎心低弱而不规律
3. 胎儿窘迫的处理，下列选项错误的是
   A. 立即吸氧
   B. 纠正酸中毒
   C. 静脉注射，50%葡萄糖+维生素 C
   D. 迅速人工破膜
   E. 经处理后症状无改善，短时间不能分娩者，可行剖宫产
4. 急性胎儿宫内窘迫时，下列护理措施中错误的是
   A. 立即给予吸氧
   B. 嘱产妇左侧卧位
   C. 严密监测胎心变化
   D. 立即静脉滴注催产素，加速产程
   E. 静脉注射高渗葡萄糖+维生素 C
5. 胎儿窘迫的基本病理变化是
   A. 底蜕膜出血
   B. 胎儿心血管系统功能障碍
   C. 脐带和胎盘异常
   D. 全身小动脉痉挛
   E. 缺血缺氧张起的一系列变化

二、A2 型题

1. 初产妇，26 岁。妊娠 40 周，宫口开全，胎先露达坐骨棘平面以下 3cm，胎心突然降到 85 次/分。正确的做法是
   A. 左侧卧位
   B. 抑制子宫收缩
   C. 立即剖宫产
   D. 尽快经阴道助产
   E. 进行催产素激惹试验（OCT）
2. 初产妇，26 岁。妊娠 39 周，阴道流液 1 小时入院。产检：无子宫收缩，胎心 170 次/分，宫口未开，臀先露，羊水Ⅱ度粪染。进一步的处理是
   A. 自然分娩
   B. 预防感染
   C. 立即剖宫产
   D. 产钳助产
   E. 静点缩宫素引产

三、B 型题

（1～4 题共用备选答案）
   A. 急性胎儿窘迫
   B. 轻度新生儿窒息
   C. 慢性胎儿窘迫
   D. 重度新生儿窒息
   E. 新生儿产伤
1. 胎儿娩出后 1 分钟阿普加（Apgar）评分 4～7 分，应考虑
2. 胎儿娩出后 1 分钟 Apgar 评分 0～3 分，应考虑
3. 胎儿在宫内出现缺氧可危及胎儿健康和生命，该症状发生在临产过程中，应考虑
4. 胎儿在宫内出现缺氧可危及胎儿健康和生命，发生在妊娠晚期，应考虑

参考答案及解析

【参考答案】

一、A1 型题

1. C 2. A 3. D 4. D 5. E

二、A2 型题

1. D 2. C

三、B 型题

1. B 2. D 3. A 4. C

【解析】

扫码查看
相关内容

第二节 新生儿窒息的护理

一、A1 型题

1. 新生儿窒息复苏步骤不包括
   A. 清理呼吸道、建立呼吸
   B. 维持正常循环
   C. 药物治疗
   D. 评价
   E. 预防感染
2. Apgar 评分的判断项目包括
   A. 呼吸、心率、神经反射、皮肤温度、喉反射
   B. 呼吸、心率、肌张力、喉反射、皮肤颜色
   C. 呼吸、心率、肌张力、神经反射、皮肤温度
   D. 呼吸、心率、肌张力、喉反射、皮肤温度
   E. 呼吸、心率、神经反射、皮肤颜色、四肢张力
3. 抢救新生儿窒息的首要护理措施是
   A. 拍打足底刺激呼吸
   B. 快速刺激背部排痰
   C. 保证呼吸道通畅
   D. 面罩正压给氧
   E. 胸外心脏按压
4. 下列选项中，抢救新生儿窒息的护理措施不包括
   A. 药物治疗
   B. 建立自主呼吸
   C. 改善血液循环
   D. 清理呼吸道
   E. 产后半小时母乳喂养
5. 新生儿窒息复苏后护理，下列错误的是
   A. 保暖，静卧
   B. 预防感染和颅内出血
   C. 早期哺乳
   D. 保持呼吸道通畅，给氧
   E. 严密观察
6. 新生儿出生后 1 分钟 Apgar 评分的正常值是
   A. 12~14 分
   B. 10~12 分
   C. 8~10 分
   D. 6~8 分
   E. 4~6 分

二、A2 型题

1. 某新生儿，出生 1 分钟 Apgar 评分为 3 分，首要的抢救措施是
   A. 人工呼吸
   B. 胸外按压
   C. 清理呼吸道
   D. 5%碳酸氢钠脐静脉注射
   E. 保暖
2. 新生儿重度窒息，经咽喉镜、气管插管吸净呼吸道羊水、黏液，并进行了心内注射抢救，此患儿复苏后护理不正确的是
   A. 新生儿保持侧卧位
   B. 继续间断给氧
   C. 继续保暖
   D. 预防感染
   E. 保持清洁及时沐浴

参考答案及解析

【参考答案】

一、A1 型题

1. E 2. B 3. C 4. E 5. C 6. C

二、A2 型题

1. C 2. E

【解析】

扫码查看
相关内容

第八十章　妊娠期并发症妇女的护理

第一节　流　　产

一、A1 型题

1. 各种流产的临床特点，正确的是
   A. 完全流产：腹痛，宫口松
   B. 先兆流产：宫口未开，阴道出血量少于月经量
   C. 难免流产：阴道出血少，为破水
   D. 不全流产：宫口闭，阴道出血减少
   E. 稽留流产：胚胎或胎儿在宫中已死亡超过 10 周
2. 早期流产最常见的原因是
   A. 染色体异常
   B. 内分泌失调
   C. 生殖器异常
   D. 外界不良因素
   E. 免疫因素
3. 流产是指
   A. 妊娠 26 周末中断妊娠者
   B. 妊娠 28 周末前中断妊娠者
   C. 胎儿体重不足2000g者
   D. 胎儿体重不足2500g者
   E. 妊娠 28 周末前终止，胎儿体重不足1000g妊娠终止者
4. 先兆流产最早出现的症状是
   A. 子宫停止增大
   B. 阵发性腹痛
   C. 尿妊娠试验阴性
   D. 停经后少量阴道流血
   E. 宫口扩张
5. 对于先兆早产的孕妇，首要的治疗是
   A. 促胎肺成熟
   B. 做好接生准备
   C. 控制感染
   D. 抑制子宫收缩
   E. 左侧卧位，休息
6. 妊娠 12 周至不足 28 周终止者称为
   A. 过期产
   B. 早期流产
   C. 足月产
   D. 晚期流产
   E. 难产

二、A2 型题

1. 初孕妇，26 岁。停经 60 日，少量阴道流血 3 日。检查：宫口未开，子宫孕 60 日大小，人绒毛膜促性腺激素（hCG）（+）。最可能的诊断是
   A. 先兆流产
   B. 不全流产
   C. 完全流产
   D. 稽留流产
   E. 复发性流产
2. 孕妇，停经 40 日。下腹部阵发性腹痛及阴道流血 1 日，量多伴有血块。妇科检查：子宫稍大，宫口有胚胎组织堵塞。最有效的紧急止血措施是
   A. 腹部压迫，排出胚胎组织
   B. 刮宫术
   C. 注射止血药
   D. 输血
   E. 纱布填塞阴道，压迫止血
3. 患者，女性，32 岁。妊娠 11 周，出现阵发性下腹疼痛，阴道排出一大块肉样组织，继而阴道大量出血。查体：贫血貌，体温 37.2℃。妇科检查：宫口已开，有组织堵塞宫颈口，子宫较孕周略小。最可能的诊断是
   A. 稽留流产
   B. 先兆流产
   C. 复发性流产
   D. 难免流产
   E. 不全流产
4. 患者，女性。停经 9 周，少量阴道流血 3 日，无腹痛，子宫符合孕周，宫口未开。B 超检查：宫内妊娠，可见胎心搏动。入院后主要的治疗原则是
   A. 保胎治疗
   B. 尽快清宫
   C. 止血补血
   D. 间断吸氧
   E. 预防感染
5. 患者，女性。停经 2 个月，阴道少量出血 1 日，伴轻微腹痛，妇科检查：子宫增大如妊娠 2 个月，

宫口关闭，附件（-），尿妊娠试验阳性，诊断为
A. 难免流产
B. 先兆流产
C. 感染性流产
D. 异位妊娠
E. 复发性流产

参考答案及解析

【参考答案】

一、A1 型题

1. B 2. A 3. E 4. D 5. D 6. D

二、A2 型题

1. A 2. B 3. E 4. A 5. B

【解析】

扫码查看
相关内容

第二节 异位妊娠

一、A1 型题

1. 简单可靠的诊断异位妊娠破裂的方法是
A. 血 hCG 检测
B. 宫腔镜检查
C. 腹腔镜检查
D. 盆腔检查
E. 阴道后穹隆穿刺
2. 输卵管妊娠流产多见于
A. 间质部妊娠
B. 峡部妊娠
C. 伞部妊娠
D. 壶腹部妊娠
E. 宫角妊娠
3. 输卵管妊娠的最常见原因是
A. 输卵管炎症
B. 内分泌失调
C. 受精卵游走
D. 输卵管手术
E. 精神神经功能紊乱
4. 输卵管妊娠破裂多见于
A. 间质部妊娠
B. 峡部妊娠
C. 壶腹部妊娠
D. 伞部妊娠
E. 宫角部妊娠
5. 输卵管妊娠破裂常发生在妊娠
A. 3 周
B. 6 周
C. 9 周
D. 10 周
E. 12 周
6. 异位妊娠发生的部位最常见于
A. 宫颈
B. 腹腔
C. 子宫残角
D. 卵巢
E. 输卵管
7. 输卵管妊娠辅助检查，最简单常用的是
A. CT 检查
B. B 超检查
C. X 线检查
D. 腹腔镜检查
E. 宫腔镜检查
8. 协助诊断输卵管妊娠破裂内出血既简单又可靠的方法是
A. 宫腔镜检查
B. 尿妊娠试验
C. 阴道 B 超检查
D. 阴道后穹隆穿刺
E. 腹腔镜检查

二、B 型题

（1~2 题共用备选答案）
A. 板状腹
B. 恶心、呕吐
C. 肛门坠胀感
D. 突发持续性腹痛
E. 突感一侧下腹部撕裂样疼痛
1. 输卵管妊娠突然破裂时，首先出现的症状是

2. 输卵管妊娠时，当血液积聚于直肠子宫陷凹处的主要症状是

参考答案及解析

【参考答案】

一、A1 型题

1. E　2. D　3. A　4~5. B、B　6. E　7. B　8. D

二、B 型题

1~2. E、C

【解析】

扫码查看
相关内容

第三节　妊娠期高血压疾病

一、A1 型题

1. 硫酸镁治疗妊娠期高血压疾病，用量过大时最先出现的毒性反应是
   A. 头晕、血压过低
   B. 呼吸减慢
   C. 心率减慢
   D. 膝反射减弱或消失
   E. 尿量过少
2. 妊娠期高血压疾病最基本的病理变化是
   A. 胎盘绒毛膜退行性变化
   B. 全身小动脉痉挛
   C. 底蜕膜出血
   D. 水、钠潴留
   E. 肾小管重吸收功能降低

二、A2 型题

1. 初孕妇，妊娠 28 周。近日自感头晕、头痛，产检时发现血压 158/110mmHg，尿蛋白（++），水肿（++）。诊断为重度子痫前期。其基本的病理变化是
   A. 水肿
   B. 蛋白尿
   C. 高血压
   D. 全身小动脉痉挛
   E. 宫腔内张力过高
2. 妊娠 26 周孕妇。因患妊娠高血压疾病静脉滴注硫酸镁治疗。下列用药前监测的结果中，应停用药物的指征是
   A. 血压 150/90mmHg
   B. 呼吸 18 次/分
   C. 尿量每小时 20ml
   D. 膝反射亢进
   E. 自觉症状减轻
3. 患者，女性，30 岁。重度子痫前期，应用硫酸镁治疗出现膝反射消失，呼吸浅而慢，每分钟 10 次。此患者除立即停药外，应给予的药液是
   A. 5%葡萄糖静脉滴注
   B. 肌内注射山莨菪碱
   C. 静脉注射 50%葡萄糖
   D. 静脉注射 10%葡萄糖酸钙
   E. 静脉注射低分子右旋糖酐
4. 初孕妇，妊娠 28 周。近日自感头晕、头痛、视物不清，产检时发现血压 158/110mmHg，尿蛋白（++），水肿（++）。最可能的诊断是
   A. 妊娠期水肿
   B. 妊娠期高血压疾病
   C. 慢性肾炎
   D. 子痫前期
   E. 子痫
5. 孕妇，妊娠 37 周。孕 1 产 0。诊断为妊娠期高血压疾病，住院治疗。自诉因担心药物影响胎儿发育成长，不愿接受药物治疗，但又怕不服药会使病情加重，威胁胎儿的安全，心情矛盾。在护理中，首先应
   A. 测量血压 2~5 次/日
   B. 安静地休息
   C. 观察症状
   D. 心理护理
   E. 观察并发症
6. 患者，女性，26 岁。孕 1 产 0，妊娠 38 周，血压 160/110mmHg，尿蛋白（+++），待产过程中发生抽搐。首要的护理措施是
   A. 留置导尿
   B. 用舌钳固定舌头，防止舌咬伤，保持呼吸道

通畅
C. 建立护理记录单
D. 加床栏，防止外伤
E. 置于暗光的单人房间

7. 孕妇，29 岁，现孕 36 周。因“抽搐数次”急诊入院。查体：眼球固定，瞳孔散大，牙关紧闭，双手紧握，血压 170/120mmHg。应考虑为
A. 轻度子痫前期
B. 重度子痫前期
C. 妊娠期高血压
D. 先兆子痫
E. 子痫

三、A3/A4 型题

（1~2 题共用题干）

孕妇，33 岁。妊娠 36 周。头痛、视物不清 2 天，今晨头痛加剧，恶心、呕吐 3 次，随后剧烈抽搐约 1 分钟渐清醒，即测血压 195/120mmHg，胎心 120 次/分，有不规律子宫收缩。肛查：宫口未开，骨产道正常。

1. 该孕妇最可能的诊断是
A. 高血压危象
B. 脑出血
C. 子痫
D. 癔症
E. 癫痫

2. 对该孕妇正确的护理措施是
A. 将患者安置于双人房间
B. 取头高侧卧位
C. 留置胃管
D. 每日听胎心 1 次
E. 记出入液量

参考答案及解析

【参考答案】

一、A1 型题

1. D　2. B

二、A2 型题

1. D　2. C　3. D　4. D　5. D　6. B　7. E

三、A3/A4 型题

1. C　2. E

【解析】

扫码查看
相关内容

第四节 前置胎盘

一、A1 型题

诊断前置胎盘最可靠而安全的方法是
A. X 线腹部平片
B. 肛门检查
C. B 超检查
D. 阴道内诊
E. 听诊下腹部可闻及胎盘杂音

二、A2 型题

患者，女性。孕 3 产 0，妊娠 37 周。阴道出血 3 日，无腹痛，出血量似月经量。为明确出血原因，入院后应立即行的检查是
A. 肛门检查
B. 阴道内诊
C. B 超检查
D. 超声多普勒检查
E. 基础体温测温

参考答案及解析

【参考答案】

一、A1 型题

C

二、A2 型题

C

【解析】

扫码查看
相关内容

第五节　胎 盘 早 剥

一、A1 型题

1. 根据 Page 分级标准，产妇出现休克症状，伴或不伴弥散性血管内凝血，属于胎盘早剥的
   A. 0 级
   B. Ⅰ级
   C. Ⅱ级
   D. Ⅲ级
   E. Ⅳ级
2. 双胎妊娠在分娩期，第 1 个胎儿娩出，由于子宫突然缩小，容易发生
   A. 前置胎盘
   B. 胎盘早剥
   C. 胎膜早破
   D. 胎儿畸形
   E. 产程缩短
3. 下列关于胎盘早剥的叙述，正确的是
   A. 胎盘早剥是指前置胎盘在胎儿娩出后从子宫壁剥离
   B. 胎盘早剥是指正常位置胎盘在胎儿娩出前从子宫壁剥离
   C. 胎盘早剥多发生于妊娠 28 周后
   D. 分娩期不易发生胎盘早剥
   E. 胎盘早剥对孕妇无影响

二、A2 型题

初产妇，妊娠 35 周。行外倒转术后，突然发生持续性腹痛，伴少量阴道流血，查血压 130/90mmHg，水肿（+），腹部压痛不明显，胎心 160 次/分，应考虑
   A. 胎盘早剥
   B. 前置胎盘
   C. 子宫破裂
   D. 先兆子痫
   E. 临产

参考答案及解析

【参考答案】

一、A1 型题

1. D　2. B　3. B

二、A2 型题

A

【解析】

扫码查看
相关内容

第六节 早 产

一、A1 型题

早产是指（ ）分娩者。
A. 发生于妊娠 12 周末以前
B. 发生于妊娠 42 周以后
C. 发生于妊娠 12 周以后，妊娠 28 周末以前
D. 妊娠满 28 周至不满 37 足周之间
E. 发生于妊娠 12 周以后，妊娠 27 周末以前

二、A2 型题

孕妇，妊娠 35 周。子宫收缩规律，间隔 5~6 分钟，持续约 40 秒，查宫颈管消退 80%，宫颈扩张 3cm，诊断为
A. 先兆临产
B. 早产临产
C. 假临产
D. 足月临产
E. 生理性子宫收缩

参考答案及解析

【参考答案】
一、A1 型题
D
二、A2 型题
B

【解析】

扫码查看
相关内容

第七节 过期妊娠

一、A1 型题

过期妊娠终止妊娠的情况不包括
A. 宫颈条件成熟
B. 胎儿体重≥4000g
C. 胎儿生长受限
D. 12 小时内胎动>10 次
E. 无应激试验（NST）呈无反应型

二、B 型题

（1~3 题共用备选答案）
A. 发生于孕 12 周末以前
B. 发生于孕 42 周以后
C. 发生于孕 12 周以后 28 周末以前
D. 满 28 周至不满 37 足周之间
E. 发生于孕 12 周以后 27 周末以前
1. 过期妊娠指妊娠终止
2. 早期流产是指妊娠终止
3. 晚期流产是指妊娠终止

参考答案及解析

【参考答案】

一、A1 型题

D

二、B 型题

1. B　2. A　3. C

【解析】

扫码查看
相关内容

第八节　羊水量异常

一、A1 型题

1. 羊水量过多的定义是指妊娠的任何时期羊水量超过
   A. 850ml
   B. 1000ml
   C. 1200ml
   D. 1500ml
   E. 2000ml
2. 羊水量过少的定义是指妊娠足月时羊水量少于
   A. 500ml
   B. 400ml
   C. 300ml
   D. 200ml
   E. 100ml
3. 急性羊水过多时，下列叙述正确的是
   A. 多发生在妊娠 28~32 周
   B. 下肢及外阴水肿发生率不高
   C. 自觉症状轻
   D. 产科检查胎心清楚
   E. 出现呼吸困难，不能平卧，甚至出现发绀
4. 羊水过多经阴道放水时一次放羊水量不超过
   A. 500ml
   B. 800ml
   C. 1000ml
   D. 1500ml
   E. 2000ml
5. 羊水过多合并胎儿畸形的处理原则为
   A. 终止妊娠
   B. 抽取羊水
   C. 保胎治疗
   D. 期待疗法
   E. 观察

二、A2 型题

李某，妊娠 30 周。因腹部迅速增大，伴气短、心悸、不能平卧 2 日入院。检查：心率 102 次/分，呼吸 32 次/分，血压 120/80mmHg，下肢水肿（++），腹围 102cm，胎心音轻而远，胎位不清。应考虑诊断为
   A. 双胎
   B. 妊娠合并心脏病
   C. 胎盘早期剥离
   D. 慢性羊水过多
   E. 卵巢囊肿扭转

参考答案及解析

【参考答案】

一、A1 型题

1. E　2. C　3. E　4. D　5. A

二、A2 型题

D

【解析】

扫码查看
相关内容

第八十一章　妊娠期合并症妇女的护理

第一节　心　脏　病

一、A1 型题

1. 心脏病孕妇最易发心衰的时期是分娩期、产后最初 3 日内和
   A. 妊娠 10~34 周
   B. 妊娠 20~32 周
   C. 妊娠 28~40 周
   D. 妊娠 32~34 周
   E. 妊娠 34~36 周
2. 决定心脏病患者是否妊娠，最重要的依据是
   A. 生育史
   B. 家族史
   C. 心脏病的种类
   D. 心功能分级
   E. 治疗情况
3. 孕妇血容量增加的最高峰在
   A. 妊娠 20~22 周
   B. 妊娠 23~25 周
   C. 妊娠 26~28 周
   D. 妊娠 29~31 周
   E. 妊娠 32~34 周
4. 妊娠期妇女循环血量于妊娠 32~34 周显著增加，其恢复至正常水平的时间是
   A. 妊娠 29~40 周
   B. 产后 1 周内
   C. 产后 2~6 周
   D. 产后 6~8 周
   E. 产后 8~10 周
5. 妊娠合并心脏病孕产妇死亡的主要原因是
   A. 剖宫产术
   B. 合并妊娠期高血压疾病
   C. 羊水栓塞
   D. 心力衰竭
   E. 产后出血
6. 妊娠合并心脏病者，心功能Ⅲ级的诊断标准是
   A. 心脏扩大
   B. 体力活动明显受限，或既往有心力衰竭病史
   C. 休息状态下即出现心力衰竭症状
   D. 一般体力活动稍受限
   E. 劳力性呼吸困难
7. 关于妊娠、分娩对心脏病的影响，下列错误的是
   A. 分娩期腹压及能量的消耗
   B. 妊娠期孕妇总循环血量增加 30%~45%
   C. 第一产程时子宫收缩回心血量减少
   D. 胎盘循环停止，回心血量增大
   E. 妊娠晚期子宫增大，膈肌上升，心脏向左、向上发生移位
8. 下列关于妊娠期孕妇早期心力衰竭的症状和体征，叙述错误的是
   A. 休息时心率每分钟超过 110 次
   B. 轻微活动后即有胸闷、心悸
   C. 夜间阵发性呼吸困难
   D. 肝、脾大并有压痛
   E. 肺底部出现少量持续性湿啰音，咳嗽后不消失
9. 先天性心脏病（简称先心病）孕妇分娩时正确的处理方法是
   A. 预防产后出血应静脉注射麦角新碱
   B. 胎儿娩出后，腹部立即放置沙袋 24 小时
   C. 除有产科指征外不需要做剖宫产术
   D. 无感染征象不需要使用抗生素
   E. 鼓励产妇早期下床活动，促进子宫恢复
10. 妊娠合并心脏病的患者，为防止产后出血过多，禁用哪种药物进行静脉或肌内注射
    A. 维生素 K
    B. 肾上腺色棕片
    C. 麦角新碱
    D. 酚黄乙胺
    E. 缩宫素

二、A2 型题

1. 患者，女性，27 岁。心脏病病史 8 年，妊娠 37 周，剖宫产一活男婴。现术后 2 小时，产妇心率 126 次/分，床上翻身即感胸闷、气短。护理措施中不正确的是
   A. 严密监测生命体征
   B. 限制静脉输液滴速
   C. 吸氧
   D. 无盐半流质饮食

E. 正常哺乳

2. 初产妇，27 岁。妊娠 36 周合并先心病，心功能Ⅱ级。终止妊娠后，不正确的护理措施是
A. 回乳
B. 半卧位
C. 清淡饮食
D. 给予镇静药
E. 监测生命体征

3. 妊娠合并心脏病，产褥期的健康指导正确的是
A. 产后 24 小时内应绝对卧床休息
B. 产后 48 小时内仍可发生心力衰竭，产妇应遵医嘱活动
C. 心功能Ⅱ级或以下可母乳喂养
D. 需要绝育者，一般在产后 42 日左右施行输卵管结扎术
E. 母乳喂养的产妇，常规不服用抗生素

4. 孕妇，37 岁。妊娠 11 周。休息时仍胸闷、气短。查脉搏 122 次/分，呼吸 22 次/分，心界向左侧扩大，心尖区有Ⅱ级收缩期杂音，性质粗糙，肺底有湿啰音。处理应是
A. 立即终止妊娠
B. 控制心力衰竭后终止妊娠
C. 限制钠盐摄入
D. 控制心力衰竭继续妊娠
E. 加强产前监护

5. 患者，女性，31 岁。妊娠 35 周，有心脏病史，日常活动即感到胸闷、憋气。该孕妇的治疗措施错误的是
A. 严密监护
B. 产后回乳
C. 宜剖宫产结束妊娠
D. 产后应用广谱抗生素 2 周
E. 卧床休息

6. 孕妇，27 岁。患风湿性心脏病，心功能Ⅱ级，现足月临产，宫口已开全，较疲劳。下列处理不恰当的是
A. 适当用镇静药
B. 立即行剖宫产
C. 给氧气吸入
D. 会阴切开，阴道助娩
E. 产后给抗生素预防感染

三、A3/A4 型题

（1~3 题共用题干）

孕妇，35 岁。初次怀孕。妊娠 16 周发现心悸、气短，经检查发现心功能属于Ⅱ级。经过增加产前检查次数、严密监测孕期经过等，目前妊娠 37 周，自然临产。

1. 该产妇在分娩期应注意的问题中，叙述错误的是
A. 常规吸氧
B. 注意保暖
C. 采取产钳助产
D. 注意补充营养
E. 胎盘娩出后腹部放置沙袋

2. 该产妇的卧位最好是
A. 仰卧位
B. 右侧卧位
C. 半卧位
D. 左侧卧位
E. 随意卧位

3. 该产妇的产褥期护理，下列正确的是
A. 产后的第 5 日，最容易发生心力衰竭
B. 为避免菌群失调，不得使用抗生素治疗
C. 在心功能允许情况下鼓励其下床活动
D. 应禁止其母乳喂养
E. 为了早期母子感情的建立，不要让别人帮忙

参考答案及解析

【参考答案】

一、A1 型题

1. D　2. D　3~4. E、C　5. D　6. B　7. C　8. D　9. B　10. C

二、A2 型题

1. E　2. A　3. C　4. B　5. D　6. B

三、A3/A4 型题

1. E　2. D　3. C

【解析】

扫码查看
相关内容

第二节 病毒性肝炎

A1 型题

1. 妊娠合并病毒性肝炎，临近产期有出血倾向可用
   A. 缩宫素
   B. 维生素 K
   C. 维生素 C
   D. 卡巴克洛
   E. 维生素 D
2. 下列关于妊娠期合并重症肝炎的护理，错误的是
   A. 每日入液量为前日尿量加 500ml 液体量
   B. 每日蛋白质的摄入量小于 0.5g/kg
   C. 每日肥皂水灌肠，减少游离氨的产生
   D. 严密观察有无肝性脑病的前驱症状
   E. 口服新霉素或甲硝唑抑制大肠埃希菌，减少毒素的产生和吸收
3. 下列不是乙型病毒性肝炎传播途径的是
   A. 分娩时胎儿接触母血、羊水等
   B. 母婴垂直传播
   C. 母乳喂养
   D. 粪-口途径传播
   E. 密切生活接触
4. 某孕妇合并病毒性肝炎，为了防止发生产后并发症，分娩期护理措施错误的是
   A. 产前服用维生素 K
   B. 产时缩短第二产程
   C. 产前备好抢救物品
   D. 产时密切观察，避免滞产
   E. 胎儿娩出后尽量不使用缩宫素以避免肝损害
5. 下列关于病毒性肝炎对妊娠的影响，错误的是
   A. 围生儿死亡率增高
   B. 分娩时易发生产后出血
   C. 妊娠晚期可使妊娠期高血压疾病增加
   D. 孕产妇死亡率高
   E. 妊娠早期可使妊娠反应加重，但不增加胎儿畸形率
6. 妊娠晚期合并急性病毒性肝炎，对母儿危害较大，其原因是
   A. 易发生子宫收缩乏力，产程延长
   B. 易发展为重症肝炎
   C. 易发生糖代谢障碍，影响胎儿发育
   D. 易早产
   E. 易发生子痫
7. 妊娠合并病毒性肝炎的潜在并发症是
   A. 肝性脑病
   B. 心力衰竭
   C. 肝硬化
   D. 羊水栓塞
   E. 肺癌

参考答案及解析

【参考答案】

A1 型题

1. B 2. C 3. D 4. E 5. E 6. B 7. C

【解析】

扫码查看
相关内容

第三节 糖 尿 病

一、A1 型题

1. 对妊娠合并糖尿病患者的正确护理措施是
   A. 指导产后退奶
   B. 指导孕妇限制运动
   C. 指导孕妇口服降糖药
   D. 指导孕妇掌握胰岛素用法
   E. 妊娠至 28 周协助终止妊娠
2. 下列关于妊娠糖尿病对胎儿、新生儿的影响，错误的是

A. 巨大儿发生率增高
B. 畸形发生率增高
C. 易导致胎死宫内
D. 易发生新生儿低胰岛素血症
E. 易发生新生儿肺透明膜病

3. 下列关于糖尿病对孕妇的影响，错误的是
A. 受孕率相对高
B. 流产率相对高
C. 妊娠期高血压疾病发生率相对高
D. 手术产率相对高
E. 羊水过多发生率高

4. 下列关于妊娠合并糖尿病的处理，下列选项错误的是
A. 预防感染应保持皮肤清洁
B. 所生婴儿一律按早产儿护理
C. 定期产科和内科复查
D. 建议人工喂养婴儿
E. 产后避免使用药物避孕及宫内器具避孕

5. 妊娠合并糖尿病需要使用药物治疗时应选用
A. 消渴丸
B. 苯乙双胍
C. 胰岛素
D. 格列本脲
E. 中药

6. 妊娠糖尿病的产妇，妊娠期使用胰岛素者，分娩后如需要继续使用，应减少胰岛素的用量到原用量的
A. 2/3
B. 1/3
C. 1/4
D. 1/5
E. 1/6

二、A3/A4 型题

（1~2 题共用题干）

患者，女性，30 岁。怀孕后被诊断为妊娠合并糖尿病。

1. 治疗的首选药物是
A. 胰岛素
B. 消渴丸
C. 二甲双胍
D. 甲苯磺丁脲
E. 格列本脲

2. 护理措施正确的是
A. 新生儿出生后加用糖水
B. 本病必须剖宫产结束分娩
C. 饮食控制对疾病不利
D. 减少活动保证妊娠期顺利
E. 口服降糖药对胎儿无害

参考答案及解析

【参考答案】

一、A1 型题

1. D　2. D　3. A　4. D　5. C　6. B

二、A3/A4 型题

1. A　2. A

【解析】

扫码查看
相关内容

第四节　贫　　血

A2 型题

1. 孕妇，25 岁。孕 1 产 0。早孕出现较重的呕吐，现妊娠 8 周，皮肤黏膜苍白，毛发干燥无光泽，活动无力，易头晕。实验室检查：血红蛋白 70g/L，血细胞比容 0.15，血清铁 6.0μmol/L。下列妊娠期健康宣教内容，错误的是
A. 给予心理支持，减少心理应激
B. 重点评估胎儿宫内生长发育状况
C. 如果服用铁剂时胃肠道反应较轻，则不需要同服维生素 C 及稀盐酸
D. 重点监测胎心率变化
E. 应列为高危妊娠，加强母儿监护

2. 孕妇，29 岁。孕 1 产 0。早孕反应较重，食欲缺乏、呕吐。现妊娠 8 周，皮肤、黏膜苍白，毛发干燥无光泽，无力、头晕、气短。实验室检查：血

红蛋白 50g/L，血细胞比容 0.15，血清铁 6.0μmoL/L。其正确的诊断是
A. 重度缺铁性贫血
B. 贫血性心脏病
C. 再生障碍性贫血
D. 轻度贫血
E. 重度巨幼红细胞贫血

参考答案及解析

【参考答案】

A2 型题

1. C 2. A

【解析】

扫码查看
相关内容

第八十二章　异常分娩的护理

第一节　产力异常

一、A1 型题

1. 需要立即进行剖宫产术的征象是出现
   A. 生理性缩复环
   B. 病理性缩复环
   C. 痉挛性狭窄环
   D. 协调性子宫收缩乏力
   E. 不协调性子宫收缩乏力
2. 宫口开大 6cm 不再扩张超过 6 小时，应诊断为
   A. 活跃期延长
   B. 潜伏期延长
   C. 第二产程延长
   D. 活跃期停滞
   E. 胎头下降停滞
3. 潜伏期延长是指经产妇潜伏期超过
   A. 6 小时
   B. 9 小时
   C. 12 小时
   D. 14 小时
   E. 20 小时
4. 初产妇普通分娩时第二产程延长是指第二产程超过
   A. 1 小时
   B. 1.5 小时
   C. 2 小时
   D. 3 小时
   E. 4 小时
5. 在加强子宫收缩的方法中，下列应专人监护的是
   A. 针刺
   B. 人工破膜
   C. 灌肠
   D. 缩宫素静脉滴注
   E. 排空膀胱
6. 下列关于协调性子宫收缩乏力，正确的叙述是
   A. 子宫收缩间歇期子宫壁不能完全松弛
   B. 产妇自觉持续性腹痛，无间歇
   C. 不宜静脉滴注缩宫素
   D. 容易发生胎儿宫内窘迫
   E. 子宫收缩有正常节律性、极性及对称性，仅收缩力弱
7. 子宫收缩力过强对母儿的影响不包括
   A. 胎死宫内
   B. 胎儿窘迫
   C. 软产道损伤
   D. 新生儿外伤
   E. 脐带脱垂

二、A2 型题

1. 孕妇，35 岁。妊娠 40 周，经产妇。胎儿娩出后，持续性阴道流血，量大，色鲜红，流出血液能凝集成块。该孕妇阴道流血最可能的原因是
   A. 胎盘滞留
   B. 凝血功能障碍
   C. 胎膜残留
   D. 子宫收缩乏力
   E. 软产道损伤
2. 孕妇，33 岁。第 2 胎。足月顺产，胎盘娩出后阴道间歇性流血，量约 500ml 以上，子宫轮廓不清。出血原因首先应考虑为
   A. 凝血功能障碍
   B. 胎膜残留
   C. 胎盘残留
   D. 子宫收缩乏力
   E. 软产道损伤
3. 初产妇，第二产程延长，行胎头吸引，胎儿体重 4000g，胎盘娩出后 1 小时阴道出血，宫底脐上 2 横指，质软，测量血压 73/30mmHg，出冷汗。其最可能的出血原因是
   A. 胎盘残留
   B. 子宫收缩乏力
   C. 会阴损伤
   D. 凝血障碍
   E. 胎盘早剥

三、B 型题

（1~3 题共用备选答案）
   A. 胎盘滞留
   B. 活跃期延长

C. 潜伏期延长
D. 胎头下降停滞
E. 第二产程延长

1. 第二产程胎头先露停留在原处不下降超过 1 小时称为
2. 硬膜外麻醉镇痛分娩时，初产妇第二产程超过 4 小时称为
3. 活跃期宫口扩张速度低于 0.5cm/h 称为

参考答案及解析

【参考答案】

一、A1 型题

1. B 2. D 3. D 4. D 5. D 6. E 7. E

二、A2 型题

1~2. E、D 3. B

三、B 型题

1. D 2. E 3. B

【解析】

扫码查看
相关内容

第二节 产道异常

一、A1 型题

1. 轻度头盆不称孕妇，试产时间为
A. 8~10 小时
B. 6~8 小时
C. 4~6 小时
D. 2~4 小时
E. 1~2 小时
2. 下列情况可以试产的是
A. 头位，骨盆入口狭窄
B. 头位，骨盆出口狭窄
C. 头位，中骨盆狭窄
D. 臀位，骨盆出口狭窄
E. 臀位，骨盆入口狭窄
3. 中骨盆狭窄的孕妇，最容易导致
A. 胎先露入盆受阻
B. 持续性枕后位或枕横位
C. 胎膜早破
D. 胎位异常
E. 胎头跨耻征（+）
4. 女性中骨盆和骨盆出口狭窄，入口正常，属于
A. 扁平骨盆
B. 均小骨盆
C. 漏斗骨盆
D. 横径狭小骨盆
E. 畸形骨盆
5. 单纯扁平骨盆，骨盆外测量小于正常值的径线是
A. 骶耻内径
B. 骶耻外径
C. 髂嵴间径
D. 髂棘间径
E. 坐骨结节间径

二、A3/A4 型题

（1~3 题共用题干）

孕妇，26 岁。妊娠 37 周，孕 1 产 0。骨盆外测量：骶耻外径 18.5cm，髂前上棘间径 23cm，坐骨结节间径 7.5cm，坐骨结节间径+出口后矢状之和为 14cm。肛诊：骶骨板弯曲好，骨盆内聚，坐骨嵴间径约 9cm，坐骨切迹可容 1+指，估计胎儿重 3000g，胎头高浮，胎心 140 次/分。

1. 该孕妇骨盆属于
A. 骨盆出口平面狭窄
B. 骨盆入口平面狭窄
C. 中骨盆狭窄
D. 中骨盆及骨盆出口平面狭窄
E. 骨盆 3 个平面狭窄
2. 该孕妇妊娠 39 周时，在家规律子宫收缩 5 小时急诊入院。肛查：宫口开大 4cm，产妇阵阵屏气向下用力，有便意。此时最可能的胎方位是
A. 胎儿头高直位
B. 枕后位
C. 前不均倾位
D. 枕前位
E. 枕横位
3. 入院后行内诊检查：宫口开 5cm，宫颈周边轻度水肿，人工破膜，羊水Ⅱ度粪染，胎心 120 次/分。此时最适宜的处理是

A. 人工破膜+缩宫素静脉滴注加速产程
B. 即行胎儿电子监护及头皮血 pH 测定
C. 即刻行剖宫产术
D. 肌内注射哌替啶 100mg
E. 第二产程助产

（4~5 题共用题干）

初产妇，孕 40 周，规律子宫收缩 16 小时入院。入院后肛查：宫口开大 6cm，子宫收缩转弱，25~30 秒/5~6 分，6 小时后，肛查宫口仍开大 6cm，胎头在坐骨棘平面上 0.5cm。

4. 首选的处理措施是
A. 哌替啶肌内注射
B. 缩宫素静脉滴注
C. 立刻剖宫产
D. 阴道检查
E. 鼓励产妇进食，休息

5. 若胎儿电子监测宫缩应激试验（CST）示“晚期减速”，羊水Ⅱ度粪染，适宜的处理是
A. 会阴侧切尽快娩出胎儿
B. 产钳尽快娩出胎儿
C. 剖宫产术
D. 静脉滴注缩宫素
E. 吸氧，等待自然分娩

三、B 型题

（1~2 题共用备选答案）
A. 子宫出现病理性缩复环，血尿
B. 产后宫底逐渐升高，随后大量血液自阴道流出
C. 产妇突然感到下腹部剧痛，随即子宫收缩停止
D. 产后突然发生寒战、呼吸困难、发绀
E. 胎儿娩出后，阴道间歇性流出暗红色血液，胎盘娩出延迟

1. 先兆子宫破裂的表现是
2. 子宫破裂的表现是

参考答案及解析

【参考答案】

一、A1 型题

1. D　2. A　3. B　4. C　5. B

二、A3/A4 型题

1. D　2. B　3. C　4. C　5. C

三、B 型题

1. A　2. C

【解析】

扫码查看
相关内容

第三节　胎位、胎儿发育异常

一、A1 型题

下列不是臀先露临床表现的是
A. 后出胎头困难
B. 子宫收缩乏力
C. 脐带脱垂
D. 产程延长
E. 胎臀紧贴子宫下段及子宫颈

二、A2 型题

孕妇，25 岁。孕 1 产 0。因妊娠 38 周，规律性下腹痛入住当地医院。孕妇自述腹痛每隔 4~5 分钟/次，持续 20~30 秒/次。入院检查：血压 125/85mmHg，骨盆测量各径线正常，子宫收缩规律，宫口容 1 指，胎心 135 次/分，臀先露。急诊转入我院，有关入院后检查叙述正确的是
A. 完全臀位是指胎儿双髋关节屈曲，双膝关节伸直
B. 胎体纵轴与母体纵轴垂直
C. 胎心在母体脐下方听得最清楚
D. 胎儿骶骨在母体骨盆之右前方为右骶后位
E. 如宫口扩张，胎膜已破，触及胎足应与胎手区别

参考答案及解析

【参考答案】

一、A1 型题

E

二、A2 型题

E

【解析】

扫码查看

相关内容

第八十三章　分娩期并发症妇女的护理

第一节　胎 膜 早 破

一、A1 型题

1. 下述不支持胎膜早破诊断的是
   A. 阴道持续性流液
   B. 增加腹压时阴道流液量增多
   C. 肛诊检查触不到羊膜囊
   D. 阴道排液酸碱试纸检查呈弱酸性
   E. 阴道液干燥片检查可见羊齿状结晶
2. 胎膜早破的病因不包括
   A. 羊膜腔内压力升高
   B. 下生殖道感染
   C. 机械性刺激
   D. 胎膜发育不良
   E. 宫颈内口紧
3. 妊娠未达 35 周出现胎膜早破，最恰当的处理是
   A. 立即引产
   B. 嘱孕妇多下地活动
   C. 立即剖宫产
   D. 用糖皮质激素促胎肺成熟
   E. 破膜后立即给予抗生素
4. 胎膜早破者，为预防感染而应用抗生素的指征是胎膜早破超过
   A. 12 小时
   B. 10 小时
   C. 8 小时
   D. 6 小时
   E. 5 小时
5. 胎膜早破不会引起的并发症是
   A. 早产
   B. 感染
   C. 胎儿宫内窘迫
   D. 脐带脱垂
   E. 尿路感染

二、A2 型题

1. 患者，女性，32 岁。妊娠 33 周，突感有较多液体自阴道流出，胎心 70~80 次/分，阴道检查有条索状物脱出宫颈 2cm。其胎心异常的最可能原因为
   A. 胎头受压
   B. 脐带打结
   C. 脐带脱垂
   D. 脐带先露
   E. 脐带绕颈
2. 患者，女性。孕 1 产 0，妊娠 34^{+3}周。无任何诱因突感有较多液体自阴道流出，产科检查：无子宫收缩，胎先露高浮，考虑胎膜早破。护士指导患者应绝对卧床，采取的最佳卧位是
   A. 平卧位
   B. 右侧卧位
   C. 俯卧位
   D. 左侧卧位
   E. 抬高臀部

参考答案及解析

【参考答案】

一、A1 型题

1. D　2. E　3. D　4. A　5. E

二、A2 型题

1. C　2. E

【解析】

扫码查看
相关内容

第二节　产后出血

一、A1 型题

1. 产后出血导致失血性休克时的补血原则是
   A. 补充同等失血量
   B. 补充 1/2 失血量
   C. 补充 1/3 失血量
   D. 补充 1 倍失血量
   E. 补充 2 倍失血量
2. 产后出血指胎儿娩出 24 小时内，阴道分娩者出血量超过
   A. 300ml
   B. 400ml
   C. 500ml
   D. 600ml
   E. 700ml
3. 下列选项中，产后出血最主要的原因是
   A. 子宫收缩乏力
   B. 胎盘植入
   C. 胎盘胎膜残留
   D. 软产道损伤
   E. 凝血功能障碍
4. 产后子宫收缩乏力性出血时的临床表现，下列选项正确的是
   A. 胎儿娩出后即见血液不断流出
   B. 血色暗红无凝块
   C. 子宫收缩时出血量增多
   D. 胎盘未剥离前即出血不止，多伴有第三产程延长
   E. 宫体软，轮廓不清
5. 胎儿娩出后 5 分钟，产妇开始出现较多量活动性阴道流血，暗红色，有血块，最可能的诊断是
   A. 产后子宫收缩乏力
   B. 凝血功能障碍
   C. 宫颈裂伤
   D. 胎盘剥离不全
   E. 阴道静脉破裂
6. 下列居我国产妇死亡的首位原因的是
   A. 妊娠高血压综合征
   B. 羊水栓塞
   C. 妊娠合并心脏病
   D. 产褥感染
   E. 产后出血
7. 产后大出血的护理措施，不正确的是
   A. 保暖、吸氧
   B. 观察生命体征及尿量
   C. 建立静脉通路
   D. 遵医嘱使用有效的止血药物
   E. 子宫切除

二、A2 型题

1. 初孕妇，34 岁。妊娠 29 周，孕 1 产 0，主诉“胎动感觉不清 1 周”入院。经人工破膜及缩宫素静脉滴注娩出一死婴后即开始出现大量阴道出血，经人工剥离胎盘及使用子宫收缩药物后仍无效果，出血不止，无血凝块。其出血原因可能是
   A. 软产道损伤
   B. 胎盘残留
   C. 产后子宫收缩乏力
   D. 子宫腔内感染
   E. 凝血功能障碍
2. 初产妇，26 岁。妊娠 41 周，孕 3 产 0，因臀位行臀牵引术，胎儿娩出后 5 分钟突发阴道大量流血约为 400ml。查体：血压 100/60mmHg，脉搏 100 次/分，宫底脐平。此时最适宜的处理是
   A. 检查软产道有无损伤
   B. 静脉滴注缩宫素
   C. 行人工剥离胎盘
   D. 按摩子宫
   E. 纱布填塞宫腔
3. 某产妇，胎儿娩出后，立即出现阴道活动性出血，量多，呈鲜红色，有血凝块，子宫平脐、宫体较硬，最可能的出血原因是
   A. 子宫收缩乏力
   B. 胎盘植入
   C. 胎盘粘连
   D. 软产道损伤
   E. 凝血功能障碍

三、A3/A4 型题

（1~2 题共用题干）

初产妇，29 岁。妊娠 39^{+6}周。因第二产程延长，胎吸分娩，胎儿体重4000g，胎儿娩出后阴道持续出血，色鲜红，有凝血块。

1. 该产妇最有可能的出血原因是
   A. 胎盘剥离不全

B. 软产道裂伤
C. 产后子宫收缩乏力
D. 凝血功能障碍
E. 子宫破裂

2. 产后 1 小时，再次出血，患者面色苍白，出冷汗，测血压 70/30mmHg，子宫轮廓不清，此时出血原因可能是
A. 胎盘残留
B. 胎盘剥离不全
C. 子宫收缩乏力
D. 凝血功能障碍
E. 软产道裂伤

参考答案及解析

【参考答案】

一、A1 型题

1. A　2. C　3. A　4. E　5. D　6. E　7. E

二、A2 型题

1. E　2. C　3. D

三、A3/A4 型题

1. B　2. C

【解析】

扫码查看
相关内容

第三节　羊 水 栓 塞

一、A1 型题

1. 不属于羊水栓塞治疗原则的是
A. 推荐肝素治疗
B. 保持气道通畅
C. 维持血流动力学稳定
D. 解除肺动脉高压
E. 注意管理液体出入量

2. 预防羊水栓塞的正确措施是
A. 产程中避免使用缩宫素
B. 发现子宫收缩过强时，宜行人工破膜缓解子宫收缩
C. 人工破膜口宜大，便于羊水迅速流出
D. 观察产程，随时做好手术准备
E. 人工破膜宜在子宫收缩间歇期

3. 羊水栓塞的常见病因不包括
A. 子宫颈裂伤
B. 前置胎盘
C. 子宫收缩乏力
D. 胎盘早剥
E. 胎膜早破

4. 羊水栓塞的典型临床表现的 3 个渐进阶段是
A. 急性休克，弥散性血管内凝血（DIC）引起的出血，急性肾衰竭
B. DIC 引起的出血，急性肾衰竭，急性休克
C. 急性肾衰竭，急性休克，DIC 引起的出血
D. 休克，急性肾衰竭，DIC 引起的出血
E. DIC 引起的出血，急性休克，急性肾衰竭

5. 抢救羊水栓塞的护理措施，下列选项不妥的是
A. 应用大剂量镇静药
B. 防止凝血功能障碍
C. 抗过敏
D. 维持有效循环血量
E. 解除肺动脉高压

二、A2 型题

1. 产妇，26 岁。早期产前检查无异样，第二产程破膜后，突然呛咳、烦躁、呼吸困难，随即出现昏迷，血压 50/30mmHg，休克。该产妇可能发生了
A. 子宫破裂
B. 胎盘早剥
C. 产时子痫
D. 羊水栓塞
E. 胎儿窘迫

2. 患者，女性，30 岁。妊娠 39^{+6} 周时临产，第一产程破膜后子宫收缩仍乏力，遵医嘱给予缩宫素 2.5U+5% GS 500ml 静脉滴注，于第二产程患者突然出现烦躁不安、气促、呼吸困难、发绀，医生考虑是羊水栓塞。此时最佳处理是
A. 行鼻导管给氧
B. 停止静脉滴注缩宫素
C. 剖宫产结束分娩
D. 安抚患者稳定情绪
E. 向家属解释患者病情

参考答案及解析

【参考答案】

一、A1 型题

1. A　2. E　3. C　4. A　5. A

二、A2 型题

1. D　2. C

【解析】

扫码查看
相关内容

第八十四章　产后并发症妇女的护理

第一节　产 褥 感 染

一、A1 型题

1. 治疗产褥感染选择抗生素的依据是
   A. 感染部位、程度
   B. 患者全身症状
   C. 阴道分泌物性质
   D. 细菌培养和药物敏感试验结果
   E. 分娩方式
2. 引起产褥感染的病原体不包括
   A. 乙型溶血性链球菌
   B. 厌氧性链球菌
   C. 大肠埃希菌
   D. 需氧性链球菌
   E. 葡萄球菌
3. 下列产褥期疾病属于产褥感染的是
   A. 上呼吸道感染
   B. 腹泻
   C. 急性子宫内膜炎
   D. 急性膀胱炎
   E. 急性乳腺炎
4. 产褥感染患者应采取的正确体位是
   A. 头低足高位
   B. 侧卧位
   C. 平卧位
   D. 半卧位
   E. 随意体位
5. 下列选项中，引起产褥感染的诱因不包括
   A. 产道损伤
   B. 产程延长
   C. 早产
   D. 手术分娩
   E. 胎膜早破
6. 预防产褥感染，下列选项错误的是
   A. 妊娠晚期避免盆浴及性生活
   B. 接产中遵循无菌操作
   C. 产褥期应保持外阴清洁
   D. 所有分娩者均应给予抗生素
   E. 治疗妊娠期的各种并发症，如贫血、慢性感染性疾病
7. 产褥感染的临床表现不包括
   A. 急性外阴炎
   B. 急性子宫内膜炎
   C. 急性输卵管炎
   D. 血栓性静脉炎
   E. 慢性盆腔炎
8. 关于产褥感染的处理原则，错误的是
   A. 半卧位以利引流
   B. 改善全身一般情况
   C. 禁用肾上腺糖皮质激素，以防炎症扩散
   D. 选用有效的抗生素
   E. 胎盘残留者，应控制感染后清宫

二、A2 型题

1. 初产妇，29 岁。足月妊娠，破膜后 12 小时临产，因持续性枕后位行产钳助产术，产后出血不多。产后第 5 日体温为 37.8～38.7℃，双乳稍胀，但无肿块，宫底脐下 2cm，轻压痛，血性恶露，量多，有臭味，会阴切开伤口已愈合。该产妇最可能的临床诊断是
   A. 早期乳腺炎
   B. 阴道炎
   C. 会阴侧切伤口感染
   D. 急性子宫内膜炎
   E. 扁桃体炎
2. 产妇，29 岁。胎膜早破，自然分娩后第 3 日。查体：体温 39℃，下腹疼痛，血性恶露、混浊，有臭味，宫底平脐，宫体压痛。白细胞计数 17×10^9/L，中性粒细胞占比 0.8。最主要的处理原则是
   A. 加强营养
   B. 心理护理
   C. 控制感染
   D. 高热护理
   E. 严密观察
3. 患者，女，31 岁。剖宫产术后持续发热 3 天，体温 39.5℃左右。查体：子宫底平脐，压痛（+），血性恶露有臭味。手术后一直用头孢呋辛钠预防感染，为了进一步指导用药，患者应做的主要辅助检查是
   A. 宫腔分泌物培养加药敏试验

B. 传染病抗体测定
C. 肝肾功能
D. 尿常规
E. 血常规

4. 患者，女，29 岁。足月产后 4 天出现高热、寒战，下腹压痛，恶露增多有臭味，子宫复旧差。实验室检查示白细胞增多，该患者最可能的诊断
A. 上呼吸道感染
B. 子宫肌炎
C. 泌尿系统感染
D. 宫颈炎
E. 外阴炎

三、A3/A4 型题

（1~2 题共用题干）

初产妇，足月顺产后 3 日，体温 38.9℃，子宫体轻压痛，恶露量多且有臭味。

1. 该产妇首先考虑为
A. 急性输卵管炎
B. 血栓性静脉炎
C. 急性子宫内膜炎
D. 急性盆腔腹膜炎
E. 急性盆腔结缔组织炎

2. 患者休息时应采取的最佳体位为
A. 半卧位
B. 平卧位
C. 左侧卧位
D. 右侧卧位
E. 头低足高位

参考答案及解析

【参考答案】

一、A1 型题

1. D　2. D　3. C　4. D　5. C　6. D　7. E　8. C

二、A2 型题

1. D　2. C

三、A3/A4 型题

1. C　2. A

【解析】

扫码查看相关内容

第二节　晚期产后出血

一、A1 型题

1. 晚期产后出血是指分娩多长时间后，在产褥期内发生子宫大量出血
A. 2 小时
B. 8 小时
C. 12 小时
D. 16 小时
E. 24 小时

2. 蜕膜残留致晚期产后出血，宫腔刮出物病理检查不包括的组织是
A. 绒毛
B. 纤维素
C. 坏死蜕膜
D. 玻璃样变的蜕膜细胞
E. 红细胞

二、A2 型题

初产妇，剖宫产术后 10 天，突然阴道大量流血，入院时血压 80/55mmHg，心率 110 次/分，血红蛋白 60g/L。首要的处理原则是
A. 加强宫缩
B. 预防感染
C. 抢救休克
D. 静脉输入缩宫素
E. 按摩子宫

三、B 型题

（1~2 题共用备选答案）
A. 子宫收缩乏力
B. 产道裂伤
C. 凝血功能障碍

D. 胎盘、胎膜残留
E. 感染

1. 晚期产后出血最常见的原因是
2. 产后出血最常见的原因是

参考答案及解析

【参考答案】

一、A1 型题

1. E　2. A

二、A2 型题

C

三、B 型题

1. D　2. A

【解析】

扫码查看
相关内容

第三节　产后心理障碍

一、A1 型题

1. 关于产后抑郁的叙述，下列选项错误的是
   A. 产后抑郁可有多方面原因
   B. 妊娠期发生不良生活事件越多，患病的可能性越大
   C. 有家族抑郁症病史的产妇，发病风险高
   D. 是一组精神病性的抑郁综合征
   E. 可表现出自责、自罪、自我伤害
2. 下列关于产后抑郁病因的叙述，错误的是
   A. 分娩后甾体激素的急剧升高
   B. 对母亲角色的认同缺陷
   C. 情绪不稳定、人际关系困难
   D. 与遗传因素有关
   E. 家庭经济负担较大
3. 下列关于产后心理障碍病因的叙述，错误的是
   A. 家庭不和睦，缺少丈夫的帮助
   B. 手术产也可以给孕妇带来紧张与恐惧
   C. 敏感、情绪不稳定、社交能力不良
   D. 分娩后类固醇激素的急剧下降
   E. 与遗传因素关系不大

二、A2 型题

1. 产妇，35 岁。第 1 胎，剖宫产术后 2 周诊断为重症产后抑郁，下列处理措施错误的是
   A. 减轻生活中应激压力
   B. 改善家庭生活环境
   C. 提供心理咨询
   D. 减少或避免不良刺激
   E. 不需要特别治疗
2. 产妇，28 岁。产后 1 周出现情绪低落，认为孩子出生后家人不如以前关心自己，心情压抑悲伤，经常冲家人发脾气。下列叙述错误的是
   A. 产后抑郁只需要进行心理治疗
   B. 分娩后体内雌激素突然下降可能是产后抑郁的促发因素
   C. 护理人员要鼓励产妇宣泄、抒发自己的心理感受
   D. 注意安全保护，防止产妇发生伤害行为
   E. 社会心理因素是造成产后抑郁的主要原因

三、A3/A4 型题

（1~2 题共用题干）

患者，女性，25 岁。工作压力大，婚后意外怀孕，该孕妇整个妊娠期精神紧张、烦躁，于妊娠 35 周因胎儿窘迫手术产一女婴。产后第 2 日丈夫因公出差，其开始精神不振，常常失眠，于是向心理医生求助，心理医生诊断为产后抑郁。

1. 产后抑郁一般发生在
   A. 产后 3~4 日
   B. 产后 1 周
   C. 产后 2 周
   D. 产后 3 周
   E. 产后 4 周
2. 该产妇产后抑郁心理因素不包括
   A. 社交能力不良
   B. 手术分娩
   C. 情绪不稳定
   D. 对承担母亲角色的不适应
   E. 缺少家庭支持

参考答案及解析

【参考答案】

一、A1 型题

1. D　2. A　3. E

二、A2 型题

1. E　2. A

三、A3/A4 型题

1. C　2. B

【解析】

扫码查看
相关内容

第八十五章　妇科护理病历

一、A1 型题

1. 末次月经的英文缩写为
   A. LMP
   B. GMP
   C. PMP
   D. PML
   E. GPT
2. 下列关于妇科检查错误的是
   A. 月经期一般不做内诊
   B. 取膀胱截石位
   C. 所有患者均需要做阴道检查
   D. 用具消毒
   E. 先排空膀胱
3. 下列关于妇科检查的叙述，正确的是
   A. 双合诊是指阴道和腹壁的联合检查
   B. 检查前必须导尿以排空膀胱
   C. 对未婚者行三合诊检查
   D. 肛腹诊用于双合诊检查不明确时
   E. 患者取平卧位
4. 下列关于妇科双合诊检查的说法，错误的是
   A. 先排空膀胱
   B. 取膀胱截石位
   C. 适于所有妇科患者
   D. 用具一定消毒，防止交叉感染
   E. 妇科双合诊检查是妇科最常用检查方法

二、A2 型题

患者，女性，28 岁。因外阴瘙痒，白带增多 3 日就诊。需要行盆腔检查，护士应嘱患者采用的正确体位是
   A. 俯卧位
   B. 半卧位
   C. 胸膝卧位
   D. 膀胱截石位
   E. 仰卧位

参考答案及解析

【参考答案】

一、A1 型题

1. A　2. C　3. A　4. C

二、A2 型题

D

【解析】

扫码查看
相关内容

第八十六章　女性生殖系统炎症患者的护理

第一节　概　　述

A1 型题

1. 关于女性生殖系统炎症病原体的叙述，不正确的是
   A. 螺旋体有梅毒螺旋体
   B. 原虫多见于阿米巴原虫
   C. 真菌以白念珠菌为主
   D. 病毒有疱疹病毒、人乳头瘤病毒
   E. 细菌大多为化脓菌，如葡萄球菌、链球菌
2. 结核分枝杆菌的主要传播途径是
   A. 直接蔓延
   B. 经血液循环播散
   C. 沿生殖道黏膜上行蔓延
   D. 经淋巴系统蔓延
   E. 种植传播
3. 女性生殖系统炎症中，沿生殖道黏膜上行蔓延的细菌有
   A. 淋病奈瑟球菌
   B. 链球菌
   C. 真菌
   D. 厌氧菌
   E. 大肠埃希菌
4. 女性生殖系统炎症中，经淋巴系统感染的细菌有
   A. 淋病奈瑟球菌
   B. 沙眼衣原体
   C. 葡萄球菌
   D. 厌氧菌
   E. 大肠埃希菌

参考答案及解析

【参考答案】

A1 型题

1. B　2. B　3. A　4. D

【解析】

扫码查看
相关内容

第二节　外阴部炎症

A1 型题

1. 下列不属于非特异性外阴炎临床表现的是
   A. 排尿时外阴有烧灼感
   B. 外阴皮肤黏膜瘙痒
   C. 外阴皮肤充血、肿胀
   D. 外阴皮肤溃疡或湿疹
   E. 白带增多呈脓性
2. 下列关于前庭大腺炎的认识，叙述不正确的是
   A. 育龄期妇女多见，幼女及绝经后妇女少见
   B. 急性期，大阴唇上 1/3 处疼痛、肿胀
   C. 脓肿形成时触之有波动感，直径可达3～6cm
   D. 引流良好者，炎症消退而自愈
   E. 引流不畅，炎症持续不退或反复发作

参考答案及解析

【参考答案】

A1 型题

1. E　2. B

【解析】

扫码查看
相关内容

第三节　阴 道 炎 症

一、A1 型题

1. 适宜滴虫生长的阴道 pH 是
   A. 3.5~4.2
   B. 4.4~5.0
   C. 5.2~6.6
   D. 6.8~7.4
   E. 7.8~8.0
2. 阴道分泌物悬滴检查用于
   A. 防癌普查
   B. 查滴虫与真菌
   C. 检查阴道 pH
   D. 了解卵巢功能
   E. 了解子宫内膜情况
3. 关于外阴阴道假丝酵母菌病的诱发因素，下列哪项应除外
   A. 妊娠
   B. 口服甲硝唑
   C. 糖尿病
   D. 阴道局部免疫功能下降
   E. 长期口服避孕药
4. 孕妇并发外阴阴道假丝酵母菌病，其白带性质为
   A. 泡沫状
   B. 黄水样
   C. 稀薄
   D. 豆渣样
   E. 脓血性
5. 滴虫阴道炎阴道分泌物的典型特征是
   A. 白色、豆渣样
   B. 稀薄、泡沫状
   C. 血性分泌物
   D. 乳白色、黏稠
   E. 呈黄水状
6. 外阴阴道假丝酵母菌病患者阴道灌洗时采用的药液是
   A. 醋酸或乳酸
   B. 高锰酸钾溶液
   C. 一般消毒液
   D. 碳酸氢钠
   E. 生理盐水
7. 阴道内大量豆腐渣样白带可见于
   A. 滴虫阴道炎
   B. 外阴阴道假丝酵母菌病
   C. 子宫颈炎
   D. 老年阴道炎
   E. 盆腔炎
8. 阴道分泌物呈灰黄色、稀薄泡沫状，伴外阴及阴道口瘙痒，可见于
   A. 老年性阴道炎
   B. 外阴阴道假丝酵母菌病
   C. 慢性子宫颈炎
   D. 滴虫阴道炎
   E. 盆腔炎

二、A2 型题

1. 患者，女性，31 岁。白带增多伴瘙痒 3 日，为黄绿色稀薄泡沫样，悬滴法查到滴虫。护士在指导患者自我护理、用药方法及切断传染途径的同时，还应告知月经干净后复查滴虫阴道炎连续几次阴性为治愈标准
   A. 2 次
   B. 3 次
   C. 4 次
   D. 5 次
   E. 6 次
2. 患者，女性，34 岁。1 周来觉外阴瘙痒，有豆渣

样白带。查体：阴道黏膜红肿，附有白色膜状物，易剥离。引起该病的病原体为

A. 阴道毛滴虫

B. 大肠埃希菌

C. 梅毒螺旋体

D. 白念珠菌

E. 金黄色葡萄球菌

3. 患者，女性，36 岁。近几日感到外阴瘙痒，白带增多，呈稀薄状且有腥臭味。患者的主要传播方式是

A. 性交

B. 公共浴池

C. 游泳池

D. 敷料

E. 空气

4. 患者，女性，46 岁，已婚。有糖尿病史，近日发现外阴痒，白带多。妇科检查：宫颈光滑，阴道壁充血，白带黏稠，典型豆腐渣样。该患者最可能的诊断是

A. 非特异性阴道炎

B. 外阴阴道假丝酵母菌病

C. 萎缩性阴道炎

D. 慢性子宫颈炎

E. 滴虫阴道炎

三、A3/A4 型题

（1~3 题共用题干）

患者，女性，37 岁。因阴道分泌物增多伴轻度外阴瘙痒 1 周就诊。妇科检查：阴道分泌物呈灰白色，均匀一致，并黏附于阴道壁，阴道黏膜无充血。

1. 对该患者进行进一步检查，措施不妥当的是

A. 取分泌物应先用新洁尔灭消毒外阴部

B. 取分泌物在高倍镜下找致病细菌

C. 进行胺臭味实验

D. 取分泌物前不能做双合诊

E. 一般不做分泌物细菌定性培养

2. 该患者最可能的诊断是

A. 外阴瘙痒症

B. 外阴阴道假丝酵母菌病

C. 细菌性阴道病

D. 滴虫阴道炎

E. 非特异性阴道炎

3. 下列选项中，该患者首选的治疗方案是

A. 性伴侣需要常规治疗

B. 选用抗厌氧菌药物，如甲硝唑、克林霉素

C. 选用广谱抗生素

D. 局部用药较全身用药好

E. 选用小苏打冲洗阴道

四、B 型题

（1~2 题共用备选答案）

A. 稀薄泡沫状白带

B. 脓性白带

C. 豆渣样白带

D. 血性白带

E. 黄水状白带

1. 滴虫阴道炎的典型症状是

2. 外阴阴道假丝酵母菌感染患者白带的性状是

参考答案及解析

【参考答案】

一、A1 型题

1. C 2. B 3. B 4. D 5. B 6. D 7. B 8. D

二、A2 型题

1. B 2. D 3. A 4. B

三、A3/A4 型题

1. A 2. C 3. B

四、B 型题

1. A 2. C

【解析】

扫码查看
相关内容

第四节　子宫颈炎症

一、A1 型题

子宫颈炎症的主要症状是
A. 外阴皮肤瘙痒
B. 阴道分泌物稀薄
C. 白带增多
D. 泡沫状白带
E. 腹痛

二、A2 型题

1. 患者，女性，46 岁。阴道分泌物增多半年，近来出现血性白带。妇科检查：子宫颈柱状上皮外移 2/3 处，触之易出血，子宫正常大小，附件（-）。为排除宫颈癌，应首先做的检查为
A. 阴道分泌物悬滴检查
B. 子宫颈活体组织检查
C. 子宫颈碘试验
D. 子宫颈刮片细胞学检查
E. 宫腔镜检查

2. 患者，女性，28 岁。因下腹及腰骶部疼痛不适伴白带量增多近 2 个月就诊。妇检：子宫颈柱状上皮外移 1/2 处，接触性出血。正确的处理应是
A. 药物治疗
B. 物理治疗
C. 子宫颈锥切术
D. 暂时观察，定期随访
E. 排除子宫颈癌后再行治疗

三、B 型题

（1~2 题共用备选答案）
A. 人乳头瘤病毒
B. 性伴侣不稳定
C. 子宫颈受损后细菌感染
D. 雌激素水平过高
E. 阴道内清洁度改变

1. 慢性子宫颈炎的病因是
2. 外阴尖锐湿疣的病因是

参考答案及解析

【参考答案】

一、A1 型题
C

二、A2 型题
1. D　2. E

三、B 型题
1. C　2. A

【解析】

扫码查看
相关内容

第五节　盆腔炎性疾病

A1 型题

1. 急性盆腔炎的主要治疗手段是
A. 物理疗法
B. 手术疗法
C. 卧床休息
D. 抗生素治疗
E. 活血化瘀和清热解毒

2. 慢性盆腔炎可考虑手术治疗的情况是
A. 不孕
B. 双侧输卵管增粗
C. 月经过多
D. 输卵管卵巢囊肿
E. 痛经

3. 慢性盆腔炎术后第 1 日，患者宜取的体位是
A. 半卧位
B. 俯卧位
C. 平卧位
D. 侧卧位
E. 头低足高位

4. 最常见的盆腔炎症是
A. 子宫内膜炎
B. 子宫肌炎
C. 输卵管炎及输卵管卵巢炎
D. 盆腔腹膜炎
E. 盆腔结缔组织炎

参考答案及解析

【参考答案】
A1 型题
1. D 2. D 3. A 4. C

【解析】

扫码查看
相关内容

第六节 尖锐湿疣

A1 型题

1. 与尖锐湿疣有关的病毒是
A. 风疹病毒
B. 腮腺炎病毒
C. 带状疱疹病毒
D. 人乳头瘤病毒
E. 人类免疫缺陷病毒
2. 尖锐湿疣的主要直接传播途径是
A. 性交
B. 污染衣物
C. 器械
D. 粪-口
E. 血液

参考答案及解析

【参考答案】
A1 型题
1. D 2. A

【解析】

扫码查看
相关内容

第七节 淋病

一、A1 型题

1. 下列关于淋病奈瑟球菌感染的叙述，正确的是
A. 病原体检查取材的部位最好是阴道上段
B. 淋病奈瑟球菌主要侵袭生殖道黏膜的鳞状上皮
C. 分泌物涂片在多核白细胞内找到数对革兰阴性双球菌可以诊断
D. 淋病患者一般很少伴发尖锐湿疣
E. 分泌物涂片在多核白细胞内找到数对革兰阳性双球菌可以诊断
2. 关于淋病的描述，不正确的是
A. 发病率位于我国性传播疾病之首
B. 由革兰阳性杆菌引起
C. 主要通过性接触直接传播
D. 淋病奈瑟球菌在潮湿环境中可生存较长时间
E. 以侵袭生殖、泌尿系统黏膜的柱状上皮和移行上皮为特点

二、B 型题

（1~2 题共用备选答案）
A. 脓性
B. 血性
C. 黄水样
D. 豆渣样
E. 稀薄泡沫状
1. 急性淋病阴道分泌物多呈
2. 外阴阴道假丝酵母菌病的典型阴道分泌物多呈
3. 滴虫性阴道炎的典型阴道分泌物呈

参考答案及解析

【参考答案】

一、A1 型题

1. C 2. B

二、B 型题

1. A 2. D 3. E

【解析】

扫码查看
相关内容

第八节 梅 毒

A1 型题

1. 梅毒螺旋体感染所致疾病是
A. 淋病
B. 梅毒
C. 尖锐湿疣
D. 子宫颈癌
E. 生殖器疱疹
2. 梅毒患者不合适的处理原则是
A. 首选青霉素，用药足量，疗程规范
B. 治疗期间性生活无禁忌
C. 产妇禁忌哺乳
D. 临床治疗为各种损害消退，症状消失
E. 血清学治愈为梅毒血清血试验阴性，脑脊液检查阴性

参考答案及解析

【参考答案】

A1 型题

1. B 2. B

【解析】

扫码查看
相关内容

第九节 获得性免疫缺陷综合征

A1 型题

1. 获得性免疫缺陷综合征常用的治疗药物不包括
A. 抗病毒药物
B. 干扰素
C. 免疫增强药
D. 性激素
E. 抗生素
2. 获得性免疫缺陷综合征的传播途径不包括
A. 性接触

B. 输血
C. 妊娠
D. 分娩
E. 握手

参考答案及解析

【参考答案】

A1 型题

1. D　2. E

【解析】

扫码查看
相关内容

第八十七章　月经失调患者的护理

第一节　功能失调性子宫出血

一、A1 型题

1. 青春期功能失调性子宫出血（简称功血）患者遵医嘱首选的治疗是
   A. 止血
   B. 调整周期
   C. 促进排卵
   D. 减少经量
   E. 防止内膜病变
2. 对功能失调性子宫出血的患者进行妇科检查，可见其子宫
   A. 比正常小
   B. 正常大小
   C. 如妊娠 2 周大
   D. 如妊娠 4 周大
   E. 如妊娠 6 周大
3. 了解不孕症妇女有无排卵的最简单方法为
   A. 诊断性刮宫
   B. 阴道侧壁涂片
   C. 子宫颈黏液检查
   D. 激素水平测定
   E. 基础体温测定
4. 下列关于功血的叙述错误的是
   A. 有排卵性功血好发于育龄妇女
   B. 无排卵性功血好发于青春期和更年期妇女
   C. 有排卵性功血易发生流产
   D. 排卵型性功血分 2 种
   E. 功血是生殖系统发生器质性病变出现子宫出血
5. 功能失调性子宫出血是指
   A. 生育年龄的异常子宫出血
   B. 子宫内膜异位症引起的异常子宫出血
   C. 生殖器官无明显器质性病变的异常子宫出血
   D. 伴有轻度子宫内膜非特异性炎症的子宫出血
   E. 绝经后妇女的异常子宫出血
6. 功能失调性子宫出血最常见的类型是
   A. 无排卵性功血
   B. 子宫内膜不规则脱落
   C. 排卵期出血
   D. 黄体功能不全
   E. 排卵性功血
7. 功能失调性子宫出血的病因不包括
   A. 营养不良
   B. 精神紧张
   C. 子宫肌瘤
   D. 过度疲劳
   E. 气候骤变
8. 排卵性功血的治疗原则是
   A. 防止子宫内膜病变
   B. 恢复黄体功能
   C. 积极止血
   D. 调整周期
   E. 促排卵

二、A2 型题

1. 患者，女性，48 岁。主诉经期延长。平常月经规律，近 4 个月月经期长达 10 日，且出血量多，妇科检查未见异常，诊断为功血。此种情况最佳的止血方法是
   A. 止血药
   B. 雌激素
   C. 雄激素
   D. 刮宫术及子宫内膜送病理检查
   E. 中草药
2. 患者，女性，16 岁。青春期功血，医生给予性激素调整月经周期。护士给患者进行健康指导，正确的是
   A. 按时按量服用性激素
   B. 如感冒可暂时停服
   C. 血止后药量每日递减
   D. 调整月经应 2 个周期
   E. 每次减量不超过原剂量的 1/2
3. 患者，女性，15 岁。月经来潮 1 年，周期不规则，2~3 个月行经 1 次，经期 8~10 日，经量多，无经期疼痛，呈贫血貌。应首先考虑
   A. 子宫内膜炎
   B. 无排卵性功血
   C. 排卵性功血
   D. 子宫肌瘤

E. 卵巢肿瘤

4. 患者，女性，26 岁。14 岁初潮，既往月经规律。现停经 15 日，不规则阴道流血 20 日，量时多时少，无腹痛。妇科检查：子宫颈光滑，子宫前位正常大小，管内有透明分泌物，双附件（-），子宫颈黏液涂片见羊齿状结晶。该患者最可能的诊断是
   A. 黄体功能不足
   B. 流产
   C. 子宫内膜不规则脱落
   D. 无排卵性功血
   E. 异位妊娠
5. 患者，女性，36 岁。孕 1 产 0。既往月经规律，但近 1 年月经周期紊乱，经期持续时间延长，经量不多，伴经期腹痛，行经 19 日至今未净。该患者不可能的诊断是
   A. 异位妊娠
   B. 无排卵性功血
   C. 排卵性功血
   D. 子宫肌瘤
   E. 子宫内膜炎
6. 患者，女性，15 岁。诊断为无排卵性功能失调性子宫出血，其治疗原则是
   A. 缩短月经周期
   B. 调整垂体与性腺功能
   C. 减少月经量、调整周期
   D. 止血、调整周期、促进排卵
   E. 减少月经量

三、A3/A4 型题

（1~3 题共用题干）

患者，女性，52 岁。不规则阴道流血半年就诊。全身体检无异常。妇科检查：子宫正常大小，双附件（-）。

1. 该患者最可能的诊断是
   A. 血液疾病
   B. 无排卵性功血
   C. 绝经综合征
   D. 子宫蜕膜肌瘤
   E. 有排卵性功血
2. 下列选项中，对该患者护理措施不妥的是
   A. 纠正贫血
   B. 刮宫止血
   C. 按医嘱给予性激素止血
   D. 促进排卵
   E. 注意阴道流血
3. 向患者介绍用药知识时，下列选项中错误的是
   A. 有女性男性化不良反应
   B. 大量应用性激素，部分患者有恶心、呕吐等不良反应
   C. 部分患者出现造血功能障碍，消化道反应
   D. 严格按医嘱服用，不可随意停药或增量
   E. 饭后、睡前服药减少胃肠道反应

参考答案及解析

【参考答案】

一、A1 型题

1. A 2. B 3. E 4. E 5. C 6. A 7. C 8. B

二、A2 型题

1. D 2. A 3. B 4. D 5. B 6. D

三、A3/A4 型题

1. B 2. D 3. C

【解析】

扫码查看
相关内容

第二节 闭 经

一、A1 型题

1. 继发性闭经是指月经初潮后，因某种病理性原因停经在
   A. 6 个月以上
   B. 5 个月以上
   C. 4 个月以上
   D. 3 个月以上
   E. 2 个月以上
2. 卵巢性闭经的原因不包括

A. 卵巢功能性肿瘤
B. 先天性卵巢发育不全或缺如
C. 卵巢功能早衰
D. 低促性腺激素性闭经
E. 多囊卵巢综合征

二、A2 型题

1. 患者，女性，20 岁。未婚。主诉为原发性闭经。体型、容貌呈女型，乳房发育正常。检查：外阴未见异常，子宫略小，双附件（-）。给予黄体酮未引起撤退性子宫出血，给予雌-孕激素序贯法也未引起子宫出血。本例闭经的原因首先考虑在
   A. 子宫
   B. 卵巢
   C. 垂体
   D. 肾上腺
   E. 丘脑下部
2. 患者，女性，16 岁。月经初潮后不规则 1 年半，此次月经持续 1 周不止，量多。检查：面色苍白，阴道口可见暗红色血块，子宫稍小于正常，双附件（-）。为止血首选的处理是
   A. 雌激素止血
   B. 雌激素、雄激素止血
   C. 孕激素止血
   D. 缩宫素止血
   E. 诊刮止血

三、B 型题

（1~2 题共用备选答案）
   A. 基础体温测定
   B. 卵巢活体组织检查
   C. 阴道脱落细胞检查
   D. 子宫内膜诊刮
   E. 子宫颈黏液检查
1. 常用于闭经的辅助检查不包括
2. 对功血患者具有诊断和治疗双重作用的措施是

参考答案及解析

【参考答案】

一、A1 型题

1. A　2. D

二、A2 型题

1. A　2. A

三、B 型题

1. B　2. D

【解析】

扫码查看
相关内容

第三节　痛　　经

A1 型题

1. 下列关于痛经的叙述，错误的是
   A. 原发性痛经者生殖器官无器质性病变
   B. 痛经者可用解痉药
   C. 多发于无排卵型月经
   D. 行经第 1 日疼痛最剧烈
   E. 继发性痛经者生殖器官有器质性病变
2. 关于原发性痛经的叙述，不正确的是
   A. 多见于未婚或未孕妇女
   B. 月经来潮前数小时即出现
   C. 常发生在月经初潮后 6~12 个月
   D. 伴面色苍白、出冷汗
   E. 生殖器官多有器质性病变

参考答案及解析

【参考答案】

A1 型题

1. C 2. E

【解析】

扫码查看
相关内容

第四节 围绝经期综合征

A1 型题

1. 女性围绝经期出现一系列性激素减少所致症状的原因是
   A. 下丘脑功能衰退
   B. 垂体功能衰退
   C. 卵巢功能衰退
   D. 子宫功能衰退
   E. 肾上腺功能衰退
2. 绝经已 2 年的妇女，体内性激素水平的变化特点是
   A. 卵泡刺激素（FSH）升高，黄体生成素（LH）降低，雌二醇（E_2）降低
   B. FSH 降低，LH 升高，E_2 降低
   C. FSH 降低，LH 降低，E_2 降低
   D. FSH 升高，LH 升高，E_2 降低
   E. FSH 升高，LH 降低，E_2 升高
3. 围绝经期综合征的常见症状是
   A. 月经紊乱
   B. 血管舒缩症状
   C. 心血管疾病
   D. 泌尿生殖道症状
   E. 骨质疏松

参考答案及解析

【参考答案】

A1 型题

1. C 2. D 3. A

【解析】

扫码查看
相关内容

第八十八章　妊娠滋养细胞疾病患者的护理

第一节　葡　萄　胎

一、A1 型题

1. 葡萄胎清宫术前备用物品中哪项不需要
   A. 配血备用
   B. 缩宫素
   C. 雌激素制剂
   D. 抢救药品及物品
   E. 大号吸管
2. 葡萄胎清宫术后随访时间至少为
   A. 1 年
   B. 2 年
   C. 3 年
   D. 4 年
   E. 5 年
3. 关于葡萄胎的说法，正确的是
   A. 病因尚不清楚
   B. 是一种恶性病变
   C. 多为部分性葡萄胎
   D. 常侵入肌层，发生远处转移
   E. 病理特点为滋养细胞增生，间质内血管增生明显
4. 下列不属于葡萄胎病理变化的是
   A. 不同程度的子宫肌层浸润
   B. 滋养细胞增生
   C. 绒毛间质水肿
   D. 绒毛间质血管稀少或消失
   E. 出现卵巢黄素化囊肿
5. 葡萄胎患者刮宫后，卵巢黄素化囊肿消失的时间最迟不应超过
   A. 2 周
   B. 4 周
   C. 8 周
   D. 10 周
   E. 16 周
6. 葡萄胎刮宫后随访时最重要的检查项目是
   A. 阴道检查
   B. 阴道脱落细胞涂片检查
   C. B 超检查
   D. 胸部 X 线检查
   E. 血人绒毛膜促性腺激素（hCG）检查
7. 下列关于葡萄胎的说法，正确的是
   A. 葡萄胎是一种恶性病变
   B. 可并发卵巢黄素化囊肿
   C. 多为部分性葡萄胎
   D. 常侵入肌层，发生远处转移
   E. 病理特点为滋养细胞增生，间质内血管增生明显
8. 关于葡萄胎的临床表现，下列不准确的是
   A. 停经 8~12 周发生不规则阴道流血
   B. 卵巢黄素化囊肿
   C. 子宫体积一般增长较慢
   D. 较早出现妊娠期高血压疾病
   E. 有甲状腺功能亢进征象

二、A2 型题

1. 患者，女性，25 岁。因葡萄胎住院，给予清宫治疗，术后即将出院。护士告知患者避孕时间是
   A. 1 年
   B. 2 年
   C. 3 年
   D. 3 年半
   E. 5 年
2. 患者，女性，25 岁。停经 56 日，近 1 周有不规则阴道出血。检查子宫底脐下 3 指，质软，hCG 阳性。B 超见密集雪花样亮点。最可能的诊断是
   A. 双胎
   B. 羊水过多
   C. 葡萄胎
   D. 流产
   E. 妊娠合并肌瘤

三、A3/A4 型题

（1~2 题共用题干）

患者，女性，28 岁。结婚 3 年未孕，平素月经规律，因停经 3 个月就诊。妇科检查：宫颈光滑，宫口闭，子宫如妊娠 5 个月大小，质软，左侧附件触及直径约 6cm 囊性肿块，尿 hCG（+）。入院后初步诊断为葡萄胎。

1. 下列选项中，该患者最简便的确诊方法是
   A. B 超检查
   B. 血 hCG 测定

C. 诊断性刮宫（简称诊刮）
D. 盆腔 X 线检查
E. 腹腔镜检查

2. 该患者左侧附件的囊性肿块考虑是
A. 卵巢巧克力囊肿
B. 卵巢黄素化囊肿
C. 妊娠黄体
D. 输卵管卵巢囊肿
E. 浆膜下子宫肌瘤

（3~4 题共用题干）

患者，女性，28 岁。因停经 3 个月，阴道不规则流血 10 余日入院。自述无腹痛，阴道流血量时多时少。查体：轻度贫血貌，宫底脐下 1 横指，未触及胎体，未闻及胎心。

3. 该患者最可能的诊断是
A. 先兆流产
B. 双胎妊娠
C. 葡萄胎
D. 羊水过多
E. 前置胎盘

4. 为进一步确诊，首选的辅助检查是
A. 分段诊刮
B. 组织学检查
C. B 超
D. 血 β-hCG 测定
E. X 线检查

四、B 型题

（1~2 题共用备选答案）
A. 清宫术
B. 引产
C. 药物流产
D. 手术切除子宫
E. 化学治疗

1. 一旦发现葡萄胎，应尽快行
2. 侵蚀性葡萄胎治疗以何种方式为主

（3~4 题共用备选答案）
A. 子宫腔内绒毛水泡状水肿和滋养细胞增生
B. 子宫肌内水泡状组织，有绒毛结构，滋养细胞增生、分化不良
C. 子宫肌内滋养细胞极度不规则增生，周围大片出血、坏死，绒毛结构消失
D. 子宫腔内可见毛发、油脂，有时可见牙齿或骨质
E. 子宫腔内可见菜花样肿块

3. 葡萄胎的病理特点是
4. 绒毛膜癌的病理特点是

参考答案及解析

【参考答案】

一、A1 型题

1. C 2. B 3. A 4. A 5. E 6. E 7. B 8. C

二、A2 型题

1. A 2. C

三、A3/A4 型题

1. A 2. B 3. C 4. C

四、B 型题

1. A 2. E 3. B 4. C

【解析】

扫码查看
相关内容

第二节 侵蚀性葡萄胎

一、A1 型题

1. 侵蚀性葡萄胎患者若发生阴道转移时，典型的体征为
A. 阴道黏膜溃疡
B. 阴道黏膜充血
C. 阴道黏膜水肿
D. 阴道黏膜附有白色膜状物
E. 阴道黏膜紫蓝色结节

2. 侵蚀性葡萄胎多发生在
A. 足月产以后
B. 流产以后
C. 葡萄胎以后
D. 异位妊娠后

E. 绒癌

二、A2 型题

患者，女性，30 岁。在手术切除标本的病理检查中发现子宫肌层及输卵管中有滋养细胞并显著增生，呈团块状，细胞大小、形状均不一致，有出血及坏死，但绒毛结构完整。最可能的诊断是

A. 绒毛膜癌
B. 侵蚀性葡萄胎
C. 葡萄胎
D. 子宫体癌
E. 卵巢肿瘤

参考答案及解析

【参考答案】

一、A1 型题

1. E　2. C

二、A2 型题

B

【解析】

扫码查看
相关内容

第三节　绒毛膜癌

一、A1 型题

1. 绒毛膜癌患者最常见的转移部位是
   A. 肺
   B. 脑
   C. 肝
   D. 阴道
   E. 膀胱
2. 绒癌或侵蚀性葡萄胎化疗患者最常见的不良反应是
   A. 恶心、呕吐
   B. 出血性膀胱炎
   C. 脱发
   D. 骨髓抑制
   E. 口腔溃疡
3. 绒毛膜癌常见的死亡原因是
   A. 胸腔转移
   B. 阴道转移
   C. 脑转移
   D. 肺转移
   E. 胃肠道转移
4. 下列关于绒毛膜癌的病理改变，正确的是
   A. 腺体增生，并有不典型细胞
   B. 为蜕膜组织，未见绒毛结构
   C. 绒毛结构及滋养细胞增生和分化不良
   D. 滋养细胞极度不规则增生，未见绒毛结构
   E. 滋养细胞增生，间质水肿，间质内胎源性血管消失
5. 绒毛膜癌患者如果出现胸痛、憋气，可能发生
   A. 肺转移
   B. 肝转移
   C. 肾转移
   D. 脑转移
   E. 脾转移
6. 下列选项中，绒毛膜癌最可靠的确诊依据是
   A. 胸部 X 线片可见转移阴影
   B. 阴道可见蓝紫色转移结节
   C. 刮宫术后血 hCG 持续阳性
   D. 卵黄素持续不消失
   E. 病理学检查仅见滋养细胞高度增生而无绒毛结构

二、A2 型题

李老师在妇科病房带实习，见到护士学生小王在护理一位绒毛膜癌的患者，课下问小王该患者的处理原则，正确的是

A. 进行放射治疗
B. 子宫切除
C. 放射性核治疗
D. 以化学治疗为主
E. 子宫及附件切除

参考答案及解析

【参考答案】

一、A1 型题

1. A 2. D 3. C 4. D 5. A 6. E

二、A2 型题

D

【解析】

扫码查看
相关内容

第四节 化疗患者的护理

A1 型题

1. 化学治疗（简称化疗）不良反应最常见、最严重的是
   A. 造血功能障碍
   B. 消化道反应
   C. 皮肤黏膜损伤
   D. 肝、肾功能损伤
   E. 周围神经毒性
2. 下列药物中，属于烷化剂的是
   A. 甲状腺素
   B. 环磷酰胺
   C. 氟尿嘧啶
   D. 丝裂霉素
   E. 长春新碱
3. 对化疗患者实行保护性隔离，主要为了预防
   A. 消化道反应
   B. 腹泻
   C. 口腔溃疡
   D. 感染
   E. 心、肺、肾损害

参考答案及解析

【参考答案】

A1 型题

1. A 2. B 3. D

【解析】

扫码查看
相关内容

第八十九章　妇科腹部手术患者的护理

第一节　妇科腹部手术患者的一般护理

一、A1 型题

1. 术前需要涂甲紫的妇科手术是
   A. 全子宫切除术
   B. 子宫肌瘤剔除术
   C. 阴式子宫切除术
   D. 卵巢囊肿剔除术
   E. 阴道前后壁修补术
2. 妇科腹部手术备皮范围错误的是
   A. 上起剑突下缘
   B. 右侧至腋中线
   C. 下至双大腿上 1/3
   D. 左侧至腋中线
   E. 下至髂前上棘连线
3. 妇科腹部手术备皮范围正确的是
   A. 上至剑突下缘，下至双大腿上 1/3，双侧至腋中线包括会阴部
   B. 上至剑突下缘，下至双大腿上 1/3，双侧至腋中线不包括会阴部
   C. 上至乳头，下至双大腿上 1/3，双侧至腋中线包括会阴
   D. 上至剑突下缘，下至双大腿上 1/2，双侧至腋中线，包括会阴部
   E. 上至剑突下缘，下至双大腿上 1/2，双侧至腋中线，不包括会阴部

二、A2 型题

患者，女性，30 岁。卵巢囊肿剥出术后 8 小时，肛门未排气。该患者目前可进食
   A. 米汤
   B. 糖水
   C. 面条
   D. 牛奶
   E. 汤圆

参考答案及解析

【参考答案】

一、A1 型题

1. A　2. E　3. A

二、A2 型题

A

【解析】

扫码查看
相关内容

第二节　子 宫 颈 癌

一、A1 型题

1. 子宫颈癌的好发部位是
   A. 子宫颈阴道部
   B. 子宫颈-柱状上皮交界处
   C. 子宫颈管内
   D. 子宫峡部
   E. 子宫颈外口
2. 用于普查子宫颈癌最好的方法是
   A. 阴道镜检
   B. 碘试验
   C. 子宫颈活体组织检查（简称活检）
   D. 子宫颈刮片细胞学检查
   E. 窥阴器盆腔检查
3. 子宫颈癌的早期症状是
   A. 腹部包块
   B. 绝经后出血
   C. 接触性出血

D. 阴道排液
E. 腹痛

4. 目前，女性恶性肿瘤中发生率最高的是
A. 外阴癌
B. 阴道癌
C. 子宫颈癌
D. 原发性输卵管癌
E. 子宫内膜癌

二、A2 型题

患者，女性，65 岁。阴道分泌物增多伴出血 3 个月，经子宫颈病理等检查临床诊断为子宫颈鳞状细胞癌ⅠA 期。应行
A. 全身化学治疗
B. 手术治疗
C. 子宫颈物理治疗
D. 子宫颈局部用药
E. 肿瘤细胞减灭术

三、A3/A4 型题

（1~2 题共用题干）

患者，女性，51 岁。脓血性阴道排液半年，不规则阴道流血，性生活时也容易出血。妇科检查：宫颈为菜花样组织，子宫增大、变软，活动差，考虑为子宫颈癌。

1. 为了确诊子宫颈癌，应做的检查是
A. 子宫颈刮片细胞学检查
B. 阴道镜检查
C. 分段诊断性刮宫
D. 子宫颈和子宫颈管活体组织检查
E. 碘试验

2. 关于该患者的护理，下列错误的是
A. 鼓励患者树立战胜疾病的信心
B. 预防性给予镇痛药
C. 高热可行物理降温
D. 补充营养增强机体抵抗力
E. 保持外阴清洁

四、B 型题

（1~2 题共用备选答案）
A. 2 年
B. 3 年
C. 4 年
D. 5 年
E. 5 年以上

1. 葡萄胎的随访时间是
2. 子宫颈癌术后随访时间是

（3~5 题共用备选答案）
A. 宫颈椎切术
B. 扩大子宫切除术
C. 全子宫切除术
D. 广泛性全子宫切除术盆腔淋巴结清扫术
E. 放射治疗

3. 患者，女性，44 岁。子宫颈活检证实为宫颈原位癌，应行
4. 患者，女性，70 岁。有慢性肾炎史，绝经后阴道出血 1 年，子宫颈菜花样改变，宫旁增厚达盆壁，应行
5. 患者，女性，35 岁。有阴道接触出血史，子宫颈活检镜下证实鳞癌伴微小间质浸润，应行

（6~7 题共用备选答案）
A. 子宫颈刮片细胞学检查
B. 碘试验
C. 氦激光肿瘤固有荧光诊断法
D. 阴道镜检查
E. 子宫颈和子宫颈管活体组织病理检查

6. 确定子宫颈癌前期病变和子宫颈癌最可靠的方法是
7. 早期发现子宫颈癌的重要方法是

参考答案及解析

【参考答案】

一、A1 型题
1. B　2. D　3. C　4. C

二、A2 型题
B

三、A3/A4 型题
1. D　2. B

四、B 型题
1. A　2. E　3. C　4. E　5. B　6. E　7. A

【解析】

扫码查看
相关内容

第三节　子宫肌瘤

一、A1 型题

1. 子宫肌瘤小，无症状或已接近绝经期的患者应
   A. 随访观察
   B. 全子宫切除术
   C. 放射治疗
   D. 化学治疗
   E. 全子宫及双附件切除术
2. 浆膜下子宫肌瘤最常见的症状为
   A. 阴道排液
   B. 白带增多
   C. 下腹坠痛
   D. 下腹包块
   E. 不孕
3. 黏膜下肌瘤最常见的症状是
   A. 痛经
   B. 下腹包块
   C. 月经量过多
   D. 白带过多
   E. 下腹坠胀
4. 子宫肌瘤最常见的变性是
   A. 玻璃样变
   B. 脂肪变
   C. 囊性变
   D. 红色变
   E. 肉瘤变
5. 下列与子宫肌瘤发生有关的因素是
   A. 早婚早育，性生活紊乱
   B. 高血压、糖尿病、肥胖
   C. 体内雌激素水平过高
   D. 环境因素
   E. 饮食因素
6. 关于子宫肌瘤的治疗方法，不正确的是
   A. 近绝经期症状不明显者定期观察
   B. 肌瘤生长迅速者需要手术
   C. 妊娠期肌瘤红色变性者可暂不手术
   D. 青年妇女尚未生育者可不做手术
   E. 黏膜下有蒂肌瘤者行阴道内摘除
7. 子宫肌瘤发生的相关因素是
   A. 高血压，糖尿病，肥胖
   B. 环境因素
   C. 早婚早育，性生活紊乱
   D. 饮食因素
   E. 体内雌激素水平过高

二、A2 型题

1. 患者，女性，29 岁。婚后 4 年，性生活正常，未避孕未孕，月经正常。经检查男方精液正常，女方宫颈炎，B 超检查子宫黏膜下肌瘤，双附件正常，基础体温双向。该患者不孕的原因可能是
   A. 子宫内膜异位症
   B. 子宫肌瘤
   C. 无排卵
   D. 黄体发育不全
   E. 黄体萎缩不全
2. 患者，女性，35 岁。单位查体可疑子宫肌瘤，到医院就诊。妇科检查：子宫处可扪及有蒂与子宫相连球状物，质地较硬。此患者的子宫肌瘤最可能是
   A. 肌壁间肌瘤
   B. 黏膜下肌瘤
   C. 浆膜下肌瘤
   D. 子宫颈肌瘤
   E. 阔韧带肌瘤
3. 患者，女性，52 岁。单位体检发现子宫肌瘤。妇科检查：子宫如妊娠 2 个月大小，患者无不适主诉。考虑最佳的处理方法是
   A. 药物治疗
   B. 定期随访
   C. 子宫肌瘤切除术
   D. 次全子宫切除术
   E. 全子宫切除术
4. 患者，女性，40 岁。月经量增多，月经周期缩短 2 年。妇科检查，子宫增大约妊娠 3 个月大小，质硬，凹凸不平，双附件（-）。最可能的诊断是
   A. 功能失调性子宫出血
   B. 子宫内膜癌
   C. 子宫颈癌
   D. 子宫肌瘤
   E. 围绝经期
5. 患者，女性，39 岁。经产妇，1 年来月经量增多，经期持续 4～14 日。检查：子宫如妊娠 3 个月大小，凹凸不平，双附件无异常，血红蛋白 90g/L。诊断为子宫肌瘤，恰当的处理为
   A. 手术治疗
   B. 随访观察

C. 中药治疗
D. 激素治疗
E. 放射治疗

三、A3/A4 型题

（1~5 题共用题干）

患者，女性，42 岁。近 2 年月经量增多，经期延长，无腹痛。妇科检查：子宫颈轻度柱状上皮外移，子宫妊娠 3 个月大小，表面结节感，活动，无明显压痛，右侧附件轻度压痛，左附件（-）。

1. 该患者最可能的诊断是
A. 月经失调
B. 先兆流产
C. 子宫肌瘤
D. 子宫颈炎
E. 附件炎
2. 该患者出现月经量增多的主要相关因素是
A. 子宫肌瘤的数目
B. 子宫肌瘤的大小
C. 子宫肌瘤生长的部位
D. 子宫肌瘤的恶性变
E. 子宫肌瘤合并感染
3. 早期出现月经改变的子宫肌瘤是
A. 阔韧带肌瘤
B. 肌壁间肌瘤
C. 黏膜下肌瘤
D. 浆膜下肌瘤
E. 多发性肌瘤
4. 该患者首选的治疗方案是
A. 止血药物及子宫收缩药
B. 孕激素治疗
C. 雄激素治疗
D. 手术治疗
E. 中医中药保守治疗
5. 若患者行手术治疗，护士的术前指导不妥的是
A. 结合患者具体情况说明手术治疗的意义
B. 向患者介绍各种类型子宫肌瘤的临床表现
C. 耐心解答患者的问题
D. 向患者及其家属承诺手术只剔除肌瘤并保留子宫
E. 使患者确信子宫肌瘤是女性生殖器官中最常见的良性肿瘤

参考答案及解析

【参考答案】

一、A1 型题

1. A 2. D 3. C 4. A 5. C 6. D 7. E

二、A2 型题

1. B 2. C 3. B 4. D 5. A

三、A3/A4 型题

1. C 2. C 3. C 4. D 5. D

【解析】

扫码查看
相关内容

第四节 子宫内膜癌

一、A1 型题

子宫内膜癌最典型的临床症状是
A. 接触性出血
B. 月经量过多
C. 绝经后阴道流血
D. 不规则阴道流血
E. 血性白带

二、A2 型题

1. 患者，女性，60 岁。因绝经后 8 年出现不规则阴道流血，被诊断为子宫内膜癌。入院后首选的治疗方法是
A. 放射治疗
B. 手术治疗
C. 化学治疗
D. 内分泌药物治疗
E. 免疫治疗
2. 患者，女性，58 岁。绝经 5 年，阴道出现浆液血性分泌物伴臭味 4 个月。妇科检查：子宫颈正常大、光滑，子宫稍大稍软。为明确诊断首选的辅助检查方法为

A. 子宫颈刮片检查宫颈锥切术行活体组织活检
B. 阴道分泌物细胞学检查
C. 子宫颈锥切术行活体组织活检
D. 碘试验后行子宫镜检查
E. 分段刮宫活体组织检查

三、A3/A4 型题

（1~2 题共用题干）

患者，女，58 岁，绝经后 10 年出现阴道不规则流血。妇科检查：宫颈光滑，阴道黏膜菲薄，宫体稍大，质软，活动良好，双附件（-）。

1. 初步诊断为子宫内膜癌，最支持诊断的依据为
A. 年龄 58 岁
B. 宫体大
C. 阴道黏膜菲薄
D. 绝经后阴道不规则流血
E. 宫颈光滑

2. 为进一步确诊，需做的检查项目是
A. 双合诊
B. 三合诊
C. 分段诊刮
D. 宫颈刮片
E. 宫颈细胞学检查

参考答案及解析

【参考答案】

一、A1 型题

C

二、A2 型题

1. B　2. E

三、A3/A4 型题

1. D　2. C

【解析】

扫码查看
相关内容

第五节　卵巢肿瘤

一、A1 型题

1. 妇科恶性肿瘤中死亡率最高的是
A. 卵巢癌
B. 子宫颈癌
C. 子宫内膜癌
D. 前庭大腺癌
E. 外阴癌

2. 卵巢肿瘤手术后第 1 年内，随访的时间是
A. 每半个月 1 次
B. 每个月 1 次
C. 每 3 个月 1 次
D. 每 4~5 个月 1 次
E. 每 6 个月 1 次

3. 对放疗最敏感的卵巢肿瘤是
A. 无性细胞瘤
B. 颗粒细胞瘤
C. 内胚窦瘤
D. 卵泡膜细胞瘤
E. 纤维瘤

4. 卵巢囊肿最常见的并发症是
A. 囊肿蒂扭转
B. 囊肿破裂
C. 囊肿恶变
D. 囊肿继发感染
E. 囊肿红色变性

5. 常以性激素分泌紊乱为首发症状，为低度恶性的卵巢肿瘤，多发于 45~55 岁妇女，其病理改变为
A. 无性细胞瘤
B. 颗粒细胞瘤
C. 黏液性囊腺癌
D. 未成熟畸胎瘤
E. 浆液性囊腺瘤

6. 最常见的卵巢生殖细胞肿瘤是
A. 黏液性囊腺瘤
B. 浆液性囊腺瘤
C. 纤维瘤
D. 卵泡膜细胞瘤
E. 畸胎瘤

7. 卵巢恶性肿瘤最常见的并发症
A. 肿瘤破裂

B. 感染
C. 出血
D. 蒂扭转
E. 恶变

二、A2 型题

患者，女性，43 岁。孕 3 产 1，有原发性痛经病史，月经第 2 日下腹剧烈疼痛，大汗淋漓，腹肌紧张，腹部压痛、反跳痛明显，血压正常。妇科检查：子宫大小正常双侧囊性感，有压痛。B 超：双侧附件区有囊性不规则包块。最恰当的处理方式是
A. 抗菌药物治疗
B. 开腹或腹腔镜手术
C. 后穹隆穿刺
D. 支持疗法+对症处理
E. 腹腔穿刺

参考答案及解析

【参考答案】
一、A1 型题
1. A 2. B 3. A 4. A 5. B 6. E 7. D
二、A2 型题
B

【解析】

扫码查看
相关内容

第六节 子宫内膜异位症

一、A1 型题

1. 子宫内膜异位症的主要症状是
A. 痛时腹泻、呕吐
B. 肛门坠胀感
C. 性交痛
D. 继发性痛经，进行性加重
E. 原发性痛经，进行性加重
2. 子宫内膜异位症典型的临床表现为
A. 性交痛
B. 不孕
C. 月经失调
D. 自然流产率增高
E. 继发性渐进性痛经

二、A2 型题

患者，女性，38 岁。子宫内膜异位症病史 1 年。该患者最主要的临床表现是
A. 痛经
B. 腹泻
C. 性交痛
D. 月经淋漓不尽
E. 持续性下腹部疼痛

参考答案及解析

【参考答案】
一、A1 型题
1. D 2. E
二、A2 型题
A

【解析】

扫码查看
相关内容

第九十章　会阴部手术患者的护理

第一节　会阴部手术患者的一般护理

一、A1 型题

外阴阴道术后，患者应采取半卧位的是
A. 外阴癌术后
B. 盆腔修补术后
C. 阴道前后壁修补术后
D. 外阴根治术后
E. 处女膜闭锁及有子宫的先天性无阴道

二、A2 型题

患者，女性，31 岁。因不慎跌倒，导致外阴裂伤，右侧大阴唇裂口约 3cm，活动性出血。下列处理错误的是
A. 建立静脉通道
B. 给予抗感染药物
C. 给予止血药物
D. 给予镇痛药物
E. 阴道塞纱布止血

参考答案及解析

【参考答案】
一、A1 型题
E
二、A2 型题
E

【解析】

扫码查看
相关内容

第二节　外　阴　癌

一、A1 型题

1. 外阴癌最常发生的部位是
A. 阴阜
B. 阴蒂
C. 阴道
D. 大阴唇
E. 小阴唇
2. 外阴癌的主要症状是
A. 外阴瘙痒及肿块
B. 外阴溃疡
C. 外阴皮下的巨大肿块
D. 无明显症状
E. 外阴色素沉着
3. 外阴癌最主要的转移途径是
A. 淋巴转移和直接浸润
B. 局部扩散蔓延
C. 血运转移
D. 淋巴转移及血运转移
E. 无转移

二、A2 型题

患者，女性，60 岁。外阴菜花样肿物，经病例检查为外阴鳞状细胞癌 I 期，未见转移征象。该患者的治疗首选
A. 手术治疗
B. 化学治疗
C. 放射治疗
D. 手术+放射治疗
E. 手术+化学治疗

参考答案及解析

【参考答案】

一、A1 型题

1. D　2. A　3. A

二、A2 型题

A

【解析】

扫码查看
相关内容

第三节　外阴、阴道创伤

A1 型题

外阴局部损伤易形成血肿的部位是
A. 阴阜
B. 小阴唇
C. 大阴唇
D. 阴蒂
E. 阴道前庭

参考答案及解析

【参考答案】

A1 型题

C

【解析】

扫码查看
相关内容

第四节　子宫脱垂

一、A1 型题

1. 子宫脱垂是指子宫颈外口达
A. 坐骨结节水平以上
B. 坐骨结节水平以下
C. 坐骨棘水平以上
D. 坐骨棘水平以下
E. 骶尾骨以下
2. 下列是导致子宫脱垂最主要的原因的是
A. 分娩损伤和产褥早期体力劳动
B. 盆底组织先天发育不良
C. 长期便秘
D. 长期慢性咳嗽
E. 盆底组织退行性变
3. Ⅱ度重型子宫脱垂患者的主要临床表现是
A. 排尿困难
B. 外阴部有肿物脱出
C. 下坠感
D. 排便困难
E. 张力性尿失禁
4. 子宫脱垂非手术治疗适用于
A. 合并阴道膨出者
B. Ⅰ度子宫脱垂
C. Ⅲ度子宫脱垂
D. 合并直肠膨出者
E. Ⅱ度子宫脱垂

二、A2 型题

1. 患者，女性，60 岁。Ⅰ度轻型子宫脱垂。下列治疗原则正确的是

A. 加强运动
B. 手术治疗
C. 放射治疗
D. 使用子宫托
E. 增强腹压

2. 患者，女性，63 岁。孕 4 产 3。自诉阴道脱出物 3 个月，伴小便困难。妇科检查：外阴已产型，子宫萎缩，子宫颈外口及部分子宫体脱出阴道口外，阴道前壁膨出和轻度阴道后壁膨出。该患者最可能的诊断是
A. Ⅱ度轻型子宫脱垂
B. Ⅰ度重型子宫脱垂
C. Ⅲ度重型子宫脱垂
D. Ⅱ度重型子宫脱垂
E. 子宫颈延长

三、A3/A4 型题

（1~3 题共用题干）

患者，女性，62 岁。曾生育 5 胎，患慢性支气管炎 20 年，经常咳嗽。近 10 年感觉下腹坠胀，外阴有块状物脱出，起初卧床休息后块状物可回纳，但近 5 年来，块状物逐渐增大，平卧后也不能回纳，并伴尿频、尿失禁。妇科检查：阴道前后壁重度膨出，子宫颈及全部子宫体脱出在阴道口外，双附件（-）。

1. 该患者最可能的诊断是
A. Ⅰ度轻型子宫脱垂
B. Ⅰ度重型子宫脱垂
C. Ⅱ度轻型子宫脱垂
D. Ⅱ度重型子宫脱垂
E. Ⅲ度子宫脱垂

2. 该患者发生子宫脱垂的主要原因是
A. 产后过早参加体力劳动
B. 多产
C. 慢性咳嗽
D. 慢性咳嗽及多产
E. 年老体弱

3. 该患者术后应采取的卧位是
A. 仰卧中凹位
B. 平卧位
C. 半卧位
D. 端坐位
E. 膀胱截石位

参考答案及解析

【参考答案】

一、A1 型题

1. D　2. A　3. B　4. B

二、A2 型题

1. D　2. D

三、A3/A4 型题

1. E　2. D　3. B

【解析】

扫码查看
相关内容

第五节　尿　　瘘

一、A1 型题

以下尿瘘类型中，最多见的是
A. 膀胱宫颈瘘
B. 尿道阴道瘘
C. 膀胱阴道瘘
D. 膀胱尿道阴道瘘
E. 膀胱宫颈阴道瘘

二、A3/A4 型题

（1~2 题共用题干）

患者，女性，28 岁。孕 1 产 0。现停经 40 周，宫口开全 24 小时，在当地试产 2 日失败，急诊入院。初步诊断：足月妊娠、先兆子宫破裂、滞产，入院后立即行剖宫产术，由于胎头入盆较深，术中取胎头时子宫沿切口向右撕裂，术中修补子宫撕裂口，术后 24 小时取下尿管后患者自行排尿，同时自诉阴道流水，色清。

1. 该患者出现阴道流水症状应考虑为
A. 尿瘘
B. 术后正常反应
C. 张力性尿失禁
D. 阴道炎
E. 产后子宫复旧不良

2. 为进一步确诊，应做的辅助检查不包括
   A. 盆腔超声
   B. 膀胱镜
   C. 亚甲蓝试验
   D. 靛胭脂试验
   E. 静脉尿路造影

参考答案及解析

【参考答案】

一、A1 型题

C

二、A3/A4 型题

1. A　2. A

【解析】

扫码查看
相关内容

第九十一章　不孕症妇女的护理

第一节　不　孕　症

一、A1 型题

1. 不孕症的定义为
   A. 夫妇同居，性生活正常，未避孕 2 年未孕者
   B. 夫妇同居，性生活正常，未避孕 1 年未孕者
   C. 夫妇同居，性生活正常，虽第 1 次婚姻曾生育，此后未避孕，间断 1 年未孕者
   D. 夫妇同居，性生活正常，虽第 1 次婚姻曾生育，此后未避孕，间断 2 年未孕者
   E. 夫妇同居后 1 年未孕，一方有无法纠正的解剖生理缺陷者
2. 下列属于原发性不孕的是
   A. 结婚 3 年，安全期避孕，未孕
   B. 结婚 5 年，未避孕自然流产 2 次，至今未孕
   C. 结婚 2 年，未避孕半年未孕
   D. 结婚 5 年，避孕套避孕，近 1 年未避孕未孕
   E. 结婚 5 年，1 年前人工流产，近半年未避孕未孕
3. 下列关于提高妊娠率的措施，错误的是
   A. 性交时避免精神紧张
   B. 性交后立即如厕
   C. 性交后适当抬高臀部
   D. 注重营养，增强体质
   E. 排卵期增加性交次数
4. 在女性不孕因素中，最常见的是
   A. 排卵障碍
   B. 输卵管因素
   C. 子宫因素
   D. 阴道因素
   E. 宫颈因素
5. 卵巢因素导致不孕的根本原因是
   A. 不排卵
   B. 多囊卵巢
   C. 卵裂异常
   D. 影响受精
   E. 精卵结合异常

二、A2 型题

1. 患者，女性，28 岁。已婚。性生活正常，婚后 3 年未孕。护士指导其提高妊娠率技巧时应除外
   A. 减轻精神压力，保持健康状态
   B. 与伴侣加强沟通
   C. 性交前、中、后使用阴道润滑剂
   D. 性交后卧床抬高臀部
   E. 排卵期适当增加性交次数
2. 患者，女性，29 岁。不孕症患者。夫妇双方检查：男方精液常规结果正常，女方连续测定基础体温呈单相型。该患者不孕的原因是
   A. 自身免疫
   B. 同种免疫
   C. 卵巢无排卵
   D. 宫颈管狭窄
   E. 慢性输卵管炎
3. 女方生殖器官不孕病因的检查中，下列最有诊断价值的项目是
   A. 超声检查
   B. 内分泌检查
   C. 输卵管通畅检查
   D. 宫腔镜腹腔镜检查
   E. 腹腔镜检查

参考答案及解析

【参考答案】

一、A1 型题

1. B　2. D　3. B　4. B　5. A

二、A2 型题

1. C　2. C　3. C

【解析】

扫码查看
相关内容

第二节　辅助生殖技术及护理

一、A1 型题

1. 试管婴儿的主要适应证是
   A. 无排卵
   B. 无精症
   C. 免疫性不孕
   D. 输卵管不通
   E. 子宫发育不良
2. 人工授精的主要适应证为
   A. 输卵管损害
   B. 无排卵
   C. 宫颈黏液异常
   D. 子宫发育异常
   E. 女方患有严重遗传病

二、A2 型题

1. 患者，女性，30 岁。孕 2 产 1，现考虑再次生育，但 1 年未孕。行子宫输卵管造影提示双侧输卵管堵塞，经规范治疗后仍未孕，对于该患者恰当的辅助生殖方法是
   A. 体外受精与胚胎移植
   B. 输卵管疏通术
   C. 人工授精
   D. 配子输卵管内移植
   E. 输卵管通液术
2. 患者，女性，33 岁。因卵巢功能障碍给予辅助生育技术治疗。使用促排卵药物后出现下腹胀痛、腹水、胸腔积液，B 超示卵巢明显增大，该患者首先考虑
   A. 输卵管妊娠破裂
   B. 药物过敏
   C. 多胎妊娠
   D. 卵巢过度刺激综合征
   E. 卵巢肿瘤

参考答案及解析

【参考答案】

一、A1 型题

1. D　2. C

二、A2 型题

1. A　2. D

【解析】

扫码查看
相关内容

第九十二章　计划生育妇女的护理

第一节　避孕方法及护理

一、A1 型题

1. 目前我国孕龄妇女采用的主要避孕措施是
   A. 安全期避孕
   B. 宫内节育器
   C. 短效口服避孕药
   D. 速效避孕药
   E. 皮下埋植缓释系统避孕药
2. 育龄妇女放置宫内节育器的时间，不恰当的是
   A. 月经干净 3~7 日无性交
   B. 产后 42 天恶露已净
   C. 剖宫产术后 1 年
   D. 哺乳期排除早孕者
   E. 人工流产术后出血少、宫腔长度<10cm 者
3. 育龄健康妇女服用短效口服避孕药物的不良反应不包括
   A. 类早孕反应
   B. 月经改变
   C. 体重增加
   D. 色素沉着
   E. 腰酸、腹胀
4. 口服避孕药的作用正确的是
   A. 使子宫内膜发生无菌性炎症反应
   B. 使宫颈黏液变稀薄，不利于精子通过
   C. 影响精子获能
   D. 抑制排卵
   E. 改变宫腔内环境
5. 侵蚀性葡萄胎患者出院随访期间宜选择的避孕方法是
   A. 禁止性生活
   B. 口服短效避孕药
   C. 放置宫内节育器
   D. 使用避孕套
   E. 注射长效避孕针
6. 下列不是宫内节育器的并发症的是
   A. 感染
   B. 带器妊娠
   C. 节育器异位
   D. 避孕环脱落
   E. 诱发恶性肿瘤
7. 计划生育的内容包括
   A. 晚婚、晚育
   B. 晚婚、晚育、优生优育
   C. 晚婚、晚育、节育
   D. 晚婚、晚育、优生优育、绝育
   E. 晚婚、晚育、优生优育、节育
8. 下列关于放置宫内节育器术中及术后的处理，错误的是
   A. 术中随时观察受术者的情况
   B. 嘱术者如有出血多、腹痛、发热等情况随时就诊
   C. 术后休息 3 日
   D. 3 周内禁止性生活
   E. 术后于 3、6 个月及 1 年，分别复查 1 次
9. 下列不属于复方短效口服避孕药的禁忌证的是
   A. 急、慢性肝炎
   B. 血栓性疾病
   C. 哺乳期
   D. 慢性子宫颈炎
   E. 产后未满 6 个月或月经未来潮者
10. 剖宫产术后 2 个月的哺乳期妇女，其避孕方法应当首选
    A. 宫内节育器
    B. 口服避孕药
    C. 阴茎套
    D. 闭经可不避孕
    E. 安全期避孕

二、A2 型题

1. 患者，女性，48 岁。2 年来月经周期不规则，持续时间长，经量增加。咨询避孕措施，应指导其选用
   A. 阴茎套
   B. 长效避孕针
   C. 宫内节育器
   D. 安全期避孕
   E. 短效口服避孕药
2. 患者，女性，32 岁。已婚。口服避孕药进行避孕

已2年，因工作忙当晚漏服，护士告知补服时间为性交后
A. 3小时内
B. 6小时内
C. 9小时内
D. 12小时内
E. 24小时内

3. 产妇，33岁。剖宫术后3个月，尚在哺乳期，可以采取的避孕措施是
A. 阴茎套
B. 口服避孕药
C. 宫内节育器
D. 外用避孕药
E. 安全期避孕

参考答案及解析

【参考答案】

一、A1型题

1. B　2. C　3. E　4. D　5. D　6. E　7. E　8. D　9. D　10. C

二、A2型题

1. A　2. D　3. A

【解析】

扫码查看
相关内容

第二节　终止妊娠方法及护理

一、A2型题

患者，女性，30岁。孕2产1。妊娠60日需要终止妊娠，最常用的方法是
A. 钳刮术
B. 吸宫术
C. 静脉滴注缩宫素
D. 依沙吖啶羊膜腔内注射
E. 药物流产

二、A3/A4型题

（1~3题共用题干）

患者，女性，29岁。孕1产0。曾患慢性肾炎，现停经59日，门诊检查诊断为早孕。

1. 对于该患者，应采取终止妊娠的方法是
A. 药物流产
B. 负压吸引术
C. 钳刮术
D. 依沙吖啶引产
E. 水囊引产

2. 终止妊娠后，护理人员对其健康指导错误的是
A. 注意观察腹痛情况
B. 注意观察阴道流血情况
C. 保持外阴清洁，禁止性生活及盆浴2周
D. 休息3周
E. 嘱其采用安全可靠的避孕措施

3. 建议该患者今后采取的最佳避孕措施是
A. 口服避孕药
B. 男用避孕套
C. 放置节育器
D. 皮下埋植剂
E. 安全期避孕

（4~6题共用题干）

患者，女性，25岁。妊娠56日要求终止妊娠。在无菌操作下行人工流产术，术后突然出现心率缓慢、胸闷、出汗及面色苍白等征象。

4. 该患者最可能的诊断是
A. 低血容量性休克
B. 人工流产综合征
C. 子宫穿孔
D. 心绞痛
E. 神经症

5. 下列与其症状发生无关的是
A. 受术者精神紧张
B. 宫颈过度扩张、牵拉
C. 交感神经兴奋
D. 心脏传导功能障碍
E. 冠状动脉痉挛

6. 为了迅速缓解症状，应采取的措施是
A. 立即输液
B. 剖腹探查
C. 静脉滴注地塞米松5mg

D. 静脉注射阿托品 1mg
E. 心肺复苏

三、B 型题

（1~3 题共用备选答案）
A. 吸宫不全
B. 术后感染
C. 子宫穿孔
D. 羊水栓塞
E. 人工流产综合征
1. 人工流产术中，受术者出现面色苍白、出汗、心率缓慢，应考虑为
2. 人工流产术中，受术者感到下腹部撕裂样疼痛，术者探测宫腔有“无底”感觉，应考虑为
3. 人工流产术后 2 周仍有阴道流血，量较多，应考虑为

（4~6 题共用备选答案）
A. 妊娠 7 周内
B. 妊娠 6~10 周
C. 妊娠 10~14 周
D. 妊娠 10~24 周
E. 妊娠 25~28 周
4. 口服药物流产适用于
5. 人工流产钳刮术适用于
6. 人工流产负压吸引术适用于

参考答案及解析

【参考答案】
一、A2 型题
B
二、A3/A4 型题
1. B　2. C　3. C　4. B　5. C　6. D
三、B 型题
1. E　2. C　3. A　4. A　5. C　6. B

【解析】
扫码查看
相关内容

第三节　女性绝育方法及护理

A1 型题

1. 非妊娠妇女实施经腹输卵管结扎术的最佳时间是
A. 月经来潮之前 3~4 日
B. 月经来潮第 3~4 日
C. 月经干净后 3~4 日
D. 人工流产术后 3~4 日
E. 正常分娩后 3~4 日
2. 经腹输卵管结扎术的适应证为
A. 自愿接受绝育术且无禁忌证者
B. 24 小时内 2 次体温达 37.5℃或以上者
C. 腹部皮肤感染或内外生殖器炎症者
D. 患严重的神经症
E. 全身健康情况不良，不能胜任手术者

参考答案及解析

【参考答案】
A1 型题
1. C　2. A

【解析】
扫码查看
相关内容

第九十三章 妇女保健

一、A1 型题

下列关于妇女劳动保护的叙述，错误的是

A. 妊娠满 7 个月后不得安排夜班劳动
B. 难产增加产假 20 日
C. 多胎生育每多生一个婴儿增加产假 15 日
D. 不允许在女职工哺乳期解除劳动合同
E. 女职工的劳动负荷，单人一般不超过 25kg

二、A2 型题

1. 初次妊娠 50 日的妇女，在“妇儿卫生保健咨询日”向护士咨询，妊娠期哪段时间应禁止性生活，回答是在妊娠
A. 2 个月内及最后 1 个月
B. 2 个月内及最后 2 个月
C. 3 个月内及最后半个月
D. 3 个月内及最后 2 个月
E. 3 个月内及最后 2 个月

2. 患者，女性，52 岁。诉近半年出现潮热、多汗、失眠症状，情绪不稳定，固执、急躁敏感，肩膝关节疼痛，阴道炎反复发作，近半年未见月经来潮。下列治疗措施中最适宜的是
A. 口服镇痛药
B. 性激素替代治疗
C. 口服镇静药
D. 物理治疗
E. 口服抗生素

参考答案及解析

【参考答案】

一、A1 型题

B

二、A2 型题

1. E 2. B

【解析】

扫码查看
相关内容

第九十四章　妇产科常用护理技术

第一节　会阴擦洗/冲洗

A1 型题

1. 下列关于会阴擦洗的护理，错误的做法是
   A. 留置导尿管应注意保持尿管通畅
   B. 注意观察会阴部及伤口周围组织有无红肿、分泌物
   C. 先擦洗伤口感染部位
   D. 取膀胱截石位
   E. 每次擦洗后，护理人员应洗净双手
2. 会阴擦洗的目的不包括
   A. 保持会阴及肛门部清洁
   B. 预防生殖系统的感染
   C. 增加患者的舒适度
   D. 防止泌尿系统逆行感染
   E. 不常用于卧床患者

参考答案及解析

【参考答案】

A1 型题

1. C　2. E

【解析】

扫码查看
相关内容

第二节　阴道灌洗

A1 型题

1. 一般情况下可做阴道灌洗的时期是
   A. 月经期
   B. 妊娠期
   C. 产褥期
   D. 排卵期
   E. 阴道流血期
2. 常用的阴道灌洗溶液不包括
   A. 生理盐水
   B. 0.02%的聚维酮碘溶液
   C. 2%~5%碳酸氢钠
   D. 1%乳酸溶液
   E. 0.5%醋酸溶液

参考答案及解析

【参考答案】

A1 型题

1. D　2. C

【解析】

扫码查看
相关内容

第三节　会阴湿热敷

A1 型题

1. 会阴热敷治疗时，热敷面积一般是病损范围的
   A. 相等大小
   B. 1 倍大小
   C. 2 倍大小
   D. 3 倍大小
   E. 4 倍大小

2. 下列关于会阴湿热敷的叙述，错误的是
   A. 刺激局部组织的生长和修复
   B. 利用热源直接接触患区，可促进局部血液循环
   C. 有助于局限脓肿
   D. 改善组织营养，增强局部白细胞的吞噬作用
   E. 出现血肿后应立即行会阴湿热敷，可促进血肿消退

参考答案及解析

【参考答案】

A1 型题

1. C　2. E

【解析】

扫码查看
相关内容

第四节　阴道、子宫颈上药

A1 型题

1. 下列关于阴道和子宫颈上药，错误的是
   A. 适用于阴道炎
   B. 月经期继续上药
   C. 适用于宫颈炎
   D. 阴道残端的治疗
   E. 上药期间禁止性生活

2. 阴道、子宫颈上药使用的药物中，适用于外阴阴道假丝酵母菌病的非腐蚀性药物是
   A. 20%～50%硝酸银溶液
   B. 20%或 100%铬酸溶液
   C. 氯霉素
   D. 1%甲紫
   E. 新霉素

3. 阴道、子宫颈上药使用的药物中，多用于慢性子宫颈炎颗粒增生型的腐蚀性药物是
   A. 新霉素
   B. 大蒜液
   C. 氯霉素
   D. 1%甲紫
   E. 20%～50%硝酸银溶液

参考答案及解析

【参考答案】

A1 型题

1. B　2. D　3. E

【解析】

扫码查看
相关内容

第九十五章　妇产科诊疗及手术患者的护理

第一节　阴道及子宫颈细胞学检查

A1 型题

1. 筛查早期子宫颈癌的重要方法是
   A. 阴道涂片
   B. 子宫颈刮片法
   C. 子宫腔吸引涂片
   D. 局部活体组织检查
   E. 子宫颈管吸引涂片法
2. 生殖道细胞学检查阴道涂片的取材部位为
   A. 阴道下 1/3 段前壁
   B. 阴道上 1/3 段后壁
   C. 阴道上 1/3 段侧壁
   D. 阴道上 1/3 段前壁
   E. 阴道下 1/3 段侧壁
3. 简便、经济、对患者无痛苦的妇产科检测方法是
   A. 阴道及子宫颈脱落细胞学检查
   B. 子宫颈活体组织检查
   C. 诊断性刮宫术
   D. 输卵管畅通术
   E. 阴道后穹隆穿刺术
4. 阴道及子宫颈细胞学检查的适应证不包括
   A. 子宫颈炎症
   B. 子宫颈癌筛选
   C. 卵巢功能检查
   D. 生殖器官急性炎症期
   E. 协助诊断阴道、宫颈、宫腔、输卵管等部位的肿瘤
5. 阴道及子宫颈细胞学检查使用的涂片方法不包括
   A. 阴道侧壁刮片法
   B. 子宫颈管吸引涂片法
   C. 子宫颈刮片法
   D. 子宫腔吸引涂片
   E. 后穹隆涂片法
6. 怀疑有宫腔恶变时宜采用的涂片方法是
   A. 阴道侧壁刮片法
   B. 子宫颈管吸引涂片法
   C. 子宫颈刮片法
   D. 子宫腔吸引涂片
   E. 棉签采取法
7. 阴道脱落细胞主要来自
   A. 子宫腔
   B. 输卵管
   C. 卵巢
   D. 腹腔
   E. 阴道上段和子宫颈阴道部
8. 阴道及子宫颈细胞学检查时，涂毕的玻片应做好标记，立即固定在 95%乙醇中，至少
   A. 5 分钟
   B. 10 分钟
   C. 15 分钟
   D. 20 分钟
   E. 25 分钟
9. 子宫颈刮片的标本应放入的溶液是
   A. 0.9%氯化钠
   B. 1%氢氧化钠
   C. 10%氢氧化钠
   D. 75%乙醇
   E. 95%乙醇
10. 关于生殖道脱落细胞检查的取材方法，正确的叙述是
    A. 棉签采取法在阴道侧壁下 1/3 处取材
    B. 阴道侧壁刮片法应从阴道侧壁上 1/2 处刮取分泌物
    C. 子宫腔吸引涂片法在宫颈内口吸取分泌物
    D. 子宫颈管吸引涂片法在子宫颈口吸取分泌物
    E. 子宫颈刮片法应以子宫颈外口为圆心，鳞柱状上皮交界处刮取 1 周
11. 阴道脱落细胞可来源的部位不包括
    A. 卵巢
    B. 盆腔
    C. 腹腔
    D. 输卵管
    E. 子宫腔

参考答案及解析

【参考答案】

A1 型题

1. B 2. C 3. A 4. D 5. E 6. D 7. E 8. C 9. E 10. E 11. B

【解析】

扫码查看
相关内容

第二节 子宫颈活体组织检查

A1 型题

1. 子宫颈活体组织检查的禁忌证是
   A. 妊娠期或月经期
   B. 子宫颈涂片检查结果疑有子宫颈癌时
   C. 有接触性阴道出血或绝经后出血者
   D. 久治不愈的宫颈炎症者
   E. 柱状上皮外移>2/3 处、乳头状增生伴有出血者
2. 子宫颈活体组织检查采用锥形切除法时，切除标本的固定液为
   A. 95%的乙醇
   B. 清水
   C. 10%甲醛
   D. 甲苯
   E. 浓盐酸

参考答案及解析

【参考答案】

A1 型题

1. A 2. C

【解析】

扫码查看
相关内容

第三节 诊断性刮宫术

一、A1 型题

1. 诊断性刮宫术（简称诊刮）的适应证不包括
   A. 功能失调性子宫出血或闭经者
   B. 不规则阴道出血者
   C. 不孕症
   D. 术前体温>37.5℃者
   E. 葡萄胎导致子宫长时间出血者
2. 诊断性刮宫术采取的体位是
   A. 屈膝仰卧位
   B. 膀胱截石位
   C. 膝胸卧位
   D. 头高足低位
   E. 头低足高位

二、A2 型题

1. 患者，女性，30 岁。结婚 3 年余，未采取避孕措施仍未受孕。为确诊需要做诊刮，时间应预约在
   A. 月经前 3 日
   B. 月经来临前或月经来潮 12 小时内
   C. 月经干净后 3~7 日
   D. 经后 10 日

E. 月经周期的任何时间

2. 患者，女性，55 岁。3 年前绝经，近 2 个月出现阴道不规则流血。下列可明确诊断的检查是
A. 分段诊刮
B. B 超检查
C. CT 检查
D. 子宫颈活体组织检查
E. 阴道脱落细胞检查

参考答案及解析

【参考答案】

一、A1 型题

1. D　2. B

二、A2 型题

1. B　2. A

【解析】

扫码查看
相关内容

第四节　输卵管通畅术

一、A1 型题

1. 可以了解输卵管是否通畅的检查中不包括
A. 输卵管通气术
B. 输卵管通液术
C. 子宫-输卵管碘油造影术
D. 诊断性刮宫术
E. 腹腔镜检查

2. 输卵管通液术进行的时间为
A. 月经来潮前 14 日
B. 月经来潮 12 小时内
C. 月经干净当日
D. 月经干净后 3~7 日
E. 月经周期的任何时候

3. 输卵管通畅术的禁忌证不包括
A. 慢性盆腔炎急性或亚急性发作者
B. 月经期或有不规则阴道流血者
C. 有严重的心、肺疾病患者
D. 碘过敏者不能做输卵管造影术
E. 轻度粘连的输卵管

4. 输卵管通畅术的最高压力不可超过
A. 120mmHg
B. 150mmHg
C. 180mmHg
D. 200mmHg
E. 250mmHg

5. 对输卵管通畅通气术需要重复试验者，重复不超过
A. 2 次
B. 3 次
C. 4 次
D. 5 次
E. 6 次

二、B 型题

（1~2 题共用备选答案）
A. 宫腔镜检查
B. 卵巢功能检查
C. 输卵管通畅术
D. 腹腔镜检查
E. 穿透力试验

1. 女性不孕症的检查、治疗和诊断，应选的检查是
2. 诊断不清的盆腔包块、肿瘤、炎症等，宜选用的检查是

参考答案及解析

【参考答案】

一、A1 型题

1. D 2. D 3. E 4. D 5. A

二、B 型题

1. C 2. D

【解析】

扫码查看
相关内容

第五节 阴道后穹隆穿刺术

一、A1 型题

1. 能够确诊异位妊娠破裂的辅助检查是
   A. 宫腔镜检查
   B. B 超检查
   C. 阴道镜检查
   D. 尿妊娠试验
   E. 阴道后穹隆穿刺
2. 阴道后穹隆穿刺术的穿刺深度为
   A. 1~2cm
   B. 2~3cm
   C. 3~5cm
   D. 5~7cm
   E. 7~8cm

二、A3/A4 型题

（1~2 题共用题干）

患者，女性，24 岁。停经 45 日，突感下腹坠痛及肛门坠胀感，少量阴道流血及头晕、呕吐半天。体格检查：面色苍白，血压 80/40mmHg，腹肌略紧张，下腹压痛。妇科检查：阴道少量血性物，子宫颈举痛（+），后穹隆饱满，子宫稍大，附件区触诊不满意。

1. 首选的检查项目应是
   A. B 超检查
   B. 阴道后穹隆穿刺术
   C. 血常规及出、凝血时间
   D. 尿妊娠试验
   E. 诊断性刮宫术
2. 本例最可能的诊断是
   A. 急性盆腔炎
   B. 先兆流产
   C. 卵巢囊肿蒂扭转
   D. 异位妊娠
   E. 难免流产

参考答案及解析

【参考答案】

一、A1 型题

1. E 2. B

二、A3/A4 型题

1. B 2. D

【解析】

扫码查看
相关内容

第六节　内镜检查术

A1 型题

1. 内镜室的分区包括
   A. 检查区、洗涤消毒区、清洁区
   B. 清洁区、无菌区、污染区
   C. 污染区、半清洁区、清洁区
   D. 污染区、清洁区、无菌区
   E. 检查区、清洁区、无菌区
2. 宫腔镜检查应选择的时间为
   A. 月经来潮前 14 日
   B. 月经来潮 12 小时内
   C. 月经干净当日
   D. 月经干净 1 周内
   E. 月经的任何时候
3. 宫腔镜检查术后患者需要按使用抗生素
   A. 1~2 日
   B. 2~3 日
   C. 3~5 日
   D. 5~7 日
   E. 终身
4. 腹腔镜检查的适应证不包括
   A. 生殖道发育异常
   B. 不明原因的急慢性下腹痛
   C. 不孕症及内分泌疾病
   D. 人流放环术后可疑子宫穿孔
   E. 腹部巨大肿瘤者
5. 腹腔镜检查的并发症不包括
   A. 腹膜外气肿
   B. 膈肌气肿
   C. 大出血
   D. 气栓
   E. 血压升高

参考答案及解析

【参考答案】

A1 型题

1. A　2. D　3. C　4. E　5. C

【解析】

扫码查看
相关内容

第七节　会阴切开与缝合术

一、A1 型题

1. 正常会阴侧切切口拆线时间为产后
   A. 1~2 日
   B. 2~3 日
   C. 3~5 日
   D. 5~6 日
   E. 7 日
2. 会阴后侧切开缝合完毕，最重要的是
   A. 行肛门指诊
   B. 行阴道检查
   C. 清点器械纱布
   D. 消毒皮肤黏膜
   E. 给予抗生素预防感染
3. 会阴侧切术的角度一般为
   A. 30°~40°
   B. 40°~45
   C. 45°~60°
   D. 60°~70°
   E. 70°~80°
4. 会阴缝合时间最好在
   A. 胎盘娩出后
   B. 胎儿娩出后
   C. 阴道流血停止后
   D. 胎盘娩出后 10 分钟
   E. 胎盘娩出后，阴道流血不止

二、A2 型题

1. 某产妇，28 岁。分娩后第 2 日，会阴侧切伤口水肿明显。正确的处理措施为
   A. 75%乙醇湿敷
   B. 会阴擦洗
   C. 1%乳酸溶液坐浴
   D. 50%硫酸镁湿热敷
   E. 1∶15 000 高锰酸钾溶液坐浴
2. 某产妇，25 岁。自然分娩一活男婴，会阴左侧切开缝合，助产士应告知该产妇拆线前不能采取的体位是
   A. 半坐卧位
   B. 俯卧位
   C. 左侧卧位
   D. 右侧卧位
   E. 平卧位
3. 患者，女性，30 岁。自然分娩一女婴，产后 2 日护士发现会阴侧切伤口红肿。局部湿热敷宜选择的溶液是
   A. 75%乙醇
   B. 5%聚维酮碘
   C. 2%碘酊
   D. 50%硫酸镁
   E. 1∶5000 高锰酸钾

三、B 型题

（1~2 题共用备选答案）
   A. 0.5~1.0cm
   B. 2~3cm
   C. 3~4cm
   D. 3~5cm
   E. 6~7cm
1. 会阴侧切术，切口的长度一般为
2. 会阴正中切开术，切口的长度一般为

参考答案及解析

【参考答案】

一、A1 型题

1. C　2. A　3. C　4. A

二、A2 型题

1. D　2. C　3. D

三、B 型题

1. D　2. B

【解析】

扫码查看
相关内容

第八节　胎头吸引术

一、A1 型题

1. 下列不属于胎头吸引术适应证的是
   A. 胎头拨露达半小时，胎儿仍不能娩出
   B. 宫口未开全或胎膜未破者
   C. 第二产程延长者
   D. 妊娠合并心脏病需要缩短第二产程者
   E. 有剖宫产史或子宫有瘢痕，不宜过分用力者
2. 行胎头吸引术产妇的最佳体位是
   A. 仰卧位
   B. 侧卧位
   C. 半坐位
   D. 膀胱截石位
   E. 俯卧位
3. 行胎头吸引时吸引器的负压一般为
   A. 50~100mmHg
   B. 100~150mmHg
   C. 150~200mmHg
   D. 200~250mmHg
   E. 200~300mmHg
4. 胎头吸引术牵引时间最长不超过
   A. 5 分钟
   B. 10 分钟
   C. 15 分钟
   D. 20 分钟
   E. 30 分钟

二、A2 型题

初产妇，28 岁。临产 16 小时。肛查：宫口开全 2 小时，胎头在坐骨棘平面下 2cm，骨产道正常，枕后

位，胎心 122 次/分。此时最恰当的分娩方式是
A. 静脉滴注缩宫素
B. 行会阴侧切，产钳助产
C. 即刻剖宫产术
D. 等待抬头自然旋转后阴道助产
E. 静脉高营养等待阴道分娩

三、A3/A4 型题

（1~4 题共用题干）

患者，女性。妊娠 40 周，初产。宫口开全 2 小时，胎头在坐骨棘平面下 2cm，子宫收缩较前减弱，胎膜已破，胎心 120 次/分，产妇一般情况较好。

1. 此时应采取哪种分娩方式最好
A. 胎头吸引术
B. 会阴侧切+胎头吸引术
C. 剖宫产
D. 产钳术
E. 待其自然分娩

2. 主要应做的准备是
A. 留置导尿
B. 注意胎心变化，做好剖宫产术前准备
C. 做好心理护理
D. 做好新生儿出生准备工作
E. 准备缩宫素待用

3. 操作中错误的是
A. 术前导尿
B. 阴道检查
C. 放置吸引器
D. 沿产轴方向牵拉
E. 抽成 100~150mmHg 的负压

4. 胎头吸引术解除负压应在
A. 胎头未娩出时
B. 胎头娩出后
C. 胎头娩出时
D. 胎身娩出时
E. 胎身娩出后

参考答案及解析

【参考答案】

一、A1 型题
1. B　2. D　3. E　4. D

二、A2 型题
B

三、A3/A4 型题
1. B　2. B　3. E　4. C

【解析】

扫码查看
相关内容

第九节　人工剥离胎盘术

A1 型题

1. 人工剥离胎盘术适用于
A. 胎盘剥离不全
B. 胎盘植入
C. 胎盘嵌顿
D. 胎盘剥离后滞留
E. 前置胎盘

2. 下列关于人工剥离胎盘术，错误的是
A. 一般不用麻醉
B. 适用于胎儿娩出后 15 分钟胎盘仍未剥离者
C. 剥离时勿用暴力强行牵拉胎盘
D. 对于子宫口紧，手不能伸入者肌内注射阿托品及哌替啶
E. 接生者将一手紧握腹部子宫底，另一手指并拢呈圆锥形沿脐带进入子宫腔

参考答案及解析

【参考答案】

A1 型题

1. A　2. B

【解析】

扫码查看
相关内容

第十节　产　钳　术

一、A1 型题

关于产钳术，正确的是

A. 放置产钳时，患儿胎头双顶径已过骨盆入口，但未达到骨盆底为低位产钳术

B. 放置产钳时，患儿胎头双顶径已过骨盆入口，但未达到骨盆底为低位产钳术

C. 放置产钳时，患儿胎头骨质部分已达骨盆底，矢状缝在骨盆出口前后径上为高位产钳术

D. 胎儿窘迫时，因情况紧急，上好产钳后不需要做阴道检查，可立即牵引

E. 臀位后出头困难者，护理人员应协助按压产妇耻骨上方胎头，使之俯屈，以利娩出

二、A2 型题

初产妇，28 岁，足月妊娠临产。宫口开全已 2 小时 15 分钟，胎头在坐骨棘平面下 3cm，子宫收缩持续 40 秒，间隔 3 分钟。胎心率 160 次/分。应采取的措施是

A. 小剂量应用缩宫素

B. 继续观察等待

C. 行剖宫产术

D. 行产钳术

E. 会阴正中切开

参考答案及解析

【参考答案】

一、A1 型题

E

二、A2 型题

D

【解析】

扫码查看
相关内容

第十一节　剖宫产术

一、A1 型题

关于剖宫产术后的护理，不妥的是

A. 产妇取半卧位，以利于恶露排出

B. 留置导尿管 24 小时，拔管后注意产妇排尿情况

C. 遵医嘱给予抗生素

D. 每日擦洗外阴 2 次，防止逆行感染

E. 鼓励产妇卧床休息

二、A2 型题

患者，女性，26 岁。妊娠 34 周，前一天挤车时腹部被撞，偶有腹坠，2 小时前突发下腹痛，阵发性加剧，伴头晕、恶心、阴道少量出血。急诊来院后查体：血压 123/67mmHg，脉搏 77 次/分，子宫不

放松，胎心 102 次/分，血红蛋白 75g/L。最恰当的处理是

A. 及时输入新鲜血纠正贫血

B. 密切观察病情变化，出血多，随时终止妊娠

C. 积极保胎治疗

D. 立即行剖宫产术，做好子宫切除的准备

E. 人工破膜及缩宫素静脉滴注

参考答案及解析

【参考答案】

一、A1 型题

E

二、A2 型题

D

【解析】

扫码查看
相关内容

第五部分　儿科护理学

第九十六章　绪　　论

第一节　儿科护理学的任务和范围

A1 型题

下列哪项不是儿科护理学任务的研究方面
　A. 体格
　B. 行为
　C. 智能
　D. 智力
　E. 社会

参考答案及解析

【参考答案】

A1 型题

D

【解析】

扫码查看
相关内容

第二节　儿科护士的角色与素质要求

A1 型题

1. 下列不是儿科护士的角色的是
　A. 专业照护者
　B. 医院的代言人
　C. 健康协调者
　D. 健康教育者
　E. 护理计划者
2. 下列不是儿科护士的思想道德素质要求的是
　A. 热爱护理事业
　B. 诚实的品格
　C. 一定的文化素养
　D. 高尚的道德情操
　E. 较高的人文修养
3. 下列哪项不是儿科护士的专业素质
　A. 敏锐的观察力
　B. 良好的记忆能力
　C. 系统完整的专业理论知识
　D. 较强的实践技能
　E. 开展护理教育和护理科研的能力

参考答案及解析

【参考答案】

A1 型题

1. B　2. C　3. B

【解析】

扫码查看
相关内容

第九十七章　小 儿 保 健

第一节　小儿年龄阶段的划分及各期特点

A1 型题

1. 下列关于胎儿期的特点，错误的是
   A. 胎儿完全依赖母体生存
   B. 孕母的健康、营养及疾病对胎儿有影响
   C. 孕母用药对胎儿影响大
   D. 孕母所处的工作、生活环境对胎儿影响不大
   E. 胚胎前 3 个月易受各种不利因素影响而导致流产或死胎
2. 下列关于新生儿期的叙述，正确的是
   A. 新生儿期发病率高，死亡率低
   B. 新生儿适应外界能力较强
   C. 新生儿体温稳定，不易出现低体温
   D. 新生儿期是指自出生后脐带结扎起至 28 日止
   E. 新生儿期不易出现体重下降
3. 小儿出生后体格、动作和认知能力生长发育最迅速的时期是
   A. 出生至 1 岁
   B. 1~3 岁
   C. 3~6 岁
   D. 6 岁至青春期前
   E. 围生期
4. 5 岁小儿，按年龄阶段划分属于
   A. 婴儿期
   B. 幼儿期
   C. 学龄前期
   D. 学龄期
   E. 青春期

参考答案及解析

【参考答案】

A1 型题

1. D　2. D　3. A　4. C

【解析】

扫码查看
相关内容

第二节　生 长 发 育

一、A1 型题

1. 健康查体，小儿已萌出乳牙 18 颗，头围 48cm。估计其最可能的年龄是
   A. 3 岁
   B. 2 岁
   C. 18 个月
   D. 12 个月
   E. 10 个月
2. 儿童 5 岁时的体重按公式粗略估计为
   A. 13kg
   B. 14kg
   C. 15kg
   D. 16kg
   E. 18kg
3. 最能反映小儿体格生长，营养状况的指标是
   A. 身长
   B. 头围
   C. 体重
   D. 胸围
   E. 皮下脂肪
4. 小儿前囟饱满常提示

A. 佝偻病
B. 甲状腺功能亢进症
C. 先天性甲状腺功能减退症
D. 颅内压增高症
E. 营养不良

5. 小儿前囟晚闭最常见于
A. 脱水
B. 甲状腺功能亢进症
C. 佝偻病
D. 小儿畸形
E. 极度消瘦

6. 反映骨骼发育的重要指标是
A. 体重
B. 身长
C. 出牙早迟
D. 囟门闭合情况
E. 头围与胸围比例

7. 婴儿运动功能发育中，开始抬头的月龄是
A. 新生儿
B. 3 个月
C. 4 个月
D. 5 个月
E. 6 个月

8. 3~12 月龄小儿的体重为
A. 体重（kg）=［年龄（月）+11］/2
B. 体重（kg）=［年龄（月）+10］/2
C. 体重（kg）=［年龄（月）+9］/2
D. 体重（kg）=［年龄（月）+8］/2
E. 体重（kg）=［年龄（月）+7］/2

9. 关于影响小儿生长发育的因素，错误的
A. 小儿生长发育与父母的种族、身材有关
B. 小儿生长发育与营养有关
C. 小儿生长发育与生活环境有关
D. 小儿生长发育与教育和锻炼无关
E. 小儿生长发育与疾病有关

10. 下列关于小儿身长增长规律的叙述，错误的是
A. 身长（高）是反映骨骼发育的重要指标
B. 年龄越小增长越快
C. 出现婴儿期和青春期 2 个生长高峰
D. 身长包括头、躯干（脊柱）和下肢的长度
E. 小儿各期头、躯干和下肢所占身长（高）的比例相同

11. 小儿目光可以随上下移动的物体垂直方向转动，出现眼手协调动作是
A. 2~3 个月
B. 6~7 个月
C. 8~9 个月
D. 15 个月
E. 20 个月

12. 按运动功能的发展规律，小儿可有意从仰卧位翻至俯卧位，再从俯卧位翻至仰卧位的年龄是
A. 1~2 个月
B. 4~5 个月
C. 5~6 个月
D. 7~8 个月
E. 10 个月

13. 正常小儿 20 颗乳牙出齐的时间为
A. 1 岁
B. 1.5 岁
C. 3 岁
D. 3.5 岁
E. 4 岁

14. 小儿前囟早闭最常见于
A. 脱水
B. 脑积水
C. 佝偻病
D. 小头畸形
E. 先天性甲状腺功能减退症

15. 小儿头围与胸围几乎相等的月龄是
A. 8 个月
B. 10 个月
C. 18 个月
D. 12 个月
E. 6 个月

16. 正常小儿前囟闭合的时间最迟为
A. 12 个月
B. 18 个月
C. 24 个月
D. 34 个月
E. 56 个月

17. 8 个月龄婴儿的标准体重为
A. 4kg
B. 6kg
C. 8.5kg
D. 10kg
E. 12kg

二、A2 型题

1. 小儿，体重 10.5kg，身长 75cm，头围 46cm，其年龄应是
A. 5 个月
B. 8 个月

C. 12 个月
D. 14 个月
E. 16 个月

2. 小儿，女，体重 8kg，身长 70cm。能用手支撑胸腹，有换手动作，表现出认生，发“爸爸”、“妈妈”等语音。其月龄最可能是
A. 3~4 个月
B. 5~6 个月
C. 7~8 个月
D. 9~10 个月
E. 11~12 个月

三、B 型题

（1~3 题共用备选答案）
A. <12. 5cm
B. 12. 0~12. 5cm
C. 12. 5~13. 5cm
D. >13. 5cm
E. 13. 0~14. 5cm

1. 小儿营养不良时上臂围为
2. 小儿营养中等时上臂围为
3. 小儿营养良好时上臂围为

（4~6 题共用备选答案）
A. 会翻身
B. 会独坐
C. 会爬行
D. 会独立行走
E. 会上下楼梯

4. 正常 6 个月婴儿运动发育应达到的标准是
5. 正常 1 周岁小儿运动发育应达到的标准是
6. 正常 3 周岁小儿运动发育应达到的标准是

参考答案及解析

【参考答案】

一、A1 型题

1. B　2. E　3. C　4. D　5. C　6. B　7. A　8. C　9. D　10. E　11. B　12. D　13. C　14. D　15. D　16. C　17. C

二、A2 型题

1. C　2. C

三、B 型题

1~3. A、C、D　4. B　5~6. D、E

【解析】

扫码查看
相关内容

第三节　小儿心理发展

A1 型题

大多数婴儿会叫“爸爸”“妈妈”的时期是
A. 3~4 个月
B. 5~6 个月
C. 7~8 个月
D. 10~12 个月
E. 1.5 岁

参考答案及解析

【参考答案】

A1 型题

C

【解析】

扫码查看
相关内容

第四节　小儿的营养与喂养

一、A1 型题

1. 产后乳汁分泌量主要取决于
   A. 乳房发育情况
   B. 产妇健康状况
   C. 产后营养状况
   D. 新生儿发育状况
   E. 新生儿的吸吮刺激
2. 1 岁小儿膳食中蛋白质、脂肪和碳水化合物所供给能量各占总能量的比例是
   A. 15%~20%、30%~45%、65%
   B. 8%~15%、35%~50%、50%~65%
   C. 10%~20%、10%~15%、60%~75%
   D. 10%~30%、20%~25%、40%~50%
   E. 35%、12%~15%、45%~60%
3. 下列关于母乳的叙述，错误的是
   A. 含有较多的酪蛋白，利于婴儿吸收
   B. 含有较多的必需氨基酸，促进神经系统发育
   C. 碳水化合物的主要成分是乙型乳糖
   D. 脂肪颗粒小，含有脂肪酶易于消化吸收
   E. 含有较多的免疫因子
4. 正常足月儿开奶的时间是
   A. 出生后 1 小时内
   B. 生后 4~5 小时
   C. 生后 7~10 小时
   D. 生后 10~14 小时
   E. 生后 24 小时
5. 4~6 个月婴儿人工喂养宜选的主食是
   A. 鲜牛奶
   B. 豆浆
   C. 米粉
   D. 炼乳
   E. 鲜牛奶与米粉各半
6. 关于母乳喂养的护理，下列不妥的是
   A. 积极宣传母乳喂养的优点
   B. 促进乳母健康
   C. 哺乳前做好清洁准备
   D. 乳母患慢性传染病不宜喂哺新生儿
   E. 定时哺乳促进乳汁分泌
7. 有关婴儿期辅食添加原则，不正确的是
   A. 由少到多
   B. 由粗到细
   C. 由稀到稠
   D. 由单一到多种
   E. 循序渐进

二、A2 型题

4 个月婴儿，母乳喂养，来儿保门诊咨询，家长述说婴儿除喂奶外，已加喂鱼肝油、菜水及米面糊，现应指导家长再添加的辅食为
   A. 面条
   B. 蛋黄
   C. 碎肉
   D. 饼干
   E. 馒头

三、B 型题

（1~2 题共用备选答案）
   A. 1~3 个月
   B. 4~6 个月
   C. 6~7 个月
   D. 7~9 个月
   E. 10~12 个月
1. 添加鱼肝油的月龄是
2. 添加蛋黄的月龄是
3. 添加肉末的月龄是

（4~6 题共用备选答案）
   A. 水果汁
   B. 菜泥
   C. 肝泥
   D. 豆制品
   E. 鱼肝油制剂
4. 4~6 个月婴儿可以添加
5. 7~9 个月婴儿可以添加
6. 10~12 个月婴儿可以添加

参考答案及解析

【参考答案】

一、A1 型题

1. C　2. B　3. A　4. A　5. E　6. E　7. B

二、A2 型题

B

三、B 型题

1. A　2. B　3. D　4. B　5. C　6. D

【解析】

扫码查看
相关内容

第五节　预 防 接 种

一、A1 型题

1. 下列疫苗需要皮内注射的是
   A. 卡介苗
   B. 乙肝疫苗
   C. 脊髓灰质炎减毒活疫苗
   D. 百白破混合疫苗
   E. 麻疹减毒活疫苗
2. 正常情况，7 个月的小儿尚未接种过的疫苗是
   A. 卡介苗
   B. 麻腮风疫苗
   C. 脊髓灰质炎疫苗
   D. 乙肝疫苗
   E. 百白破疫苗
3. 脊髓灰质炎减毒活疫苗的接种次数为
   A. 1 次
   B. 2 次
   C. 3 次
   D. 4 次
   E. 5 次
4. 卡介苗初种年龄是
   A. 出生时
   B. 2 个月以上
   C. 3 个月以上
   D. 8 个月以上
   E. 1 岁以上
5. 下列不属于预防接种的注意事项
   A. 安排适当场所
   B. 严格查对
   C. 严格无菌操作
   D. 用碘酊充分消毒局部后接种
   E. 交代接种后的注意事项
6. 新生儿期应进行的预防接种是
   A. 百白破疫苗
   B. 脊髓灰质炎减毒活疫苗
   C. 麻腮风疫苗
   D. 卡介苗
   E. 乙脑减毒活疫苗

二、A2 型题

1. 患儿，男，1 岁。因接种卡介苗后即刻出现过敏性休克，此时应使患儿
   A. 膝胸卧位，头稍低
   B. 侧卧位，头稍高
   C. 平卧位，头稍低
   D. 仰卧位，头稍高
   E. 抬高肩部
2. 患儿，男，4 个月。上午接种百白破混合疫苗，当晚出现发热，体温 38.2℃，伴有呕吐、腹泻等不适症状。此时应为患儿采取的护理措施是
   A. 药物降温
   B. 立即注射肾上腺素
   C. 吸氧
   D. 给予休息，多饮水
   E. 生理盐水灌肠

三、A3/A4 型题

（1~2 题共用题干）

患儿，男，6 个月。在社区门诊接种百白破疫苗后出现烦躁不安，继而面色苍白、口周青紫、呼吸困难、四肢湿冷。

1. 该患儿发生了
   A. 晕厥
   B. 心脏病
   C. 支气管哮喘
   D. 过敏性休克

E. 惊厥

2. 下列处理不正确的是
   A. 保暖
   B. 吸氧
   C. 取头高足低位
   D. 立即注射肾上腺素
   E. 病情稳定后转医院治疗

参考答案及解析

【参考答案】

一、A1 型题

1. A 2. B 3. B 4. A 5. D 6. D

二、A2 型题

1. C 2. D

三、A3/A4 型题

1. D 2. C

【解析】

扫码查看
相关内容

第九十八章　新生儿和患病新生儿的护理

第一节　概　　述

一、A1 型题

我国采用的围生期是指
A. 从妊娠满 20 周至产后 4 周
B. 从胚胎形成到产后 4 周
C. 从妊娠满 28 周至产后的 1 周
D. 从妊娠满 28 周至产后的 4 周
E. 从妊娠满 37 周至产后的 1 周

二、A2 型题

新生儿，胎龄 35 周，出生时体重2000g。该新生儿分类应属于
A. 足月儿
B. 足月小样儿
C. 正常体重儿
D. 低出生体重儿
E. 极低出生体重儿

三、B 型题

（1~3 题共用备选答案）
A. 胎龄未满 37 周新生儿
B. 胎龄满 37 周至未满 42 周的新生儿
C. 胎龄 32 周至 41 周的新生儿
D. 胎龄满 42 周以上的新生儿
E. 胎龄 40 周以上的新生儿

1. 足月儿是指
2. 早产儿是指
3. 过期产儿是指

（4~6 题共用备选答案）
A. 出生时体重在 2500~4000g 的新生儿
B. 出生时体重不足 2500g 的新生儿
C. 出生时体重大于 4500g 的新生儿
D. 出生时体重大于 4000g 的新生儿
E. 出生时体重低于1500g 的新生儿

4. 低出生体重儿是指
5. 正常出生体重儿是指
6. 巨大儿是指

参考答案及解析

【参考答案】

一、A1 型题

C

二、A2 型题

D

三、B 型题

1. B　2. A　3. D　4. B　5. A　6. D

【解析】

扫码查看
相关内容

第二节　足月新生儿的特点及护理

一、A1 型题

1. 正常足月新生儿出现生理性黄疸的时间在出生
A. 24 小时内
B. 24~48 小时
C. 48~72 小时
D. 4 日以后
E. 5 日以后

2. 护士发现新生儿口腔黏膜腭中线和齿龈切缘处有黄白色小斑点，正确的护理措施是

A. 不必处理
B. 用力擦净
C. 手术切除
D. 涂制霉菌素
E. 用无菌针头挑破

3. 新生儿出生后体重下降，能恢复到出生时体重的时间是
A. 2~3 日
B. 4~6 日
C. 7~10 日
D. 11~14 日
E. 15~21 日

4. 足月新生儿生理性体重下降一般不超过
A. 5%
B. 7%
C. 9%
D. 10%
E. 12%

5. 下列关于保持新生儿呼吸道通畅的护理措施，错误的是
A. 出生后清除口鼻分泌物
B. 仰卧位避免颈部前屈或后仰
C. 经常检查清理鼻孔
D. 俯卧位时头偏向一侧，将上肢固定在包被中
E. 避免物品阻挡新生儿口鼻腔

6. 下列关于正常足月新生儿护理内容，正确的是
A. 为了防止溢乳，哺乳后将患儿头抬高仰卧
B. 出生后保留胎脂 2 日
C. 母乳喂养者应定时哺乳
D. 黄疸出现过早、程度重，为病理性黄疸
E. 乳腺肿大应挤出乳汁

7. 新生儿假月经出现在生后
A. 1~3 日
B. 2~5 日
C. 5~7 日
D. 5~9 日
E. 9~11 日

8. 新生儿室内温度、湿度要求是
A. 温度 18~20℃，湿度 50%~60%
B. 温度 20~22℃，湿度 55%~65%
C. 温度 22~24℃，湿度 55%~65%
D. 温度 20~24℃，湿度 50%~60%
E. 温度 20~22℃，湿度 50%~60%

二、A2 型题

1. 某产妇夏季自然分娩一足月新生儿。产后 2 日，用厚包被包裹婴儿，母乳头凹陷，未进行人工喂养。现该新生儿出现多汗，体温 39℃。首先考虑的是
A. 新生儿肺炎
B. 新生儿脐炎
C. 新生儿败血症
D. 新生儿免疫功能不全
E. 新生儿脱水热

2. 女婴，出生 6 日。其母换尿片时发现其阴道流出少量血性分泌物而向护士咨询。护士正确的解释是
A. 细菌性阴道病所致
B. 真菌性阴道炎所致
C. 阴道黏膜肿胀所致
D. 阴道腺未成熟所致
E. 出生后母体雌激素影响中断所致

3. 足月儿，产钳助产娩出，出生时全身皮肤苍白，呼吸微弱，心率 30 次/分，肌张力松弛。生后首先应采取的措施是
A. 面罩给氧
B. 胸外心脏按压
C. 清除口鼻腔分泌物
D. 注射 5%碳酸氢钠和呼吸兴奋剂
E. 弹足底或刺激皮肤引起啼哭

4. 女婴，出生 3 日，洗澡时发现双侧乳腺均有蚕豆大小肿块，轻挤后有白色液体流出，下列处理正确的是
A. 手术切除
B. 不需要处理
C. 应用抗生素
D. 用手挤压使液体排出
E. 挑挖肿块

参考答案及解析

【参考答案】

一、A1 型题

1. C 2. A 3. C 4. D 5. D 6. D 7. C 8. C

二、A2 型题

1. E 2. E 3. C 4. B

【解析】

扫码查看
相关内容

第三节 早产儿的特点及护理

一、A1 型题

早产儿易出现体温降低的原因是
A. 皮下脂肪多
B. 汗功能旺盛
C. 棕色脂肪少
D. 肌肉组织少
E. 体表面积小

二、B 型题

（1~2 题共用备选答案）
A. 合适的温度、湿度
B. 尽早输液、输血
C. 合理喂养
D. 注意保暖
E. 预防感染

1. 早产儿的护理措施中，不正确的是
2. 足月新生儿的护理措施中，不正确的是

参考答案及解析

【参考答案】

一、A1 型题

C

二、B 型题

1. B 2. B

【解析】

扫码查看
相关内容

第四节 新生儿窒息

一、A1 型题

1. 导致新生儿窒息的因素不包括
A. 脐带受压、打结
B. 孕母吸毒、吸烟
C. 遗传因素
D. 难产
E. 手术产
2. 新生儿窒息贯穿于整个复苏过程的是
A. 建立呼吸
B. 清理呼吸道
C. 药物治疗
D. 评价和保温
E. 恢复循环
3. 新生儿窒息复苏中通畅气道要求在生后多长时间完成
A. 10~12 秒
B. 15~20 秒
C. 20~24 秒
D. 25~30 秒

E. 30~35 秒

二、A3/A4 型题

（1~6 题共用题干）

患儿，男，孕 36 周出生。生后 1 小时，吸引器助产出生，生时羊水被胎粪污染，心率 98 次/分，呼吸 20 次/分，唇周、面部发绀，躯体红润，拍打足底有皱眉动作。

1. 该患儿最可能发生了
   A. 新生儿窒息
   B. 新生儿低血糖
   C. 新生儿硬肿症
   D. 新生儿败血症
   E. 新生儿破伤风
2. 评判该疾病对患儿的影响，最常用的简单方法是
   A. 头颅 CT
   B. 脑脊液检查
   C. 腹部 B 超
   D. 心电监护
   E. 5 分钟时进行阿普加（Apgar）评分
3. 根据该患儿生后 1 分钟 Apgar 评分提示
   A. 正常
   B. 轻度窒息
   C. 中度窒息
   D. 重度窒息
   E. 特重度窒息
4. 目前患儿的首优护理诊断是
   A. 营养失调
   B. 气体交换受损
   C. 有感染的危险
   D. 体液不足的危险
   E. 皮肤完整性受损
5. 若患儿在出生后 4 小时出现进行性呼吸困难、全身青紫、呼气性呻吟，最可能发生了
   A. 新生儿肺透明膜病
   B. 新生儿颅内出血
   C. 新生儿胆红素脑病
   D. 新生儿败血症
   E. 新生儿肺炎
6. 若患儿在出生后 8 小时病情恶化，心搏、呼吸停止，首选的复苏步骤是
   A. 清理呼吸道
   B. 药物治疗
   C. 维持正常循环
   D. 建立呼吸
   E. 评估

（7~8 题共用题干）

新生儿，女。出生时全身皮肤苍白，呼吸微弱，心率 30 次/分，四肢略屈曲，弹足底无反应。

7. Apgar 评分为
   A. 1 分
   B. 3 分
   C. 5 分
   D. 7 分
   E. 8 分
8. 该患儿的窒息程度为
   A. 无窒息
   B. 轻度窒息
   C. 中度窒息
   D. 重度窒息
   E. 极重度窒息

三、B 型题

（1~3 题共用备选答案）

A. 160 次/分
B. 60~80 次/分
C. 40~60 次/分
D. 100 次/分
E. 90 次/分

1. 新生儿经触觉刺激后，如无自主呼吸建立或心率小于多少，应立即正压通气
2. 新生儿使用简易呼吸器辅助呼吸时，通气频率为
3. 胎儿宫内缺氧早期有胎动增加，胎儿心率可超过

参考答案及解析

【参考答案】

一、A1 型题

1. C　2. D　3. B

二、A3/A4 型题

1. A　2. E　3. B　4. B　5. A　6. A　7. B　8. D

三、B 型题

1. D　2. C　3. A

【解析】

扫码查看
相关内容

第五节　新生儿缺氧缺血性脑病

B 型题

（1~2 题共用备选答案）

A. 拥抱反射活跃
B. 鼻翼扇动、发绀
C. 进行性呼吸困难
D. 烦躁不安、易激惹
E. 意识不清，肌张力低下

1. 新生儿重度缺氧缺血性脑病的表现特点是
2. 新生儿肺透明膜病的表现特点是

参考答案及解析

【参考答案】

B 型题

1. E　2. C

【解析】

扫码查看
相关内容

第六节　新生儿颅内出血

一、A1 型题

产伤致小脑天幕撕裂引起的颅内出血部位在

A. 蛛网膜下腔
B. 硬脑膜下
C. 大脑实质
D. 脑室内
E. 小脑

二、A2 型题

1. 早产儿，出生 1 日。有窒息史，生后 1 日出现烦躁不安，脑性尖叫。应考虑为

A. 新生儿败血症
B. 新生儿化脓性脑膜炎
C. 新生儿颅内出血
D. 新生儿破伤风
E. 新生儿肺炎

2. 早产儿，出生 1 日。有窒息史，烦躁不安。突然出现高声尖叫。初步诊断颅内出血。应采取的体位是

A. 平卧位
B. 头低足高位
C. 半卧位
D. 头偏向一侧
E. 头肩抬高 15°~30°

参考答案及解析

【参考答案】

一、A1 型题

B

二、A2 型题

1. C 2. D

【解析】

扫码查看

相关内容

第七节 新生儿黄疸

一、A1 型题

1. 足月儿生理性黄疸持续时间应小于
   A. 6 周
   B. 5 周
   C. 2 周
   D. 3 周
   E. 4 周
2. 新生儿胆红素代谢的特点是
   A. 胆红素生成过少
   B. 肠道吸收胆红素较少
   C. 肝酶系统发育不完善
   D. 肝细胞 Y、Z 蛋白含量多
   E. 肝细胞摄取胆红素能力强
3. 预防新生儿胆红素脑病首选的护理措施是
   A. 遵医嘱进行换血疗法
   B. 遵医嘱给予血浆
   C. 遵医嘱进行蓝光照射
   D. 遵医嘱静脉滴注抗生素
   E. 遵医嘱吸氧

二、A2 型题

1. 某足月新生儿，黄疸在出生后 2～3 日出现，4～5 日明显，10～14 日消退。应考虑是
   A. 新生儿胆红素脑病
   B. ABO 溶血
   C. 新生儿胆道闭锁
   D. 新生儿生理性黄疸
   E. 婴儿肝炎综合征
2. 患儿，生后母乳喂养，生后 3 日体检时发现头面部及胸腹部皮肤轻度黄染，一般情况良好。可考虑诊断为
   A. 新生儿母乳性黄疸
   B. 新生儿生理性黄疸
   C. 婴儿肝炎综合征
   D. 新生儿尿路感染
   E. 新生儿败血症
3. 足月儿，女，生后第 4 日，出现皮肤黄染，精神尚佳，食欲好，血清胆红素 239μmol/L。该患儿首选的护理措施是
   A. 换血疗法
   B. 光照疗法
   C. 抗感染
   D. 吸氧
   E. 输血
4. 患儿，第 2 胎，生后第 5 小时出现黄疸，程度重。查血型 B 型，Rh 阳性；其母血型 O 型，Rh 阴性。初步诊断为新生儿溶血病。下列检查可帮助诊断的是
   A. 血红蛋白测定
   B. 葡萄糖-6-磷酸脱氢酶测定
   C. 红细胞直接抗人球蛋白试验阳性
   D. 网织红细胞降低
   E. 血清总胆红素 205μmol/L，血清结合胆红素 26μmol/L
5. 患儿，生后 24 小时，反应低下，肌张力下降，吸吮力弱，复查血清总胆红素 350μmol/L。此时应进行
   A. 蓝光照射
   B. 换血疗法
   C. 吸氧
   D. 输注血浆
   E. 静脉滴注抗生素
6. 患儿，女，3 个月。足月顺产，生后无窒息，母乳喂养。生后第 3 日出现黄疸至今未退，呈逐渐加重趋势，粪便为灰白色，全身皮肤呈黄绿色。患儿最可能为

A. 母乳性黄疸
B. 药物性黄疸
C. 慢性溶血性疾病
D. 先天性胆道闭锁
E. 乙型病毒性肝炎

三、B 型题

(1~2 题共用备选答案)

A. 出生后 1~2 日
B. 出生后 2~3 日
C. 出生后 5~7 日
D. 出生后 8~9 日
E. 出生后 10 日

1. 新生儿生理性黄疸出现的时间是
2. 新生儿生理性黄疸开始消退的时间是

参考答案及解析

【参考答案】

一、A1 型题

1. C 2. C 3. C

二、A2 型题

1. D 2. B 3. B 4. C 5. B 6. D

三、B 型题

1~2. B、C

【解析】

扫码查看
相关内容

第八节 新生儿肺透明膜病

一、A1 型题

1. 新生儿发生肺透明膜病主要由于
   A. 感染
   B. 缺氧
   C. 低血糖
   D. 血清胆红素浓度升高
   E. 缺乏肺泡表面活性物质
2. 早产儿肺表面活性物质缺乏易发生
   A. 肺透明膜病
   B. 窒息
   C. 肺不张
   D. 坠积性肺炎
   E. 肺水肿

二、A2 型题

1. 早产儿，生后 6 小时出现呼吸困难、青紫，呈进行性加重，呼气性呻吟，肺听诊呼吸音降低。胸部 X 线示：肺透明度低，并有细小斑点及网状阴影。考虑为
   A. 胎粪吸入
   B. 颅内出血
   C. 吸入性肺炎
   D. 肺透明膜病
   E. 新生儿肺炎
2. 患儿，男。胎龄 32 周。生后 3 小时出现进行性呼吸困难、青紫、呼吸衰竭。出现此临床表现关系最为密切的是
   A. 肺泡表面活性物质缺乏
   B. 吸入羊水
   C. 酸中毒
   D. 缺氧
   E. 血氧饱和度过低
3. 早产患儿，生后 4 小时出现进行性呼吸困难、发绀、三凹征，血气分析示氧分压降低。该患儿的首优护理诊断是
   A. 气体交换受损
   B. 潜在并发症
   C. 清理呼吸道无效
   D. 营养失调
   E. 有感染的危险
4. 患儿，男，胎龄 34 周，早产。出生后 4 小时出现呼吸困难，进行性加重，伴呼气时呻吟，诊断为“新生儿肺透明膜病”，给予的措施不正确的是
   A. 不能吸吮吞咽者可用静脉营养液，不能用鼻饲法
   B. 进行血氧饱和度监测
   C. 用药后 4~6 小时内禁止气道内吸引
   D. 室内温度应维持在 22~24℃
   E. 尽早使用持续正压通气

参考答案及解析

【参考答案】

一、A1 型题

1. E 2. A

二、A2 型题

1. D 2. A 3. A 4. A

【解析】

扫码查看
相关内容

第九节 新生儿肺炎

A1 型题

1. 新生儿肺炎患儿体温过高首选的护理措施是
   A. 乙醇拭浴
   B. 松开包被
   C. 冷盐水灌肠
   D. 按医嘱给予退热药
   E. 冰块敷大血管处
2. 新生儿出生后感染性肺炎常见的病原体是
   A. 病毒
   B. 革兰阳性球菌
   C. 真菌
   D. 革兰阴性杆菌
   E. 支原体
3. 最严重病死率最高的新生儿肺炎是
   A. 羊水吸入性肺炎
   B. 胎粪吸入性肺炎
   C. 支原体感染性肺炎
   D. 细菌感染性肺炎
   E. 乳汁吸入性肺炎

参考答案及解析

【参考答案】

A1 型题

1. B 2. B 3. B

【解析】

扫码查看
相关内容

第十节 新生儿败血症

一、A1 型题

新生儿败血症体温过高时应
   A. 调节室内温度，松解包被
   B. 按医嘱给予退热药
   C. 冰敷大血管
   D. 乙醇拭浴
   E. 冷盐水灌肠

二、A2 型题

患儿，女，出生 2 日。体温 38.1℃，吃奶好，精神萎靡。血常规：白细胞计数 25×10^9/L，诊断为新生儿败血症。对于该患儿的治疗正确的是
   A. 做血培养，等待结果，然后选用抗生素
   B. 选用一种抗生素，避免发生菌群失调
   C. 血培养阴性，病情好转即可停药

D. 血培养阳性，疗程至少需要 5~7 日
E. 若患儿出现并发症，则需要治疗 4 周

三、A3/A4 型题

（1~2 题共用题干）

女婴，足月顺产，出生 14 日，生后 6 日背部皮肤出现小脓疱，并伴有精神萎靡、少哭、拒乳，体检：体温 39.8℃、脉搏 180 次/分、呼吸 50 次/分，背部散在脓疱，脐部稍有红肿，血常规示白细胞计数 22×10^9/L。

1. 该患儿最可能发生了
   A. 新生儿黄疸
   B. 新生儿肝炎
   C. 新生儿败血症
   D. 新生儿寒冷损伤综合征
   E. 新生儿腹泻
2. 该患儿最可能的感染途径是
   A. 宫内感染
   B. 呼吸道感染
   C. 消化道感染
   D. 皮肤感染
   E. 泌尿道感染

参考答案及解析

【参考答案】

一、A1 型题

A

二、A2 型题

E

三、A3/A4 型题

1. C 2. D

【解析】

扫码查看
相关内容

第十一节 新生儿寒冷损伤综合征

一、A1 型题

1. 新生儿寒冷损伤综合征最先出现硬肿的部位是
   A. 面颊部
   B. 上肢
   C. 躯干
   D. 小腿
   E. 臀部
2. 新生儿寒冷损伤综合征复温的原则是
   A. 迅速复温
   B. 先快后慢
   C. 自然复温
   D. 逐步复温
   E. 4~8 小时内体温恢复正常
3. 下列情况中，一般不会发生新生儿寒冷损伤综合征的是
   A. 新生儿败血症
   B. 早产低体重
   C. 母乳性黄疸
   D. 保暖不当
   E. 感染窒息
4. 新生儿寒冷损伤综合征，突然出现心率减慢，口鼻涌出血性分泌物，肺部闻及湿啰音，最可能出现
   A. 肺炎
   B. 休克
   C. 败血症
   D. 肺出血
   E. 心力衰竭
5. 新生儿寒冷损伤综合征的首要护理措施是
   A. 复温
   B. 局部处理
   C. 保持呼吸道通畅
   D. 供给能量合剂
   E. 预防感染

二、A2 型题

患儿，女，出生 4 日。2 日来拒乳，不哭少动。体检：体温 27℃，面颊、四肢皮肤暗红色、僵硬，为使患儿复温，最适宜的方法是
A. 放入 37~38℃的温水中行温水浴
B. 立即放入 37~38℃的暖箱中

C. 放入30~32℃的温箱中复温
D. 在一般室温中自然复温
E. 立即放入比其体温高1~2℃的暖箱中，每小时提高1~1.5℃

参考答案及解析

【参考答案】
一、A1型题
1. D　2. D　3. C　4. D　5. A
二、A2型题
E

【解析】

扫码查看
相关内容

第十二节　新生儿破伤风

A1型题

1. 新生儿破伤风的感染途径一般为
A. 宫内
B. 产道
C. 脐带
D. 呼吸道
E. 消化道
2. 新生儿破伤风发作时，最先受累的肌肉是
A. 咀嚼肌
B. 面肌
C. 上肢肌
D. 下肢肌
E. 呼吸肌
3. 新生儿破伤风的主要表现是
A. 体温不升
B. 呼吸困难
C. 嗜睡、拒乳
D. 苦笑面容
E. 脑性尖叫
4. 新生儿破伤风常发生在生后
A. 2日左右
B. 4日左右
C. 5日左右
D. 6日左右
E. 7日左右

参考答案及解析

【参考答案】
A1型题
1. C　2. A　3. D　4. E

【解析】

扫码查看
相关内容

第九十九章　营养性疾病患儿的护理

第一节　蛋白质-能量营养不良

一、A1 型题

1. 与营养不良无关的指标是
   A. 肌酐升高指数
   B. 血清蛋白
   C. 氮平衡
   D. 整体蛋白更新率
   E. 肌酐清除率
2. 营养不良常见的病因不包括
   A. 长期摄入不足
   B. 继发性营养不良
   C. 需要量增加
   D. 先天不足
   E. 消耗量过大
3. 营养不良患儿最早出现的症状是
   A. 体重不增
   B. 皮肤干燥
   C. 皮下脂肪减少
   D. 精神萎靡
   E. 反应差
4. 营养不良患儿皮下脂肪消耗的顺序是
   A. 躯干→臀部→四肢→腹部→面部
   B. 臀部→躯干→四肢→腹部→面部
   C. 腹部→躯干→臀部→四肢→面部
   D. 四肢→躯干→臀部→腹部→面部
   E. 面部→腹部→躯干→四肢→臀部
5. 给营养不良患儿肌内注射苯丙酸诺龙的目的是
   A. 增加机体的抵抗力
   B. 增强机体的糖代谢功能
   C. 促进脂肪合成代谢
   D. 促进营养物质消化吸收
   E. 促进体内蛋白质的合成
6. 营养不良的并发症不包括
   A. 缺铁性贫血
   B. 多种维生素缺乏
   C. 营养不良性水肿
   D. 大脑发育不全
   E. 自发性低血糖
7. 营养不良患儿饮食调整的原则不包括
   A. 由少到多
   B. 由稀到稠
   C. 循序渐进
   D. 逐渐增加饮食
   E. 由稠到稀

二、A2 型题

患儿，男，2 岁。重度营养不良，清晨起床后突然大汗、肢冷、脉弱、血压下降。此时对该患儿正确的急救处理是
   A. 立即静脉推注 10%葡萄糖酸钙
   B. 立即应用多巴胺
   C. 立即输入低分子右旋糖酐
   D. 立即静脉注射 25%葡萄糖溶液
   E. 立即应用肾上腺素

参考答案及解析

【参考答案】

一、A1 型题

1. E　2. D　3. A　4. C　5. E　6. D　7. E

二、A2 型题

D

【解析】

扫码查看
相关内容

第二节　儿童单纯性肥胖

一、A1 型题

1. 儿童单纯性肥胖主要的治疗手段是
   A. 不控制食物总量的摄入
   B. 培养良好的饮食习惯
   C. 控制饮食，进行有效的运动
   D. 解除患儿的心理负担
   E. 多吃饱腹感明显的食物
2. 儿童单纯性肥胖成为成人多种疾病的诱因，但应除外
   A. 冠状动脉粥样硬化性心脏病（简称冠心病）
   B. 糖尿病
   C. 痛风
   D. 风湿热
   E. 高血压
3. 儿童单纯性肥胖饮食管理中不正确的是
   A. 少食多餐
   B. 高糖类
   C. 低脂肪
   D. 不吃零食
   E. 高蛋白质
4. 诊断小儿肥胖症最主要的评估项目是
   A. 血脂
   B. 肝脏 B 超
   C. 身高和体重
   D. 胆固醇
   E. 胰岛素

二、A2 型题

1. 患儿，男，3 岁。体重超过同龄儿童 50%，所需热量应较理想体重至少减少
   A. 10%
   B. 20%
   C. 30%
   D. 40%
   E. 50%
2. 患儿，5 岁。平素食欲好，不爱活动，体态肥胖，智力正常，诊断为单纯性肥胖。其治疗不包括
   A. 控制饮食，使体重尽快下降
   B. 少量多餐，杜绝过饱，多食蔬菜水果
   C. 适量运动
   D. 注意补充维生素和矿物质
   E. 解除患儿的心理负担

三、B 型题

（1~3 题共用备选答案）
   A. 超过正常体重 20%
   B. 超过正常体重 20%~29%
   C. 超过正常体重 30%~49%
   D. 超过正常体重 50%
   E. 超过正常体重 60%
1. 属于儿童轻度肥胖的为
2. 属于儿童中度肥胖的为
3. 属于儿童重度肥胖的为

参考答案及解析

【参考答案】

一、A1 型题

1. C　2. D　3. B　4. C

二、A2 型题

1. C　2. A

三、B 型题

1~3. B、C、D

【解析】

扫码查看
相关内容

第三节 营养性维生素D缺乏性佝偻病

一、A1 型题

1. 6个月患儿，营养性维生素D缺乏性佝偻病多见的骨骼改变是
   A. 方颅
   B. 颅骨软化
   C. 肋骨串珠
   D. 手镯、脚镯征
   E. 下肢畸形
2. 佝偻病患儿早期主要表现是
   A. 方颅
   B. 颅骨软化
   C. 前囟闭合晚
   D. 出牙延迟
   E. 睡眠不安、多汗、枕秃
3. 人类体内维生素D的主要来源为
   A. 蛋黄中的维生素D
   B. 动物肝中的维生素D
   C. 牛奶中的维生素D
   D. 植物食品中的维生素D
   E. 皮肤中的7-脱氢胆固醇
4. 营养性维生素D缺乏性佝偻病主要见于
   A. 1岁以下小儿
   B. 2岁以下小儿
   C. 3.5岁以下小儿
   D. 5岁以下小儿
   E. 8岁以下小儿
5. 婴儿佝偻病的主要病因是
   A. 饮食中缺钙
   B. 甲状旁腺激素缺乏
   C. 缺乏维生素D
   D. 缺乏维生素A
   E. 食物中钙、磷比例不当
6. 下列关于佝偻病的防治，错误的是
   A. 合理喂养
   B. 恢复期每日用预防量维持
   C. 多晒太阳
   D. 重症佝偻病可以注射维生素 D_3 15万~30万单位
   E. 在肌内注射维生素D前2~3日至注射后4~5周应口服钙剂
7. 下列矿物质缺乏时会导致佝偻病的是
   A. 钠
   B. 钾
   C. 钙
   D. 碘
   E. 铁

二、A2 型题

1. 患儿，男，18个月。多汗、烦躁。查体：方颅、鸡胸、“O”形腿。实验室检查示血钙、磷均低。最可能的诊断是
   A. 佝偻病初期
   B. 佝偻病激期
   C. 佝偻病恢复期
   D. 佝偻病后遗症期
   E. 先天性佝偻病
2. 患儿，男，10个月。多汗、烦躁、方颅、枕秃、肋骨串珠，诊断佝偻病极期。以下护理措施不正确的是
   A. 鼓励母亲抱患儿多晒太阳
   B. 口服维生素C
   C. 及时添加辅食
   D. 训练患儿站立行走
   E. 护理时动作轻柔

三、A3 型题

（1~3题共用题干）

患儿，女，8个月。因多汗、烦躁、睡眠不安就诊。患儿为人工喂养，至今未添加辅食，体检：可见方颅、鸡胸、手镯、足镯征。

1. 该患儿最可能的诊断是
   A. 佝偻病初期
   B. 佝偻病激期
   C. 佝偻病后遗症期
   D. 重度营养不良
   E. 中度营养不良
2. 该病主要的原因是
   A. 维生素D缺乏
   B. 牛奶中钙、磷不足
   C. 甲状旁腺功能亢进
   D. 血磷升高
   E. 血钙升高
3. 护理该患儿时应特别注意
   A. 烦躁时镇静
   B. 定期户外活动

C. 保持安静，减少刺激
D. 不要外出，减少活动
E. 卧床休息

（4～7 题共用题干）

患儿，女，4 个月。午后晒太阳时突然发生全身抽搐，眼球上翻，意识不清。查体：体温 36.8℃，呼吸 25 次/分，心率 120 次/分，发育情况良好，营养中等，有枕秃、夜惊现象。

4. 该患儿出现惊厥的最可能原因是
A. 药物中毒
B. 低血糖
C. 低钙惊厥
D. 颅内出血
E. 低血压

5. 患儿发生抽搐时，控制症状首选
A. 苯巴比妥
B. 地西泮
C. 肾上腺素
D. 呋塞米
E. 葡萄糖酸钙

6. 为明确诊断，最有意义的实验室检查是
A. 血钙
B. 血磷
C. 血清白蛋白
D. 血糖
E. 碱性磷酸酶

7. 护士对家长健康教育内容错误的是
A. 经常隔着玻璃晒太阳
B. 按时服用鱼肝油制剂
C. 讲解添加辅食方法
D. 讲解惊厥的处理方法
E. 经常进行户外活动

（8～10 题共用题干）

患儿，男，6 个月。出生于北方 11 月份，人工喂养，未添加辅食。多汗、烦躁、睡眠不安、夜间啼哭 1 周、诊断为营养性维生素 D 缺乏性佝偻病。

8. 该患儿目前处于疾病的
A. 暴发期
B. 后遗症期
C. 恢复期
D. 初期
E. 激期

9. 护士在对家长进行健康指导时，错误的是
A. 按时遵医嘱使用维生素 D
B. 尽量坚持口服维生素 D
C. 避免过早、过久地坐、站、走
D. 冬季室内活动时无须开窗以防着凉，阳光透过即可
E. 定期领患儿进行室外活动

10. 该患儿口服维生素 D 治疗量后 1 个月，改剂量为每日
A. 400U
B. 350U
C. 250U
D. 300U
E. 200U

四、B 型题

（1～2 题共用备选答案）
A. 维生素 D 400～800U/d，口服
B. 维生素 D 1 万 U/d，口服
C. 维生素 D 每次 80 万 U，肌内注射，每周 1 次，共 3 次
D. 维生素 D 每次 15 万～30 万 U，肌内注射，每隔 2 周 1 次，共 3 次
E. 维生素 D 10 万 U/d，口服

1. 治疗重度营养性维生素 D 缺乏性佝偻病激期时用
2. 预防营养性维生素 D 缺乏性佝偻病时用

（3～5 题共用备选答案）
A. 新生儿
B. 出生 6 个月内
C. 生后 6～8 个月
D. 站立行走后
E. 2 岁以上小儿

3. “O” 形腿或 “X” 形腿多见于
4. 小儿维生素 D 缺乏症的初期症状多出现于
5. 出现佝偻病后遗症多见于

参考答案及解析

【参考答案】

一、A1 型题

1. B 2. E 3. E 4. B 5. C 6. E 7. C

二、A2 型题

1. B 2. D

三、A3 型题

1. B 2. A 3. B 4. C 5. B 6. A 7. A 8. D 9. D 10. A

四、B 型题

1. D 2. A 3. D 4. B 5. E

【解析】

扫码查看
相关内容

第四节 维生素 D 缺乏性手足搐搦症

一、A1 型题

1. 维生素 D 缺乏性手足搐搦症惊厥发作时，正确的处理是
   A. 立即肌内注射维生素 D_2或维生素 D_3
   B. 迅速口服大剂量维生素 D
   C. 快速静脉推注 10%葡萄糖酸钙
   D. 缓慢静脉注射 10%葡萄糖酸钙
   E. 大量维生素 D 和钙剂同时使用
2. 维生素 D 缺乏性手足搐搦症，惊厥发作时的急救处理是
   A. 立即静脉推注甘露醇
   B. 立即静脉推注葡萄糖酸钙
   C. 10%水合氯醛保留灌肠
   D. 立即肌内注射维生素 D
   E. 立即静脉推注氯化钙

二、A2 型题

1. 患儿，男，4 个月。人工喂养，睡眠时常烦躁哭闹，难以入眠。查体：体重 6kg，体温 37.9℃，有枕秃及颅骨软化，诊断为“佝偻病”。给予维生素 D_3 30 万 U 肌内注射后突然全身抽搐 3 次，每次持续 20~60 秒，发作停止后精神如常。查血清离子钙为 1.0mmol/L，血清总钙为 1.8mmol/L。该患儿发生抽搐的原因是
   A. 酸中毒
   B. 热性惊厥
   C. 癫痫发作
   D. 血清钙减少
   E. 缺乏维生素 D
2. 患儿，男，6 个月。其母主诉夜间多哭、多汗、易惊，近日频发手足肌肉痉挛成弓状，昨夜间突然意识不清、四肢抽搐，双眼上翻，持续约 10 秒左右。其护理措施错误的是
   A. 补充维生素 D
   B. 增加户外活动，多晒太阳
   C. 给予水合氯醛抗惊厥
   D. 静脉注射钙剂时需要快速推注
   E. 保持呼吸道通畅
3. 患儿，男，6 个月。冬季出生，人工喂养平时睡眠不安、多汗，今晒太阳后突发全身抽搐 5~6 次，每次 1 分钟左右，惊止后活泼如常，体温 37℃。则该患儿发生了
   A. 手足搐搦症
   B. 癫痫
   C. 低血糖休克
   D. 高热惊厥
   E. 化脓性脑膜炎
4. 患儿，男，8 个月。因“反复发作性抽搐 2 天”就诊。足月顺产，人工喂养，户外活动少。查体：神志清，精神尚好，体重 8kg，前囟 2cm×2cm，平坦，颈无抵抗，心肺无异常，四肢肌张力正常，病理反射未引出。实验室检查：血钙 1.25mmol/L，血清 25-（OH）D_3下降。患儿最可能为
   A. 维生素 D 缺乏性佝偻病
   B. 原发性癫痫
   C. 缺氧缺血性脑病
   D. 颅内感染
   E. 维生素 D 缺乏性手足搐搦症

参考答案及解析

【参考答案】

一、A1 型题

1. D　2. C

二、A2 型题

1. D　2. D　3. A　4. E

【解析】

扫码查看
相关内容

第一百章　消化系统疾病患儿的护理

第一节　小儿消化系统解剖生理特点

一、A1 型题

1. 婴儿易发生溢乳的最主要原因是
   A. 胃较垂直
   B. 胃容量小
   C. 胃逆蠕动
   D. 胃排空时间长
   E. 贲门括约肌松弛
2. 婴儿开始出现生理性流涎常在生后
   A. 1~2 个月
   B. 3~4 个月
   C. 5~6 个月
   D. 7~8 个月
   E. 9~10 个月
3. 新生儿出生后开始排便的时间是
   A. 生后 6 小时内
   B. 生后 8 小时内
   C. 生后 12 小时内
   D. 生后 18 小时内
   E. 生后 24 小时内
4. 婴儿肠道的总长度为
   A. 身长的 1~2 倍
   B. 身长的 2~3 倍
   C. 身长的 3~4 倍
   D. 身长的 4~5 倍
   E. 身长的 5~7 倍
5. 新生儿第 1 次排出胎粪时间为出生后
   A. 12 小时内
   B. 2~3 日
   C. 3~4 日
   D. 4~6 日
   E. 7~10 日

二、B 型题

（1~3 题共用备选答案）
   A. 1.5~2.0 小时
   B. 2~3 小时
   C. 3~4 小时
   D. 4~5 小时
   E. 1.0~1.5 小时
1. 牛乳从胃中排空所需时间是
2. 水从胃中排空所需时间是
3. 母乳从胃中排空所需时间是

（4~6 题共用备选答案）
   A. 黄色、半成形
   B. 墨绿色、黏稠、无臭味
   C. 金黄色、均匀糊状、无臭味
   D. 淡黄色、成形、较臭
   E. 稀水奶瓣、蛋花汤样
4. 胎粪为
5. 母乳喂养儿的粪便为
6. 牛乳喂养儿的粪便为

参考答案及解析

【参考答案】

一、A1 型题

1. E　2. C　3. C　4. E　5. A

二、B 型题

1~3. C、A、B　4. B　5. C　6. D

【解析】

扫码查看
相关内容

第二节 口 炎

一、A1 型题

鹅口疮的病原体为
1. A. 葡萄球菌
   B. 铜绿假单胞菌
   C. 肺炎链球菌
   D. 白念珠菌
   E. 金黄色葡萄球菌
2. 鹅口疮的主要特征为
   A. 口腔周围及舌体生白色小疮点
   B. 口腔舌上满布白屑，形如雪片
   C. 咽喉部有白假膜
   D. 齿龈有白色小疱点
   E. 口腔内红赤溃烂

二、A2 型题

1. 患儿，男，7 个月。因肺炎住院，应用抗生素治疗 2 周，近 2 日见患儿口腔黏膜有白色凝乳状物，不易擦去，考虑为鹅口疮。其护理措施错误的是
   A. 用 5%碳酸氢钠溶液口腔护理
   B. 局部可涂制霉菌素
   C. 涂药前应先清洗口腔
   D. 食具等用后应煮沸消毒
   E. 护理患儿前后应洗手
2. 患儿，5 个月。家长诉患儿爱流口水，查体见齿龈部有白色凝乳样物，不易擦去。擦拭时患儿无明显不适感。最可能的诊断是
   A. 龈炎
   B. 鹅口疮
   C. 溃疡性口炎
   D. 生理性表现
   E. 磨牙
3. 患儿，男，生后第 10 日发现口腔黏膜出现小片状白色乳凝块样物，不易擦拭，周围黏膜正常。进食、精神尚可。引起该病的病原微生物是
   A. 链球菌
   B. 单纯疱疹病毒
   C. 金黄色葡萄球菌
   D. 肺炎链球菌
   E. 白念珠菌

参考答案及解析

【参考答案】

一、A1 型题

1. D 2. B

二、A2 型题

1. A 2. B 3. E

【解析】

扫码查看
相关内容

第三节 腹 泻 病

一、A1 型题

1. 引起夏季小儿腹泻的病原体主要是
   A. 致病性大肠埃希菌
   B. 金黄色葡萄球菌
   C. 轮状病毒
   D. 变形杆菌
   E. 柯萨奇病毒
2. 腹泻患儿，预防臀红最主要的护理措施是
   A. 暴露臀部皮肤
   B. 俯卧位
   C. 粪便后及时清洗臀部
   D. 勤换尿布
   E. 臀部涂爽身粉
3. 生理性腹泻多见于
   A. 新生儿
   B. 5 个月内
   C. 6 个月内

D. 1岁内
E. 2岁内

4. 属于轻度脱水临床表现的是
A. 体重减轻10%
B. 精神萎靡
C. 皮肤弹性差
D. 前囟眼窝稍凹陷
E. 昏睡

5. 低钾血症的临床表现不包括
A. 精神萎靡
B. 肠鸣音亢进
C. 肠麻痹
D. 心音低钝
E. 肌肉兴奋性降低

6. 婴幼儿腹泻时易发生的酸碱平衡紊乱是
A. 呼吸性酸中毒
B. 代谢性酸中毒
C. 混合型碱中毒
D. 代谢性碱中毒
E. 呼吸性碱中毒

7. 下列关于腹泻患儿的饮食护理，正确的是
A. 禁食12小时
B. 继续母乳喂养
C. 继续添加辅食
D. 给予营养价值高，富有能量的饮食
E. 腹泻停止后先进流质饮食，以后逐渐改成普食

8. 秋季腹泻最常见的病原体是
A. 金黄色葡萄球菌
B. 大肠埃希菌
C. 耶尔森菌
D. 轮状病毒
E. 柯萨奇病毒

9. 判断腹泻患儿脱水性质的主要检查是
A. 血清钙
B. 血清钾
C. 血清钠
D. 血清镁
E. 二氧化碳结合力（CO_2CP）

10. 轮状病毒肠炎粪便性状为
A. 蛋花汤样，腥臭，多量黏液
B. 泡沫豆腐样，无腥臭，少量黏液
C. 赤豆洗水样，有特殊腥臭
D. 蛋花汤样，无腥臭
E. 果酱样便，少量黏液

11. 急性腹泻的病程正确的是
A. 1周
B. <2周
C. 2~3周
D. 3~4周
E. 4周以下

12. 轻度脱水无严重呕吐的腹泻患儿补液应首选
A. 1.4%碳酸氢钠溶液
B. 10%葡萄糖液
C. 复方林格液
D. 生理盐水
E. ORS液

二、A2型题

1. 患儿，男，8个月。呕吐、腹泻3日入院。烦躁、口渴，前囟明显凹陷，口唇黏膜干燥，皮肤弹性较差，尿量明显减少。血清钠135mmol/L。第1日补液宜用
A. 2：1液
B. 2：3：1液
C. 4：3：2液
D. 口服补液盐（ORS）溶液
E. 生理盐水

2. 患儿，男，8个月。11月中旬入院，其入院前2日出现发热、咳嗽，随后呕吐3次，粪便呈黄色水样，10余次/日，黏液少，无腥臭。体检：体温39℃，精神萎靡，前囟及眼窝凹陷，哭时泪少，皮肤弹性略差，咽稍充血，心肺检查无异常，粪便检查（-）。引起腹泻的病原体最可能是
A. 轮状病毒
B. 铜绿假单胞菌
C. 白念珠菌
D. 金黄色葡萄球菌
E. 致病性大肠埃希菌

3. 患儿，3个月。腹泻2日，呈黄绿色稀便，有奶瓣泡沫。为纠正轻度脱水，应选择
A. 少量多次饮温开水
B. 少量多次给予糖水
C. 静脉补充林格液
D. 少量多次喂服ORS溶液
E. 静脉补充10%葡萄糖液

4. 患儿，男，2岁。精神萎靡，眼窝明显凹陷，哭时泪少，口唇干燥，皮肤弹性差，尿量明显减少，被诊断为中度脱水。该患儿失水占体重的百分比是
A. 5%以下
B. 5%~10%
C. 10%~20%

D. 20%~30%
E. 30%~40%

5. 患儿，女，6个月。神志清，精神差，皮肤干，眼窝凹陷，黄绿色稀水便，每日10余次，偶有呕吐。对该患儿护理措施错误的是
A. 加强臀部护理
B. 详细记录出入量
C. 腹胀时应注意有无低血钾
D. 急性腹泻早期应使用止泻剂
E. 呕吐频繁者应禁食补液

6. 7个月大的婴儿，喂面条后发生腹泻2日，稀水样便，5~6次/日，量中等，偶吐奶，尿量略减少，前囟及眼窝稍凹陷。下列措施不正确的是
A. 口服抗生素
B. 暂停辅食
C. 加强臀部护理
D. 继续喂母乳
E. 给予口服补液盐

7. 患儿，男，1岁。腹泻伴重度脱水酸中毒，经补液及纠正酸中毒治疗后出现腹胀，心音低钝，四肢肌腱反射减弱。该患儿最可能的诊断是
A. 低钠血症
B. 高钠血症
C. 低钾血症
D. 低钙血症
E. 低血糖

8. 患儿，男，1.5岁。腹泻4个月，每日4~5次，伴有轻度呕吐，皮肤弹性差。应给予的饮食管理是
A. 禁食1小时
B. 禁食2小时
C. 禁食6小时
D. 停止一切辅食，经口喂乳类食品
E. 由少到多，由稀到稠逐渐恢复正常饮食

9. 患儿，男，3个月。腹泻2日，呈黄绿色稀便，有奶瓣和泡沫。为纠正轻度脱水应选择
A. 少量多次饮温开水
B. 少量多次给予糖水
C. 静脉补充林格液
D. 少量多次喂服ORS溶液
E. 静脉补充10%葡萄糖液

10. 患儿，女，10个月。呕吐、腹泻3日，每日排便8~9次，呈稀水样，呕吐2~3次/日。体检：反应差，皮肤略干燥、弹性差，前囟及眼窝凹陷，哭泪少，咽稍充血，心音低钝，腹软，肠鸣音减弱。入院后最重要的处理措施是
A. 控制肠内外感染
B. 纠正水、电解质代谢紊乱
C. 给止泻药
D. 给促消化药
E. 给镇吐药

11. 患儿，男，5月龄。生后不久即腹泻，大便次数多。查体：外观虚胖，有湿疹，食欲、精神好，体格评估正常。最可能为
A. 轮状病毒肠炎
B. 慢性腹泻
C. 生理性腹泻
D. 非感染性腹泻
E. 大肠埃希菌肠炎

三、A3/A4型题

（1~2题共用题干）

患儿，男，6个月。母乳喂养，腹泻2个月，大便5~6次/日，稀或糊状便，无脓血，食欲好，体重6.3kg。

1. 该患儿最可能的诊断是
A. 感染性腹泻
B. 慢性腹泻
C. 生理性腹泻
D. 迁延性腹泻
E. 饮食性腹泻

2. 对该患儿的治疗正确的是
A. 庆大霉素
B. 氨苄西林
C. 利巴韦林
D. 诺氟沙星
E. 添加辅食

（3~6题共用题干）

患儿，女，1岁。因肺炎伴腹泻2周，嗜睡、乏力、进食少3日入院。查体：体重7.5kg，表情淡漠，唇裂，面色灰白，呼吸不规则，约30次/分，双肺呼吸音粗，可闻及干湿啰音，心率95次/分，心音低钝，腹胀，肠鸣音减弱，皮肤弹性减退。

3. 目前危及该患儿生命的紧急情况是
A. 低钠血症
B. 低糖血
C. 低钙血症
D. 低钾血症
E. 酸中毒

4. 首先应进行的检查是
A. 血糖测定
B. 心电图
C. 动脉血气分析

D. 脑电图
E. 血生化

5. 若患儿检查结果为：血 pH 7.31，血钠 130mmol/L，血钾 1.75mmol/L，血钙 2.5mmol/L，心电图 U 波低平。应采用
A. 口服氯化钾
B. 静脉滴注高渗糖
C. 静脉滴注碳酸氢钠
D. 静脉滴注葡萄糖酸钙
E. 静脉滴注 0.3%氯化钾

6. 出院时需要交代家长的最重要的医嘱是
A. 口服多种维生素
B. 科学育儿，合理喂养
C. 矫正唇裂畸形
D. 预防各类传染病
E. 定期肌内注射苯丙酸诺龙

四、B 型题

（1~2 题共用备选答案）
A. 1 周以内
B. 2 周以内
C. 2 周至 2 个月
D. 2 个月以上
E. 半年以上

1. 迁延性腹泻病程为
2. 慢性腹泻病程为

参考答案及解析

【参考答案】

一、A1 型题

1. A 2. C 3. C 4. D 5. B 6. B 7. B 8. D 9. C 10. D 11. B 12. E

二、A2 型题

1. D 2. A 3. D 4. B 5. D 6. A 7. C 8. E 9. D 10. B 11. C

三、A3/A4 型题

1. C 2. E 3. D 4. E 5. E 6. B

四、B 型题

1~2. C、D

【解析】

扫码查看
相关内容

第四节 急性坏死性小肠结肠炎

一、A1 型题

关于新生儿坏死性小肠结肠炎的临床表现，不正确的叙述是
A. 常有窒息史
B. 以腹痛起病
C. 腹胀
D. 呕吐
E. 便血

二、A2 型题

患儿，男，3 岁。呕吐腹泻 1 日，突然出现阵发性腹痛，恶心、呕吐 3~4 次，粪便 5~6 次，初为蛋花汤样后呈赤豆汤血水便，腥臭，无脓，腹胀，体温 39℃，腹软，不固定压痛，未触及包块，医疗诊断为坏死性小肠炎，目前对患儿最主要的措施是
A. 心理护理
B. 禁食、胃肠减压
C. 营养支持
D. 大剂量抗生素控制感染
E. 肛管排气

三、A3/A4 型题

（1~2 题共用题干）

患儿，3 岁。突然出现持续性腹痛，伴腹泻，初为黄色水样便，次数不定，后转为红色果酱样血便，伴有特殊的腥臭味，同时患儿腹胀、呕吐。查体：体温 38.8℃，精神萎靡，腹胀，固定压痛。临床诊断为坏死性小肠结肠炎。

1. 该患儿宜采取的体位是
A. 仰卧位
B. 俯卧位
C. 侧卧位或半卧位
D. 坐位
E. 膝胸位

2. 该患儿首先应采取的措施是
   A. 禁食，胃肠减压
   B. 喂糖水
   C. 喂稀释的牛奶
   D. 少渣饮食
   E. 低脂饮食

参考答案及解析

【参考答案】

一、A1 型题

A

二、A2 型题

B

三、A3/A4 型题

1. C　2. A

【解析】

扫码查看
相关内容

第五节　小儿液体疗法及护理

一、A1 型题

1. 口服补液盐（ORS）的张力为
   A. 1/2 张
   B. 1/3 张
   C. 2/3 张
   D. 1/4 张
   E. 1/5 张
2. ORS 溶液的成分中电解质含量最多的是
   A. 葡萄糖
   B. 碳酸氢钠
   C. 氯化钾
   D. 氯化钠
   E. 氯化钙
3. 直接调节体液分布的因素不包括
   A. 血压
   B. 胶体渗透压
   C. 滤过压
   D. 氧分压
   E. 电解质浓度
4. 为中、重度营养不良患儿补液时，下列哪项错误
   A. 补液总量应适当减少
   B. 补液速度稍慢
   C. 注意补充热量和蛋白质
   D. 注意补钙、补镁
   E. 不应补钾

二、A2 型题

患儿，6 个月。呕吐、腹泻 3 日入院。烦躁、口渴。前囟明显凹陷。口唇黏膜干燥，皮肤弹性较差。尿量明显减少。血清钠 135mmol/L。第 1 日补液宜用
   A. 2∶1 等渗液
   B. 2∶3∶1 液
   C. 4∶3∶2 液
   D. 口服补液盐
   E. 5%葡萄糖溶液

参考答案及解析

【参考答案】

一、A1 型题

1. A　2. D　3. D　4. E

二、A2 型题

B

【解析】

扫码查看
相关内容

第一百零一章　呼吸系统疾病患儿的护理

第一节　小儿呼吸系统解剖生理特点

一、A1 型题

婴幼儿易出现呼吸节律不齐的原因是

A. 呼吸肌发育不完善
B. 呼吸器官发育不完善
C. 呼吸功能储备能力差
D. 呼吸中枢发育不成熟
E. 肺弹力组织发育不完善

二、A2 型题

患儿，1.5 岁。发热、流涕 3 日。今日外耳道流出少量脓性分泌物，考虑为中耳炎。其易患中耳炎的原因是

A. 后鼻道狭窄
B. 鼻腔相对较小
C. 鼻窦口相对较大
D. 咽鼓管宽、短、直
E. 喉部较长，呈漏斗状

参考答案及解析

【参考答案】

一、A1 型题

B

二、A2 型题

D

【解析】

扫码查看
相关内容

第二节　急性上呼吸道感染

一、A1 型题

1. 小儿急性上呼吸道感染最常见的病原体是
A. 细菌
B. 真菌
C. 病毒
D. 支原体
E. 衣原体

2. 咽结膜热的病原体是
A. 腺病毒
B. 柯萨奇病毒
C. 埃可病毒
D. 鼻病毒
E. 流感病毒

3. 小婴儿急性上呼吸道感染时症状较突出的是
A. 拒乳、乏力
B. 打喷嚏
C. 咽部不适
D. 鼻塞、流涕
E. 腹痛

4. 对因上呼吸道感染致鼻塞而妨碍吮奶的婴儿，应在何时用麻黄碱滴鼻
A. 哺乳前半小时
B. 哺乳前 10 分钟
C. 每日 3 次
D. 哺乳前 15 分钟
E. 每小时 1 次

5. 预防上呼吸道感染患儿发生惊厥的主要措施是
A. 按医嘱应用镇静药
B. 保持安静，减少刺激
C. 按医嘱应用抗生素
D. 积极控制体温

E. 密切观察及时发现惊厥前兆

二、A2 型题

1. 患儿，男，1 岁。因急起高热、流涎、拒食 2 日入院。查体：体温 39.1℃，咽部充血，咽腭弓、腭垂、软腭等处可见多个 2～4mm 大小疱疹，心肺（-）。考虑最可能的诊断是
   A. 急性咽喉炎
   B. 疱疹性咽峡炎
   C. 咽结膜热
   D. 疱疹性口炎
   E. 流行性感冒
2. 患儿，女，6 岁。因急起高热、流涎、食欲缺乏、眼痛流泪 3 日入院。查体：体温 38.6℃，咽部充血，咽峡无溃疡，结膜充血，耳后可触及淋巴结 1.2cm×1.9cm，心肺（-）。考虑最可能的诊断是
   A. 急性结膜炎
   B. 疱疹性咽峡炎
   C. 急性咽炎
   D. 咽结膜热
   E. 黏膜皮肤淋巴结综合征
3. 患儿，3 岁。上呼吸道感染，咳嗽、咳痰。护士为病房调节的适宜温湿度是
   A. 24～26℃，65%～70%
   B. 22～24℃，55%～65%
   C. 22～24℃，50%～60%
   D. 18～22℃，40%～50%
   E. 18～22℃，50%～55%

参考答案及解析

【参考答案】

一、A1 型题

1. C　2. A　3. A　4. D　5. D

二、A2 型题

1. B　2. D　3. E

【解析】

扫码查看
相关内容

第三节　急性感染性喉炎

一、A1 型题

关于急性感染性喉炎的护理错误的是
   A. 肾上腺皮质激素超声雾化
   B. 及时吸氧
   C. 随时做好气管切开的准备
   D. 体温超过 38.5℃予物理降温
   E. 烦躁时可用氯丙嗪

二、A2 型题

患儿，男，2 岁。因“发热、犬吠样咳嗽、声嘶 1 日，夜间症状较重”就诊。查体可见三凹征，吸气性喉鸣，咽部充血。最可能的诊断是
   A. 急性支气管炎
   B. 急性感染性喉炎
   C. 咽结膜热
   D. 疱疹性咽峡炎
   E. 毛细支气管炎

参考答案及解析

【参考答案】

一、A1 型题

E

二、A2 型题

B

【解析】

扫码查看
相关内容

第四节　急性支气管炎

A2 型题

患儿，5 岁。因支气管炎住院治疗，护士在帮助患儿服镇咳药时应注意

A. 先喂止咳糖浆，后喂维生素
B. 喂止咳糖浆后多喂水
C. 最后喂止咳糖浆不能喂水
D. 在患儿咳嗽时喂药
E. 吃奶后喂药并多喂水

参考答案及解析

【参考答案】

A2 型题

C

【解析】

扫码查看
相关内容

第五节　肺　　炎

一、A1 型题

1. 易合并脓胸的肺炎是
A. 肺炎支原体肺炎
B. 腺病毒肺炎
C. 白念珠菌肺炎
D. 呼吸道合胞病毒肺炎
E. 金黄色葡萄球菌肺炎
2. 重症肺炎患儿静脉给抗生素，用药时间应持续至体温正常后
A. 1~2 日
B. 3~4 日
C. 3~5 日
D. 5~7 日
E. 8~10 日
3. 小儿毛细支气管炎好发年龄是
A. 2 岁以内
B. 3~4 岁
C. 5~7 岁
D. 7~12 岁
E. 各年龄组
4. 对于肺炎合并心力衰竭的患者，下列护理措施不妥的是
A. 及时报告医生
B. 立即吸氧
C. 减慢输液速度
D. 遵医嘱静脉推注毛花苷 C
E. 考虑肺水肿，应持续吸入 50%乙醇湿化氧气
5. 小儿肺炎出现（　　）不宜用糖皮质激素
A. 中毒症状明显
B. 脓胸
C. 严重喘憋
D. 呼吸衰竭
E. 脑水肿
6. 肺炎患儿发生严重腹胀，肠鸣音消失是因为
A. 低钠血症
B. 中毒性肠麻痹
C. 休克
D. 败血症
E. 疝形成

二、A2 型题

1. 患儿，女，6 个月。高热、呻吟，中毒症状明显。双肺有中细湿啰音，诊断为支气管肺炎。其抗生素应用至体温正常后
A. 1~2 日
B. 3~4 日
C. 5~7 日
D. 8~10 日
E. 11~14 日

2. 患儿，7个月。因重症肺炎入院，在治疗时突然烦躁不安、呼吸困难加重，呼吸60次/分，脉搏170次/分，心音低钝，肝在短期内增大2cm，疑并发急性心力衰竭。以下应急处理措施最为重要的是
   A. 立即更换体位以减轻肺部淤血
   B. 镇静、吸氧
   C. 吸痰、通畅呼吸道
   D. 使用快速洋地黄制剂
   E. 使用强力利尿药
3. 患儿，女，生后6日。患新生儿感染性肺炎，其早期最主要临床特点是
   A. 发热伴剧咳
   B. 气短伴鼻翼扇动
   C. 肺部密布细湿啰音
   D. X线摄片正常
   E. 反应差、口吐白沫
4. 患儿，8岁。4日前出现发热、咳嗽，体温最高达39℃，咳嗽呈阵发性刺激性干咳。体检：肺部呼吸音增粗。胸部X线：大片密度增高影；血清冷凝集试验呈阳性。引起该患儿肺部病变的病原体最可能是
   A. 肺炎链球菌
   B. 肺炎支原体
   C. 呼吸道合胞病毒
   D. 流感嗜血杆菌
   E. 金黄色葡萄球菌
5. 10个月女婴，高热40℃，剧咳，分泌物黏稠，不易咳出，伴喘憋、青紫。最紧急的处理是
   A. 吸痰
   B. 鼻导管间歇给氧
   C. 肌内注射苯巴比妥
   D. 人工冬眠疗法
   E. 正压给氧

三、A3/A4 型题

（1~3题共用题干）

患儿，男，9个月。发热、咳嗽及呼吸困难4日，呈弛张热。查体：精神萎靡，皮肤可见荨麻疹样皮疹，白细胞计数明显增多，有核左移，胸部X线呈现多发性小脓肿样阴影。

1. 该患儿最可能的疾病是
   A. 腺病毒肺炎
   B. 呼吸道合胞病毒肺炎
   C. 肺炎支原体肺炎
   D. 真菌性肺炎
   E. 金黄色葡萄球菌肺炎
2. 抗感染首选
   A. 甲硝唑
   B. 利巴韦林
   C. 制霉菌素
   D. 头孢拉定
   E. 新青霉素Ⅱ
3. 3日后，患儿呼吸困难突然加重，明显烦躁不安、面色青紫，呼吸62次/分，左上肺叩诊鼓音，听诊呼吸音减弱。最可能出现的并发症是
   A. 脓胸
   B. 脓气胸
   C. 心力衰竭
   D. 肺实变
   E. 渗出性胸膜炎

四、B 型题

（1~4题共用备选答案）

A. 腺病毒肺炎
B. 金黄色葡萄球菌肺炎
C. 呼吸道合胞病毒肺炎
D. 肺炎支原体肺炎
E. 肺炎链球菌肺炎

1. 病情重，稽留热多见于
2. 发生于3岁以内，尤以1岁以内婴儿多见，起病急，喘憋重的是
3. 多呈弛张热，易合并脓胸、脓气胸的是
4. 以刺激性干咳为突出表现，有全身多系统的临床表现的是

（5~6题共用备选答案）

A. 金黄色葡萄球菌
B. 肺炎链球菌
C. 柯萨奇病毒
D. 呼吸道合胞病毒
E. 腺病毒

5. 发达国家小儿肺炎最常见的病原体为
6. 咽结膜热最常见的病原体为

参考答案及解析

【参考答案】

一、A1 型题

1. E 2. D 3. A 4. E 5. B 6. B

二、A2 型题

1. C 2. D 3. E 4. B 5. A

三、A3/A4 型题

1. E 2. E 3. B

四、B 型题

1. A 2. C 3. B 4. D 5. D 6. E

【解析】

扫码查看
相关内容

第一百零二章　循环系统疾病患儿的护理

第一节　小儿循环系统解剖生理特点

一、A1 型题

1. 关于小儿心率的叙述，正确的是
   A. 新生儿正常心率为 140~150 次/分
   B. 1 岁以内小儿正常心率为 130~140 次/分
   C. 4~7 岁小儿正常心率为 100~120 次/分
   D. 2~3 岁小儿正常心率为 120~130 次/分
   E. 8~14 岁小儿正常心率为 70~90 次/分
2. 关于小儿血压的叙述，不正确的是
   A. 1 岁以内，收缩压 70~80mmHg
   B. 1 岁以上小儿，上肢血压比下肢血压高
   C. 1 岁以上，下肢血压比上肢血压高
   D. 婴儿期，上肢血压比下肢血压略高
   E. 小儿的舒张压 = 收缩压×2/3
3. 原始心脏开始形成的时间是
   A. 胚胎第 2 周
   B. 胚胎第 3 周
   C. 胚胎第 4 周
   D. 胚胎第 6 周
   E. 胚胎第 7 周

二、A2 型题

急性肾小球肾炎患儿，10 岁，入院体检时测得上肢收缩压为 125mmHg。该患儿血压较正常值升高
   A. 5mmHg
   B. 10mmHg
   C. 15mmHg
   D. 20mmHg
   E. 25mmHg

三、B 型题

（1~3 题共用备选答案）
   A. 120~140 次/分
   B. 110~130 次/分
   C. 90~120 次/分
   D. 80~100 次/分
   E. 70~90 次/分
1. 新生儿的心率为
2. 学龄前儿童的心率为
3. 学龄儿童的心率为

参考答案及解析

【参考答案】

一、A1 型题

1. E　2. B　3. A

二、A2 型题

E

三、B 型题

1. A　2. D　3. E

【解析】

扫码查看
相关内容

第二节　先天性心脏病

一、A1 型题

1. 左向右分流型先天性心脏病（简称先心病）最易并发
   A. 脑脓肿
   B. 肺炎
   C. 体格发育障碍
   D. 脑血栓形成
   E. 亚急性感染性心内膜炎
2. 法洛四联症患儿缺氧发作时，应立即采取的体

位是
A. 平卧位
B. 侧卧位
C. 半坐位
D. 膝胸卧位
E. 头低足高位
3. 属于左向右分流型先心病的是
A. 房间隔缺损
B. 大血管错位
C. 肺动脉狭窄
D. 主动脉缩窄
E. 法洛四联症
4. 小儿最常见的心脏病是
A. 先天性心脏病
B. 风湿性心肌炎
C. 病毒性心肌炎
D. 冠状动脉粥样硬化性心脏病（简称冠心病）
E. 心力衰竭
5. 最常见的先天性心脏畸形是
A. 室间隔缺损
B. 房间隔缺损
C. 法洛四联症
D. 动脉导管未闭
E. 肺动脉狭窄
6. 最常见的右向左分流型先天性心脏病是
A. 房间隔缺损
B. 室间隔缺损
C. 动脉导管未闭
D. 法洛四联症
E. 主动脉狭窄

二、A2 型题

1. 患儿，男，3岁。自1岁起出现活动后气促、乏力，常喜下蹲位，发绀，胸骨左缘第2~4肋间闻及Ⅲ级收缩期杂音，可见杵状指。最可能的原因是
A. 房间隔缺损
B. 室间隔缺损
C. 法洛四联症
D. 动脉导管未闭
E. 右位心
2. 患儿，男，3个月。出生后3个月开始哭闹时青紫，后逐渐加重，有晕厥史。最可能的诊断是
A. 房间隔缺损
B. 室间隔缺损
C. 法洛四联症
D. 肺动脉狭窄
E. 动脉导管未闭
3. 患儿，女，1.5岁。出生后即发现心脏有杂音，婴儿期喂养困难，经常咳嗽，患过3次肺炎。查体：消瘦，心前区隆起，心界向左下扩大，胸骨左缘第3~4肋间有Ⅳ级粗糙收缩期杂音。应考虑为
A. 房间隔缺损
B. 室间隔缺损
C. 动脉导管未闭
D. 法洛四联症
E. 肺动脉狭窄
4. 患儿，男，4岁。婴儿期开始发现发绀，逐渐加重，有晕厥及抽搐史。查体：胸骨左缘第3肋间有Ⅱ级收缩期杂音，肺动脉瓣第二音减弱，有杵状指。该患儿最可能的诊断是
A. 动脉导管未闭
B. 室间隔缺损
C. 房间隔缺损
D. 法洛四联症
E. 肺动脉狭窄
5. 患儿，女，6岁。从小体弱，生长发育落后于同龄儿，易疲劳，多汗。查体：心前区隆起，心尖搏动增强，胸骨左缘第2~3肋间可闻及粗糙响亮的连续性机器样杂音，可见水冲脉，诊为动脉导管未闭。此患儿特有的表现为
A. 消瘦
B. 心前区隆起
C. 差异性发绀
D. 杵状指
E. 胸廓畸形
6. 患儿，女，7岁。从小体弱、易累、消瘦、易患感冒，曾患肺炎4次。查体：胸骨左缘第2肋间可闻及粗糙连续性机器样杂音，可见水冲脉，毛细血管搏动和股动脉枪击音。该患儿最可能的诊断是
A. 室间隔缺损
B. 房间隔缺损
C. 动脉导管未闭
D. 肺动脉狭窄
E. 法洛四联症

三、A3/A4 型题

（1~3题共用题干）

患儿，男，6岁。自幼口唇发绀，生长发育落后，活动后喜蹲踞，今晨突然出现右侧上下肢活动不灵活。

1. 该患儿可能发生了
A. 高血压脑病

B. 颅内出血
C. 法洛四联症
D. 脑脓肿
E. 椎基底动脉供血不足
2. 该疾病典型胸部 X 线表现为
A. 可见“肺门舞蹈征”
B. 心影呈靴型
C. 心影呈梨形
D. 心影增大
E. 心影缩小
3. 该疾病最主要的表现为
A. 嗜睡
B. 惊厥
C. 青紫
D. 昏迷
E. 颅内压增高
（4~7 题共用题干）
患儿，男，2 岁。生后 4 个月起青紫逐渐加重，活动后气短。查体：生长发育明显落后于同龄儿，口唇发绀明显，杵状指，胸骨左缘第 3~4 肋间闻及Ⅲ级收缩期杂音。
4. 该患儿最可能的诊断是
A. 房间隔缺损
B. 动脉导管未闭
C. 室间隔缺损
D. 法洛四联症
E. 肺动脉狭窄
5. 患儿晨起吃奶时突然出现呼吸困难、晕厥、抽搐、继而昏迷，可能发生了
A. 颅内出血
B. 动脉导管未闭
C. 法洛四联症引起脑缺氧发作
D. 低血糖
E. 低钙抽搐
6. 其原因最可能是
A. 肺动脉漏斗部肌肉痉挛
B. 心力衰竭
C. 并发脑膜炎
D. 心肌炎
E. 上呼吸道感染
7. 对该患儿应该采取的治疗措施是
A. 成年后手术治疗
B. 发病时内科治疗
C. 内科保守治疗
D. 近期手术治疗
E. 中医中药治疗

参考答案及解析

【参考答案】

一、A1 型题

1. B 2. D 3. A 4. A 5. A 6. D

二、A2 型题

1. C 2. C 3. B 4. D 5. C 6. C

三、A3/A4 型题

1. C 2. B 3. C 4. D 5. C 6. A 7. D

【解析】

扫码查看
相关内容

第一百零三章　血液系统疾病患儿的护理

第一节　小儿造血和血液特点

B 型题

（1~3 题共用备选答案）

A. 生后 4~6 日

B. 生后 2 个月

C. 生后 4~6 岁

D. 6 岁

E. 8 岁

1. 小儿白细胞数目接近成人水平的年龄为
2. 淋巴细胞与中性粒细胞第 1 次交叉出现于
3. 淋巴细胞与中性粒细胞第 2 次交叉出现于

参考答案及解析

【参考答案】

B 型题

1. E　2. A　3. C

【解析】

扫码查看
相关内容

第二节　小儿贫血概述

一、A1 型题

1. 12~14 岁小儿血红蛋白正常值的低限是
   A. 80g/L
   B. 90g/L
   C. 100g/L
   D. 110g/L
   E. 120g/L
2. 小儿重度贫血时，其血红蛋白数值为
   A. 90~110g/L
   B. 80~90g/L
   C. 60~80g/L
   D. 30~60g/L
   E. <30g/L

二、A2 型题

患儿，男，6 个月。在健康查体时发现其血常规为：血红蛋白 95g/L，红细胞计数 3.2×10^{12}/L，白细胞计数 8.2×10^{9}/L，血小板计数 132×10^{9}/L。对该患儿的情况判断正确的是

A. 重度贫血

B. 轻度贫血

C. 极重度贫血

D. 中度贫血

E. 无贫血

参考答案及解析

【参考答案】

一、A1 型题

1. E　2. D

二、A2 型题

B

【解析】

扫码查看
相关内容

第三节　营养性缺铁性贫血

一、A1 型题

1. 婴幼儿最常见的贫血是
   A. 铅中毒性贫血
   B. 再生障碍性贫血
   C. 营养性混合性贫血
   D. 营养性缺铁性贫血
   E. 慢性溶血性贫血
2. 小细胞低色素性贫血最重要的治疗措施是
   A. 补充维生素
   B. 给予叶酸
   C. 补充铁剂
   D. 输入鲜血
   E. 增加蛋白质
3. 缺铁性贫血患儿出现非造血系统表现的主要原因是
   A. 血红蛋白合成减少
   B. 肌红蛋白合成减少
   C. 红细胞合成减少
   D. 红细胞携氧减少
   E. 含铁酶活性降低
4. 缺铁性贫血患儿应用铁剂治疗，最先出现的血液改变是
   A. 血红蛋白增加
   B. 皮肤苍白消失
   C. 网织红细胞增加
   D. 头晕、乏力症状消失
   E. 肝、脾恢复正常大小
5. 下列是导致婴儿缺铁的主要原因的是
   A. 铁摄入不足
   B. 铁储存不足
   C. 生长发育快
   D. 铁吸收利用障碍
   E. 铁丢失过多
6. 下列不是应用铁剂的注意事项的是
   A. 应从小剂量开始服用
   B. 在两餐间服用
   C. 可与维生素 C、果汁同服
   D. 注射铁剂时应深部肌内注射
   E. 服用铁剂可与其他药同服
7. 下列属于有利于铁剂吸收的食物是
   A. 维生素 C
   B. 咖啡
   C. 茶
   D. 牛乳
   E. 钙片
8. 缺铁性贫血发病率最高的年龄段为
   A. 2~3 岁
   B. 新生儿
   C. 6 个月至 2 岁
   D. 出生后 6 个月内
   E. 3~5 岁

二、A2 型题

1. 女婴，4 个月，足月顺产。护士在家访时，为预防小儿营养性缺铁性贫血，应重点指导家长
   A. 母乳喂养
   B. 添加鱼肝油
   C. 服用铁剂
   D. 添加蛋黄
   E. 添加水果
2. 患儿，男，7 岁。近 2 个月出现异食癖，喜食煤渣，患儿缺乏的营养素是
   A. 钙
   B. 铁
   C. 镁
   D. 钾

E. 锌

3. 患儿，10 个月。因皮肤黏膜苍白、精神不振来诊。查体：皮肤干燥，肝、脾轻度增大。血常规示血红蛋白 70g/L。诊断为营养性小细胞性贫血。下列处理中不必要的是
A. 设法增进食欲
B. 口服铁剂
C. 预防感染
D. 肌内注射维生素 B_{12}
E. 口服维生素 C

4. 患儿，女，12 个月。单纯牛乳喂养，未添加辅食，近 1 个月面色苍白，不爱活动，且有异食癖。此患儿很可能发生了
A. 血红蛋白降低
B. 缺铁性贫血
C. 体重增长缓慢
D. 高血压
E. 血尿素氮增高

三、A3/A4 型题

（1～2 题共用题干）

患儿，1.5 岁。因食欲缺乏、面色苍白而来院就诊，患儿为人工喂养。入院后诊断为“营养性缺铁性贫血”，需口服铁剂治疗。

1. 护士指导患儿家长给患儿如何应用铁剂，下列选项中错误的是
A. 服药后粪便呈黑色是正常现象，停药后恢复正常
B. 可与牛奶同时服用，利于铁剂吸收
C. 用吸管服药，以减轻牙齿染黑
D. 服药后漱口
E. 注意观察药物反应，可能有恶心、排便异常等情况

2. 服用铁剂的最佳时间是
A. 临睡前
B. 餐后
C. 餐前
D. 两餐之间
E. 晨起时

四、B 型题

（1～2 题共用备选答案）
A. 1 个月
B. 2 个月
C. 3 个月
D. 4 个月
E. 5 个月

1. 早产儿添加含铁丰富的辅食开始时间是
2. 足月儿添加含铁丰富的辅食开始时间是

参考答案及解析

【参考答案】

一、A1 型题

1. D 2. C 3. E 4. C 5. A 6. E 7. A 8. C

二、A2 型题

1. D 2. B 3. D 4. B

三、A3/A4 型题

1. B 2. D

四、B 型题

1～2. B、D

【解析】

扫码查看
相关内容

第四节 营养性巨幼细胞贫血

一、A1 型题

1. 营养性巨幼细胞贫血的临床特点不包括
A. 贫血
B. 神经精神症状
C. 肝、脾、淋巴结增大
D. 红细胞的体积变大
E. 骨髓中出现巨幼细胞

2. 下列关于营养性巨幼细胞贫血的临床表现的叙述，错误的是
A. 颜面水肿，多虚胖
B. 烦躁不安，易激惹
C. 反应迟钝，动作发育迟滞
D. 震颤甚至抽搐，共济失调

E. 易疲乏，不爱活动，头晕、耳鸣

3. 以补充维生素 B_{12}和叶酸为主要治疗措施的小儿血液系统疾病是
   A. 营养性缺铁性贫血
   B. 营养性巨幼细胞贫血
   C. 特发性血小板减少性紫
   D. 再生障碍性贫血
   E. 白血病
4. 营养性巨幼细胞贫血特有的临床表现是
   A. 神经、精神症状
   B. 心率增快
   C. 疲乏无力
   D. 食欲缺乏
   E. 红细胞减少

二、A2 型题

1. 患儿，8 个月。单纯母乳喂养。诊断为营养性巨幼细胞贫血。其主要病因是
   A. 铁摄入不足
   B. 锌摄入不足
   C. 食物中缺少维生素 D 及维生素 C
   D. 维生素 B_{12}及叶酸缺乏
   E. 葡萄糖-6-磷酸脱氢酶缺乏
2. 患儿，6 个月。因面黄、手有震颤来院就诊，羊奶喂养，血红蛋白 80g/L，血涂片中红细胞形态大小不等，以大红细胞为多，应首先考虑
   A. 溶血性贫血
   B. 生理性贫血
   C. 营养性缺铁性贫血
   D. 小细胞低色素性贫血
   E. 营养性巨幼细胞贫血
3. 患儿，女，9 个月。自幼母乳喂养，未加辅食，皮肤、面色苍黄，颜面轻度水肿，近日烦躁，易激惹。辅助检查：骨髓中出现巨幼红细胞，诊为营养性巨幼细胞贫血。下列哪项处理最重要
   A. 增加辅助食品
   B. 口服叶酸，肌内注射维生素 B_{12}
   C. 口服铁剂
   D. 口服维生素 C
   E. 输血
4. 患儿，女，8 个月。单纯羊乳喂养。为预防营养性巨幼细胞贫血的发生，建议其饮食中应增加叶酸。下列含叶酸较多的食物是
   A. 蛋类
   B. 瘦肉
   C. 干果类
   D. 海产品
   E. 新鲜绿叶蔬菜

三、A3/A4 型题

（1~2 题共用题干）

患儿，女，1 岁。母乳喂养，未加辅食，约 2 个月前发现患儿活动少，不哭、不笑，面色蜡黄，表情呆滞，手及下肢颤抖。检查发现肝、脾大，血红细胞计数 1×10^{12}/L，血红蛋白 50g/L。

1. 该患儿最可能的诊断是
   A. 轻度贫血
   B. 中度贫血
   C. 重度贫血
   D. 极重度贫血
   E. 溶血性贫血
2. 关于该患儿的处理，下列选项中错误的是
   A. 主要用铁剂治疗
   B. 主要用维生素 B_{12}治疗
   C. 预防交叉感染
   D. 必要时可少量输血
   E. 可同时服维生素

（3~4 题共用题干）

患儿，男，8 个月。纯母乳喂养，从未添加辅食。近来，面色蜡黄，表情呆滞，舌面光滑，有轻微震颤，肝于肋下 4cm 触及。血常规示：血红蛋白 90g/L，红细胞计数 2×10^{12}/L，血清维生素 B_{12}降低。

3. 该患儿最佳的治疗措施是
   A. 输血
   B. 补充维生素 B_{12}+叶酸
   C. 补充铁剂+维生素 C
   D. 应用泼尼松
   E. 补充钙剂
4. 预防该疾病应强调
   A. 预防感染
   B. 多晒太阳
   C. 按时添加辅食
   D. 加强体格锻炼
   E. 培养良好饮食习惯

（5~7 题共用题干）

患儿，女，11 个月。自幼羊奶喂养，未按时添加辅食，面色苍黄，近 1 个月烦躁不安、易激惹、手足颤抖。血常规：血红蛋白 70g/L，红细胞计数 2.6×10^{12}/L。

5. 为了明确贫血性质，最有诊断意义的辅助检查是
   A. 骨髓检查
   B. MCV、MCH、MCHC
   C. 血涂片

D. 血清叶酸含量测定
E. 血清铁蛋白
6. 该患儿最可能的诊断是
A. 缺血缺氧性脑病+缺铁性贫血
B. 再生障碍性贫血
C. 维生素 B_{12}缺乏性营养性巨幼细胞贫血
D. 叶酸缺乏性营养性巨幼细胞性贫血
E. 营养性缺铁性贫血
7. 最主要的治疗方案为
A. 镇静药+硫酸亚铁
B. 硫酸亚铁+维生素 C
C. 维生素 B_{12}
D. 维生素 B_{12}+叶酸+维生素 C
E. 叶酸+维生素 C

四、B 型题

（1~2 题共用备选答案）
A. 红细胞中心淡染区扩大
B. 红细胞平均体积增大
C. 血清总铁结合力降低
D. 白细胞计数明显减少
E. 血小板明显减少
1. 营养性巨幼细胞贫血的血常规检查典型表现是
2. 营养性缺铁性贫血的血常规检查典型表现是

参考答案及解析

【参考答案】

一、A1 型题

1. C　2. E　3. B　4. A

二、A2 型题

1. D　2. E　3. B　4. E

三、A3/A4 型题

1. C　2. A　3. B　4. C　5. A　6. C　7. C

四、B 型题

1. B　2. A

【解析】

扫码查看
相关内容

第五节　免疫性血小板减少症

一、A1 型题

1. 治疗免疫性血小板减少症首选的药物为
A. 止血药
B. 糖皮质激素
C. 免疫球蛋白
D. 抗组胺药
E. 组织型纤溶酶激活剂
2. 急性免疫性血小板减少症的突出临床表现是
A. 贫血
B. 皮疹
C. 发热
D. 自发性皮肤、黏膜出血
E. 血尿
3. 免疫性血小板减少症的护理措施错误的是
A. 对患儿进行保护隔离
B. 密切观察患儿病情
C. 可以肌内注射或正常采血
D. 消除恐惧心理
E. 指导进行自我保护

二、A2 型题

1. 患者，女性，31 岁。近日反复出现皮肤瘀点、鼻出血、月经过多、脾大。实验室检查：血红蛋白 90g/L。护理措施错误的是
A. 适当限制活动
B. 预防各种创伤
C. 尽量减少肌内注射
D. 保持鼻腔通畅，剥去鼻血痂
E. 高蛋白、高维生素、易消化饮食
2. 患儿，女，7 个月。感冒后出现全身皮肤、黏膜散在出血点，多为针尖大小，分布不均，以四肢为多，并有鼻出血。血常规：血小板计数为 20×10^9/L，红细胞及白细胞正常。诊断为免疫性血小板减少症。该患儿护理措施中错误的是
A. 忌服阿司匹林
B. 鼓励患儿多运动
C. 给予肾上腺皮质激素治疗

D. 禁食尖锐、多刺的食物
E. 密切观察患儿呼吸、脉搏、神志等

三、B 型题

（1~3 题共用备选答案）
A. 新诊断的 ITP
B. 持续性 ITP
C. 慢性 ITP
D. 重症 ITP
E. 难治性 ITP

1. 确诊后 3~12 个月血小板持续减少的 ITP 患者为
2. 血小板减少持续超过 12 月的 ITP 患者为
3. 确诊后 3 个月内的 ITP 患者为

参考答案及解析

【参考答案】

一、A1 型题

1. B　2. D　3. C

二、A2 型题

1. D　2. B

三、B 型题

1~3. B、C、A

【解析】

扫码查看
相关内容

第一百零四章　泌尿系统疾病患儿的护理

第一节　小儿泌尿系统解剖生理特点

A1 型题

婴幼儿急性肾衰竭时少尿的诊断是 24 小时尿量少于
A. 200ml
B. 300ml
C. 400ml
D. 500ml
E. 600ml

参考答案及解析

【参考答案】

A1 型题

A

【解析】

扫码查看
相关内容

第二节　急性肾小球肾炎

一、A1 型题

1. 与急性肾小球肾炎发病有密切关系的病原体是
A. 链球菌
B. 葡萄球菌
C. 支原体
D. 病毒
E. 真菌

2. 急性肾小球肾炎患儿可以恢复到普通饮食的条件是
A. 尿蛋白消失
B. 肉眼血尿消失
C. 镜下血尿消失
D. 全部症状消失
E. 水肿消退，血压正常

3. 高血压脑病指的是
A. 脑小动脉严重痉挛致脑水肿
B. 血液黏稠致脑血栓形成
C. 脑血管内压高而破裂
D. 脑肿瘤
E. 外来血栓堵塞脑动脉

4. 急性肾小球肾炎的典型表现是
A. 蛋白尿，氮质血症，高血压
B. 水肿、少尿，血尿，高血压，蛋白尿
C. 水肿、少尿，蛋白尿，血尿
D. 水肿、少尿，高血压，蛋白尿
E. 血尿，少尿，高血压，氮质血症

5. 下列选项中，急性肾小球肾炎的首发症状是
A. 高血压
B. 血尿
C. 水肿
D. 蛋白尿
E. 腰痛

6. 急性肾小球肾炎注射青霉素的目的是
A. 控制肾炎
B. 清除先驱感染病灶
C. 预防复发
D. 预防并发症
E. 缩短病程

7. 急性肾小球肾炎的治疗原则主要是
A. 饮食治疗
B. 休息和对症治疗
C. 激素治疗
D. 鼓励患者多饮水

E. 免疫抑制治疗

8. 急性肾炎小儿可以恢复上学的标准是

A. 血压正常

B. 红细胞沉降率正常

C. 尿常规正常

D. 12 小时尿细胞排泄计数正常

E. 抗“O”滴定度正常

9. 急性肾小球肾炎水肿期饮食选择适宜的是

A. 无盐、高糖、高蛋白

B. 低盐、高糖、低蛋白

C. 低盐、普通饭

D. 无盐、高糖、低蛋白

E. 低盐、高糖、高蛋白

10. 急性肾小球肾炎患儿持续少尿时的护理是

A. 严格控制液体入量

B. 暂时禁食

C. 静脉补充蛋白质

D. 可在室内轻微散步活动

E. 利尿同时补钾

11. 急性肾小球肾炎患儿在急性期每日食盐摄入量为

A. <1g

B. 3~4g

C. 5~6g

D. 7~8g

E. 9~10g

12. 急性肾小球肾炎的主要临床表现为

A. 前驱感染、血尿、水肿、蛋白尿、高血压

B. 前驱感染、血尿、水肿、蛋白尿

C. 前驱感染、水肿、蛋白尿

D. 水肿、低蛋白血症、高血压、血尿

E. 前驱感染、水肿、蛋白尿、高血压

二、A2 型题

1. 患儿，男，8 岁。2 周前患上呼吸道感染，近 2 日颜面水肿，尿少，尿为浓茶色。诊断为急性肾小球肾炎。患儿感染的致病菌最可能是

A. A 族乙型血性链球菌

B. 甲型溶血性链球菌

C. 金黄色葡萄球菌

D. 肺炎链球菌

E. 粪链球菌

2. 患儿，男，8 岁。因眼睑水肿伴有头痛、头晕入院。尿蛋白（++），血压 130/95mmHg。初诊急性肾小球肾炎。下列处理不当的是

A. 低盐饮食

B. 卧床休息

C. 利尿、降压

D. 激素治疗

E. 有感染灶者肌内注射青霉素

3. 某急性肾小球肾炎患儿，经治疗水肿消退、肉眼血尿消失、血压恢复正常。此时护士可以让患儿

A. 继续卧床休息

B. 床上活动

C. 室内做轻微活动

D. 可恢复上学，但要免上体育课

E. 恢复正常活动

4. 患儿，男，7 岁。10 天前曾患“感冒”，3 天前开始眼睑浮肿，尿量减少，色如浓茶水，来诊时诉头痛、视物不清，并呕吐 1 次，测血压 170/120mmHg。下列紧急处理最重要的是

A. 利血平肌内注射

B. 呋塞米静脉推注

C. 硝普钠静脉滴注

D. 血液透析

E. 硫酸镁肌内注射

三、A3/A4 型题

（1~2 题共用题干）

患儿，男，8 岁。体重 20kg，急性肾小球肾炎，少尿，有氮质血症。

1. 患者每日的饮食中食盐的摄入量应低于

A. 0. 5g

B. 0. 8g

C. 1g

D. 3g

E. 4g

2. 患者每日的饮食中动物蛋白的摄入量应为

A. 10g

B. 20g

C. 30g

D. 40g

E. 50g

（3~7 题共用题干）

患儿，男，9 岁。因双眼睑水肿 3 日，少尿、血尿 2 日伴头痛、惊厥 1 次就诊，自发病起食欲缺乏，疲倦、乏力、腰部钝痛，2 周前曾患扁桃体炎，经用青霉素治疗好转。

3. 该患儿最可能的诊断是

A. 尿路感染

B. 尿路结石

C. 急性肾小球肾炎

D. 膀胱炎

E. 肾病综合征

4. 首选的辅助检查是

A. 血常规

B. 脑电图

C. 尿常规

D. 中段尿细菌培养

E. B超检查

5. 首选的检查是

A. 测血压

B. 尿细菌培养

C. 肾脏B超

D. 肾功能

E. 肾活体组织检查

6. 如果患儿头痛加重，测血压150/100mmHg，则首选的处理是

A. 利尿

B. 硝苯地平口服

C. 口服血管紧张素转化酶抑制药（ACEI）

D. 硝普钠静脉滴注

E. 地西泮

7. 如果患儿出现少尿，尿素氮、肌酐明显升高，则应考虑为

A. 急性肾小球肾炎

B. 肾病综合征

C. 急性肾衰竭

D. 膜性肾病

E. IgA肾病

参考答案及解析

【参考答案】

一、A1型题

1. A　2. E　3. A　4. B　5. C　6. B　7. B　8. B　9. B　10. A　11. A　12. A

二、A2型题

1. A　2. D　3. C　4. C

三、A3/A4型题

1. C　2. A　3. C　4. C　5. A　6. D　7. C

【解析】

扫码查看
相关内容

第三节　肾病综合征

一、A1型题

1. 小儿肾病综合征常见的并发症是

A. 水肿、感染、高胆固醇血症

B. 低蛋白血症、血栓形成、肾衰竭

C. 感染、血栓形成、电解质紊乱

D. 低蛋白血症、高血压脑病、电解质紊乱

E. 水肿、肾衰竭、高血压脑病

2. 下列符合单纯性肾病的典型临床表现的是

A. 多发于2~7岁小儿

B. 非凹陷性水肿

C. 常伴血压升高

D. 常伴持续性血尿

E. 可有补体下降

3. 肾病综合征水肿的主要原因是

A. 低钠血症

B. 低钾血症

C. 高脂血症

D. 氮质血症

E. 低蛋白血症

4. 肾病综合征患儿水肿或高血压时，应当选择的饮食是

A. 高蛋白饮食

B. 低盐饮食

C. 高脂肪饮食

D. 低钾饮食

E. 高纤维饮食

5. 肾病综合征的临床表现不包括

A. 高胆固醇血症

B. 高蛋白尿

C. 低蛋白血症

D. 低血脂

E. 高度水肿

6. 治疗小儿肾病综合征的首选药物是

A. 免疫抑制药

B. 肾上腺糖皮质激素

C. 抗生素
D. 镇静药
E. 利尿剂

二、A2 型题

1. 患儿，男，5 岁。因面部水肿 2 周，诊断为肾病综合征收入院。现患儿阴囊皮肤薄而透明，水肿明显。应及时采取的措施是
A. 用丁字带托起阴囊，并保持干燥
B. 严格限制入量
C. 绝对卧床休息
D. 低盐饮食
E. 无须处理
2. 肾病综合征患儿，有胸腔积液，全身水肿严重，阴囊水肿明显，护理该患儿不应采用的方法是
A. 衣服宽松
B. 保持皮肤清洁干燥
C. 阴囊部用吊带托起
D. 避免肌内注射
E. 让患儿卧于橡胶单上以利清洗

三、A3/A4 型题

（1~4 题共用题干）

患儿，男，4 岁。因疲倦，食欲缺乏，眼睑、面部及四肢水肿入院。查体：体温正常，水肿呈可凹性。实验室检查：尿蛋白（+++），24 小时尿蛋白定量 0.15g/kg，血清白蛋白 10g/L，血胆固醇 9.2mmol/L，诊断为肾病综合征。

1. 该患儿最不可能发生的并发症是
A. 低钠血症
B. 心力衰竭
C. 感染
D. 低钾血症
E. 静脉血栓形成
2. 患儿入院后，护士为他制订护理计划，下列选项中不妥的是
A. 每日测量体重
B. 绝对卧床休息
C. 蛋白摄入量为每日 2g/kg
D. 不限制液体摄入
E. 详细记录出入量
3. 为了帮助患儿减轻眼睑水肿，护士最好采取的方法是
A. 抬高患儿床头
B. 缩短患儿看电视的时间
C. 每日数次建议患儿多卧床休息
D. 冷敷患儿双眼
E. 用生理盐水冲洗患儿眼睛
4. 关于对患儿的治疗护理措施，正确的是
A. 适当户外活动
B. 禁用环磷酰胺
C. 饮食不必限盐
D. 尽量避免肌内注射
E. 口服泼尼松总疗程不超过 8 周

（5~6 题共用题干）

患儿，男，12 岁。3 年前患肾病综合征，经治疗已缓解。近日因劳累后出现水肿入院，应用利尿药、大剂量泼尼松、环磷酰胺、碳酸氢钠等。

5. 应用碳酸氢钠的目的是
A. 预防出血性膀胱炎
B. 预防低钙抽搐
C. 减轻胃肠道反应
D. 提高利尿效果
E. 预防低钾血症
6. 患儿饮食中应避免过量摄入
A. 高钾食物
B. 乳类食物
C. 鱼类食物
D. 禽类食物
E. 高钙食物

四、B 型题

（1~3 题共用备选答案）

A. 尿蛋白（+++），血总蛋白降低，血清蛋白降低，胆固醇增高，血压正常
B. 尿蛋白（+），白细胞（+++），血压正常，血补体正常
C. 尿蛋白（+），红细胞（++），血压增高，血补体降低
D. 尿蛋白（+++），尿红细胞（++），血总蛋白降低，胆固醇和血压增高
E. 尿红细胞（+++），血压、血胆固醇、血补体均正常

1. 急性肾小球肾炎的特点是
2. 单纯性肾病的特点是
3. 肾炎性肾病的特点是

参考答案及解析

【参考答案】

一、A1 型题

1. C　2. A　3. E　4. B　5. D　6. B

二、A2 型题

1. A　2. E

三、A3/A4 型题

1. B　2. B　3. A　4. D　5. D　6. C

四、B 型题

1. C　2. A　3. D

【解析】

扫码查看
相关内容

第四节　泌尿道感染

A1 型题

1. 小儿泌尿道感染的主要途径是
   A. 上行感染
   B. 血行感染
   C. 直接蔓延
   D. 外伤后感染
   E. 尿路畸形和梗阻

2. 小儿泌尿道感染最常见的致病菌是
   A. 克雷伯菌
   B. 大肠埃希菌
   C. 链球菌
   D. 葡萄球菌
   E. 变形杆菌

参考答案及解析

【参考答案】

A1 型题

1. A　2. B

【解析】

扫码查看
相关内容

第一百零五章　神经系统疾病患儿的护理

第一节　小儿神经系统解剖生理特点

A1 型题

1. 新生儿神经反射检查，属于正常情况的是
   A. 颈强直阳性
   B. 拥抱反射阳性
   C. 握持反射阴性
   D. 吸吮反射阴性
   E. 觅食反射阴性
2. 小儿神经系统发育中，脑的发育大致接近成人的年龄是
   A. 1 岁
   B. 2 岁
   C. 6 岁
   D. 7 岁
   E. 8 岁
3. 关于小儿神经系统中，大脑的叙述，错误的是
   A. 大脑的沟回较浅
   B. 出生时外观与成人相似
   C. 皮质较薄
   D. 对外来刺激反应缓慢且易泛化
   E. 对缺氧的耐受性较成人强
4. 小儿出生时，脑的重量是
   A. 350g
   B. 300g
   C. 370g
   D. 380g
   E. 390g

参考答案及解析

【参考答案】

A1 型题

1. B　2. E　3~4. E、C

【解析】

扫码查看
相关内容

第二节　化脓性脑膜炎

一、A1 型题

1. 化脓性脑膜炎最易出现的并发症是
   A. 硬脑膜下积液
   B. 脑室管膜炎
   C. 智力低下
   D. 脑积水
   E. 脑疝
2. 化脓性脑膜炎脑脊液的改变是
   A. 细胞计数增多、蛋白增高、糖增高
   B. 细胞计数增多、蛋白增高、糖正常
   C. 细胞计数增多、蛋白正常、糖增高
   D. 细胞计数正常、蛋白增高、糖下降
   E. 细胞计数增多、蛋白增高、糖下降
3. 下列属于化脓性脑膜炎脑脊液外观特征的是
   A. 清亮透明
   B. 混浊或呈脓性
   C. 毛玻璃样
   D. 呈血性
   E. 静置 24 小时有蜘蛛网样薄膜形成
4. 关于化脓性脑膜炎的护理措施，下列正确的是
   A. 室温保持在 16~24℃，湿度 55%~60%

B. 体温大于40℃，应尽快降温
C. 定时翻身，每2~3小时翻身1次
D. 及时更换潮湿衣服，先穿健侧再穿患侧
E. 严密观察生命体征，如出现惊厥遵医嘱给予镇静药（如地西泮）

5. 确诊化脓性脑膜炎的主要检查方法是
A. 血常规检查
B. 血培养检查
C. 脑脊液检查
D. 脑电图检查
E. 头颅CT检查

二、A2型题

1. 患儿，男，7个月。发热、咳嗽5日，呕吐2日，抽搐1日。嗜睡，前囟饱满，双肺少许细湿啰音，克尼格征（-）、布鲁辛斯基征（-）。血白细胞计数17×10^9/L，中性粒细胞占比0.66，淋巴细胞比例0.34；脑脊液混浊，白细胞计数1000×10^6/L，以中性粒细胞为主，蛋白质2g/L，糖2.3mmol/L，氯化物105mmol/L。最可能的诊断是
A. 化脓性脑膜炎
B. 病毒性脑膜炎
C. 结核性脑膜炎
D. 中毒性脑病
E. 脑性瘫痪

2. 患儿，6个月。诊断为化脓性脑膜炎。经正规治疗后，脑脊液正常，但头围进行性增大。该患儿可能合并了
A. 脑积水
B. 脑出血
C. 脑室管膜炎
D. 中毒性脑膜炎
E. 慢性脑膜炎

3. 某患儿感染化脓性脑膜炎，病原菌明确为金黄色葡萄球菌后，没有并发症，使用敏感抗生素的时间至少是
A. 1周
B. 2周
C. 3周
D. 5周
E. 6周

三、A3/A4型题

（1~3题共用题干）

患儿，男，6个月。吐奶、拒食、嗜睡2日。查体：面色青灰，前囟紧张，脐部少许脓性分泌物。

1. 该患儿最可能的诊断是
A. 病毒性脑炎
B. 化脓性脑膜炎
C. 脑脓肿
D. 颅内出血
E. 脐炎

2. 为确诊最重要的检查是
A. 血常规检查
B. 尿常规检查
C. 脑脊液检查
D. 头颅CT检查
E. 脐分泌物培养

3. 该患儿的护理措施中错误的是
A. 术后2小时可抱起喂奶
B. 密切观察生命体征
C. 去枕仰卧6小时
D. 观察局部有无出血现象
E. 如颅内压高可按医嘱使用脱水剂

（4~5题共用题干）

患儿，女，5个月。患有化脓性脑膜炎，经抗生素治疗后好转，体温降至正常，继续原方案治疗，2日后体温又上升至39℃，并出现频繁呕吐，前囟饱满。

4. 该患儿最可能的诊断是
A. 硬脑膜下积液
B. 脑脓肿
C. 脑水肿
D. 脑膜炎复发
E. 脑积水

5. 为明确诊断最有意义的辅助检查是
A. 头颅CT检查
B. 头颅磁共振成像检查
C. 血常规检查
D. 脑干听觉诱发试验
E. 颅骨透明试验+诊断性穿刺

（6~8题共用题干）

患儿，男，4个月。因发热、惊厥1天入院。查体：T 39.6℃，克尼格征、布鲁辛斯基征（-）。腰椎穿刺：脑脊液外观混浊，白细胞计数1000×10^6/L，糖1.13mmol/L，氯化物105mmol/L。

6. 该患儿最可能的诊断是
A. 病毒性脑炎
B. 化脓性脑膜炎
C. 结核性脑膜炎
D. 吉兰-巴雷综合征
E. 流行性乙型脑炎

7. 该患儿的首优护理诊断是

A. 体温过高与细菌感染有关
B. 潜在并发症：颅内压增高
C. 有受伤的危险
D. 急性意识障碍
E. 营养失调

8. 患儿突然出现喷射性呕吐、烦躁不安，遵医嘱给予甘露醇，正确的护理操作是
A. 尽量选择远端静脉
B. 缓慢静脉滴注
C. 注射时药液不能漏到血管外
D. 药液有结晶不影响使用
E. 尽量与其他药液混合滴注

参考答案及解析

【参考答案】

一、A1 型题

1. A 2. E 3. B 4. E 5. C

二、A2 型题

1. A 2. A 3. C

三、A3/A4 型题

1. B 2. C 3. A 4. A 5. E 6. B 7. A 8. C

【解析】

扫码查看
相关内容

第三节 病毒性脑炎

一、A1 型题

1. 病毒性脑炎患儿急性颅内压增高有脑疝先兆时，首先使用的药物是
A. 20%甘露醇静脉注射
B. 50%葡萄糖静脉注射
C. 呋塞米肌内注射
D. 50%甘油口服
E. 地塞米松静脉注射

2. 引起病毒性脑膜炎最常见的病毒是
A. 乙型脑炎病毒
B. 肠道病毒
C. 流感病毒
D. 疱疹病毒
E. 腮腺炎病毒

3. 符合病毒性脑膜炎临床表现的是
A. 起病较缓，无呼吸道感染史
B. 意识多有不同程度受累
C. 年长儿可自述头痛、下肢痛
D. 脑膜刺激征阴性
E. 可见局限性神经系统体征

4. 病毒性脑炎急性期的临床表现不包括
A. 意识障碍
B. 对称性瘫痪
C. 颅内压增高
D. 高热
E. 惊厥

二、A2 型题

患儿，女，3 个月。因发热、惊厥 1 天入院。查体：克尼格征、布鲁辛斯基征阳性。腰穿脑脊液外观透明，白细胞计数 50×10^6/L，以淋巴细胞为主，潘氏试验（－），糖 54.0mmol/L，氯化物 120mmol/L。最可能的病因是
A. 病毒性脑膜炎
B. 结核性脑膜炎
C. 化脓性脑膜炎
D. 流行性乙型脑炎
E. 吉兰-巴雷综合征

参考答案及解析

【参考答案】

一、A1 型题

1. A　2. B　3. C　4. B

二、A2 型题

A

【解析】

扫码查看
相关内容

第四节　急性感染性多发性神经根神经炎

一、A1 型题

1. 小儿急性感染性多发性神经根神经炎的病因不包括
   A. 病毒感染
   B. 受凉、疲劳
   C. 体液免疫功能紊乱
   D. 营养不良
   E. 细胞免疫功能紊乱
2. 下列属于急性感染性多发性神经根神经炎脑脊液检查特征的是
   A. 细胞计数增多，糖降低
   B. 蛋白增高，细胞计数正常
   C. 蛋白降低，细胞计数增多
   D. 细胞计数增多，糖增加
   E. 细胞计数减少，细菌培养阴性
3. 下列符合急性感染性多发性神经根神经炎治疗原则的是
   A. 止惊
   B. 大剂量激素治疗
   C. 主要是支持治疗
   D. 早期用抗生素治疗可明显缩短病程
   E. 改善脑微循环
4. 对急性感染性多发性神经根神经炎最具有诊断意义的表现是
   A. 可出现手套或袜套状感觉减退
   B. 脑脊液蛋白-细胞分离
   C. 有上呼吸道或消化道感染症状
   D. 迅速出现四肢瘫痪
   E. 瘫痪重于感觉障碍

二、A3/A4 型题

（1～3 题共用题干）

患儿，男，7 岁。因患有急性感染性多发性神经根神经炎引起呼吸肌麻痹行气管切开。

1. 在护理该患儿时，病室温度应保持在
   A. 12～14℃
   B. 15～17℃
   C. 18～20℃
   D. 20～22℃
   E. 25～27℃
2. 病室湿度应保持在
   A. 10%～20%
   B. 25%～30%
   C. 35%～40%
   D. 55%～60%
   E. 65%～70%
3. 病室内噪声的控制应低于
   A. 120 分贝
   B. 90 分贝
   C. 65 分贝
   D. 50 分贝
   E. 40 分贝

参考答案及解析

【参考答案】

一、A1 型题

1. D　2. B　3. C　4. B

二、A3/A4 型题

1~2. D、D　3. E

【解析】

扫码查看
相关内容

第五节　脑性瘫痪

一、A1 型题

1. 脑性瘫痪最常见的类型是
   A. 痉挛型
   B. 手足徐动型
   C. 共济失调型
   D. 强直型
   E. 混合型
2. 脑性瘫痪患儿康复治疗的重点是
   A. 呼吸功能维持
   B. 皮肤护理
   C. 营养支持
   D. 预防感染
   E. 功能训练
3. 共济失调型脑性瘫痪病变主要在
   A. 锥体束
   B. 小脑
   C. 大脑
   D. 脑皮质
   E. 脑髓质
4. 剪刀腿可见于哪种类型的脑性瘫痪
   A. 痉挛型脑瘫
   B. 手足徐动型脑瘫
   C. 共济失调型脑瘫
   D. 混合型脑瘫
   E. 肌张力低下型脑瘫

二、A2 型题

患儿，男，8 岁。智力低下，肌张力增高，下肢伸直，交叉或剪刀样，上肢屈曲内收，系脑性瘫痪。对其进行治疗时不是主要的是
   A. 静脉注射或肌内注射脑活素
   B. 早期发现，早期治疗
   C. 全面多样化的综合治疗
   D. 持之以恒的功能锻炼
   E. 促进正常运动发育，抑制异常运动和姿势

三、B 型题

（1~2 题共用备选答案）
   A. 痉挛型
   B. 混合型
   C. 共济失调型
   D. 手足徐动型
   E. 肌张力低下型
1. 锥体束受累引起的脑性瘫痪为
2. 小脑受累引起的脑性瘫痪为

（3~5 题共用备选答案）
   A. 病变主要在椎体束，表现为肌张力增高
   B. 多数肌张力降低，同时伴有无目的、不自主的动作
   C. 病变主要在小脑，表现为步态不稳
   D. 流涎、关节脱位
   E. 智力低下、运动障碍
3. 共济失调型脑性瘫痪
4. 手足徐动型脑性瘫痪
5. 痉挛型脑性瘫痪

参考答案及解析

【参考答案】

一、A1 型题

1. A　2. E　3. B　4. A

二、A2 型题

A

三、B 型题

1. A　2. C　3. C　4. B　5. A

【解析】

扫码查看
相关内容

第六节　注意缺陷多动障碍

一、A1 型题

关于注意缺陷多动障碍的叙述，不正确的是
A. 临床主要症状为注意力缺陷和活动过度
B. 可能是一种多基因的遗传性疾病
C. 患儿大多伴有语言发育迟缓和智力低下
D. 6 岁以下及青春期以后患者原则上不用药
E. 患儿情绪不稳、任性冲动

二、A2 型题

1. 患儿，男，5 岁。幼儿园老师反映上课时不停摇椅，多跑动，不专心，不能完成手工作业，但智力正常。最可能的诊断是
A. 脑性瘫痪
B. 注意缺陷多动障碍
C. 吉兰-巴雷综合征
D. 癫痫小发作
E. 大脑发育不全

2. 患儿，男，9 岁。学习成绩差，上课注意力不集中，多动，经常与同学打架，考虑该患儿患了注意缺陷多动障碍。对该患儿的护理措施不妥的是
A. 寻找病因，去除致病因素
B. 对患儿严加要求，多训导
C. 培养良好的生活习惯
D. 指导患儿不做危险工作
E. 善于发现患儿优点，给予表扬

3. 患儿，男，3 岁。幼儿园老师反映该患儿在学习和玩耍时经常心不在焉，注意力不集中，离位行走。干扰其他小朋友活动。诊断为注意力缺陷多动障碍。针对该患儿进行心理护理时，错误的是
A. 患儿出现攻击行为时，无须特殊制止
B. 避免打骂、呵斥患儿
C. 发现患儿优点应积极表扬
D. 学校及家长共同教育，共同管理患儿
E. 引导患儿遵守公共秩序

参考答案及解析

【参考答案】

一、A1 型题

C

二、A2 型题

1. B　2. B　3. A

【解析】

扫码查看
相关内容

第一百零六章　结缔组织疾病患儿的护理

第一节　风　湿　热

一、A1 型题

1. 风湿热最严重的临床表现是
   A. 环形红斑
   B. 舞蹈病
   C. 腹痛
   D. 关节炎
   E. 全心炎
2. 引起风湿热的细菌是
   A. 大肠埃希菌
   B. A 族乙型溶血性链球菌
   C. 肺炎链球菌
   D. 葡萄球菌
   E. 流感嗜血杆菌
3. 对风湿性心脏病患者作健康指导的关键点是
   A. 加强体育锻炼
   B. 积极防治链球菌感染
   C. 育龄女性患者妊娠前应咨询医生
   D. 低盐饮食
   E. 绝对卧床休息
4. 风湿热心脏炎合并心力衰竭者应卧床（　）后逐渐恢复正常活动。
   A. 1 周
   B. 2 周
   C. 3 周
   D. 1 个月
   E. 6 个月
5. 风湿热的主要表现不包括
   A. 心脏炎
   B. 环形红斑
   C. 舞蹈病
   D. 关节畸形
   E. 多发性关节炎
6. 与风湿热的发病有关的病原体是
   A. 白念珠菌
   B. 铜绿假单胞菌
   C. 大肠埃希菌
   D. 溶血性链球菌
   E. 葡萄球菌

二、A3/A4 型题

（1~5 题共用题干）

患儿，男，11 岁。3 年来常感胸闷、乏力、活动后心悸，间有四肢关节疼痛，近 2 日胸闷气促加剧入院。查体：面色苍白，咽红，扁桃体Ⅰ度肿大，心率 132 次/分，心音低钝，心尖区可闻及Ⅱ级收缩期杂音，双下肢轻度水肿。实验室检查：白细胞计数 13×10^9/L，血红蛋白 90g/L，红细胞沉降率增快。

1. 该患儿最可能的诊断是
   A. 风湿性心脏病，心力衰竭
   B. 病毒性心肌炎，心力衰竭
   C. 风湿性关节炎
   D. 风湿性舞蹈病
   E. 先天性心脏病，心力衰竭
2. 判断疾病活动的指标是
   A. 红细胞沉降率增快
   B. 类风湿因子阳性
   C. 抗链球菌溶血素“O”（ASO）增高
   D. 抗链球菌激酶（ASK）增高
   E. 抗透明质酸酶（AH）增高
3. 卧床休息的期限为
   A. 卧床休息 2 周，随后 2 周内逐渐恢复活动
   B. 卧床休息 2 周，随后 4 周内逐渐恢复活动
   C. 卧床休息 4 周，随后 2~3 个月内逐渐恢复活动
   D. 卧床休息 8 周，随后 5 周内逐渐恢复活动
   E. 卧床休息 6 个月后逐渐恢复活动
4. 目前，对于该患儿最恰当的治疗方案是
   A. 阿司匹林，疗程 4~8 周
   B. 泼尼松，疗程 4~8 周
   C. 阿司匹林，疗程 8~12 周
   D. 泼尼松，疗程 8~12 周
   E. 阿司匹林+泼尼松，疗程 8~12 周
5. 预防的关键是
   A. 切除扁桃体
   B. 应用长效青霉素
   C. 预防上呼吸道感染
   D. 长期口服泼尼松
   E. 长期口服阿司匹林

三、B型题

（1~2题共用备选答案）

A. 与支原体感染有关
B. 多继发于A族乙型溶血性链球菌感染
C. 与B病毒感染有关
D. 与遗传及疲劳，精神因素有关
E. 与某种致敏因素引起的自身免疫反应有关

1. 关于风湿热，叙述正确的是
2. 关于过敏性紫癜，叙述正确的是

参考答案及解析

【参考答案】

一、A1型题

1. E　2. B　3. B　4. E　5. D　6. D

二、A3/A4型题

1. A　2. A　3. E　4. D　5. B

三、B型题

1. B　2. E

【解析】

扫码查看
相关内容

第二节　幼年特发性关节炎

A1型题

1. 幼年特发性关节炎的治疗原则不包括
A. 减轻症状
B. 预防并发症
C. 保持关节功能
D. 维持正常生活
E. 消除症状

2. 伴有严重并发症的重症儿童幼年特发性关节炎应当首选
A. 青霉胺
B. 吲哚美辛
C. 环磷酰胺
D. 布洛芬
E. 甲氨蝶呤

3. 抗幼年特发性关节炎治疗的主要药物是
A. 青霉素
B. 红霉素
C. 水杨酸制剂
D. 维生素C
E. 维生素D

参考答案及解析

【参考答案】

A1型题

1. B　2. C　3. C

【解析】

扫码查看
相关内容

第三节　过敏性紫癜

一、A1型题

1. 过敏性紫癜主要累及的部位不包括
A. 皮肤
B. 消化道
C. 关节

D. 肾
E. 心脏

2. 符合过敏性紫癜的辅助检查为
A. 嗜酸性粒细胞减少
B. 血小板计数降低
C. 出凝血时间延长
D. 骨髓检查正常
E. 毛细血管脆性试验（-）

3. 肾上腺皮质激素治疗最有效的紫癜是
A. 皮肤紫癜
B. 关节型紫癜
C. 腹型紫癜
D. 血小板减少性紫癜
E. 紫癜性肾炎

4. 过敏性紫癜患儿常见的首发症状为
A. 皮肤紫癜
B. 牙龈出血
C. 血尿、蛋白尿
D. 关节肿痛
E. 腹痛

二、A2 型题

1. 患儿，女，6 岁。因“无明显诱因出现下肢、臀部对称性皮肤紫癜，伴恶心、呕吐 1 周”就诊。查毛细血管脆性试验阳性，外周血白细胞计数、血小板计数、出血时间和凝血时间正常，骨髓检查正常。最可能的诊断是
A. 过敏性紫癜
B. 血友病
C. 弥散性血管内凝血（DIC）
D. 风湿性关节炎
E. 免疫性血小板减少症

2. 患儿，男，7 岁。1 周前患儿双下肢突然出现密集紫癜样皮疹，皮疹突出皮肤表面，呈对称分布，伴有痒感，数日后皮疹逐渐消退，昨晚进食鱼虾后皮疹又再次出现，并伴有脐周明显疼痛和恶心、呕吐，查粪便隐血试验阳性。该患儿最可能的疾病是
A. 急性肠炎
B. 暴发性脑膜炎
C. 免疫性血小板减少症
D. 黏膜皮肤淋巴结综合征
E. 紫癜

3. 患者，女性，18 岁。近 3 日双下肢伸侧出现紫癜（分批出现），双侧对称，颜色鲜红，伴腹痛及关节痛，血小板计数 $100\times10^9/L$，血红蛋白 110g/L，凝血时间正常。应首先考虑
A. 血友病
B. 急性白血病
C. 过敏性紫癜
D. 再生障碍性贫血
E. 免疫性血小板减少症

4. 患儿，8 岁。突然发现双下肢、胸腹部大量红斑，高出皮面，压之不褪色，瘙痒，双膝关节痛。1 周前曾患“感冒”。该患儿可能的疾病是
A. 风湿性关节炎
B. 血友病
C. 过敏性紫癜
D. 免疫性血小板减少症
E. 急性肾小球肾炎

三、A3/A4 型题

（1~2 题共用题干）

患儿，男，10 岁。因双下肢皮肤出现紫红色出血点来院就诊，经检查确诊为过敏性紫癜。

1. 目前该患儿双下肢及臀部出现大量紫癜，此时护士除应采取措施保护患儿皮肤外，还应当注意预防
A. 心脏损害
B. 体温过高
C. 口唇干裂
D. 消化道出血
E. 淋巴结肿大

2. 近日该患儿主诉腹痛、恶心，同时发现粪便变黑，其应当采取
A. 禁食
B. 半流食
C. 无渣饮食
D. 低盐饮食
E. 低蛋白饮食

参考答案及解析

【参考答案】

一、A1 型题

1. E　2. D　3. C　4. A

二、A2 型题

1. A　2. E　3. C　4. C

三、A3/A4 型题

1. D　2. C

【解析】

扫码查看
相关内容

第四节　皮肤黏膜淋巴结综合征

A3/A4 型题

（1~2 题共用题干）

患儿，女，2 岁。因持续发热 7 日伴皮疹来院就诊。入院后检查发现四肢末端实性肿胀、双眼结膜充血、口唇干燥潮红、咽部黏膜弥漫性发红及颈部淋巴结肿大。

1. 对于该患儿双眼症状，下列护理措施比较适宜的是
   A. 佩戴防护目镜
   B. 减少用眼时间
   C. 每日做眼保健操
   D. 使用抗生素眼药膏
   E. 每日用生理盐水擦洗双眼
2. 护士除监测皮肤黏膜受损情况外还应当密切监测
   A. 心血管症状
   B. 呼吸系统症状
   C. 消化系统症状
   D. 泌尿系统症状
   E. 骨骼关节症状

参考答案及解析

【参考答案】

A3/A4 型题

1. E　2. A

【解析】

扫码查看
相关内容

第一百零七章　常见传染病患儿的护理

第一节　传染病总论

A1 型题

1. 构成传染过程必须具备的 3 个因素是
   A. 传染源、传播途径、易感人群
   B. 病原体的数量、毒力和机体免疫力
   C. 病原体、人体和病原体所处的环境
   D. 病原体、社会因素、自然因素
   E. 屏障作用、吞噬作用、体液作用
2. 保护易感人群最重要的免疫措施是
   A. 接种疫苗、菌苗、类毒素
   B. 口服中草药
   C. 注射高效价的免疫球蛋白
   D. 接种抗毒素
   E. 注射丙种球蛋白
3. 传染病的基本特征不包括
   A. 有病原体
   B. 有传染性
   C. 有流行性
   D. 感染后有免疫性
   E. 有阶段性

参考答案及解析

【参考答案】

A1 型题

1. A　2. A　3. E

【解析】

扫码查看
相关内容

第二节　麻　　疹

一、A1 型题

1. 关于麻疹流行病学特点的叙述，错误的是
   A. 患者是唯一的传染源
   B. 主要通过飞沫传播
   C. 发病高峰在 7~9 月
   D. 病后获得持久免疫
   E. 出疹前 5 日至出疹后 5 日均有传染性
2. 麻疹前驱期的重要表现是
   A. 科氏斑
   B. 头痛、结膜充血
   C. 发热 2~4 日后耳后出疹
   D. 接触麻疹患儿 7~12 日后发热
   E. 高热及耳后、枕部淋巴结肿大
3. 最有助于麻疹早期诊断的是
   A. 有麻疹接触史
   B. 科氏斑
   C. 畏光、流泪、结膜充血、眼睑水肿
   D. 耳后皮疹
   E. 肝、脾大
4. 下列关于麻疹的叙述，错误的是
   A. 消化道是传播途径
   B. 患者是唯一传染源
   C. 好发于冬春季节
   D. 人群普遍易感
   E. 愈后获终身免疫
5. 下列疾病出疹时，不宜物理降温的是
   A. 麻疹
   B. 风疹
   C. 幼儿急疹

D. 猩红热
E. 药疹

6. 关于麻疹的流行病学特点，不正确的是
A. 患者是唯一的传染源，前驱期和出疹期均有传染性
B. 以呼吸道飞沫传播为主
C. 病后获持久免疫力
D. 恢复期患者存在携带病毒的现象
E. 主动免疫是预防麻疹的重要措施

7. 麻疹病毒的主要传播途径是
A. 呼吸道传播
B. 垂直传播
C. 血液传播
D. 蚊虫叮咬
E. 接触传播

8. 麻疹最具有早期诊断价值的表现是
A. 接触麻疹患儿 10~14 日后发热
B. 结膜充血、畏光流泪及眼睑浮肿
C. 耳后、发际出现淡红色充血性斑丘疹
D. 全身淋巴结肿大
E. 科氏斑

二、A3/A4 型题

（1~4 题共用题干）

患儿，男，1 岁。4 天前发热、喷嚏、流涕。今晨发现耳后、发际出现浅红色斑丘疹，结膜充血，口腔、咽部黏膜红，两肺呼吸音粗，诊断为麻疹。

1. 麻疹早期诊断最有价值的是
A. 发热、流涕、结膜充血
B. 口腔麻疹黏膜斑
C. 接触麻疹患者 1 周后发热
D. 颈部淋巴结肿大
E. 发热 3~4 天后全身出现皮疹

2. 最应警惕的并发症是
A. 喉炎
B. 肺炎
C. 脑炎
D. 中耳炎
E. 心肌炎

3. 针对该患儿的护理措施，错误的是
A. 卧床休息
B. 隔离
C. 加强皮肤护理
D. 给予清淡易消化的流质饮食
E. 监测体温，高热时宜冰敷迅速降温

4. 如无并发症，该患儿应隔离至出疹后
A. 5 天
B. 7 天
C. 10 天
D. 2 周
E. 4 周

三、B 型题

（1~3 题共用备选答案）
A. 粪便中有大量红细胞
B. 鼻咽分泌物涂片可见多核巨细胞
C. 脑脊液中特异性 IgM 抗体增高
D. 尿淀粉酶降低
E. 咽拭子分泌物培养可见乙型溶血性链球菌

1. 麻疹患儿实验室检查可见
2. 猩红热患儿实验室检查可见
3. 流行性腮腺炎患儿实验室检查可见

参考答案及解析

【参考答案】

一、A1 型题

1. C 2. A 3. B 4. A 5. A 6. E 7. A 8. E

二、A3/A4 型题

1. B 2. B 3. E 4. A

三、B 型题

1. B 2. E 3. C

【解析】

扫码查看
相关内容

第三节 水 痘

一、A1 型题

1. 水痘患儿注射丙种球蛋白的主要作用是
   A. 缩短病程
   B. 防止继发感染
   C. 预防后遗症
   D. 防止复发
   E. 防止并发症
2. 水痘的传播途径是
   A. 食物传播
   B. 虫媒传播
   C. 土壤传播
   D. 呼吸道传播
   E. 消化道传播
3. 水痘患儿的隔离时间至少为
   A. 疱疹全部结痂后 3 日
   B. 疱疹全部结痂后 7 日
   C. 疱疹全部消失后
   D. 疱疹全部结痂时
   E. 出疹后 14 日
4. 治疗水痘用抗病毒药物的有效时间是
   A. 发病的 12 小时内
   B. 发病的 14 小时内
   C. 发病的 20 小时内
   D. 发病的 24 小时内
   E. 发病的 48 小时内
5. 下列可以用于水痘实验室检查的是
   A. 血清特异性抗体 IgA 检查
   B. 血清特异性抗体 IgE 检查
   C. 血清特异性抗体 IgG 检查
   D. 血清特异性抗体 IgM 检查
   E. 脑脊液特异性抗体 IgE 检查
6. 水痘的皮疹特点是
   A. 皮肤弥漫性红疹
   B. 疹间无正常皮肤
   C. 皮疹按斑疹、丘疹、疱疹、结痂的顺序演变
   D. 出血性皮疹
   E. 糠皮样脱屑

二、A2 型题

患儿，女，5 岁。发热 2 日，体温 38.5℃，昨日起躯干部出现椭圆形小水疱，周围伴有红晕，经诊断为水痘，有关其皮疹的说法正确的是
   A. 连续分批出现
   B. 开始为头面部，以后到躯干
   C. 呈离心性分布
   D. 无痒感
   E. 不出现在口腔、结膜、生殖器等处

三、A3/A4 题

（1~4 题共用题干）

患儿，女，6 岁。2 日前高热，体温 39℃，今日全身出现红色斑丘疹，躯干部最多，四肢少，部分结痂，心肺正常。

1. 该患儿最可能的诊断是
   A. 麻疹
   B. 水痘
   C. 猩红热
   D. 幼儿急疹
   E. 风疹
2. 该患儿的首优护理诊断是
   A. 皮肤完整性受损
   B. 感染的危险
   C. 营养失调
   D. 潜在并发症
   E. 体温过高
3. 该患儿需要隔离至
   A. 体温下降后
   B. 出疹后 2 日
   C. 出疹后 5 日
   D. 无并发症出现后
   E. 皮肤全部结痂愈合，无新的皮疹出现
4. 该患儿所在的幼儿园检疫期为
   A. 1 周
   B. 2 周
   C. 3 周
   D. 4 周
   E. 6 周

参考答案及解析

【参考答案】

一、A1 型题

1. B　2. D　3. D　4. E　5. D　6. C

二、A2 型题

A

三、A3/A4 题

1. B　2. A　3. E　4. C

【解析】

扫码查看
相关内容

第四节　猩　红　热

一、A1 型题

1. 猩红热患儿进行病原学检查时，在治疗前多用
   A. 粪便培养
   B. 尿培养
   C. 咽拭子培养
   D. 血培养
   E. 皮肤渗出物培养
2. 猩红热的特征性体征是
   A. 发热
   B. 咽喉炎
   C. 帕氏线
   D. 头痛
   E. 关节炎
3. 猩红热患者解除隔离的时间是
   A. 连续咽拭子培养 2 次阴性
   B. 呼吸道隔离至症状消失后 2 周
   C. 有化脓性并发症者应隔离至症状消失
   D. 有化脓性并发症者应隔离至痊愈
   E. 呼吸道隔离至症状消失后 3 日
4. 治疗猩红热首选的药物是
   A. 糖皮质激素
   B. 红霉素
   C. 利巴韦林
   D. 青霉素
   E. 维生素 D

二、B 型题

（1~2 题共用备选答案）
   A. 麻疹病毒
   B. A 族乙型溶血性链球菌
   C. 水痘-带状疱疹病毒
   D. 腮腺炎病毒
   E. 百日咳鲍特菌
1. 水痘的病原体是
2. 猩红热的病原体是

参考答案及解析

【参考答案】

一、A1 型题

1. C　2. C　3. D　4. D

二、B 型题

1. C　2. B

【解析】

扫码查看
相关内容

第五节 流行性腮腺炎

一、A1 型题

1. 流行性腮腺炎的潜伏期平均为
   A. 6 天
   B. 9 天
   C. 12 天
   D. 15 天
   E. 18 天
2. 下列不属于流行性腮腺炎护理措施的是
   A. 给予富有营养易消化的半流质
   B. 给予酸性食物刺激食欲
   C. 中药如意金黄散敷于患处减轻疼痛
   D. 控制体温，必要时物理降温
   E. 多饮水，保持口腔清洁

二、A2 型题

1. 患儿，男，8 岁。食欲缺乏 8 小时伴右耳周围肿痛，同学中有类似患者。查体：肿大以右耳垂为中心，皮肤发热，触之坚韧有弹性、疼痛，张口及咀嚼时加重。最可能的诊断是
   A. 麻疹
   B. 化脓性中耳炎
   C. 急性淋巴结炎
   D. 流行性腮腺炎
   E. 急性上呼吸道感染
2. 患儿，男，5 岁。发热伴腮腺肿大 2 日，诊断为“流行性腮腺炎”。该患儿适宜的护理措施是
   A. 易消化的半流质饮食
   B. 禁用盐水漱口
   C. 可口的酸辣食物
   D. 少饮水
   E. 局部热敷

三、A3/A4 型题

（1~4 题共用题干）

患儿，男，7 岁。发热、食欲缺乏、乏力 2 日，今日头痛、呕吐，体温 38.1℃，双侧腮部肿大、疼痛，颈部淋巴结肿大。实验室检查：血白细胞计数正常，淋巴细胞增多，血清特异性抗体 IgM 阳性。

1. 该患儿最可能的诊断是
   A. 扁桃体炎
   B. 颈部淋巴结炎
   C. 支气管炎
   D. 流行性腮腺炎
   E. 化脓性脑膜炎
2. 该患儿最常见的并发症是
   A. 心肌炎
   B. 肝炎
   C. 急性胰腺炎
   D. 肾炎
   E. 睾丸炎
3. 对于该患儿的护理措施，下列错误的是
   A. 给予富有营养易消化的半流质饮食
   B. 局部热敷，促进炎症吸收
   C. 温盐水漱口
   D. 隔离患儿
   E. 控制体温
4. 下列关于预防感染的传播，不恰当的是
   A. 呼吸道隔离至腮腺肿大消退后 3 日
   B. 对患儿口鼻分泌物进行消毒
   C. 流行期间托幼机构放假防治相互感染
   D. 有接触史的患儿应观察 3 周
   E. 易感患儿可接种腮腺炎减毒活疫苗

参考答案及解析

【参考答案】

一、A1 型题

1. E 2. B

二、A2 型题

1. D 2. A

三、A3/A4 型题

1. D 2. E 3. B 4. C

【解析】

扫码查看
相关内容

第六节　中毒性细菌性痢疾

一、A1 型题

确诊中毒性细菌性痢疾最有价值的检查是
A. 粪便镜检
B. 血白细胞计数
C. 粪便细菌培养
D. 咽拭子细菌培养
E. 血清特异性抗体检查

二、A2 型题

1. 患儿，4 岁。高热 8 小时、呕吐 4 次、惊厥 2 次于 8 月中旬入院。查体：体温 40℃，血压 65/40mmHg，昏睡，皮肤呈花纹状，四肢端冷，面色苍白，腮腺不大，心肺腹检查未见异常，腱反射亢进，为明确诊断，最有意义的检查是
A. 血涂片找疟原虫
B. 粪便常规及培养
C. 血常规及培养
D. 血气分析
E. 脑脊液检查
2. 患儿，男，5 岁。中毒性细菌性痢疾。全身症状重，肠道反应轻，确诊此病最有力的证据为
A. 黏液脓血便
B. 有相关接触史
C. 血常规检查白细胞计数增高
D. 粪便标本培养出志贺菌属
E. 粪便镜检可见大量白细胞

三、A3/A4 型题

（1~2 题共用题干）

患者，男，6 岁。突起高热入院。查体：精神萎靡，面色青灰，四肢厥冷，反复抽搐。体温 40℃，脉搏 152 次/分，呼吸 32 次/分，直肠拭子镜检可见大量脓细胞和红细胞。

1. 患儿应采取的隔离种类为
A. 分泌物隔离
B. 肠道隔离
C. 接触隔离
D. 昆虫隔离
E. 呼吸道隔离
2. 关于穿脱隔离衣的注意事项，不正确的是
A. 双手应保持在腰平面以上
B. 穿好隔离衣后不得进入清洁区
C. 无潮湿或污染时不更换隔离衣
D. 隔离衣需要掩盖工作服
E. 保持隔离衣衣领清洁

四、B 型题

（1~3 题共用备选答案）
A. 母婴传播
B. 空气传播
C. 虫媒传播
D. 血液传播
E. 粪-口传播
1. 中毒性细菌性痢疾的传播途径是
2. 麻疹的主要传播途径是
3. 流行性乙型脑炎的传播途径是

参考答案及解析

【参考答案】

一、A1 型题

C

二、A2 型题

1. B　2. D

三、A3/A4 型题

1. B　2. C

四、B 型题

1. E　2. B　3. C

【解析】

扫码查看
相关内容

第一百零八章　小儿结核病的护理

第一节　总　　论

一、A1 型题

1. 小儿结核病的主要传播途径是
   A. 虫媒
   B. 皮肤
   C. 呼吸道
   D. 消化道
   E. 血液
2. 结核分枝杆菌素试验强阳性（+++）的表现是
   A. 平均直径在 0~5mm
   B. 红硬，平均直径在 5~9mm
   C. 红硬，平均直径在 10~19mm
   D. 红硬，平均直径≥20mm
   E. 除硬结外，还有水疱、坏死或淋巴管炎
3. 关于结核病药物的治疗原则，不正确的叙述是
   A. 早期治疗
   B. 剂量适宜
   C. 联合用药
   D. 酌情停药
   E. 规律用药
4. 小儿初次感染结核分枝杆菌是否发展为结核病取决于
   A. 细菌的毒力
   B. 性别
   C. 居住环境
   D. 年龄
   E. 家族史
5. 下列关于结核菌素试验的叙述，错误的是
   A. 皮内注射 0.1ml 结核菌素纯蛋白衍生物（PPD）
   B. 48~72 小时看结果
   C. 注射部位为左前臂掌侧面中、下 1/3 交界处
   D. 注射部位左上前臂三角肌下缘
   E. 测局部硬结范围，取纵横两者平均直径判断强度
6. 异烟肼的主要毒性反应是
   A. 白细胞计数减少
   B. 周围神经炎
   C. 肾损害
   D. 球后视神经炎
   E. 消化道反应
7. 易引起第 8 对脑神经受损的抗结核药物是
   A. 异烟肼
   B. 阿米卡星
   C. 吡嗪酰胺
   D. 利福平
   E. 乙胺丁醇
8. 小儿结核病的主要传染源是
   A. 结核菌素强阳性患者
   B. 结核分枝杆菌涂片阳性患者
   C. 红细胞沉降率增快患者
   D. 肺部胸部 X 线片阳性患者
   E. 体内有活动结核灶患者
9. 小儿结核病的最主要的治疗方法是
   A. 化学治疗
   B. 手术治疗
   C. 免疫治疗
   D. 中医中药治疗
   E. 放射治疗
10. 预防小儿结核病的最有效方法
    A. 隔离患儿
    B. 禁止随地吐痰
    C. 预防性服药
    D. 接种卡介苗
    E. 定期查体

二、A2 型题

1. 患儿，女，3 岁。出生时曾接种卡介苗，最近结核菌素试验局部皮肤红肿，硬结直径为 21mm。下列情况可能性较大的是
   A. 卡介苗接种后反应
   B. 曾经有结核分枝杆菌感染
   C. 有活动性结核
   D. 皮肤局部感染
   E. 皮肤激惹反应
2. 患儿，3 个月。出生后未接种卡介苗，其父患有肺结核。为保护该患儿应该
   A. 无须特别处理
   B. 立即预防性服药

C. 立刻补种卡介苗
D. 立刻注射链霉素
E. 先做结核菌素试验，阴性者补种卡介苗

3. 患儿，男，2 岁。其父近日胸部 X 线片示浸润性肺结核，患儿与父母同住，无任何症状，胸部 X 线片正常，结核菌素试验（+）。此时最合适的措施是
A. 隔离患儿继续观察
B. 立即给患儿接种卡介苗
C. 隔离其父，小儿口服异烟肼+肌内注射链霉素，疗程 1 年
D. 患儿定期复查胸部 X 线片，发现病灶后再进行抗结核治疗
E. 隔离其父，患儿口服异烟肼每日 10mg/kg，每日 1 次，疗程 6~9 个月

三、B 型题

（1~3 题共用备选答案）
A. 阳性（++）
B. 弱阳性（+）
C. 阴性（-）
D. 强阳性（+++）
E. 极强阳性（++++）

1. 结核菌素试验结果判断红肿硬结平均直径 5~9mm 为
2. 结核菌素试验结果判断红肿硬结平均直径≥20mm 为
3. 结核菌素试验结果判断除硬结外还有水疱、破溃、淋巴结炎及双圈反应等为

参考答案及解析

【参考答案】

一、A1 型题

1. C　2. D　3. D　4. A　5. D　6. B　7. B　8. B　9. A　10. D　1. C　2. E　3. E

三、B 型题

1. B　2. D　3. E

【解析】

扫码查看
相关内容

第二节　原发性肺结核

一、A1 型题

1. 小儿肺结核最常见的类型是
A. 原发性肺结核
B. 浸润性肺结核
C. 急性血行播散性肺结核
D. 结核性胸膜炎
E. 慢性纤维空洞性肺结核

2. 下列关于原发性肺结核的叙述，错误的是
A. 是小儿肺结核最常见的类型
B. 典型 X 线特征呈“哑铃”形
C. 肺部原发病灶多位于肺尖部
D. 肺部原发病灶以右肺多见
E. 包括原发综合征和支气管淋巴结核

3. 原发性肺结核的转归最常见的是
A. 形成干酪性肺炎
B. 导致结核性胸膜炎
C. 形成血行播散性肺结核
D. 导致支气管内膜结核
E. 病灶钙化或形成硬结

4. 关于肺结核患者的护理措施，不正确的是
A. 高热量、高蛋白、高维生素饮食
B. 注意隔离与消毒
C. 绝对卧床休息
D. 观察药物的不良反应
E. 做好卫生宣教

二、A2 型题

1. 患儿，男，8 岁。诊断为原发性肺结核。经治疗后其病理转归最可能是
A. 吸收好转
B. 产生空洞
C. 血行播散
D. 淋巴播散
E. 病灶蔓延扩大

2. 患儿，2 岁。近 1 个月低热、咳嗽、夜间多汗、消瘦，胸片可见“哑铃状”双极阴影，结核菌素试验（+++），未种过卡介苗。最可能的诊断是
A. 结核性胸膜炎
B. 纤维空洞性肺结核

C. 原发性肺结核
D. 干酪性肺结核
E. 血行播散性肺结核

3. 患儿，男，4 岁。诊断为原发性肺结核。服利福平治疗 1 个月后出现食欲缺乏，疲乏无力，巩膜稍黄染。此时应
A. 输新鲜全血
B. 加用利尿药物
C. 加用升白细胞药物
D. 利福平的正常治疗反应，不必处理
E. 加用保肝药物，并改用其他抗结核药物

4. 患儿，女，2 岁。低热 2 个月伴有咳嗽，精神欠佳，食欲缺乏，夜间多汗，体温 38.2℃，颈部淋巴结肿大、质硬、无压痛，心、肺听诊无异常。最可能的疾病是
A. 传染性单核细胞增多症
B. 支气管肺炎
C. 亚急性坏死性淋巴结炎
D. 原发性肺结核
E. 肺炎支原体肺炎

三、A3/A4 型题

（1~3 题共用题干）

患儿，女，6 岁。低热、轻咳 3 周，营养差，结核菌素试验（+++），曾接种过卡介苗。查体：体温 38.3℃，左背下部听诊呼吸音减低。

1. 该患儿首选的检查为
A. 痰找结核分枝杆菌
B. 结核菌素抗体测定
C. 纤维支气管镜检查
D. 胸部 X 线检查
E. 胸部 CT 检查

2. 该患者最可能的诊断是
A. 结核分枝杆菌感染
B. 原发性肺结核
C. 结核性胸膜炎
D. 继发性肺结核
E. 结核性脑膜炎

3. 其弟弟 3 岁，无症状，但结核菌素试验（+++），胸部 X 线片正常，应采取的最佳措施是
A. 口服异烟肼 6 个月
B. 注射丁胺卡那 2 周
C. 口服利福平 6 个月
D. 口服利福平+异烟肼 4 个月
E. 口服利福平+异烟肼 6 个月

参考答案及解析

【参考答案】

一、A1 型题

1. A　2. C　3. E　4. C

二、A2 型题

1. A　2. C　3. D　4. D

三、A3/A4 型题

1. D　2. B　3. A

【解析】

扫码查看
相关内容

第三节　急性粟粒型肺结核

一、A1 型题

急性粟粒型肺结核的胸部 X 线摄片特点为
A. 肺门淋巴结肿大，伴有云雾状阴影
B. 双肺纹理增多、紊乱
C. 一侧肺野可见斑片状阴影
D. 双肺大小一致、分布均匀的细粒状阴影
E. 双肺上野可见钙化影

二、A2 型题

1. 患儿，男，2 岁。1 个月前患麻疹，近 2 周来发热，体温 39℃，咳嗽、气促，双肺呼吸音粗，肝肋下 3cm，脾肋下 1cm，结核菌素试验阴性。胸部 X 线片见双肺均匀分布大小一致的点状阴影。可能的诊断是
A. 原发性肺结核
B. 粟粒型肺结核
C. 支气管肺炎

D. 麻疹肺炎
E. 金黄色葡萄球菌肺炎

2. 患儿，女，6 个月。诊断为粟粒型肺结核，关于此患儿病情特点的叙述，错误的是
A. 病情重而不典型
B. 易伴发结核性脑膜炎
C. 病情进展慢
D. 累及器官多
E. 病死率高

3. 患儿，女，6 岁。不规则中度发热，乏力，食欲缺乏 1 月余。查体：消瘦，体温 38℃，肝肋下 3cm，脾肋下 2cm。胸部 X 线片：双肺广泛分布“粟粒大小”的结节状阴影，伴右肺白影扩大。最可能的诊断是
A. 粟粒型肺结核
B. 原发性肺结核
C. 小叶性干酪型肺炎
D. 粟粒型肺结核+干酪型肺炎
E. 原发性肺结核+粟粒型肺结核

二、A3/A4 型题

（1~2 题共用题干）

患儿，女，2 岁。发热、盗汗，食欲缺乏、消瘦、无力来诊。胸部 X 线片见双侧肺野有分布均匀、大小一致粟粒状阴影，结核菌素试验阳性。

1. 该患儿正确的诊断是
A. 浸润性肺结核
B. 急性粟粒型肺结核
C. 支气管淋巴结核
D. 原发性肺结核
E. 结核性胸膜炎

2. 该患儿抗结核治疗的时间至少是
A. 6 个月
B. 9 个月
C. 1 年
D. 1 年半
E. 2 年

（3~4 题共用题干）

患儿，女，1.5 岁。因高热、咳嗽伴气促半日入院。查体：呼吸困难、发绀，颈部、而后淋巴结肿大，肝、脾大，肺部体不明显。X 线可见双肺分布均匀、大小一致的粟粒状阴影。曾接种过卡介苗，结核菌素试验硬结平均 20mm。诊断为急性粟粒型肺结核。

3. 该患儿的治疗方案应采取
A. 两阶段疗法
B. 巩固治疗
C. 短程疗法
D. 强化疗法
E. 标准疗法

4. 针对该患儿的护理措施，不恰当的是
A. 观察体温变化，必要的予以降温
B. 注意观察生命体征及神志变化
C. 补充足够营养
D. 卧床休息保持安静
E. 保持呼吸道通畅，持续氧气吸入

参考答案及解析

【参考答案】

一、A1 型题

D

二、A2 型题

1. B 2. C 3. A

三、A3/A4 型题

1. B 2. D 3. A 4. E

【解析】

扫码查看
相关内容

第四节 结核性脑膜炎

一、A1 型题

1. 结核性脑膜炎患儿腰椎穿刺后取去枕仰卧位的主要目的是
A. 有利于脑部血液循环
B. 防止脑缺血缺氧
C. 减轻脑膜刺激症状
D. 防止发生休克

E. 预防头痛

2. 在小儿结核性脑膜炎早期临床表现中，主要的症状是

A. 性情的改变

B. 持续性头痛

C. 喷射性呕吐

D. 反复惊厥

E. 明显的脑膜刺激征

3. 结核性脑膜炎的主要播散方式是

A. 血行播散

B. 局部蔓延

C. 淋巴播散

D. 沿胸膜蔓延

E. 支气管播散

4. 小儿结核病分型中最严重的是

A. 血行播散性肺结核

B. 结核性脑膜炎

C. 原发性肺结核

D. 纤维空洞性肺结核

E. 浸润性肺结核

二、A2 型题

患儿，3 岁。结核性脑膜炎 4 日，病程中出现口角歪斜、鼻唇沟平坦，提示患儿受累的脑神经是

A. 外展神经

B. 面神经

C. 舌咽神经

D. 三叉神经

E. 副神经

参考答案及解析

【参考答案】

一、A1 型题

1. E　2. A　3. A　4. B

二、A2 型题

B

【解析】

扫码查看
相关内容

第一百零九章　常见急症患儿的护理

第一节　小 儿 惊 厥

一、A1 型题

1. 小儿高热惊厥常见的病因是
   A. 颅内感染
   B. 颅内占位性病变
   C. 颅外感染
   D. 低钙血症
   E. 脱水
2. 新生儿控制惊厥的首选药物是
   A. 苯巴比妥
   B. 水合氯醛
   C. 苯妥英钠
   D. 地西泮
   E. 氯丙嗪
3. 下列为了防止惊厥患儿窒息的做法中，不妥的是
   A. 就地抢救，保持安静
   B. 立即侧卧位，清除呼吸道分泌物，保持呼吸道通畅
   C. 将舌向外轻轻牵拉防止舌后坠
   D. 按医嘱应用止惊药物
   E. 禁止一切不必要的刺激
4. 小儿地西泮给药途径为
   A. 肌内注射
   B. 口服
   C. 灌肠
   D. 静脉推注
   E. 静脉滴注
5. 关于小儿典型热性惊厥特点，正确的叙述是
   A. 有神经系统异常体征
   B. 发作时间长
   C. 主要发生在 6 个月以下小儿
   D. 女孩多于男孩
   E. 1 次发热病程中很少连续发作多次

二、A2 型题

1. 患儿，男，1 岁。高热惊厥入院，治疗 1 周痊愈出院。出院前对其家长进行健康教育的重点是
   A. 合理的喂养方法
   B. 体格锻炼的方法
   C. 惊厥预防及急救措施
   D. 预防接种的时间
   E. 门诊复查的时间
2. 患儿，男，4 个月。反复抽搐 3 日，抽搐期间神志不清，伴高热、烦躁。临床诊断为化脓性脑膜炎。惊厥发作期间首选药物为
   A. 苯巴比妥
   B. 水合氯醛
   C. 地西泮
   D. 20%甘露醇
   E. 复方氯丙嗪
3. 患儿，男，2 岁。因上呼吸道感染出现咳嗽、发热入院。现体温 39℃，半小时前突发抽搐，持续约 1 分钟后停止，呈嗜睡状。为避免患儿再发抽搐，护理重点为
   A. 多晒太阳
   B. 按时预防接种
   C. 加强体格锻炼
   D. 居室定期食醋熏蒸
   E. 体温过高时应及时降温
4. 患儿，男，1 岁。咳嗽 2 日，发热 3 小时，体温 39.4℃，就诊过程中突然双眼上翻，肢体强直，持续 1 分钟。查体：咽红，心、肺、腹及神经系统无异常，半年前有类似发作史。最可能的诊断是
   A. 癫痫
   B. 低钙惊厥
   C. 中毒性脑病
   D. 化脓性脑膜炎
   E. 高热惊厥
5. 患儿，女，1 岁，因反复抽搐急诊入院，来院时全身肌肉痉挛，双手握拳，两眼上翻。首先应采取的护理措施是
   A. 立即开放静脉通路，滴注抗生素预防感染
   B. 控制高热，物理降温
   C. 密切观察患儿呼吸心率
   D. 准备好气管插管用具
   E. 平卧，头偏向一侧，清除口鼻分泌物
6. 患儿，男，2 岁。因“发热、抽搐 1 次”来急诊就诊，诊断为“高热惊厥”。遵医嘱给予水合氯醛保

留灌肠，其浓度为
A. 0.5%~1.0%
B. 10%
C. 5%
D. 2%
E. 15%

7. 患儿，女，18个月。因发热6个小时来院就诊，查体：患儿意识清楚，舌红，急性热病容，体温39.1℃，就诊时患儿突发抽搐，双目凝视，意识丧失，立即按压人中，约1分钟后患儿意识恢复，抽搐停止，引起患儿抽搐最可能的原因是
A. 热性惊厥
B. 低钙惊厥
C. 颅内感染
D. 癫痫
E. 高血压脑病

参考答案及解析

【参考答案】

一、A1型题

1. C 2. A 3. B 4. E 5. E

二、A2型题

1. C 2. C 3. E 4. E 5. E 6. B 7. A

【解析】

扫码查看
相关内容

第二节 急性颅内压增高

一、A1型题

1. 颅内压增高呕吐的特点为
A. 频繁呕吐
B. 喷射性
C. 反射性
D. 呕吐物为胆汁
E. 呕吐物为胃内容物

2. 急性颅内压增高最先改变的生命体征是
A. 呼吸快而不规则
B. 脉率减慢
C. 血压增高
D. 体温升高
E. 嗜睡

3. 下列选项中，不是为降低颅内压而进行的处理是
A. 侧脑室引流
B. 脱水治疗
C. 激素治疗
D. 控制性降低通气
E. 低温亚冬眠疗法

4. 关于急性颅内压增高患儿的临床表现，叙述正确的是
A. 晨起头痛较轻
B. 婴儿发病早期头痛明显
C. 早期表现为血压降低，继而脉率增快
D. 晨起呕吐不明显
E. 上视丘受压可产生落日眼

二、A2型题

某患儿因急性颅内压增高入院治疗，目前该患儿出现瞳孔大小不等，正确的体位是
A. 俯卧位
B. 平卧位
C. 头低足高位
D. 头肩抬高30°
E. 平卧，头偏向一侧

参考答案及解析

【参考答案】

一、A1 型题

1. B 2. C 3. D 4. E

二、A2 型题

B

【解析】

扫码查看
相关内容

第三节 急性呼吸衰竭

A1 型题

1. 中枢性呼吸衰竭的突出症状是
   A. 呼吸频率加快
   B. 鼻翼扇动
   C. 三凹征阳性
   D. 呼吸节律紊乱
   E. 呼吸表浅
2. 以下关于急性呼吸衰竭吸氧时氧流量及氧浓度的叙述，不正确的是
   A. 轻度缺氧鼻导管法为每分钟 0.5~1.0L
   B. 轻度缺氧鼻导管法氧浓度不超过 40%
   C. 中度缺氧氧浓度可大于 60%
   D. 中度缺氧氧流量为每分钟 2~4L
   E. 严重缺氧紧急抢救时吸氧持续时间不超过 4 小时
3. 不属于呼吸衰竭治疗原则的是
   A. 氧气吸入
   B. 保持呼吸道通畅
   C. 改善肺通气及肺组织的血液循环
   D. 每日测体重
   E. 维持水、电解质平衡
4. 关于Ⅱ型呼吸衰竭的叙述，正确的是
   A. 以二氧化碳潴留为主
   B. 低氧血症伴高碳酸血症
   C. 仅仅表现为氧耗量增加
   D. 表现为低氧血症
   E. 缺氧为主

参考答案及解析

【参考答案】

A1 型题

1. D 2. C 3. D 4. B

【解析】

扫码查看
相关内容

第四节 充血性心力衰竭

一、A1 型题

1. 风湿性心脏病最常见的并发症是
   A. 二尖瓣闭锁
   B. 充血性心力衰竭
   C. 房室传导阻滞
   D. 室性心动过速
   E. 主动脉瘤
2. 给患儿应用地高辛前应首先检查
   A. 心率

B. 尿量
C. 心电图
D. 心功能
E. 水肿程度

3. 下列关于预防强心苷中毒的做法，错误的是
A. 配药时准确抽取药液
B. 注射前先测患儿脉率
C. 静脉注射速度要慢（不少于 5 分钟）
D. 患儿进食富含钾的食物
E. 患儿进食富含钙的食物

4. 不属于改善呼吸功能措施的是
A. 给氧
B. 加强气道管理
C. 应用呼吸兴奋药
D. 机械通气
E. 使用强心药

二、A2 型题

1. 患儿，男，8 个月。室间隔缺损，因咳喘 3 日收治，半小时前患儿突发面色灰白，烦躁不安，呼吸困难，心率 180 次/分，呼吸 60 次/分，肝肋下可触及。最可能的原因是
A. 急性呼吸衰竭
B. 急性心力衰竭
C. 肺水肿
D. 病毒性心肌炎
E. 急性重型肝炎

2. 患儿，女，3 岁。因重症肺炎入院 2 日，今日突然口吐粉红色泡沫痰。下列处理正确的是
A. 持续高流量氧气吸入
B. 小量间歇氧气吸入
C. 吸入 20%~30%乙醇湿化氧气
D. 大量间歇氧气吸入
E. 持续低流量氧气吸入

3. 患儿，男，6 个月。支气管肺炎，半日来突然烦躁不安，咽憋加重，口周青紫，查体：呼吸 68 次/分，心率 180 次/分，心音低钝；双肺细湿啰音增多，叩诊无异常；肝肋下 3.5cm。该患儿最可能发生了
A. 急性心力衰竭
B. 脓脑
C. 脓气胸
D. 肺大疱
E. 肺不张

三、A3/A4 型题

（1~4 题共用题干）

患儿，男，1.5 岁。因肺炎，用青霉素治疗 5 日，昨日起拒食、呕吐、尿量减少入院。入院查体：体温 39.5℃，脉率 185 次/分，呼吸 85 次/分，精神萎靡、烦躁不安、口唇发绀、鼻翼扇动，三凹征（+），肝肋下 3cm，双肺散在中小水泡音。

1. 该患儿最可能是肺炎合并
A. 心力衰竭
B. 肺大疱
C. 脓胸
D. 中毒性脑病
E. 肺脓肿

2. 该患儿需要立即采取的治疗护理措施是
A. 抽血送培养做药物敏感试验
B. 毛花苷 C 静脉注射
C. 诊断性胸腔穿刺
D. 改用强效抗生素
E. 肾上腺皮质激素

3. 该患儿首要的护理诊断是
A. 有腹胀的可能
B. 体温过高
C. 气体交换受损
D. 营养失调
E. 体液不足

4. 对该患儿的护理措施不妥的是
A. 保持呼吸道通畅，吸氧
B. 密切观察患儿体温
C. 少量多餐，防止过饱
D. 半卧位保持安静，减少刺激
E. 经常帮助患儿翻身拍背，进行体位引流

参考答案及解析

【参考答案】

一、A1 型题

1. B　2. A　3. E　4. E

二、A2 型题

1. B　2. C　3. A

三、A3/A4 型题

1. A　2. B　3. C　4. E

【解析】

扫码查看
相关内容

第五节　急性肾衰竭

A1 型题

1. 急性肾衰竭尿毒症患儿消化系统出现的症状是
   A. 食欲缺乏、呕吐、腹泻
   B. 意识障碍、焦躁
   C. 抽搐、昏迷
   D. 高血压、心律失常
   E. 贫血、出血倾向
2. 对昏迷时间过长的患儿，以下护理措施不妥的是
   A. 保持固定体位
   B. 吸痰
   C. 保暖
   D. 五官护理
   E. 皮肤护理
3. 急性肾衰竭患儿护理中不正确的是
   A. 透析治疗时不限制蛋白质的入量
   B. 长期透析时可输新鲜血浆
   C. 给予富含维生素的食物
   D. 少尿期限制水的入量
   E. 给予高糖饮食
4. 下列可引起肾后性肾衰竭的是
   A. 脱水
   B. 腹膜后肿瘤压迫
   C. 急性肾炎
   D. 先天性尿路畸形
   E. 急性肾盂肾炎

参考答案及解析

【参考答案】

A1 型题

1. A　2. A　3. E　4. B

【解析】

扫码查看
相关内容

第六节　心搏呼吸骤停

一、A1 型题

1. 小儿心搏呼吸骤停的主要直接原因是
   A. 窒息
   B. 严重外伤
   C. 心肌炎
   D. 电解质紊乱
   E. 急性失血
2. 诊断小儿心搏骤停的依据不包括
   A. 心音消失
   B. 意识丧失、瞳孔散大
   C. 颈动脉、桡动脉搏动消失，血压测不到
   D. 心电图示心室颤动或心电活动消失
   E. 持续昏迷

3. 治疗室性心动过速应首选
   A. 洋地黄
   B. 普萘洛尔
   C. 苯妥英钠
   D. 维拉帕米
   E. 利多卡因
4. 胸外心脏按压的部位是
   A. 剑突上
   B. 胸骨中上 1/3 交界处
   C. 左锁骨中线第 4 肋间隙
   D. 胸骨角下 2 横指
   E. 胸骨中下 1/3 交界处
5. 心搏骤停后最容易发生的继发性病理变化是
   A. 肺水肿
   B. 急性肾衰竭
   C. 急性肝坏死
   D. 脑缺氧和脑水肿
   E. 心肌缺氧性损伤
6. 小儿心搏呼吸骤停时的心电图表现为
   A. 心房颤动
   B. 房室传导阻滞
   C. 心房扑动
   D. 室性心动过速
   E. 心室颤动
7. 婴幼儿心脏按压的频率为
   A. 50 次/分
   B. 70 次/分
   C. 至少 100 次/分
   D. 100~120 次/分
   E. 120~150 次/分
8. 下列可引起心搏呼吸骤停的是
   A. 心房扑动
   B. 窦性期前收缩
   C. 心室颤动
   D. 心房颤动
   E. 房性期前收缩

二、A2 型题

患儿，男，3 岁。溺水 6 分钟被救起，无呼吸、心搏，现场予胸外心脏按压。判断按压是否有效需要观察的体征不包括
   A. 颈动脉搏动
   B. 股动脉搏动
   C. 呼吸频率
   D. 瞳孔变化
   E. 口唇、甲床颜色

三、B 型题

（1~3 题共用备选答案）
   A. 单手掌法
   B. 双手掌法
   C. 双手拇指重叠环抱法
   D. 单手拳头按压法
   E. 单手示指中指按压法
1. 婴儿胸外心脏按压用
2. 幼儿胸外心脏按压用
3. 年长儿胸外心脏按压用

（4~5 题共用备选答案）
   A. 30∶1
   B. 30∶2
   C. 15∶2
   D. 3∶1
   E. 10∶1
4. 单人现场抢救婴幼儿及儿童，胸外按压与人工呼吸之比为
5. 双人现场抢救婴幼儿及儿童，胸外按压与人工呼吸之比为

参考答案及解析

【参考答案】

一、A1 型题

1. A　2. E　3. E　4. E　5. D　6. E　7. D　8. C

二、A2 型题

C

三、B 型题

1~3. C、A、B　4~5. B、C

【解析】

扫码查看
相关内容

第六部分　中医护理学

第一百一十章　阴阳学说

一、A1 型题

1. 以下选项可用阴阳互根互用说明的是
   A. 地气上为云，天气下为雨，雨出地气，云出天气
   B. 动极者镇之以静
   C. 阴在内，阳之守也
   D. 寒极生热，热极生寒
   E. 重阴必阳，重阳必阴
2. 阴阳的对立制约指的是
   A. 阴阳的互根互用
   B. 阴阳的相互转化
   C. 阴阳之间的相互斗争、制约和排斥
   D. 阴阳的消长平衡
   E. 阴阳的相互依存和互为根本
3. 阴阳的互根互用意味着
   A. 阳能转化为阴，阴能转化为阳
   B. 阴阳之间存在相互依存和互为根本的关系
   C. 阴阳的相互斗争和排斥
   D. 阴阳的消长平衡
   E. 阴阳之间的相互制约
4. 阴阳的消长平衡指的是
   A. 阴阳之间存在相互依存和互为根本的关系
   B. 阴阳的相互转化
   C. 阴阳的相互斗争和制约
   D. 阴阳的消长变化在一定范围内保持动态平衡
   E. 阳能转化为阴，阴能转化为阳
5. 阴阳的相互转化的叙述正确的是
   A. 阴阳之间存在相互依存和互为根本的关系
   B. 阴阳在一定条件下可以向其相反的方向转化
   C. 阴阳的相互斗争和制约
   D. 阴阳的消长平衡
   E. 阳能转化为阴，阴能转化为阳
6. 阴阳的相互转化通常发生在哪个阶段
   A. 阴阳的对立制约阶段
   B. 阴阳的互根互用阶段
   C. 阴阳的消长平衡阶段
   D. 任何阶段
   E. 事物发展变化的“物极”阶段

二、B 型题

（1～2 题共用备选答案）
   A. 上午
   B. 下午
   C. 中午
   D. 前半夜
   E. 后半夜
1. 属于阴中之阳的是
2. 属于阴中之阴的是

参考答案及解析

【参考答案】

一、A1 型题

1. C　2. C　3. B　4. D　5. B　6. E

二、B 型题

1～2. E、D

【解析】

扫码查看
相关内容

第一百一十一章　五行学说

一、A1 型题

1. 具有收敛、固涩作用的是
   A. 酸
   B. 咸
   C. 苦
   D. 甘
   E. 辛
2. 哪种病因引起的便血，其色泽较鲜红，下血暴急，呈喷射状
   A. 风
   B. 湿
   C. 热
   D. 燥
   E. 火
3. 下列属于五气的是
   A. 津液
   B. 气
   C. 热
   D. 火
   E. 精
4. 常见的属于外邪治病的先导的邪气是
   A. 凉邪
   B. 风邪
   C. 冷邪
   D. 湿邪
   E. 燥邪

二、B 型题

（1~5 题共用备选答案）
   A. 曲直
   B. 炎上
   C. 稼穑
   D. 从革
   E. 润下
1. “木” 的特性是
2. “火” 的特性是
3. “土” 的特性是
4. “金” 的特性是
5. “水” 的特性是

参考答案及解析

【参考答案】

一、A1 型题

1. A　2. A　3. D　4. B

二、B 型题

1. A　2. B　3. C　4. D　5. E

【解析】

扫码查看
相关内容

第一百一十二章 脏 腑

一、A1 型题

1. 中医五脏指的是
   A. 脾、胆、胃、肺、肠
   B. 肝、胆、胃、大肠、小肠
   C. 心、肝、脾、肺、膀胱
   D. 心、肝、脾、肺、肾
   E. 心、肝、脾、胆、胃
2. 具有“水火既济”关系的是
   A. 脾与胃
   B. 肝与胆
   C. 心与肾
   D. 肝与肾
   E. 肝与肺
3. 生痰之源是指
   A. 心
   B. 肺
   C. 脾
   D. 肝
   E. 肾
4. 闭经与哪些脏腑有关
   A. 心、肝、脾
   B. 肺、脾、肾
   C. 肝、脾、肾
   D. 心、脾、肾
   E. 心、肝、肾
5. 鼓胀的病位在
   A. 心、脾
   B. 肺、肾
   C. 肝、肾
   D. 肺、脾、肾
   E. 肝、脾、肾
6. 水肿的病位在
   A. 心、脾
   B. 肺、肾
   C. 肝、肾
   D. 肺、脾、肾
   E. 肝、脾、肾
7. 具有喜燥恶湿的生理特性的是
   A. 心
   B. 脾
   C. 肝
   D. 肾
   E. 肺
8. “髓海”指的是
   A. 脑
   B. 髓
   C. 骨
   D. 脉
   E. 女子胞
9. 脑不主
   A. 精神
   B. 意识
   C. 思维
   D. 感觉
   E. 味觉
10. 具有“肝肾同源”“精血同源”关系的是
    A. 脾与胃
    B. 肝与胆
    C. 心与肾
    D. 肝与肾
    E. 肝与肺
11. 居六腑之首，又为奇恒之腑的是
    A. 胆
    B. 胃
    C. 小肠
    D. 大肠
    E. 膀胱
12. 关于呃逆，以下叙述正确的是
    A. 病位在脾
    B. 病位在胃
    C. 病变的关键脏腑为脾
    D. 病变的关键脏腑为胃
    E. 病变的关键脏腑为膈
13. 具有“体阴而用阳”特点的是
    A. 心
    B. 脾
    C. 肝
    D. 肾
    E. 肺
14. 脏与腑之间的关系，叙述不正确的是
    A. 心与小肠相表里
    B. 肺与大肠相表里
    C. 脾与肾相表里

D. 肝与胆相表里
E. 肾与膀胱相表里

二、A2 型题

患者，男，46 岁。反复胃脘疼痛 3 年，胃痛隐隐，绵绵不休，喜温喜按，空腹痛甚，得食则缓，受凉后发作，泛吐清水，神疲纳呆，四肢倦怠，大便溏薄，舌淡苔白，脉迟缓。其证候诊断是
A. 饮食伤胃证
B. 寒邪客胃证
C. 胃阴亏耗证
D. 脾胃虚寒证
E. 瘀血停胃证

参考答案及解析

【参考答案】

一、A1 型题

1. D 2. C 3. C 4. C 5. E 6. D 7. B 8. A 9. E 10. D 11. A 12. D 13. C 14. C

二、A2 型题

D

【解析】

扫码查看
相关内容

第一百一十三章　气、血、津液

一、A1 型题

1. “血府”指的是
   A. 脑
   B. 髓
   C. 骨
   D. 脉
   E. 女子胞
2. 气的生理功能不包括
   A. 推动作用
   B. 温煦作用
   C. 防御作用
   D. 固摄作用
   E. 滋润濡养作用
3. 根据生成来源、分布部位及功能特点的不同，气可以分类，不包括
   A. 元气
   B. 宗气
   C. 营气
   D. 卫气
   E. 阳气

二、B 型题

（1~2 题共用备选答案）
   A. 内寒
   B. 内风
   C. 内湿
   D. 内燥
   E. 内火
1. 津液不足引起的是
2. 阳气不足引起的是

参考答案及解析

【参考答案】

一、A1 型题

1. D　2. E　3. E

二、B 型题

1. D　2. A

【解析】

扫码查看
相关内容

第一百一十四章　辨　　证

一、A1 型题

1. 肾虚不纳之喘证的呼吸特征为
   A. 胸盈仰息
   B. 喘咳气短
   C. 呼吸急促
   D. 呼吸短促
   E. 呼多吸少
2. 祛邪法适用于
   A. 实证
   B. 虚证
   C. 虚实夹杂
   D. 虚中夹实
   E. 实中夹虚
3. 阴偏衰所致的证候是
   A. 实热证
   B. 虚热证
   C. 实寒证
   D. 虚寒证
   E. 寒热错杂证
4. 月经过多，色紫暗，质稠有块，伴小腹疼痛拒按。舌紫暗，或有瘀点，脉涩有力。其治疗法应为
   A. 清热凉血止血
   B. 活血化瘀止血
   C. 理气活血止痛
   D. 养阴清热止血
   E. 活血散寒止血
5. 阳盛血热所致月经先期的临床表现为
   A. 月经提前 7 天而至，经量增多，色暗红有块，伴腹痛
   B. 月经先期，量多，色淡红，伴小腹绵绵作痛
   C. 月经提前 7 天而至，量多，色紫红，质稠
   D. 月经先期，经量多，色淡红，质清稀
   E. 月经量多，先期而至，伴少腹胀痛
6. 下列哪些不属于肾虚月经先后无定期的主要证候
   A. 经行或先或后，量少、色淡
   B. 头晕耳鸣，腰酸腿软
   C. 小腹冷痛，得热则减
   D. 小便频数，大便不实
   E. 舌淡、苔薄，脉沉细
7. 表虚证的症状表现有
   A. 恶寒重，发热轻，头身疼痛明显，无汗，流清涕，口不渴，舌质淡
   B. 发热重，恶寒轻，头痛，咽喉疼痛，有汗，流浊涕
   C. 口渴，舌质稍红，苔薄白不润，脉浮数
   D. 畏寒，四肢冷痛，口不渴或喜热饮，肤色紫暗，面青，脉细而涩
   E. 恶风，恶寒有汗，舌质淡，舌苔薄白，脉浮而无力
8. 不寐实证多属
   A. 瘀阻心脉
   B. 水饮凌心
   C. 寒凝心脉
   D. 气滞血瘀
   E. 邪热扰心
9. 喘证的辨证首先分清
   A. 阴阳
   B. 寒热
   C. 气血
   D. 虚实
   E. 表里
10. 阴偏盛所致的证候是
    A. 实热证
    B. 虚热证
    C. 实寒证
    D. 虚寒证
    E. 寒热错杂证

二、A2 型题

1. 患者，男，59 岁。5 个月前患中风，现症见：左侧肢体偏枯不用，肢软无力，面色萎黄，舌质淡紫，苔薄白，脉细涩。其病期属于
   A. 急性期
   B. 迁延期
   C. 缓解期
   D. 恢复期
   E. 后遗症期
2. 患者，女，40 岁。昨日晚上贪凉饮冷，今日早上出现腹泻，泄泻清稀如水样，脘闷食少，腹痛肠鸣，头痛，肢体酸痛，舌苔白腻，脉濡缓。其诊断是
   A. 腹痛，寒邪内阻证
   B. 胃痛，脾胃虚寒证

C. 泄泻，寒湿内停证
D. 腹痛，中虚脏寒证
E. 泄泻，肾阳虚衰证

3. 患者，女，28岁。外出遇风后起风团，进入室内风团自行消退，反复发作3天，风团呈白色，遇寒加重，伴有恶寒怕冷，舌淡红，苔薄白，脉浮紧。患者辨证属于
A. 血虚风燥证
B. 胃肠湿热证
C. 风热犯表证
D. 风寒束表证
E. 冲任不调证

4. 患者，男，56岁。有肺结核病史2年。现症见：咳嗽日久，咳逆喘息，咳痰色白有沫夹血丝，潮热，自汗盗汗，声嘶，面浮肢肿，肢冷形寒，五更泄泻，大肉尽脱，遗精阳痿，苔黄而剥，舌质光淡隐紫，少津，脉微细而数。其证候诊断是
A. 肺阴亏损证
B. 虚火灼肺证
C. 气阴耗伤证
D. 阴阳两虚证
E. 脾肾两虚证

5. 患者，女，21岁。3天来身目俱黄，黄色鲜明，发热口渴，腹部胀闷，口干而苦，小便黄赤。舌苔黄腻，脉弦数。其诊断是
A. 黄疸（阳黄），湿重于热证
B. 黄疸（阳黄），热重于湿证
C. 黄疸（阳黄），疫毒炽盛证
D. 黄疸（阳黄），胆腑郁热证
E. 黄疸（阴黄），脾虚湿滞证

6. 患者，男，21岁。反复发作气急痰鸣10年余。半小时前因外出感寒后，又出现喉中痰鸣如吼，喘而气粗息涌，咳痰色黄，黏浊稠厚，排吐不利，口苦，口渴喜饮，汗出，身热，舌苔黄腻，质红，脉滑数。其诊断是
A. 哮病，发作期，寒包热哮证
B. 喘证，表寒肺热证
C. 哮病，发作期，热哮证
D. 哮病，发作期，风痰哮证
E. 喘证，痰热郁肺证

7. 患者，女，35岁。眼睑浮肿，延及全身，身发疮痍，恶风发热，舌红，苔薄黄，脉浮数。其水肿证属于
A. 风水泛滥
B. 水湿浸渍
C. 湿热壅结
D. 肾虚水泛
E. 湿毒浸淫

三、A3/A4 型题

（1~2题共用题干）

患者，男，36岁。黄疸迁延日久，久治不效，症见身目俱黄，黄色晦暗，食少纳呆，脘闷腹胀，大便不实，神疲畏寒，口淡不渴。舌质淡，苔白腻，脉濡缓。

1. 治法宜用
A. 清热利湿，佐以通便
B. 利湿化浊，佐以清热
C. 健脾和胃，温化寒湿
D. 调理脾胃，益气补血
E. 清热解毒，凉血开窍

2. 辨证属于
A. 湿热并重型黄疸
B. 寒湿阻遏型黄疸
C. 脾亏血虚型黄疸
D. 胆道阻滞型黄疸
E. 热毒炽盛型黄疸

（3~4题共用题干）

妊娠期，胸腹胀满，甚或喘急不安，咳唾黄痰黏稠，口渴口臭，小便短赤，大便秘结。舌红，苔黄，脉滑数。

3. 辨证为
A. 痰湿阻滞型胎气上逆
B. 肺胃积热型胎气上逆
C. 肝气犯脾型胎气上逆
D. 阴虚火旺型胎气上逆
E. 以上均不是

4. 治则为
A. 清肺胃热，降逆化痰
B. 化痰除湿，降逆平喘
C. 疏肝健脾，理气行滞
D. 滋阴清热，理气行滞
E. 燥湿除痰，行气活血

四、B 型题

（1~5题共用备选答案）
A. 胸部刺痛，固定不移
B. 胸痛彻背，感寒痛甚
C. 心痛彻背，背痛彻心，痛剧而无休止
D. 胸闷如窒而痛，肢体沉重
E. 胸闷隐痛，时作时止

1. 心气不足型胸痹的症状特点是
2. 阴寒凝滞型胸痹的症状特点是

3. 气滞血瘀型胸痹的症状特点是
4. 痰湿阻滞型胸痹的症状特点是
5. 肝郁气滞型胸痹的症状特点是

参考答案及解析

【参考答案】

一、A1 型题

1. E 2. A 3. B 4. B 5. C 6. C 7. E 8. E 9. D 10. C

二、A2 型题

1. D 2. C 3. D 4. D 5. B 6. C 7. E

三、A3/A4 型题

1. C 2. B 3. B 4. A

四、B 型题

1~5. A、B、C、D、E

【解析】

扫码查看
相关内容

第一百一十五章　防 治 原 则

一、A1 型题

1. “热者寒之，寒者热之”的护理方法，属于
   A. 正治法
   B. 反治法
   C. 热因热用
   D. 寒因寒用
   E. 塞因塞用
2. 肾脏病总的护理原则是
   A. 利水
   B. 消肿
   C. 补益
   D. 加强锻炼
   E. 注意卫生
3. 痹证的治疗大法最常选用的是
   A. 祛邪通络
   B. 益气养血
   C. 活血行瘀
   D. 健脾化湿
   E. 补益肝肾
4. 实寒型月经后期的治疗法则应为
   A. 温经助阳调经
   B. 扶正祛寒调经
   C. 温经散寒行滞
   D. 补血活血调经
   E. 理气活血调经
5. 实证眩晕的治法是
   A. 补益气血
   B. 平肝潜阳
   C. 滋养肝肾
   D. 填精生髓
   E. 补虚泻实，调整阴阳
6. 三因制宜中“因时制宜”的叙述正确的是
   A. 根据不同季节气候特点制定治疗原则
   B. 根据地理环境与生活习惯的特点制定治疗原则
   C. 根据患者的年龄、性别、体质等特点制定治疗原则
   D. 药物性质与疾病的本质、征象的一致关系
   E. 正气与邪气的斗争关系决定疾病的进退

二、A2 型题

1. 患者，男。近日心悸，头晕，面色少华，倦怠，舌质淡红，脉象细弱。治疗当
   A. 温补心阳，安神定悸
   B. 滋阴清火，养心安神
   C. 镇惊定志，以安心神
   D. 补血养心，益气安神
   E. 活血化瘀，理气通络
2. 患者，女，26 岁。患乳痈 1 个月，经治后局部肿硬不消而微痛，不发热，脉弦缓，苔薄白。为
   A. 疏肝清热药力不足，宜加大用量
   B. 余毒未尽，宜清热解毒
   C. 气郁痰凝，宜理气散结
   D. 使用寒凉药太过致气血凝滞，宜疏肝理气，温阳消肿
   E. 阴虚血亏，宜调补气血

参考答案及解析

【参考答案】

一、A1 型题

1. A　2. C　3. A　4. C　5. B　6. A

二、A2 型题

1. D　2. D

【解析】

扫码查看
相关内容

第一百一十六章　中医护理的基本特点和原则

A1 型题

1. 中医护理的基本特点不正确的是
   A. 组成事物整体的各个要素是可以相互独立，可以分割的
   B. 事物与事物之间是密切联系，相互影响的
   C. 辨证是将四诊所收集的病情资料进行分析概括，并判断为某种性质的证
   D. 施护是根据辨证的结果，确立相应的护理原则和方法
   E. 施护是根据辨证的结果，制订出护理计划和具体的护理措施
2. 中医护理的基本原则不包括
   A. 预防为主
   B. 护病求本
   C. 标本缓急
   D. 同病同护，异病异护
   E. 三因制宜

参考答案及解析

【参考答案】

A1 型题

1. A　2. D

【解析】

扫码查看
相关内容

第一百一十七章　中医护理的基本内容

一、A1 型题

1. 中医四诊包括
   A. 望、闻、问、切
   B. 望、听、问、切
   C. 望、嗅、问、切
   D. 望、闻、问、触
   E. 望、嗅、问、触
2. 情志护理的原则包括
   A. 诚挚体贴
   B. 因人施护
   C. 怡情养性
   D. 避免刺激
   E. 以上全部
3. 情志护理的方法不包括
   A. 说理开导法
   B. 释疑解惑法
   C. 宣泄解郁法
   D. 移情易性法
   E. 药物治疗法
4. 饮食调护的基本要求不包括
   A. 饮食有节
   B. 饮食有方
   C. 合理膳食
   D. 随意膳食
   E. 辨证施食
5. 中医饮食上的五味指的是
   A. 辛、甘、酸、苦、咸
   B. 酸、苦、甘、甜、涩
   C. 酸、苦、麻、辣、涩
   D. 甜、辣、苦、涩、咸
   E. 甜、辣、苦、酸、辛
6. 辣椒、桂皮、胡椒的食物性味为
   A. 寒性
   B. 凉性
   C. 热性
   D. 温性
   E. 苦性
7. 里实热证患者选
   A. 热饮
   B. 冷饮
   C. 姜汤
   D. 决明子茶
   E. 银耳汤
8. 确定疾病饮食宜忌的根据是
   A. 病证的寒热虚实
   B. 病证的阴阳偏盛
   C. 食物的五味、四性
   D. 升降浮沉及归经
   E. 以上全部
9. 中药消食药的服用时间应是
   A. 饭前服用
   B. 饭后服用
   C. 两餐间服用
   D. 清晨服用
   E. 睡前服用
10. 关于中药的服用时间，以下叙述不正确的是
    A. 汤剂服药与进食间隔 1 小时左右
    B. 补益药宜空腹服
    C. 驱虫药、攻下药宜空腹服
    D. 峻下逐水药宜早餐后服
    E. 缓泻通便药宜睡前服
11. 以下药物需要热服的是
    A. 回阳补益药
    B. 止血汤剂
    C. 收敛汤剂
    D. 清热汤剂
    E. 解毒汤剂
12. 具有稳定性质，传热性能缓和，不易与中药所含成分发生化学变化的最常用的中药煎煮器具是
    A. 铝锅
    B. 砂锅
    C. 铁锅
    D. 钢锅
    E. 不锈钢锅

二、B 型题

（1～3 题共用备选答案）
   A. 清热、泻火、解毒
   B. 清热、养阴
   C. 温中散寒、益火助阳
   D. 温中、补气
   E. 通阳、散寒
1. 寒性（苦寒、甘寒）食物的功效为

2. 凉性（甘凉）食物的功效为
3. 热性（辛温、辛热）食物的功效为

（4~5 题共用备选答案）
A. 武火快煎
B. 文火慢熬
C. 先用武火煎沸后改用文火慢熬
D. 先用文火慢熬后改用武火煎沸
E. 先用文火慢熬后改用武火，然后再文火煎沸
4. 祛寒解表药的煎药火候为
5. 滋补类调理药物的煎药火候为

参考答案及解析

【参考答案】

一、A1 型题

1. A　2. E　3. E　4. D　5. A　6. C　7. B　8. E　9. B　10. D　11. A　12. B

二、B 型题

1~3. A、B、C　4~5. A、C

【解析】

扫码查看
相关内容

第一百一十八章　常用中医护理适宜技术

A1 型题

1. 耳穴压丸法的适应证为
   A. 失眠、疼痛、便秘、恶心和呕吐等
   B. 耳郭局部有炎症
   C. 耳郭局部有冻疮
   D. 皮肤有溃破
   E. 孕妇
2. 湿热敷法的适应证不包括
   A. 软组织损伤
   B. 骨折临床愈合后肢体功能障碍
   C. 肩、颈、腰腿痛，膝关节痛
   D. 药物外渗引起的静脉炎及疖、痈
   E. 皮肤急性传染
3. 湿热敷法中，湿热敷垫应与皮肤紧密贴附，尤其是（　　）部位
   A. 颜面
   B. 耳后
   C. 肛周
   D. 以上全对
   E. 以上全错
4. 中药泡洗法的注意事项不正确的是
   A. 糖尿病、心脑血管病患者及妇女月经期间慎用
   B. 糖尿病、足部皲裂患者的泡洗温度适当降低
   C. 泡洗过程中，应适当打开窗户，以防窒息
   D. 泡洗过程中注意观察患者的面色、呼吸、汗出等情况
   E. 泡洗过程中出现头晕、心悸等异常症状，停止泡洗，报告医师

参考答案及解析

【参考答案】

A1 型题

1. A　2. E　3. D　4. C

【解析】

扫码查看
相关内容

第七部分　医疗机构从业人员行为规范与医学伦理学

第一百一十九章　医疗机构从业人员行为规范

第一节　医疗机构从业人员基本行为规范

A1 型题

1. “医乃至精至微之事”所蕴含的医疗卫生职业的内在要求是
   A. 严谨求实，精益求精
   B. 廉洁自律，恪守医德
   C. 爱岗敬业，团结协作
   D. 优质服务，医患和谐
   E. 乐于奉献，热心公益
2. 医疗机构从业人员的基本行为规范不包括
   A. 爱岗敬业，为民服务
   B. 严谨求实，精益求精
   C. 以人为本，践行宗旨
   D. 廉洁自律，恪守医德
   E. 乐于奉献，热心公益
3. 不会对患者造成伤害的是
   A. 医务人员的知识和技能低下
   B. 医务人员的行为疏忽和粗枝大叶
   C. 医务人员强迫患者接受检查和治疗
   D. 医务人员对患者的呼叫或提问置之不理
   E. 医务人员为治疗疾病适当地限制或约束患者的自由
4. 医疗机构从业人员行为规范适用的人员为
   A. 管理人员
   B. 医技人员
   C. 药学技术人员
   D. 其他人员
   E. 以上都是
5. 属于管理人员的行为规范的是
   A. 自觉接受监督，推进院务公开，尊重员工民主权利
   B. 加强医疗、护理质量管理，健全医疗风险管理机制
   C. 严格落实医疗机构各项内控制度，加强财物管理，合理调配资源
   D. 鼓励公平竞争和学术创新，建立完善科学的人员考核、奖惩制度
   E. 以上都是
6. 不能体现医疗机构从业人员“优质服务、医患和谐”的行为规范的是
   A. 言语文明，举止端庄
   B. 加强与患者的交流与沟通
   C. 认真践行医疗服务承诺
   D. 积极带头控烟，自觉维护行业形象
   E. 自觉遵守国家法律法规，遵守医疗卫生行业规章和纪律
7. “医学科学规律，不断更新医学理念和知识，保证医疗技术应用的科学性、合理性”这是（　　）执业的重要行为规范
   A. 医师
   B. 护士
   C. 药学技术人员
   D. 医技人员
   E. 医学科研人员
8. 最新发布的《医疗机构从业人员行为规范》的制定时间是
   A. 2010 年 1 月 7 日
   B. 2012 年 1 月 7 日
   C. 2012 年 8 月 27 日
   D. 2012 年 6 月 26 日
   E. 2012 年 6 月 27 日
9. 护士从事护理活动唯一合法的法律文书是
   A.《护士条例》
   B. 护士执业证书
   C. 护理或助产专业毕业证书
   D.《护士管理办法》
   E.《医疗事故处理条例》

参考答案及解析

【参考答案】

A1 型题

1. A　2. A　3. E　4. E　5. E　6. E　7. A　8. D　9. B

【解析】

扫码查看
相关内容

第二节　护士行为规范

一、A1 型题

1. 护理人员能够在医疗机构执业的基本条件是
   A. 持有护理院校毕业证书
   B. 通过护士执业资格考试
   C. 经过卫生行政部门注册
   D. 通过医疗机构考核面试
   E. 经过医疗机构系统培训
2. 护士在执行医嘱的过程中，做法错误的是
   A. 不可修改医嘱
   B. 一般不执行口头医嘱
   C. 患者对医嘱提出疑问时，护士应核实医嘱
   D. 发现医嘱有明显错误时，护士有权不执行医嘱
   E. 护士向医生指出医嘱中的错误后，医生仍执意要求护士执行时，护士应遵医嘱执行
3. 护理人员在未取得执业证书期间可以做的临床护理工作是
   A. 与患者沟通观察病情
   B. 静脉穿刺
   C. 肌内注射
   D. 过敏试验
   E. 给患者服药
4. 下列稳定患者情绪、减轻焦虑的措施中，不妥的是
   A. 回避患者对自己病情的询问
   B. 介绍其与治疗成功的患者交谈
   C. 不与危重患者同住一室
   D. 鼓励患者讲出自己的感受
   E. 酌情给予镇静药
5. 以下不属于护士权利的是
   A. 护士执业，按规定获得工资报酬
   B. 享受专业知识的教育和培训
   C. 对医疗卫生机构和卫生主管部门的工作提出意见和建议
   D. 保护患者隐私
   E. 在护理工作中作出杰出贡献有获得表彰、奖励的权利
6. 以下属于护士义务的是
   A. 按照国家有关规定获取工资报酬、享受福利待遇、参加社会保险
   B. 获得与本人业务能力和学术水平相应的专业技术职务、职称
   C. 参与公共卫生和疾病预防控制
   D. 对医疗卫生机构和卫生主管部门的工作提出意见和建议
   E. 从事有感染传染病危险工作的护士，应当接受职业健康监护
7. 关于紧急救护，以下说法不正确的是
   A. 遇有患者病情危急时，护士应立即通知医师
   B. 医师不能马上赶到时，护士应当先行实施必要的紧急救护
   C. 护士实施必要的抢救措施，要避免对患者造成伤害
   D. 护士有权独立抢救危重患者
   E. 必须依照诊疗技术规范救治患者
8. 护士行为规范主要包括
   A. 注重沟通，体现人文关怀，工作严谨、慎独，对执业行为负责
   B. 严格落实各项规章制度，为患者提供安全优质的护理服务
   C. 在紧急情况下为抢救垂危患者生命，应及时实施必要的紧急救护
   D. 发现医嘱违反法律、法规、规章或者诊疗技术规范，应及时与医师沟通
   E. 以上都是
9. 某医院内科病房，治疗护士误将甲床患者的青霉

素注射给乙床，而将乙床患者的庆大霉素注射给甲床，当她发现时，十分矛盾和紧张，想把此事隐瞒下去，此护士的行为违反了医疗机构从业人员护士行为规范的

A. 不断更新知识，提高专业技术能力和综合素质

B. 严格执行各项规章制度，正确执行临床护理实践和技术规范

C. 工作严谨、慎独，对执业行为负责

D. 严格执行医嘱，发现医嘱违法、违规时，应及时与医师沟通或按规定报告

E. 按照要求及时准确、完整规范书写病历

10. 关于护士的行为规范，叙述错误是

A. 工作严谨、慎独、对执业行为负责

B. 密切观察病情变化

C. 尊重关心爱护患者

D. 没有对医嘱的审查责任

E. 为患者提供优质服务

11. 护士在医疗过程中发现不良事件，正确的做法是

A. 若当事人不是自己，可报可不报

B. 报告同事不良事件，是“小人”的做法

C. 若无不良后果，可报可不报

D. 如果别人不知道，尽量化解

E. 报告不良事件

12. 护士应严格落实各项规章制度，全面履行的护理职责不包括

A. 医学照顾

B. 药品调配

C. 心理支持

D. 康复指导

E. 健康教育

二、A2 型题

1. 某护士单独值班，突然 3 间病房的床铃同时响起，该护士应选择先去照护

A. 距离护士站最近的患者

B. 平时护患关系融洽的患者

C. 有重要社会地位的患者

D. 与本院医生有关系的患者

E. 最可能有紧急医疗需要的患者

2. 新生儿病房为提高护理质量，设计了临床护理科研方案，需要将住院的新生儿分为 2 个护理组，分别进行不同的护理措施，其中试验组要采用不同于新生儿护理常规的护理方案。在方案开始执行前护士必须要做的是

A. 向护理部主任报告研究内容

B. 向新生儿的父母说明情况

C. 向新生儿的父母说明情况并征得同意

D. 征得新生儿父母的同意并签知情同意书

E. 因为新方法没有风险，不需要告知患儿亲属

3. 朱某，男性，53 岁。因“肺气肿并发肺部感染”急诊入院。护士在入院时的初步护理措施中不妥的是

A. 护士自我介绍，消除陌生感

B. 详细介绍环境及规章制度

C. 立即给患者氧气吸入

D. 安慰患者减轻焦虑

E. 通知医师给予诊治

4. 某医院护士小张，在执行医嘱时，发现主治医师的处方有问题，小张正确的做法是

A. 继续执行医嘱

B. 立刻告诉护士长

C. 立刻告诉主治医师

D. 立刻告诉患者

E. 立刻告诉患者家属

5. 患者，女性，26 岁。去某医院做彩超检查，护士站里一位护士告诉该患者做彩超前需要饮用大量水，并且解释了饮水的量和原因，在等待检查的过程中，该患者有尿意难忍，遂向护士反映，护士查看了该患者的状态，向医生反映，同时与前面的患者沟通过后，将该患者的序号向前调动，让其提前检查。检查结束之后，护士主动告知该患者洗手间的位置。分析上述案例，下列选项从医学伦理视角错误的是

A. 护士履行了维护患者的健康，减轻患者痛苦的义务

B. 护士履行了解释说明的义务，向患者解释了做法和原因

C. 护士的行为，融洽了医患关系

D. 护士违背自主公正原则，侵犯了其他患者的合法权益

E. 护士实施有效沟通，对患者进行了人文关怀

参考答案及解析

【参考答案】

一、A1 型题

1. C　2. E　3. A　4. A　5. D　6. C　7. D　8. E　9. B　10. D　11. E　12. B

二、A2 型题

1. E　2. D　3. B　4. C　5. D

【解析】

扫码查看
相关内容

第一百二十章　医学伦理道德

第一节　医 患 关 系

一、A1 型题

1. 建立护患信任关系的重要基础是
   A. 良好的第一印象
   B. 相互理解
   C. 熟悉的护理操作技术
   D. 真挚的同情心
   E. 满足患者一切要求
2. 寻找不舒适原因，实施护理措施的有效渠道及必要的条件是
   A. 护患合作
   B. 促进睡眠
   C. 减少焦虑
   D. 解除疼痛
   E. 指导放松
3. 护患关系有狭义和广义之分，狭义的护患关系是指
   A. 护士和患者之间的关系
   B. 护士和社会之间的关系
   C. 护士和护士之间的关系
   D. 护士和其他医务人员的关系
   E. 护士与医学科学发展之间的关系
4. 对患者自主与医生做主之间关系的最正确的理解是
   A. 患者自主与医生做主是对立的
   B. 患者自主与医生做主是不对立的
   C. 强调患者自主，目的在于减轻医生的责任
   D. 强调医生决定，兼顾患者自主
   E. 强调患者自主，也充分看到医生做主的存在价值
5. 治疗要获得患者的知情同意，其实质是
   A. 尊重患者自主性
   B. 尊重患者社会地位
   C. 尊重患者人格尊严
   D. 患者不会作出错误决定
   E. 患者提出的要求总是合理的
6. 下列哪些做法最能体现尊重患者的自主权
   A. 想当然地向患者提供相关信息
   B. 提供信息隐其害扬其利
   C. 提供的信息掺入虚假成分
   D. 向患者提供关键、适量的信息
   E. 提供信息时恐吓患者，以强制患者接受治疗
7. 手术治疗中一般患者知情权不包括
   A. 有权自主选择
   B. 有同意的合法权利
   C. 有明确决定的理解力
   D. 有家属代为决定的权利
   E. 有作出决定的认识力

二、A2 型题

一因车祸受重伤的男子被送去医院急救，因没带押金，医生拒绝为患者办理住院手续，当患者家属拿来钱时，已错过了抢救最佳时机，患者死亡。本案例违背了患者的
   A. 享有自主权
   B. 享有知情同意权
   C. 享有保密和隐私权
   D. 享有基本的医疗权
   E. 享有参与治疗权

参考答案及解析

【参考答案】

一、A1 型题

1. B　2. A　3. A　4. E　5. A　6. D　7. D

二、A2 型题

D

【解析】

扫码查看
相关内容

第二节 医疗行为中的伦理道德

一、A1 型题

1. 急诊室中，医护人员在诊疗患者时遵循“急重症者优先”的规则，这一规则体现的伦理原则是
   A. 公平原则
   B. 公正原则
   C. 功利原则
   D. 公益原则
   E. 诚实原则
2. 在医务人员的行为中，不符合行善原则的是
   A. 与解除患者的痛苦有关
   B. 可能解除患者的痛苦
   C. 使患者受益且产生副作用很小
   D. 使患者受益，但却给别人造成较大的伤害
   E. 在人体试验中，可能使受试者暂不得益，但却使社会、后代受益很大
3. 目前我国护理伦理学主要的研究方向是
   A. 公民道德问题
   B. 临床护理问题
   C. 公共道德的学说和体系
   D. 生命科学的发展
   E. 护理实践中的道德意识、规范和行为问题
4. 护理伦理中的基本原则是
   A. 公正原则、不伤害原则、行善原则、自主原则
   B. 公正原则、平等原则、行善原则、尊重原则
   C. 维护患者利益原则、公平原则、主动原则、自主原则
   D. 公正原则、不伤害原则、行善原则、自主原则
   E. 尊重原则、平等原则、自主原则、行善原则
5. 护理理论基本原则中的自主原则要求护理人员
   A. 建立信任，帮助患者确认健康问题，自主决定
   B. 对于缺乏或丧失自主能力的患者，护理人员必须尊重家属、监护人的选择权利
   C. 重视患者愿望，不给患者带来精神上的任何伤害
   D. 尊重和满足患者的正当愿望和合理要求
   E. 坚决维护患者的愿望和决定
6. 保密原则的具体要求在必要时可以除外
   A. 保护患者隐私
   B. 保护家庭隐私
   C. 告知家属必要信息
   D. 不公开患者提出保密的不良诊断
   E. 不公开患者提出保密的预后判断
7. 保守患者的秘密，所体现的原则是
   A. 尊重患者自主
   B. 不伤害患者自尊
   C. 保护患者隐私
   D. 医患双方平等
   E. 人权高于一切
8. 护理伦理学的研究对象不包括
   A. 医护之间的关系
   B. 护理人员和社会的关系
   C. 政府行政部门之间的关系
   D. 护理人员和护理专业发展之间的关系
   E. 护理人员和患者的关系
9. 在处理医疗秘密与讲真话二者关系时应该对
   A. 慢性患者保密，不讲疾病实情
   B. 传染患者保密，不讲疾病实情
   C. 妇科患者保密，不讲疾病实情
   D. 晚期癌症患者保密，不讲疾病实情
   E. 早期癌症患者保密，不讲疾病实情
10. 下列做法中不违背护理伦理学不伤害原则的是
   A. 因急于手术抢救患者，未由家属或患者签手术同意书
   B. 发生故意伤害
   C. 造成本可避免的残疾
   D. 造成本可避免的患者自杀
   E. 造成本可避免的人格伤害
11. 护理伦理从本质上来看，属于
   A. 社会公德
   B. 职业道德
   C. 家庭美德
   D. 个人私德
   E. 法律规定
12. 对急诊科护士的组织和技术管理不包括
   A. 标准化
   B. 规律化
   C. 程序化
   D. 最优化
   E. 制度化

二、A2 型题

1. 某中年男性患者因心脏发作被送到急症室，症状及检查结果均明确提示心肌梗死。患者很清醒，但拒绝住院，坚持要回家。此时医师应该
   A. 尊重患者自主权，自己无任何责任，同意他

回家
B. 尊重患者自主权，但应尽力劝导患者住院，无效时办好相关手续
C. 尊重患者自主权，但应尽力劝导患者住院，无效时行使干涉权
D. 行使医师自主权，为治病救人，强行把患者留在医院
E. 行使家长权，为治病救人，强行把患者留在医院

2. 某青年女性患者因患左侧乳腺癌住院行根治术。术中同时为右侧乳房一个不明显硬结也做了常规的冰冻病理切片，结果提示：右侧乳房小肿块部分癌变。此时，医生的最佳伦理选择是
A. 依人道原则，立即行右乳大部分切除术
B. 依救死扶伤原则，立即行右乳大部分切除术
C. 依有利原则，立即行右乳根治术
D. 依知情同意原则，立即行右乳根治术
E. 依知情同意原则，立即行右乳大部分切除术

3. 某肝癌患者病情已到晚期，处于极度痛苦之中，自认为是肝硬化，寄希望于治疗，病情进展和疼痛发作时，多次要求医生给予明确说法和治疗措施。此时，医生最佳的伦理选择应该是
A. 正确对待保密与讲真话的关系，经家属同意后告知实情，重点减轻病痛
B. 恪守保密原则，继续隐瞒病情，直至患者病死
C. 遵循患者自主原则，全面满足患者要求
D. 依据知情同意原则，应该告诉患者所有信息
E. 依据有利原则，劝导患者试用一些民间土方

4. 一位3岁患儿因急性细菌性痢疾住进医院，经治疗本已转好，即将出院。其父母觉得小儿虚弱，要求输血。碍于情面，医生同意了。可护士为了快点交班，提议给予静脉推注输血。当时患儿哭闹，医护齐动手给他输血过程中，患儿突发心搏骤停死亡。此案例中医护人员的伦理过错是
A. 无知、无原则，违背了有利患者的原则
B. 无知、无原则，违背了人道主义原则
C. 曲解家属自主权，违反操作规程，违背了有利于患者的原则
D. 曲解家属自主权，违反操作规程，违背了不伤害患者的原则
E. 曲解家属自主权，违反操作规程，违背了人道主义原则

5. 某医院，一患者急匆匆地走到一站式服务台，拿着自己的检查单，说他本不应该做这么多检查的，花这么多钱，很不情愿，检查结果显示他身体很健康，只是最近比较劳累造成腰部疼痛，他对服务台的人不依不饶，说要赔偿他的钱，说医院故意让他去做检查来赚钱，服务台的医务人员再三解释，做检查是非常有必要的，患者不听、不走，直到下午，才怒气冲冲地离去。分析上述案例，下列说法从医学伦理视角正确的是
A. 医生为了医院的经济利益，可以多做检查
B. 只要患者信任医生，多做检查也没关系
C. 目前医疗纠纷频繁，让患者多做检查是为了保护医生自己
D. 过度医疗是符合医学伦理的
E. 医生的辅助检查目的应当纯正，应从诊治需要出发

参考答案及解析

【参考答案】

一、A1 型题

1. B　2. D　3. E　4. D　5. A　6. C　7. A　8. C　9. D　10. A　11. B　12. B

二、A2 型题

1. C　2. E　3. A　4. D　5. E

【解析】

扫码查看
相关内容

第三节　医学伦理道德的评价和监督

A1 型题

1. 在突发公共卫生事件中，与护理伦理规范不符的是
A. 奉献精神
B. 自身安全为重
C. 协作精神

D. 敬业精神
E. 科学精神

2. 护理道德监督的方式不包括
A. 法律监督
B. 制度监督
C. 传统习俗
D. 社会监督
E. 自我监督

3. 护士在注射前，告诉患者所用药物的名称和用途，这一行为是尊重患者的
A. 选择权
B. 知情权
C. 隐私权
D. 治疗权
E. 生命权

4. 医德修养的根本途径和方法是
A. 自我批评
B. 见贤思齐
C. 在医疗实践中进行修养
D. 自我反思
E. 接受患者监督

5. 评价医德行为善恶的根本标准是
A. 患者的意见
B. 患者家属的意见
C. 新闻媒体的认定
D. 社会主义医德规范体系
E. 有利于患者、有利于医学发展、有利于生存环境的改善

参考答案及解析

【参考答案】

A1 型题

1. B　2. C　3. B　4. C　5. E

【解析】

扫码查看
相关内容